초보 부모를 위한 의사 아빠의
육아 상식사전

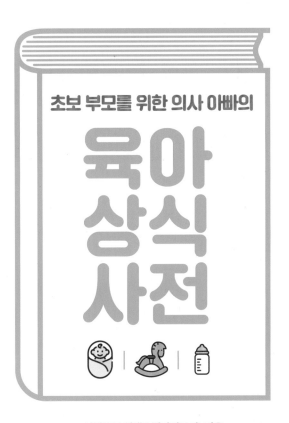

초보 부모를 위한 의사 아빠의

육아 상식 사전

서정호(소아청소년과전문의) 지음

길벗

일러두기 ——

본 책에는 문맥에 따라 아이 월령 및 연령을 다양하게 표기하였습니다. 우선, 숫자로 월령 및 연령을 표기했습니다.

· 만 3개월은 태어난 날로부터 3개월을 꽉 채운 월령, 만 2세는 태어난 날로부터 2년을 꽉 채운 연령을 의미합니다.

연령 범위가 넓은 경우 단어로 표기했습니다. 소아과학 교과서에 따르면 해당 단어가 가리키는 연령은 이러합니다.

· **신생아기:** 생후 4주(좁은 의미에서는 생후 1주간)

· **영아기:** 만 1개월~만 1세(신생아기를 영아기에 포함시키기도 합니다)

· **유아기(또는 학령 전기):** 만 1세~5세 사이

· **학령기:** 만 6세~10세 사이

· **사춘기, 청소년기:** 대략 만 10세~21세(남자: 만 12~20세, 여자: 만 10~18세. 사춘기 시작 연령에 따라 다르기 때문에 경계선을 정하기 애매합니다)

넘쳐나는 정보 속에서
내 아이에게 꼭 필요한 지식만 골랐습니다

아이를 키우다 보면 하루에도 수십 번 선택과 결정의 순간을 마주하게 됩니다. 사소하게는 '지금 분유를 먹여야 할까, 30분 뒤에 먹여야 할까?' '이유식을 100ml 줘야 할까, 50ml씩 두 번 줘야 할까?' '지금 한 번 더 해열제를 먹여야 할까 병원에 가야 할까?' 같은 소소하지만 당장 결정해야 할 것들뿐 아니라 '내 아이가 제대로 자라고 있는지 한번 병원에 가서 검사해봐야 하나?' 같은 무겁고도 오랜 고민거리도 있습니다. 특히 첫 아이의 경우 부모로서는 모든 것이 처음이라 우왕좌왕할 수밖에 없지요.

위급하고 급박한 병증이나 부상은 당연히 병원으로 가겠지만, 아이를 키우다 보면 당장 응급실로 달려갈 문제는 아니지만, 애매하고 모호한 문제들을 많이 만납니다. 예전에는 이런 경우 경험 많은 친지들에게 물어보았지만, 최근에는 온라인에서 찾아보는 경우가 훨씬 많습니다.

검색창에 키워드만 넣으면 몇 초 안에 수천, 수만 건의 정보가 펼쳐집니다. 문제는 이 정보들로 하여금 즉각적으로 도움을 받을 때도 있지만, 때로는 부정확하고 비전문적인 정보들 때문에 피해를 입는 경우도 있다는 것입니다. 이런 온라인 정보만 믿고 태평하게 있다가 아이의 증세가 악화되고 나서야 부랴부랴 병원에 찾아오는 부모들도 있고, 반대로 집에서 돌봐주어도 충분한데 다급히 병원에 오는 경우도 많거든요.

그래서 요즘 부모들에게는 수많은 정보보다는, 정확하고 믿을 만한 정보, 육아에 꼭 필요한 정보만을 추려 담은 육아 지침이 필요하다는 생각이 들었고, 오랜 시간이 쌓여 이렇게 책으로 묶게 되었습니다.

처음부터
책을 생각했던 건 아니었습니다.

첫 아이가 태어나기 직전까지 저는 꽤 자신만만했습니다. '소아청소년과 전문의 아빠니까 어려운 점이 훨씬 적겠지!'라고 맘 편히 생각했지요. 그러나 아이들이 자라면서 저 역시도 매 순간 정확한 기준과 정보를 찾기 쉽지 않았습니다. 후두염일 것 같은 증상으로 고생하는 첫째 아이를 지금 당장 응급실로 데려갈지, 좀 더 지켜볼지 맘 졸이다 허둥지둥 응급실로 뛰어간 적도 있고, 열성 경련을 하는 둘째 아이가 지금 단순 경련인지 아니면 뇌수막염처럼 당장 병원에 가야 하는 증상인지 혼란스러웠던 경험이 있습니다. 잘 알고 있음에도 불구하고 불안한 상황에 처하니 당황스럽고, 그러다 보니 잘 알던 것도 내 지식이 확실한지 의심이 들었습니다.

소아청소년과 전문의인 저조차 이럴진대, 정확한 정보를 찾기 힘든 부모들은 얼마나 답답할까 싶어, 온라인을 통해 정보를 제공하기 시작했습니다. 처음에는 온라인 상담을 하다가, 2012년부터는 네이버 지식in 전문가로 활동을 시작해 1만 7,000여 건의 질문에 답을 해주었습니다. 또한 많은 부모들이 알아야 할 전문 정보, 궁금해하는 의료 정보는 블로그를 개설해 정리해오고 있으며, 이곳도 150만 명이 방문해주셨습니다.

이 책은 소아청소년과 전문의를 거쳐 소아청소년과 병원을 개원하기까지 20년 넘게 만난 수많은 부모님들의 육아 고민, 네이버 지식in을 통해 받은 질문들, 또 두 아이를 키우며 아빠로서 직접 공부하고, 블로그로 정리하기 위해 다시 한 번 꼼꼼하게 검토한 의료 지식들이 합쳐진 결과물입니다.

부모가 의사가 될 필요도,
의사처럼 알아야 할 필요도 없습니다.

부모가 의사처럼 전문 지식을 꿰고 있을 필요는 없지만 아이 키울 때 알아야 할 기본 상식은 있습니다. 또한 아이를 어느 시점까지는 집에서 간호해도 되지만, 언제 병원에 가야 하는지만 알아도 아픈 아이 앞에서 갈팡질팡하는 시간을 줄일 수 있습니다. 뿐만 아니라 아이의 생명을 살리는 필수 지식도 존재합니다. 이 내용은 매우 중요하기 때문에 책 속에도 실었지만 QR 코드를 통해 스마트폰으로 볼 수 있도록 하였으니 부모뿐 아니라 육아에 참여하는 모든 분이 한 번씩 꼭 읽고 기억해두시기 바랍니다. 모쪼록 이 책이 아이를 키우면서 만나게 되는 궁금증을 해결하는 데 많은 도움이 되기를 바랍니다.

소아청소년과전문의 서정호

PART 2

우리 아이 건강하고 안전하게 키우기
: 아이 증상 읽기

PART 3

신생아 이야기

PART
1

우리 아이
먹,놀,잠,성장 공부

: 부모의 필수 지식 :

1장

아이 잘 키우기: 바른 성장과 발달

01 신체 발달: 키, 체중, 머리둘레

: 키, 체중, 머리둘레가 중요합니다

'키, 체중, 머리둘레'는 아이의 성장 정도를 가장 객관적으로 파악할 수 있는 수치로, 성장을 평가하는 세계 공통의 기준입니다. 수치 자체로도 의미가 있지만, 또래 집단에서 어느 정도 수준으로 자라고 있는지 알고 성장 추세를 파악하는 데 도움이 됩니다. 키, 체중, 머리둘레가 비슷한 속도로 자라는 것이 이상적이지만, 성장 시기별로 그 중요도는 달라집니다.

백분위수

아이의 성장을 측정한 개별 수치도 중요하지만 그보다는 생후 개월 수가 같은 아이들 중에서 그 수치가 어느 정도 수준인지 파악하는 것이 더 중요합니다. 이때 등장하는 개념이 '백분위수percentile'입니다. 백분위수란 비슷한 시기에 태어난 100명의 아이들을 일렬로 키가 작은 아이부터 큰 아이 순서로 세웠을 때 우리 아이가 몇 번째에 해당하는지를 알아보는 수치입니다.

만약 우리 아이의 수치가 40백분위수라면, 앞에서부터 40번째로 크다는 의미입니다.

　　이런 판단을 정확히 하기 위해 수십, 수만 명의 아이들에 대한 데이터를 축적해 통계 분석한 그래프를 활용합니다(본문 32쪽 참고). 그래프에서 중요한 부분은 평균에 해당하는 50백분위수, 정상 범주라고 할 수 있는 5~95백분위수, 양 극단의 백분위수(5 미만과 95 이상)라고 할 수 있습니다. 그 의미를 다음과 같이 정리할 수 있습니다.

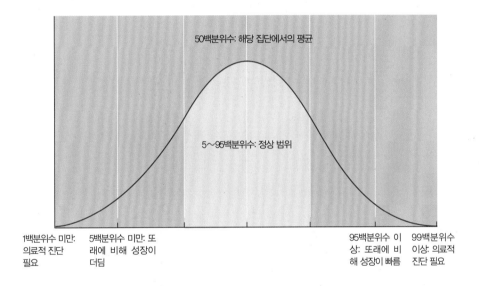

백분위수 해석하기

： **머리둘레는 만 2세까지 신경씁니다**

　　키, 체중, 머리둘레 중에서 키와 체중은 아이의 영양 상태까지 판단할 수 있는 근거가 되기 때문에 청소년기(만 11~21세), 성인기(만 19세 이후)까지 신경써서 살펴봐야 합니다. 그러나 머리둘레로는 영양 상태나 두뇌 발달 정

Part 1

아이 잘 키우기

아이 잘 먹이기

아이 잘 재우기

아이 예방접종

아이 치아 공부

도를 알 수 없고, 단지 정상 범위에서 벗어나거나 단기간 변화가 심할 때 특정 질환을 의심할 수는 있습니다. 따라서 만 2세까지 머리둘레의 변화가 크지 않거나 정상 범위 안에 있고 머리둘레와 관련된 특정 질환이 없다면 이후에는 머리둘레의 변화에 신경 쓸 필요는 없습니다.

머리둘레는 태어나서 만 2세(생후 24개월) 정도까지만 변화의 폭이 크고, 그 이후에는 변화의 폭이 작습니다. 이것은 '앞숫구멍anterior fontanelle', '뒤숫구멍posterior fontanelle'과 관련이 있습니다. 출생 시에는 머리뼈들이 붙어 있지 않아서 앞숫구멍, 뒤숫구멍처럼 빈 공간이 있는데 이러한 공간이 있어 두뇌가 성장하면서 머리둘레도 같이 커질 수 있는 것입니다. 뒤숫구멍은 생후 6주에서 8주 사이에, 앞숫구멍은 14개월에서 18개월 사이에 닫히면서 머리둘레의 성장이 더뎌집니다.

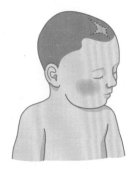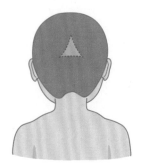

• 앞숫구멍과 뒤숫구멍 •

머리둘레 측정하기

머리둘레는 출생 시 평균 수치가 약 34cm이고, 만 1세에 46cm, 만 4세에 50cm, 성인기에 55cm로 어릴 때 변화 폭이 큽니다.

머리둘레는 집에서도 측정할 수 있습니다. 다만 객관적인 도구로 측정

Part 1

아이 잘 키우기

아이 잘 먹이기

아이 잘 재우기

아이 예방접종

아이 치아 공부

되는 키, 몸무게와 달리 머리둘레는 측정하는 사람에 따라 수치가 다를 수 있으므로 한 사람이 정확한 방법으로 주기적으로 측정해야 비교적 정확한 수치를 얻을 수 있습니다. 머리둘레를 측정할 때는 이마와 뒤통수의 가장 튀어나온 부위(전두결절, 후두결절)를 연결하되 줄자가 귀 위를 지나도록 합니다.

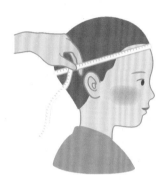

• 머리둘레 측정하는 법 •

머리둘레의 변화로 의심할 수 있는 질환들

머리둘레가 3백분위수 이하를 '소두증'이라 하고, 97백분위수 이상은 '대두증'이라고 합니다. 그러나 수치가 크거나 작다는 이유만으로 병이 있다고 판단하지 않습니다. 별다른 이상 증상이 없다면 단지 머리둘레가 작거나 큰 정상적인 아이일 뿐입니다. 다만 병원에서는 이와 연관된 질환이 없는지 검사해야 하는 대상으로 봅니다.

소두증: 소두증이 있을 때는 다운증후군과 같은 염색체 이상을 동반한 유전 질환이나 임신 중 산모의 바이러스 감염(풍진, 거대세포바이러스, 지카바이러스 등)에 의해 두뇌 성장이 지연되는 것은 아닌지 의심할 수 있습니다. 만약

소두증 이외에 유전적인 질환을 의심할 만한 가족력이나 특이한 얼굴 형태, 기타 이상 증상이 있다면 염색체 검사나 방사선 촬영 등을 해야 할 수도 있습니다. 따라서 아이가 소두증이 의심된다면 병원 진료부터 받아야 합니다. 또한 엄마가 임신 중에 바이러스에 감염된 사실이 있다면 역시 병원 진료를 통해 소두증이 이와 연관된 증상인지 알아보아야 합니다. 이러한 소두증 유발 질환들은 지금 나타난 증상보다 아이의 성장과 관련해서 다양한 의학적 관리가 필요하기 때문에 조기 발견과 치료가 중요합니다.

대두증: 대두증 관련 질환들은 빠른 의학적 처치가 필요합니다. 첫돌 이전의 아이들은 대개 앞숫구멍이 열려 있는데, 이곳을 만졌을 때 지나치게 팽창된 것 같다면 머리 안의 압력이 올라가는 질환을 생각해볼 수 있습니다. 대표적인 질환이 뇌수종과 만성경막하출혈로, 뇌 초음파나 MRI와 같은 영상 진단을 통해 질환의 여부를 알 수 있습니다. 이런 질환은 측정 당시의 수치도 중요하지만 변화하는 양상이 더 중요하니 단기간에 아이의 머리둘레가 커지고 신경학적 이상 증상이 나타난다면 빨리 병원에 데리고 가야 합니다.

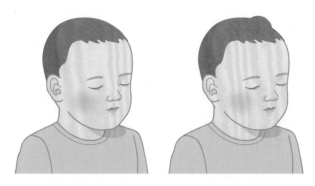

• 앞숫구멍의 팽창 •

사실 소두증, 대두증은 드문 질환입니다. 아이의 머리둘레가 정상 범위를 벗어나더라도 신체 발달이 전반적으로 잘 이뤄지고 질병에 대한 유전적 요인이 없다면 굳이 검사를 하지 않아도 됩니다. 예를 들어, 저체중아나 미숙아로 태어나서 신체 발육이 느린 경우, 가족들이 대체로 머리가 작거나 큰 경우에는 아이도 그럴 수 있으니 성장 과정을 지켜보는 것이 좋습니다.

머리둘레로 아이의 성장 상태를 이해할 때는 다른 신체 수치와 비교해서 판단하기도 합니다. 한 예로 머리둘레의 문제인지, 아니면 느린 신체 성장이 문제인지를 파악하기 위해 키, 체중, 가슴둘레와 비교해봅니다. 참고로 생후 6개월 이전의 아이들은 머리둘레가 가슴둘레보다 2cm 크고, 생후 6~24개월에는 비슷하며, 생후 24개월 이후에는 가슴둘레가 머리둘레보다 더 커집니다. 이러한 성장 지표와 달리 가슴둘레, 키, 체중에 비해 머리둘레만 지나치게 크거나 작다면 어떤 문제가 있다고 의심할 수 있습니다.

체중은 성장과 연관이 가장 큰 수치입니다

영유아기(생후 1개월~만 5세)의 성장과 가장 연관이 깊은 수치는 체중입니다. 체중은 먹는 양에 비례하기 때문에 아이가 얼마나 잘 먹는지 판단하는 중요한 지표가 되기도 합니다.

일반적으로 생후 3~4일까지는 체중의 5~10% 정도가 감소합니다. 이는 부족한 수유 양과 수분 손실이 원인입니다. 이 시기가 지나 생후 7~10일에는 충분히 잘 먹게 되면서 출생 시의 체중을 회복합니다. 이후 생후 3개월까지는 매일 30g씩 늘고, 3~6개월에는 매일 20g씩, 6~9개월에는 매일 15g

Part 1

아이 잘 키우기

아이 잘 먹이기

아이 잘 재우기

아이 예방접종

아이 치아 공부

씩, 9~12개월에는 매일 12g씩 증가합니다. 그래서 정상적인 속도라면 생후 3개월에는 출생 시 체중의 2배, 첫돌에는 3배에 이릅니다.

체중 증가가 너무 더디거나 클 때

만약 아이의 체중 증가 속도가 이보다 상당히 더디다면 먹는 양을 늘릴 방법을 찾아야 합니다. 모유나 분유를 수유하는 방법 혹은 과정에 문제가 없는지 살펴보고 다양한 변화를 주어 어떻게든 더 먹여야 합니다. 이유식이나 식사를 하는 시기라면 반찬이나 식기를 바꿔보는 것도 방법입니다. 체중 증가가 지나치게 더디다면 따라다니면서라도 먹여야 합니다.

반면에 체중이 큰 폭으로 늘고 있다면 또래보다 지나치게 많이 먹고 있지는 않은지 살펴보고, 식사의 양이나 간격 등을 조절해주어야 합니다.

소아비만의 기준

성인기에는 체중이 많이 나가면 비만으로 진단받지만, 영유아기에는 체중이 늘지 않으면 문제되는 경우가 많아서 덜 먹는 것보다는 많이 먹는 것에 관대하고 체중이 많이 나가면 좋은 현상으로 인식하는 경향이 있습니다.

하지만 최근 들어 지나치게 많이 먹거나 체중이 과하게 나가는 영유아들을 걱정하는 목소리가 커졌습니다. 과체중인 아이들은 성인이 되어 비만으로 이어질 가능성이 크기 때문입니다. 비만은 '생활습관병'이라 불리는 질환군인 고혈압, 당뇨병, 고콜레스테롤혈증, 이상지질혈증 등 다양한 문제를 일으킬 수 있는데, 실제로 영유아 때 과체중인 아이들은 이르면 초등학생 때부터 이런 질환들이 시작됩니다. 특히 지방세포 수가 늘어나는 성장기에 비만이 생기면 나중에 살을 빼기도 힘들어집니다.

Part 1

아이 잘 키우기

아이 잘 먹이기

아이 잘 재우기

아이 예방접종

아이 치아 관리

그렇다고 체중이 평균치보다 많이 나가는 아이들을 모두 비만이라고 볼 수는 없습니다. 키도 크고 체중도 많이 나간다면 건강한 아이일 수 있습니다. 그래서 만 2세 이상에서는 체질량지수(키와 체중을 이용해 비만 정도를 측정하는 계산법), 만 2세 미만에서는 키에 따르는 체중에 대한 성장곡선을 참고해 비만 여부를 판단합니다(38쪽 성장곡선 참고). 체질량지수를 기준으로 본다면 해당 성별과 연령대에서 85~94백분위수 사이의 아이들을 '과체중'으로 판정하고, 95백분위수 이상인 경우에는 '비만'으로 판정합니다.

⠿ 키는 다른 성장과 더불어 경중을 파악해요

영유아의 키가 작아서 고민하는 부모들은 많지 않습니다. 소아과 의사들도 지나치게 키가 작지 않으면 청소년기까지는 큰 문제로 생각하지 않습니다. 그러면 키가 얼마나 작아야 문제가 될까요? 지금은 작지만 언젠가는 키가 클까요?

성장 지표상 3백분위수 미만인 경우

어릴 때는 키보다 체중에 많은 신경을 쓰지만, 키도 성장 지표상 3백분위수 미만으로 작다면 다른 문제가 있어서 키가 안 크는 건 아닌지 확인해봐야 합니다.

키도 작고 체중까지 적게 나가는 경우

키가 작은데 체중까지 적게 나간다면 영양 섭취가 잘 이루어지는지, 호르몬

이상(성장호르몬 결핍, 갑상선호르몬 부족)이나 유전 질환(터너증후군, 다운증후군)이 있는 건 아닌지 의심하고 소아과에서 진료를 받는 것이 좋습니다. 만일 선천성 심장 질환이 있거나 미숙아로 태어났다면 키와 체중의 증가 속도가 느릴 수 있습니다.

체중은 평균인데 키만 작은 경우

체중은 평균치 근처인데 키만 작은 경우도 있습니다. 이런 경우는 유전적 요인의 영향이 큽니다. 즉 부모가 키가 작거나 청소년기에 들어서야 컸다면 그 자녀도 같은 경향을 보일 수 있습니다. 따라서 병원 진찰상 특이 소견이 없다면 청소년기까지는 기다려보는 것이 좋습니다.

만 7~8세까지 평균 키 따라잡기

아이가 자랄수록 체중이 늘지 않는 것보다 키가 작은 것에 더 신경이 쓰입니다. 게다가 요즘 평균 키가 점점 커지다 보니 키가 작은 부모는 아이까지 키가 작을까 봐 걱정을 더욱 많이 합니다. 하지만 의사는 '잘 먹이면서 지켜보라'고만 합니다. 그렇다면 언제까지 키가 크기를 기다려야 할까요?

아이가 미숙아나 저체중아로 태어났더라도 잘 먹으면 아무리 늦어도 생후 24개월 전에는 평균 키를 따라갑니다. 따라서 생후 24개월이 지났는데도 아이의 키나 체중이 평균치보다 많이 작다면 그동안 충분히 먹이지 못했다고 판단할 수 있습니다.

학교에 들어가는 시기인 만 7~8세 때의 키는 성인기의 키를 추정하는 지표가 될 수 있습니다. 물론 유전적으로 나중에 키가 크는 유형이라면 청소년기를 지나면서 평균 키를 따라잡을 수 있고, 유전적으로 키가 일찍 자

Part 1

아이 잘 키우기

아이 잘 먹이기

아이 잘 재우기

아이 예방접종

아이 치아 공부

라는 유형이라면 만 10세 전에 클 만큼 커서 어른이 된 뒤의 키는 작을 수 있습니다. 그러나 70~80%는 만 7~8세 때의 키로 성인기의 키를 추정할 수 있습니다.

체중은 나중에라도 늘릴 수 있으나 키는 초등학교 입학 전에 자라지 못하면 나중에는 따라가기 어려운 경향이 있습니다. 그래서 설령 나중에 키가 크는 유형이어도 이때까지는 어느 정도 평균 키를 따라잡아야 합니다.

성장호르몬 투여는 만 7~8세 이후로

아이의 키를 키우는 방법이 아예 없는 건 아닙니다. 건강에 신경 쓰고 영양을 골고루 섭취하게 해주면서 의학의 힘을 빌리면 가능합니다. 현재 키를 키우는 의학적 방법 중에 효과가 입증된 것은 '성장호르몬'을 투여하는 것입니다.

심각할 정도로 키가 작다면 어릴 때부터 성장호르몬을 투여할 수는 있으나, 보통은 만 7~8세까지 기다려본 뒤에 결정하는 것이 좋습니다. 이 외의 방법은 거의 효과가 없다고 할 수 있습니다.

키를 키우는 평상시 습관

평상시의 습관에 따라 키가 클 수도 있습니다.

우선, 잠을 충분히 재워야 합니다. 그래야 성장호르몬이 잘 분비됩니다(이 내용은 3장에서 자세히 설명합니다). 그리고 잘 먹여야 합니다. 물론 칼슘이 함유된 식품처럼 키 크는 데 도움이 되는 특정 음식을 잘 먹이는 것도 중요하지만, 영유아기에는 먹는 양을 늘리는 것이 더 중요합니다. 만 3~4세의 아이라면 어른 밥공기의 절반 정도, 만 6~7세 아이라면 어른 밥공기의 2/3

정도의 밥에 고기, 생선, 달걀 같은 단백질 식품을 반찬으로 줍니다. 아이가 좋아하는 것을 중심으로 주어서라도 먹는 양을 늘려야 합니다.

체중이나 키가 평균보다 많이 작다면 좋아하는 반찬을 찾아보고, 식사하는 장소를 바꿔보고, 식사에 방해가 되는 요인을 제거하는 등 다양한 시도를 함으로써 현재 먹는 양보다 1.5배는 늘려줍니다.

{ 영유아 검진, 아이가 잘 크고 있을까? }

아이가 제대로 자라는지 확인하는 방법으로 영유아 검진이 있습니다. 검진하러 병원에 가기 전에 미리 한 번쯤은 다음과 같은 질문에 대한 답을 생각해보세요.

영유아 검진을 예약했다면 당일 병원에서 검진표를 작성하기보다는 여유를 가지고 며칠 전부터 작성해보는 것이 좋습니다. 검진 항목에 따라서는 아이가 처음 해보는 지시 사항이 있어서 병원에서 실행할 경우 아이가 충분히 할 수 있음에도 낯설어서 점수가 낮게 측정될 수 있기 때문입니다.

● 만 1~2세 아이

- 아이가 걷기 시작했나요? / 걸으려고 하나요?
- 아이가 자기 이름을 부르면 알아듣나요?
- 간단한 지시를 따라하나요?
- 몇 개의 단어를 말하나요?
- 두 단어를 합쳐서 말할 수 있나요?
- 밥상이나 식탁에서 밥을 먹나요?
- 상이나 보행기 위에 놓인 음식을 손으로 집어 먹을 수 있나요?
- 컵을 사용해서 물을 마실 수 있나요?
- 모유나 분유를 끊었나요?
- 여러분의 행동이나 표정을 따라하나요?
- 장난감을 밀거나 당기나요?

● 만 2~3세 아이

- 아이가 다른 가족 구성원과도 대화를 잘하나요?
- 또래 아이들과 어울려서 놀려고 하나요?
- 여러분 이외의 다른 가족 구성원들을 구분할 수 있나요?
- 간단한 지시를 동작 없이 수행할 수 있나요?
- 공을 찰 수 있나요?
- 두 단어 이상으로 이루어진 문장을 이야기할 수 있나요?

- 어른을 흉내 내기도 하나요?
- 7개 이상의 블록을 쌓을 수 있나요?

만 4세 이상 아이

- 집안일을 도우려고 하나요?
- 또래 아이들과 싸우지 않고 놀이를 잘하나요?
- 자신의 성별을 이해하나요?
- 색깔을 구분할 수 있나요?
- 점프하는 놀이를 하나요?

만 5세 이상 아이

- 혼자의 힘으로 옷을 입거나 양말, 신발을 신을 수 있나요?
- 집 주소나 전화번호를 말할 수 있나요?
- 신체의 일부분을 그릴 수 있나요?
- 자신의 이름을 쓸 수 있나요?
- 한 발로 뛸 수 있나요?

이와 같은 질문을 통해 의사는 아이들의 발달 상황을 확인합니다.

{ 소아비만 예방하기 }

다음은 많은 전문가가 추천하는 소아비만 예방법입니다.

● 임신 기간의 체중 증가에 신경 쓰기

임신 기간에 엄마의 체중이 너무 많이 늘어나면 아이가 과체중으로 태어날 가능성이 높아지고, 출생 시 과체중으로 태어난 아이는 성장하면서 비만으로 이어질 가능성이 높습니다.

임신 기간의 적정 체중 증가

	임신 전 BMI	임신 기간의 체중 증가
정상 체중인 여성	18.5 ~ 24.9	11 ~ 16kg
저체중인 여성	18.5 미만	13 ~ 18kg
과체중인 여성	25 ~ 29	7 ~ 11kg
비만인 여성	30 이상	5 ~ 9kg

출처: 미국산부인과학회

신생아의 과체중 기준: 재태 기간(엄마의 배 속에서 자란 기간)을 기준으로 키·체중·머리둘레가 90백분위수 이상인 경우, 체중이 97백분위수 이상일 때 거대아라고 합니다. 그래서 일반적으로 미숙아가 아니라면 출생 시 체중이 4.0kg 이상인 경우를 과체중으로 진단합니다.

● 가능한 모유 수유를 지속하기

통계적으로 모유 수유를 하는 기간이 길수록 향후 소아비만이 될 확률이 적다는 연구 결과가 많습니다. 그 이유로는 모유 수유를 하는 아이들이 배가 고플 때 먹을 것을 찾아 먹는 공복-포만 기능이 뛰어나고, 포만감을 조절하는 호르몬인 렙틴이 모유에 풍부하기 때문으로 보고 있습니다. 또한 출생 시부터 생후 4개월간의 체중 증가 정도와 소아비만의 연관성이 높은데, 첫 4개월 동안 분유 수유를 한 아이들이 모유 수유를 한 아이들보다 체중이 더 나가는 경우가 많습니다.

이 외에도 모유는 수유모가 먹는 음식에 따라 맛이 변하기 때문에 다양한 음식 맛에 일찍부터 노출되어서 과식을 스스로 제어할 수 있는 능력이 생긴다는 가설이 있고, 모유에 풍부한 유산균 성분이 비만 예방과도 관련이 있다고도 합니다.

● 분유 수유 시 회당 수유 양을 제한하기

분유는 적정량을 먹여야 합니다. 분유 수유의 최대량은 생후 3~4개월에는 1회에 180~240ml이고, 하루 총 1,000~1,200ml입니다. 어릴수록 수유 횟수가 많은데, 아이가 달라는 대로 다 주면 하루 수유 총량이 지나치게 많아집니다. 아이들은 먹는 양에 비례해서 체중이 늘어나므로 특히 생후 4개월 이전에 체중이 크게 늘어나면 향후 소아비만이 될 가능성이 높아집니다.

● 생후 1~2개월 이후에는 규칙적으로 수유하기

아이가 보챌 때마다 수유하는 것이 아니라 간격을 정해두고 먹입니다. 생후 3~4개월에는 하루 5~6회가 적당하고, 생후 9~10개월 이후에는 3~4회가 적당합니다.

● 생후 3~4개월 이후에는 밤중 수유 중단하기

생후 3~4개월 이후에는 1회 수유 양이 180~200ml 정도로 늘어나는데, 밤중 수유까지 하게 된다면 하루 수유 양이 지나치게 많아집니다. 충치 예방이나 수면의 질을 높이고 소아비만을 예방하기 위해서는 꼭 밤중 수유를 중단해야 합니다.

● 아이가 울거나 빠는 행위를 할 때마다 먹이는 건 자제하기

아이가 울거나 빠는 것이 꼭 배가 고파서만은 아닙니다. 수유 시간 이전이라면 다른 방법으로 달래보거나 공갈젖꼭지, 치아발육기로 진정시키는 것이 좋습니다.

● **적정 수유 시간 확보하기**

모유든 분유든 1회 수유 시간은 15~20분 정도가 적당합니다. 소아비만을 예방하려면 아이가 배가 차서(포만감을 느끼고) 그만 먹는 경험을 해야 하는데, 급하게 먹으면 포만감을 느끼는 경험을 하지 못해 향후 과식의 원인이 될 수 있습니다. 특히 모유 수유는 얼마나 먹는지를 알 수 없기 때문에 수유 시간으로 수유 양을 판단하는데, 급하게 먹는다면 지나치게 많은 양을 먹을 수도 있습니다.

● **이유식은 생후 4~6개월 이후에 시작하기**

정상적인 체중을 유지하는 4~6개월까지는 모유나 분유를 충분히 먹는 것만으로도 체중이 적절히 늘어납니다. 여기에 이유식까지 먹으면 칼로리를 추가 섭취하게 됩니다. 게다가 이유식을 너무 잘 먹기까지 한다면 수유 양은 오히려 줄어들 수 있는데, 이것은 첫돌 이전 아이의 건강에 좋지 않습니다.

● **단맛은 최대한 늦게 맛보이기**

과일주스나 단맛이 나는 음식은 가능한 섭취 시기를 최대한 뒤로 미루고, 먹이기 시작하더라도 소량씩 가끔 먹여야 합니다. 단맛을 알기 시작하면 상대적으로 건강한 재료로 만든 음식을 덜 섭취하기 때문입니다.

● **이유식을 시작하고부터 올바른 간식 습관 들이기**

다양한 과일과 채소를 간식으로 주면 향후 건강한 식습관의 기초가 됩니다.

● **영상보다는 신체 활동에 익숙한 아이로 키우기**

TV, 컴퓨터, 스마트폰 등은 신체 활동량을 줄이는 결과를 낳습니다. 그러니 영상 시청은 만 2세 이전에는 가급적 피하고, 만 2세 이후에도 하루 평균 2시간 미만으로 유지해야 합니다. 아이의 신체 활동량을 늘리는 것은 소아비만의 예방에 중요합니다.

{ 아이의 성장곡선 }

남자 0~35개월 머리둘레 백분위수

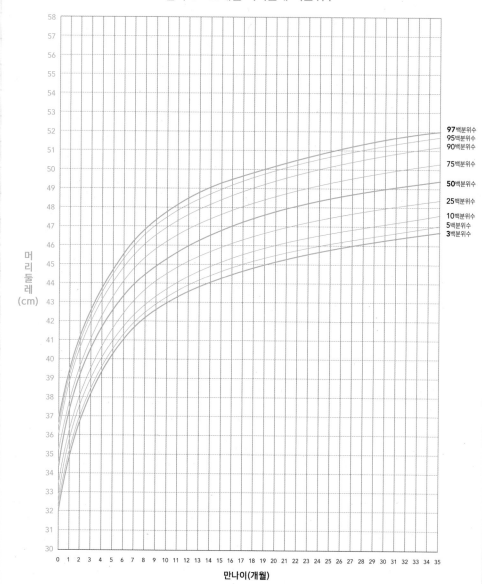

출처: 〈2017 소아청소년 성장도표〉, 보건복지부 질병관리본부

성장곡선 활용법: 아이의 개월별로 신체를 계측해 그래프에 점을 찍어 성장을 관찰합니다. 이때 아이가 백분위수를 완만하게 유지하는지, 즉 백분위수에 급격한 변화가 발생하는지를 봅니다. 머리둘레의 경우, 24개월 이전까지는 급격하게 커지느냐를 보고, 키나 체중의 경우 갑자기 줄어드는지를 봅니다. 이때 '급격하다'의 기준은 그래프상 백분위수 기준선이 두 단계 이상 커질 때를 뜻합니다.

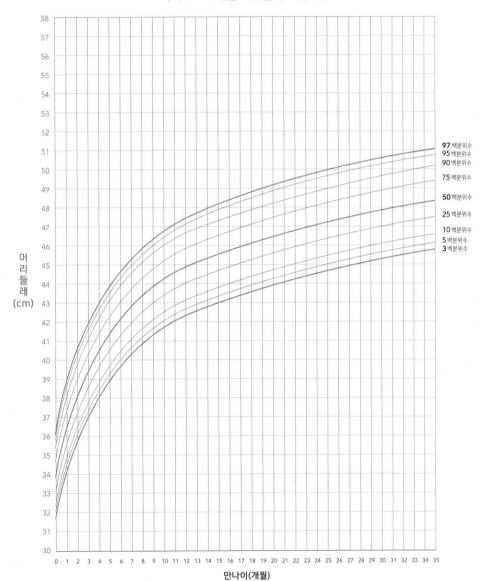

여자 0~35개월 머리둘레 백분위수

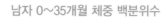

남자 0~35개월 체중 백분위수

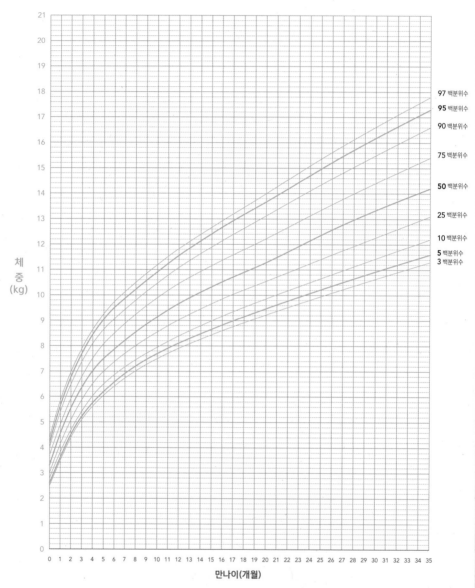

여자 0~35개월 체중 백분위수

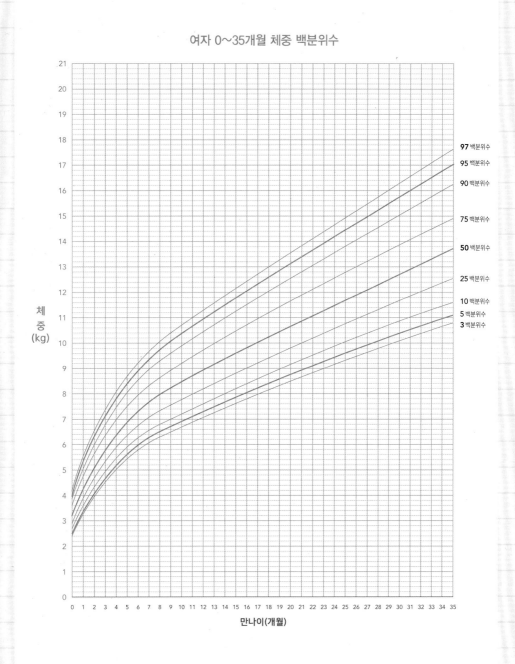

97 백분위수
95 백분위수
90 백분위수
75 백분위수
50 백분위수
25 백분위수
10 백분위수
5 백분위수
3 백분위수

체중(kg)

만나이(개월)

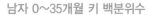

남자 0~35개월 키 백분위수

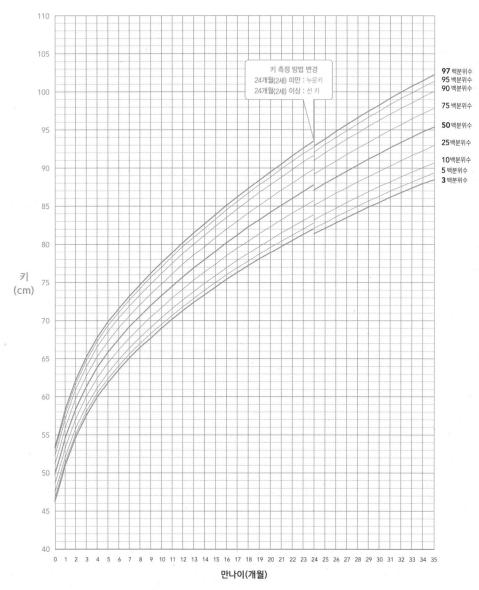

키 측정 방법 변경
24개월(2세) 미만 : 누운키
24개월(2세) 이상 : 선 키

97 백분위수
95 백분위수
90 백분위수
75 백분위수
50 백분위수
25 백분위수
10 백분위수
5 백분위수
3 백분위수

키
(cm)

만나이(개월)

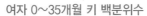

여자 0~35개월 키 백분위수

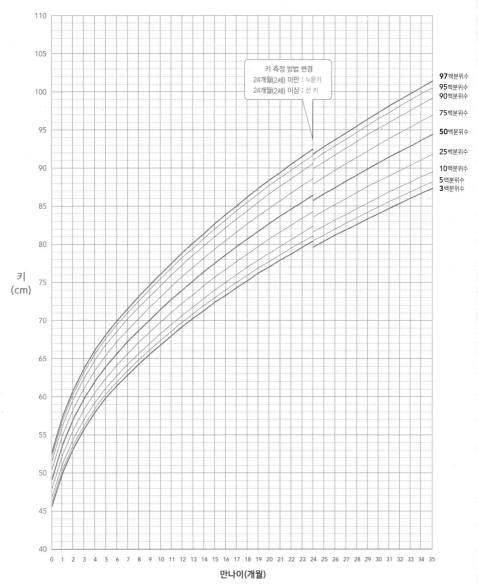

키 측정 방법 변경
24개월(2세) 미만 : 누운키
24개월(2세) 이상 : 선 키

97백분위수
95백분위수
90백분위수
75백분위수
50백분위수
25백분위수
10백분위수
5백분위수
3백분위수

키
(cm)

만나이(개월)

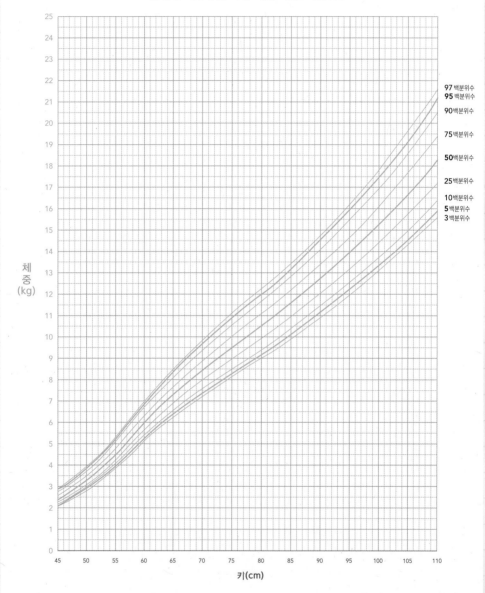

남자 0~35개월 키에 따른 체중 백분위수

PART 1 ⭐ 우리 아이 먹,놀,잠,성장 공부: 부모의 필수 지식

여자 0~35개월 키에 따른 체중 백분위수

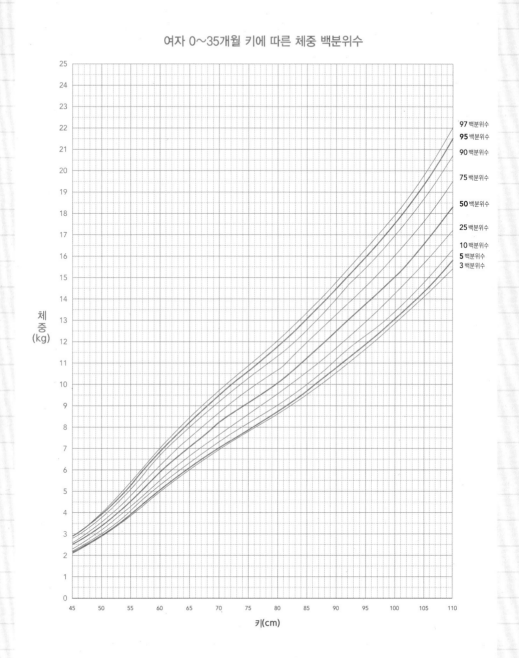

체중
(kg)

키(cm)

97 백분위수
95 백분위수
90 백분위수
75 백분위수
50 백분위수
25 백분위수
10 백분위수
5 백분위수
3 백분위수

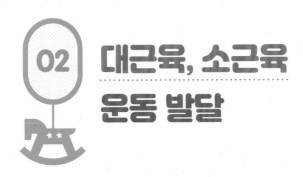

02 대근육, 소근육 운동 발달

: 운동 능력은 두뇌 발달입니다

아이들의 운동 능력은 크게 2가지로 구분됩니다. 걷기, 달리기, 뛰기, 던지기 등 팔다리의 큰 근육을 움직이는 대근육 운동과, 물건을 잡는 것처럼 손과 손가락을 정교하게 움직이는 소근육(미세) 운동입니다. 겉으로는 근육 발달로 생기는 변화처럼 보이지만, 실제로는 두뇌의 신경 기능이 발달하면서 나타나는 변화로 근육과 근육 간의 협응, 손과 눈의 협응 등 신체 부위 간의 협응이 뒷받침되어 일어납니다. 즉 근육의 움직임을 관장하는 두뇌 영역이 발달하면서 다른 신체 부위와의 협응을 위한 신경계의 시냅스 연결이 발달하고 그에 따라서 운동 능력도 발달하는 것입니다.

: 대근육 운동 발달은 성장의 지표입니다

대근육 운동의 발달은 머리 가누기, 뒤집기, 앉기, 기기, 서기, 걷기, 뛰

Part 1

아이 잘 키우기

아이 잘 먹이기

아이 잘 재우기

아이 예방접종

아이 치아 공부

기, 계단 오르기의 순서로 발달합니다. 우리 아이의 운동 발달이 느린지 빠른지 적당한지가 궁금하다면 아래 표를 참고하면 됩니다. 참고로 아래 표에서 생후 개월 수는 만으로 계산하며, 예정일보다 빨리 태어난 경우 그 기간만큼 감안합니다. 즉 출생 예정일보다 한 달 빨리 태어난 아이는 실제 만 7개월이더라도 발달 기준을 판단할 때는 만 6개월로 봅니다.

대근육 운동 발달표

생후 개월 수	운동 능력
1개월	엎드려서 머리를 든다.
2개월	엎드려서 가슴을 든다.
3개월	엎드려서 팔꿈치를 딛고 상체를 든다. 목을 잠깐 가눈다.
4개월	엎드려서 손이나 손목을 딛고 상체를 든다. 몸을 엎친다(엎드린 자세에서 바로 누운 자세로).
5개월	몸을 뒤집는다(바로 누운 자세에서 엎드린 자세로). 허리를 잡아주면 바로 앉는다. 혼자 2~3초간 앉을 수 있다(양손을 앞으로 짚고 등을 구부린 자세).
6개월	혼자 안정된 자세로 앉아 있다(손을 짚지 않고 등을 바로 편 자세).
7개월	앞으로 기어간다(배밀이 수준).
8개월	네발로 긴다(배를 바닥에 대지 않음). 누워 있다가 혼자 일어나 앉는다. 혼자 앉은 자세에서 허리를 돌려 옆에 있는 물건을 잡는다. 누운 자세에서 양손을 잡아 당겨주면 쉽게 선다.
9개월	혼자 앉아 잘 논다(뒤로 넘어지지 않음).
10개월	붙잡고 걷는다.
12개월(만 1세)	혼자 걷는다.

14개월	뒷걸음질을 할 수 있다.
15개월	뛸 수 있다. 계단을 기어서 올라가려 하고, 공을 발로 찬다.
18개월	혼자 넘어지지 않고 잘 걷는다. 뒤뚱거리며 뛴다. 손을 잡아주면 계단을 오른다.
24개월(만 2세)	혼자 난간을 잡고 계단을 오른다. 빠른 속도로 뛰어다닌다.
30개월	난간을 잡지 않고 계단을 오른다.
36개월(만 3세)	한 발로 수 초 동안 선다. 한 발씩 번갈아 디디며 계단을 오른다.
42개월	한 발씩 번갈아 디뎌 계단을 오르내린다.
48개월(만 4세)	제자리에서 한 발로 뛴다.
60개월(만 5세)	건너뛰기(skip)를 한다. 줄넘기를 할 수 있다.

걷기 등 운동 능력은 연습이 불필요

어린 아이들에게 책을 읽어주고, 노래를 들려주는 것과 같은 청각적 자극은 아이의 두뇌 발달에 도움이 될 수 있습니다. 하지만 기기, 걷기, 뒤집기 능력은 굳이 연습할 필요가 없습니다. 아이들의 운동 능력은 관련 근육이 발달하고, 이를 관장하는 두뇌와 신경이 다 같이 발달해야 나타나기 때문입니다.

다만 운동 능력 발달을 옆에서 도와주면 아이가 움직임의 즐거움을 느끼고 새로운 것을 탐구하는 호기심을 키우고 채우는 데 긍정적인 역할을 합니다. 예를 들어 목을 잘 가누는 생후 4개월 아이를 엎드리게 해서 고개를 드는 연습을 시켜준다면 아이가 세상을 바라보는 시야를 넓히는 경험을 더

Part 1

아이 잘 키우기

아이 잘 먹이기

아이 잘 재우기

아이 예방접종

아이 치아 공부

일찍 할 수 있습니다. 또 엎드린 아이의 발바닥을 살짝 밀어주면 아이는 좀 더 빨리 기게 되고, 주변을 스스로 탐구하며 호기심을 채워나갑니다.

만약 우리 아이의 운동 능력 발달 속도가 평균적인 발달 속도보다 2~3개월 이상 뒤처진다면 다른 부위의 발달에 이상이 있을 수 있으니 병원에서 발달 관련 검진을 할 필요가 있습니다.

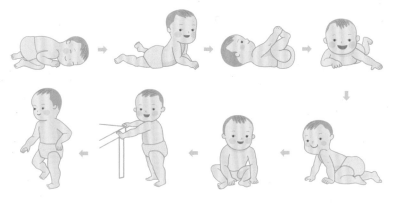

• 약 16개월까지 운동 능력 발달 •

아이마다 다른 운동 능력 발달 순서

기기를 생략하고 서려고 하거나, 뒤집기를 하더니 바로 앉으려고 하는 경우처럼 아이에 따라서는 흔히 알려진 운동 능력 발달 순서를 건너뛰는 경우가 있습니다. 이처럼 발달 순서를 건너뛰더라도 다음 단계의 움직임을 잘 익힌다면 문제는 없습니다. 이미 다음 단계의 행동을 보인다면 이전 단계의 행동은 드러나지만 않았을 뿐 이미 아이가 습득했을 것이기 때문입니다. 예를 들어 기어본 적이 없는 아이가 서려는 움직임을 보인다면 기는 동작에 필요한 근육이 이미 발달했다는 의미이고, 뒤집고 앉는다는 건 목을 가눌 줄 안다는 의미입니다.

하지만 생후 8~9개월의 아이가 한 번 서려는 움직임을 보였다고 걸음마를 연습시키는 것처럼 앞선 발달 단계의 운동을 억지로 유도하거나 연습시켜서는 안 됩니다. 그것은 아직 능력을 갖추지 않은 아이에게 불필요한 스트레스를 주는 것과 같습니다. 간혹 3~4개월밖에 안 된 아이를 세워보았더니 좋아한다며 일부러 계속 서 있게 하는 것도 절대 해서는 안 되는 행동입니다.

⦂ 소근육 운동 발달은 두뇌 발달의 지표입니다

소근육 운동은 손, 손가락, 손바닥을 움직여서 물건을 손으로 잡는다든지 음식을 수저로 떠먹는 것처럼 정교한 움직임을 말합니다. 그래서 미세운동이라고도 하며, 대근육 운동처럼 눈에 띄게 발달하지는 않지만 두뇌 발달의 지표로 볼 수 있습니다.

그 근거는 손바닥과 발바닥을 관장하는 두뇌 영역이 다른 신체 부위에 비해서 상대적으로 넓기 때문입니다. 그리고 숟가락을 사용할 때 눈과 손의 협응이 필요한 것처럼 소근육 운동을 하기 위해서는 두뇌의 다양한 영역이 조화를 이루어야 합니다. 이러한 점들을 고려할 때 소근육 운동 능력의 발달은 곧 두뇌 발달의 지표라고 할 수 있습니다. 바꿔 말하면, 빨리 걷는 아이가 앞으로 더 똑똑해질 것이라고 볼 근거는 미약하지만, 손의 기능 발달이 빨리 이루어지고 손이나 발 운동에 흥미 있어 하는 아이는 앞으로 더 똑똑해질 것이라고 볼 수 있습니다.

소근육 운동 발달표

생후 개월 수	운동
0~1개월	주먹을 쥐고 있다.
3개월	손을 편다.
4개월	손에 닿은 물건을 쥐어 잡는다.
5개월	옮겨 잡는다. 손바닥으로 잡거나(손바닥 잡기: palmar grasp), 손 전체를 갈고리같이 움직여 물건을 끌어당겨 잡는다.
6개월	바닥의 물건을 긁어 잡는다(엄지 쪽 손바닥을 사용). 손가락을 구부린 채 손바닥으로 물건을 잡는다(손 전체로 쥐기: whole hand grasp). 이때는 손 전체로 잡으면서 척골 측의 손가락인 제4지(약지)와 5지(새끼손가락)에 힘을 주어 잡는다.
7~8개월	엄지의 끝과 구부린 집게손가락의 측면 사이에 물건을 끼워 잡을 수 있다(요골 잡기: radial distal grasp).
10~11개월	엄지의 끝과 신전된 다른 손가락의 손바닥 쪽 면을 이용해 물건을 잡을 수 있다(미숙한 집게 동작: Inferior pincer grasp).
11~12개월	엄지와 집게손가락 끝으로 물건을 잡는다(성숙한 집게 동작).
12개월(만 1세)	손에 쥐고 있던 물건을 달라고 하면 손을 펴 내준다.
15개월	블록을 2개 쌓는다. 작은 물건을 유리병에 넣을 수 있다.
18개월	블록을 3개 쌓는다. 직선을 그린다. 유리병 안의 물건을 꺼내기 위해 병을 거꾸로 세워서 쏟아낸다.
21개월	블록을 5개 쌓는다.
24개월(만 2세)	블록을 6~7개 쌓아올린다. 곡선을 그린다.
30개월	수평선 혹은 수직선을 그린다.
36개월(만 3세)	블록을 9개 쌓아올린다. 원과 십자 모양(+)을 따라 그린다.

Part 1

아이 잘 키우기

아이 잘 먹이기

아이 잘 재우기

아이 예방접종

아이 치아 공부

48개월(만 4세)	블록을 10개 이상 쌓아올린다. 사각형을 그린다.
60개월(만 5세)	삼각형을 그린다.

* 아이에 따라 차이가 있습니다

첫돌 이전의 소근육 발달 정도 파악하기

첫돌이 안 된 아이의 소근육 운동 발달 정도는 다음과 같이 손으로 물건을 잡는 능력의 발달 정도로 판단합니다. 발달 속도는 아이마다 시기에 차이가 있을 수 있으며 순서가 중요합니다.

생후 4개월 이전: 반사적 움켜쥠reflex squeeze
손바닥에 물건을 갖다 대면 반사적으로 모든 손가락이 구부러진다.

생후 4개월: 원시 손바닥 잡기crude palmar grasp
물건을 잡으려고 손을 뻗을 때 손바닥을 갈고리처럼 웅크리고, 새끼손가락 쪽 손바닥으로 물건을 엉성하게 움켜잡는다.

생후 5개월: 손바닥 잡기Palmar grasp
엄지손가락을 포함한 모든 손가락을 구부리고 손바닥 전체를 사용해서 물건을 잡는다.

생후 6개월: 요골 쪽 손바닥 잡기₋Radial palmar grasp

엄지손가락 방향(요골₋Radial)의 손가락들을 더 많이 사용하고 힘을 주어서 물건을 잡는다.

생후 7개월: 갈퀴형 잡기₋Raking Grasp

손가락을 구부려서 갈고리처럼 바닥을 긁어 물건을 움켜잡고 자기 쪽으로 가져오려고 한다.

생후 7~8개월: 요골 쪽 측면 잡기₋Radial distal grasp

엄지손가락, 집게손가락, 중지의 안쪽 면을 이용해서 물건을 잡는다.

생후 10~11개월: 원시 핀셋 잡기₋Inferior pincer grasp

엄지손가락과 집게손가락의 안쪽 면을 이용해서 물건을 잡는다.

생후 11~12개월: 핀셋 잡기₋Pincer grasp

엄지손가락과 집게손가락의 끝을 이용해서 물건을 잡는다.

Part 1

아이 잘 키우기

아이 잘 먹이기

아이 잘 재우기

아이 예방접종

아이 치아 공부

첫돌 이후의 소근육 발달 정도 파악하기

첫돌이 지난 아이의 소근육 운동 발달 정도는 연필을 쥐는 방법으로 평가합니다.

12~15개월: 손바닥 외전 잡기Palmar supinate grasp

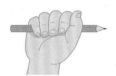

손바닥이 위 혹은 앞으로 향한 상태(외전supinate)에서 손바닥 안에 연필을 놓고 엄지손가락을 비롯한 모든 손가락을 움켜쥐면서 잡는다.

만 2~3세: 손가락 내전 잡기Digital pronate grasp

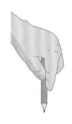

손바닥이 바닥 혹은 뒤쪽으로 향한 상태(내전pronate)에서 연필을 바닥 쪽으로 향하게 해서 손가락으로 잡는다. 연필을 사용할 때는 팔이나 어깨의 힘으로 손을 움직인다.

만 3~4세: 4지 잡기Quadrupod grasp

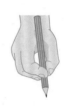

4개의 손가락을 사용해서 연필을 잡는다. 3개의 손가락(엄지손가락, 집게손가락, 중지)으로 직접 연필을 잡고, 네 번째 손가락은 이들을 지지한다.

만 3~4세: 고정적 3각 잡기Static tripod grasp

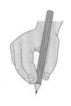

3개의 손가락을 사용해서 연필을 잡는다. 엄지손가락과 집게손가락으로 연필을 직접 잡고, 중지는 이를 지지해서 3각을 이룬다. 글을 쓸 때 손가락의 힘보다는 손목의 힘을 이용하는데, 손가락의 움직임이 없어서 '고정적static'이라 표현한다.

만 4.5~6세: 역동적 3각 잡기Dynamic tripod grasp
가장 발달한 쓰기 동작으로, 효과적인 연필 잡기의
형태다. 엄지손가락과 집게손가락으로 연필을 잡고
중지는 이를 지탱하면서 3각을 이룬다. 엄지손가락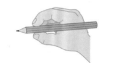
과 집게손가락은 거미줄 모양의 원을 형성하고, 약
지와 새끼손가락은 손바닥 안쪽에 안정적으로 붙어 있다. 손목에 힘이 가지
않거나 최소한으로 사용하고, 연필을 잡는 2개의 손가락의 움직임으로 글을
쓴다.

Part 1

아이 잘 키우기

아이 잘 먹이기

아이 잘 재우기

아이 예방접종

아이 치아 공부

{ 아이의 이상한 걸음걸이, 괜찮을까? }

● 기거나 걸을 때 한쪽 다리나 팔만 사용하는 경우

매번 그렇게 움직인다면 사용하지 않는 다리나 팔에 문제가 있지는 않은지 진료를 받는 것이 좋습니다. 그러나 정상적으로 양쪽 팔다리를 사용하다가 가끔 그렇게 움직이다면 큰 문제가 없을 것이며, 대개는 그 증상이 사라집니다.

● 걸을 때 까치발로 걸으려고 하는 경우

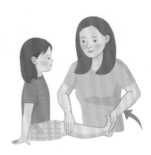

아이의 이런 움직임이 뇌성마비나 다른 발달상의 문제로 나타났다면 다른 발달 지연 증상(언어 지연, 대근육 및 소근육 운동 지연)이나 출생 전후의 문제(심각한 황달, 출생 시 손상 등)를 동반하며, 걷기 시작할 때부터 나타나는 경우가 많습니다. 만약 이런 걸음이 일시적으로 나타났다면 아이의 다리에 상처가 났거나 단지 재미있어서 하는 행동일 수 있으니 서서히 증상이 사라질 때까지 기다려보는 것이 좋습니다. 보행기를 너무 일찍 타기 시작했거나 하루 종일 보행기에 앉아 있는 아이들도 까치발로 걷는 경우가 흔한데, 아킬레스건에 불필요한 자극을 받아서 단단해지기 때문입니다. 이런 경우라면 보행기에서 아이를 내려 마사지로 아킬레스건을 풀어주어야 합니다.

● 앞으로는 기지 않고 뒤로만 기려고 하는 경우

팔 근육이 먼저 발달했을 때 나타나는 행동입니다. 앞으로 밀고 나가기보다 팔을 이용해서 뒤로 이동하는 것이 편하기 때문입니다. 정상적인 발달 과정입니다.

● 걸음마를 배우는 시기에 팔자걸음처럼 걷는 경우

엉덩이와 허벅지의 바깥쪽 근육이 아직 발달하지 못해 걸을 때 다리를 안쪽으로 잘 오므리지 못해서 나타나는 행동입니다. 역시 걱정할 증상은 아닙니다.

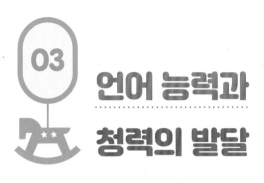

03 언어 능력과 청력의 발달

Part 1

아이 잘 키우기

아이 잘 먹이기

아이 잘 재우기

아이 예방접종

아이 치아 공부

: 언어 능력과 청력의 발달은 관심을 가지고 지켜보세요

눈에 띄게 빠른 속도로 이뤄지는 대근육과 소근육의 발달과 달리 언어 발달은 비교적 더디게 이뤄지는 편입니다. 생후 10개월은 돼야 제대로 된 단어를 말하기 시작하는데, 이런 사실을 아는 부모들은 아이가 말이 늦더라도 '언젠가는 말을 하겠지' 하는 느긋한 마음을 갖습니다. 그러나 언어는 생각을 표현하고 타인의 감정을 이해하는 데 있어 가장 중요한 수단일 뿐만 아니라 지적 성장을 뒷바침하는 사고 능력과 문제 해결 능력에도 꼭 필요한 능력인 만큼 신경을 써야 합니다. 아이의 언어 능력을 키우는 가장 좋은 방법은 부모와의 애착 관계를 돈독히 하고, 다양한 두뇌 자극을 많이 주는 것입니다.

듣고 이해하기 vs. 말로 표현하기

언어 능력은 크게 수용성 언어 능력과 표현성 언어 능력으로 나뉩니다. 수용성 언어 능력은 다른 사람의 언어를 이해하는 능력이고, 표현성 언어 능력은 말하는 능력을 말합니다.

흔히 표현성 언어 능력만 생각해서 아이가 얼마나 말을 조리 있게 하고 발음이 정확한지에만 관심을 갖는데, 수용성 언어 능력도 중요합니다. 다른 사람의 말을 제대로 듣고 이해해야 자신의 언어로 표현할 수 있기 때문입니다. 그러니 아이가 말이나 단어를 다소 서투르게 표현하더라도 말을 잘 이해한다면 언어 능력을 크게 의심하지 않아도 됩니다.

청력 이상은 조기 발견이 중요

대근육 운동과 소근육 운동이 '건강한 아이'로 잘 자라고 있는지 확인하는 지표라면, 언어 능력은 '똑똑한 아이'로 잘 자라고 있는지 확인하는 지표라고 할 수 있습니다. 언어 발달의 기본이 되는 능력은 청력입니다. 특히 신생아기에는 청력에 문제가 없는지 확인하는 것이 중요하기 때문에 출생 시에 청력 검사를 꼭 해야 합니다.

청력 검사에서 발견될 수 있는 질환은 '선천성 난청'입니다. 이 질환은 정상 신생아에서는 1,000명당 1~3명, 신생아 집중 치료실에서 입원 치료를 받았던 아이들에서는 100명당 2~5명 정도 발생하는데, 이 수치는 모든 아이가 검사하는 선천성 대사 이상 질환 검사에서 발견되는 질환의 빈도보다 훨씬 높은 수치입니다(페닐케톤뇨증은 10만 명당 3~10명, 갑상선기능저하증은 10만 명당 28명). 선천성 난청은 발견이 늦어질수록 치료 효과가 떨어지기 때문에 조기에 발견하는 것이 무엇보다 중요합니다. 빨리 발견해 재활 치료를 한다면 정상에 가깝게 언어 능력과 청력이 발달할 수 있습니다.

　　평균적인 언어 발달 수준을 알면 우리 아이의 언어 발달이 제대로 이루어지고 있는지 판단하는 데 도움이 됩니다. 아래의 청력·언어 능력 발달표를 참고해 아이의 청력 및 언어 능력 발달 정도를 확인하시기 바랍니다.

Part 1

아이 잘 키우기

아이 잘 먹이기

아이 잘 재우기

아이 예방접종

아이 치아 공부

언어 능력·청력 발달표

생후 개월 수	언어 능력·청력
1개월	옹알이를 한다.
4개월	각각의 음을 듣기 시작한다.
4~6개월	소리가 나는 방향을 쳐다본다.
7개월	'마', '바'와 같은 자음을 말하기 시작한다.
10개월	'엄마', '아빠'를 말하기 시작한다.
12개월	'엄마', '아빠' 이외에 한두 단어를 말하기 시작한다.
15개월	의미 있는 단어를 말하기 시작한다. 3~5개의 단어를 말하고, 신체 부위를 말한다.
18개월	의미 있는 단어를 말한다. 10여 개의 단어를 말하고, 그림을 보고 이야기하는 흉내를 낸다.
24개월(만 2세)	2개의 단어로 된 문장을 말한다. 50~100여 개의 단어를 말한다. 그림책에 그려진 과일이나 동물 이름을 따라 말하기 시작한다.
36개월(만 3세)	3~4개의 단어로 된 문장을 말한다. 200~300개의 단어를 알 수 있다. 자신의 성별, 나이, 이름을 말할 수 있다. 숫자는 3까지 셀 수 있다. 사물의 위치 개념(위, 아래, 안, 밖)을 이해한다. 대명사와 복수 개념을 사용한다. 낯선 사람들도 아이의 말을 알아들을 수 있다. 한 번에 2~3가지 내용이 담긴 지시 사항을 수행할 수 있다.

48개월(만 4세)	4개 이상의 단어로 된 문장을 말한다. 300개 이상의 단어를 말한다. 어른의 발음을 듣고 거의 모방할 수 있다. 같은 것과 다른 것의 차이를 이해할 수 있다. 기본적인 문법을 이해한다. 낯선 사람들도 아이의 발음을 대부분 이해한다. 이야기를 지어낼 수 있다. 밖에서 있었던 일을 기억했다가 집에 와서 전달할 수 있다.
60개월(만 5세)	5개 이상의 단어로 된 문장을 말한다. 1,000~2,000개 단어를 사용할 수 있는 어휘력을 갖는다. 숫자는 10까지 셀 수 있다. 이름과 주소를 정확히 말할 수 있다. 시간 개념이 생긴다. 대부분의 대화가 가능하다. 말을 대신 전달할 수 있다.

: 이럴 땐 청각 장애나 언어 장애일 수 있습니다

위에서 언급한 언어 능력 수준에서 2~3개월 이상 뒤처진다면 언어 발달이 느린 것은 아닌지 의심해보아야 합니다. 예를 들어 아이가 생후 1개월이 되었는데도 전혀 웅얼거리지 않고 큰 소리에도 반응이 없다면, 생후 6개월이 되었는데도 전혀 소리 내어 웃지 않는다면, 생후 12개월이 되었는데도 '마'·'바'와 같은 단어조차 말하지 않는다면 언어 발달이 상당히 지연된 것이니 병원에서 전문적인 진단과 치료를 받아야 합니다.

특히 생후 7개월이 되었는데도 중얼거리지 않거나 어떤 음도 흉내 내려고 하지 않는다면 청각 장애나 언어 장애를 의심해야 합니다. 부분적으로 청각 장애가 있으면 큰 소리에 반응을 보이거나 소리 나는 방향을 알아차리거나 부모의 말소리에 반응을 보일 수 있지만, 소리를 흉내 내는 데는 어려움이 있습니다.

하지만 언어 능력이 개인차가 가장 심한 발달 영역이라는 점도 기억해 둘 필요는 있습니다. 따라서 위에서 언급한 정도까지는 아니지만 약간 뒤처지는 정도라면 크게 염려하지 않아도 되며, 부모가 도우면 언어 발달을 앞당길 수 있습니다.

청각 장애 · 언어 발달장애를 시사하는 소견

생후 개월 수	소견
1개월	큰 소리에 반응을 하지 않는다.
2개월	엄마의 목소리에 미소 짓지 않는다.
4개월	소리가 나는 방향으로 고개를 돌리지 않는다. 옹알이를 전혀 하지 않는다. 엄마가 내는 소리를 전혀 흉내 내지 않는다.
6개월	소리 내어 웃지 않는다. 깔깔거리지 않는다.
8개월	주변의 소리에 반응이 없다.
12개월(만 1세)	말을 한마디도 하지 못한다(예: 마마, 바바).
18개월	의미 있는 단어를 말하지 않는다.
2년(만 2세)	2개의 단어로 된 문장을 말하지 않는다.
3년(만 3세)	계속해서 침을 흘린다. 발음이 매우 불분명하다. 간단한 지시를 수행하지 못한다. 3개의 단어로 된 문장을 말하지 않는다.

* 7개월이 되었는데도 중얼거리지 않거나 어떤 음도 흉내 내려고 하지 않는다면 청력이나 언어장애를 의심해야 한다. 부분적으로 청각장애가 있으면 큰 소리에 반응을 보이거나 소리 나는 방향을 알아차리거나 부모의 말소리에 반응을 보일 수 있지만, 소리를 흉내 내는 데는 어려움이 있다.

Part 1

아이 잘 키우기

아이 잘 먹이기

아이 잘 재우기

아이 예방접종

아이 치아 공부

대화할수록 아이의 언어 능력이 쑥쑥 자랍니다

아이들의 청력은 언어 발달에 결정적인 역할을 합니다. 들어본 소리여야 말로 할 수 있기 때문입니다. 그런 점에서 아이와 함께 있는 어른이 다양한 소리와 말을 들려주는 것이 무엇보다 중요합니다.

신생아기 옹알이의 의미 파악하기

신생아기를 넘어서는 생후 1개월쯤에 옹알이를 시작해서 '마', '바'와 같은 자음 소리를 내기 시작하는 생후 7개월경까지는 의미 없는 웅얼거림이 아이들이 할 수 있는 말의 전부입니다.

이 시기의 언어 발달을 돕는 가장 좋은 방법은 아이와 대화하는 것입니다. 대화란 서로 말을 주고받는 것인데, 아직 옹알이밖에 못 하는 아이와 어떻게 대화를 하느냐고요? 충분히 할 수 있습니다. 아이가 옹알이를 할 때 아이의 주변 상황을 복합적으로 판단하면 그 의미를 어느 정도 짐작할 수 있으며, 그 의미를 토대로 아이에게 말을 건네고 아이가 자기만의 언어로 표현하기를 기다립니다. 그러면 처음에는 의미 없이 웅얼거리는 것처럼 들리겠지만, 나름대로 어떤 의사를 표현하고자 하는지를 느낄 수 있습니다. 이때 아이들은 자신의 말을 귀담아 들어주는 부모의 모습을 보며 자신이 귀중한 존재임을 느낍니다.

생후 3개월, 과장된 표정과 목소리 톤으로 의미 전달하기

생후 3개월쯤 된 아이는 주변 사람들의 목소리에 관심을 가지고 다양한 반응을 보입니다. 그러나 단순히 목소리 톤으로 의미를 알아차릴 뿐 각 단어

Part 1

아이 잘 키우기

아이 잘 먹이기

아이 잘 재우기

아이 예방접종

아이 치아 공부

의 의미를 알지는 못합니다. 하지만 생후 4개월이 넘어서면 주변 사람들의 말 속에서 각각의 음을 구분해서 듣고, 반복적인 상황을 통해 문장 속 단어들의 의미를 이해하기 시작합니다. 예를 들어, 더러운 것을 보고 부모가 "지지"라고 하면 생후 3개월쯤된 아이들은 그 의미는 모르지만 부모의 껄끄러운 목소리 톤과 일그러진 얼굴 표정을 보고 대충 좋지 않은 상황임을 이해합니다.

그러나 아주 부드러운 목소리 톤과 표정으로 "지지"라고 말하면 아이는 "지지"라는 말을 '만져서는 안 된다'는 신호로 받아들이지 않습니다. 그러니 생후 3개월 이전의 아이가 만지지 말았으면 하는 물건을 만지려고 하거나 위험한 상황에 맞닥뜨리려고 하면 정확한 의미를 이해시키기 위해서 목소리의 톤과 표정에 신경 쓰며 말해야 합니다.

생후 10개월, 수백만 번 반복된 연습의 결과 "엄마" "아빠"

아이들은 생후 4개월 경부터 목소리의 톤보다는 각각의 음을 듣고, 생후 7개월이 되면 자기 이름을 부르는 소리에 반응을 보이기 시작합니다. 물론 이전까지 한 번도 이름을 불러주지 않다가 생후 7개월째에 이름을 처음 불러준다고 아이가 알아듣는 것은 아닙니다. 태어나면서부터 지속적으로 들어온 그 소리를 수백만 번 반복해서 들어온 끝에 드디어 '이 소리가 나를 부르는 엄마의 따뜻한 소리구나' 하고 이해를 하는 것입니다. 그러니 아이가 태어나면서부터 자꾸 이름을 불러주는 것이 중요합니다.

개별 음의 의미 차이를 인식하기 시작한 아이들은 그 음을 어설프게나마 따라 말하는데 생후 7개월경에 '마', '바' 같은 자음을 발음하기 시작합니다. 드디어 언어를 구사하게 되는 것입니다. 이 의미 없는 말 흉내에도 부모가 기뻐하면 아이는 계속 반복합니다. 그러다 생후 10개월 정도 되면 "엄마", "아빠"를 말할 수 있게 됩니다.

첫돌 무렵, 적절한 자극과 반복 훈련이 필요

"엄마", "아빠"를 말하기 시작했다고 해서 저절로 말을 잘하게 되는 것은 아닙니다. 부모가 먼저 말을 하고 그것에 대응해 아이가 무엇인가를 표현하는 훈련, 여러 가지 사물을 보면서 이름을 붙여보는 연습은 아이들의 언어 능력을 발달시킵니다. 그러니 아이가 듣고 어설픈 음으로 따라 하기를 최대한 기다려주어야 합니다. 지나치게 많은 자극을 주면 아이가 저항할 수 있지만, 적절하고 다양한 자극을 반복해서 주면 두뇌 발달과 흥미 유지에 도움이 됩니다.

적절한 자극을 통해서 언어를 익힌 아이는 영아기가 끝날 무렵엔 드디어 부모의 "빠이빠이", "안녕" 하는 행동에 손을 흔들며 따라 말하는 수준의 대화를 시작합니다. 얼마나 빨리 말을 배우고 다양한 표현을 습득하느냐는 두뇌 발달과 연관이 있을 뿐만 아니라 정서 발달에도 큰 영향을 줍니다.

첫돌 이후, 정확한 발음으로 말 들려주기

아이가 말을 어느 정도 하기 시작하는 첫돌 이후로는 아이 톤으로 말하기보다는 모든 사물의 이름을 정확하게 발음해주는 것이 아이가 제대로 된 단어를 익히는 지름길입니다. 아이에게 가장 효과적인 단어 익히기 교재는 아이와 가장 많은 시간을 보내는 어른, 즉 부모입니다. 본토 발음이 정확한 사람에게 영어를 배워야 제대로 배우듯이 기하급수적으로 언어 습득 능력이 발달하는 이 시기에는 정확한 발음을 듣는 것이 무엇보다 중요합니다. 이때 아이가 제대로 발음을 따라 하지 못한다고 너무 걱정하거나 부담을 주어서는 곤란합니다. 우리 뇌는 갑자기 늘어나는 어휘력을 발음 능력이 따라가지 못한다고 합니다. 실제로 아이들은 알고 있는 단어도 제대로 발음하지 못하는 경우가 많습니다. 그러니 조급하게 생각하지 말고, 아이와 이야기 나눌 때 정확하게 발음하는 것에 신경 쓰시기 바랍니다.

만 1~2세, 아이의 몸짓을 문장으로 표현하기

유아기에는 언어 능력의 발달이 두뇌 발달의 척도라고 보아도 좋습니다. 하지만 이제 막 한두 마디씩 하기 시작한 만 1~2세 아이들은 말보다는 몸짓으로 자신의 의사를 전하는 경우가 많습니다. 부모 눈에는 이런 아이의 행동이 기특하겠지만, 아이의 의사를 바로 수용하기보다 말로 먼저 표현해주는 노력이 필요합니다. 예를 들어 아이가 냉장고를 손으로 가리킨다면 "마실 것 줄까? 오렌지주스? 그래, 그럼 꺼내서 마시자"라고 문장으로 표현해서 아이들로 하여금 대화를 하도록 유도해야 합니다.

만 2~3세, 아이의 대답 유도하기

생후 12개월에 "엄마", "아빠" 이외에 한두 단어를 더 말하던 아이들은 생후 15개월에는 3~5개의 단어를 말하고 신체 부위의 이름을 말하기 시작합니다. 생후 18개월이 되면 10여 개의 단어를 말하고, 그림을 보며 이야기하는 흉내를 냅니다.

아이가 주변 사람들의 말을 알아듣고 자신의 의사를 표현하기 시작했다면 아이와 대화 주고받기를 시도해보셔도 좋습니다. 생후 15~18개월의 아이가 자신의 신체 부위의 이름을 말하거나 친근한 사람을 가리키는 것을 좋아한다면 "귀는 어디 있어?", "엄마는 어디 있어?"와 같은 질문부터 시작

Part 1

아이 잘 키우기

아이 잘 먹이기

아이 잘 재우기

아이 예방접종

아이 치아 관리

하는 것이 좋습니다.

만 2세가 된 아이들은 50~200여 개의 단어를 말할 수 있고, 두 단어로 된 간단한 문장을 말할 수 있습니다. 그리고 그림책에 그려진 과일이나 동물 이름을 따라 말하기 시작합니다. 아이가 10개 이상의 단어를 말하고, 한두 단어로 이루어진 짧은 문장을 말할 수 있다면 낮에 한 일이나 내일 할 일에 대해서 함께 이야기해보는 것도 좋은 방법입니다. "오늘 오후에 비가 올 것 같은데, 우리는 무엇을 할까?", "내일은 뭘 하면서 놀까?"처럼 아이가 생각해서 대답할 수 있는 질문을 시도합니다. 아이가 대답을 잘 못 하더라도 실망하거나 다그치지 말고 기다려주는 것이 좋습니다.

☆ 만 3세는 거짓말이 시작되는 나이 ☆

만 3세가 되면 어휘력은 200~300개의 단어를 아는 수준으로 발달합니다. 자신의 성별과 이름을 말할 수 있고, 숫자는 3까지 셀 수 있습니다. 만 4~5세가 되면 복잡한 지시나 문장도 대충 뜻을 이해하고, 8개 이상의 단어로 된 문장을 말할 수 있게 되어서 대략 1,000~2,000단어의 어휘력을 갖게 되고, 숫자도 10까지 셀 수 있습니다.

상상력도 풍부해져서 자기 스스로 이야기를 지어내는 놀라운 능력을 발휘합니다. 더불어 부모의 관심을 끌려고 거짓말을 지어내기도 하는데, 거짓말은 좋은 행동은 아니지만 아이가 자기 스스로 이야기를 만들어낼 수 있다는 점에서 놀라운 일입니다.

만 4세 이후, 줄거리 있는 책 읽어주기

신생아기에는 다양한 색깔의 그림이 그려져 있는 그림책이면 충분했지만, 말하기 시작한 아이들의 어휘력을 키워주려면 어느 정도 줄거리가 있는 책을 읽어주는 것이 좋습니다. 집안 분위기와 어울리는 짧은 이야기면 더욱 좋습니다.

아이들은 자기가 좋아하는 책을 반복해서 읽어주는 것을 무척이나 좋아하는데, 아직 기억력이 짧기 때문에 어른처럼 지루해하지는 않습니다. 그렇기 때문에 아이가 좋아하는 책이나 잡지를 가져와서는 읽어달라는 일이 많은데, 이때 동화 구연을 하듯 역할에 맞게 목소리를 바꿔가면서 읽어주면 아이가 흥미를 느끼며 이야기 속으로 빠져듭니다.

사진 앨범이나 TV 프로그램을 보면서 아이에게 그 내용에 대해 물어보는 것도 좋습니다. 이때 질문에 대한 대답이 이루어지는 방식의 대화는 아이들의 언어 발달에 큰 도움이 됩니다.

Part 1

아이 잘 키우기

아이 잘 먹이기

아이 잘 재우기

아이 예방접종

아이 치아 공부

04 시력 발달

: 만 6~7까지 성인 시력에 도달해야 합니다

태어나면서 소리가 들리는 청력과 달리 시력은 서서히 발달합니다. 출생 시점에는 20~35cm 정도 거리 안에 있는 사물만 알아보다가 서서히 시력이 발달해 만 6~7세가 되면 성인 시력에 도달합니다.

청력에서는 신생아기에 선천성 난청을 발견하는 것이 중요하다면, 시력에서는 만 7세 이전에 검진을 통해 시력 저하를 발견하는 것이 중요합니다. 물론 사시나 백내장과 같은 눈 자체의 문제는 그 이전에라도 발견해서 치료할 수 있지만, 그 외의 문제들은 시력 검사를 하지 않으면 쉽게 발견할 수 없습니다.

시력은 빛이 들어오는 눈의 기능 발달과 연관이 있지만, 시력을 관장하는 두뇌 영역의 발달과도 관련이 있기 때문에 만 7세가 지나서까지 시력 이상을 발견하지 못하고 지나간다면 두뇌의 시력을 관장하는 영역에 문제가 고착되어 어떤 치료를 해도 정상 수준으로 시력을 회복하지 못합니다. 그래서 만 7세 이전의 조기 검진이 중요합니다.

Part 1

아이 잘 키우기

아이 잘 먹이기

아이 잘 재우기

아이 예방접종

아이 치아 공부

이렇게 시력이 발달합니다

시력은 아이들이 태어나면서 만 6~7세까지 서서히 발달합니다.

신생아가 보는 거리는 20~35cm

갓 태어난 아이가 뚜렷하게 눈으로 구별할 수 있는 거리는 대략 20~35cm
로, 엄마에게 안겨 있다면 엄마의 얼굴을 알아보는 정도입니다.

신생아들의 시력에 문제가 없는지를 알아보는 방법은 두 가지입니다.
첫째, 빛을 비추어서 눈을 감는 반응이 나타나는지 확인합니다. 둘째, 흥미 있
는 물건을 시야각 45~90도 안에서 움직일 때 눈이 그 물건을 따라 움직이
는지 확인합니다.

신생아의 시야각

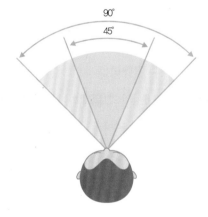

6개월, 양쪽 눈으로 보는 능력이 발달

생후 1개월이 지나면 90cm 정도의 거리까지 볼 수 있고, 생후 2개월이 되면 어느 정도 초점을 맞출 수 있습니다. 생후 3개월이 되면 방문을 열고 들어오는 사람을 구별할 수 있고, 생후 4개월이 넘어서면 비교적 먼 거리의 물체에 초점을 맞출 수 있습니다. 생후 6개월이 지나면 시력이 급격히 좋아지면서 양쪽 눈으로 들어오는 영상을 합쳐서 볼 수 있는 양안시stereo vision 기능이 생겨서 더 명확하게 사물을 볼 수 있습니다.

신생아기에 시야각 45~90도 안의 물체만 보던 아이들은 생후 2개월이 되면 180도 안에서 물건을 눈으로 응시하고, 생후 3~4개월이 되면 한 방향으로 움직이는 모빌을 따라서 볼 수 있습니다. 생후 7개월 정도 되면 이쪽에서 저쪽으로 굴러가는 공을 눈을 떼지 않고 응시할 수 있을 정도로 보는 능력이 향상됩니다.

만 4세, 성인 시력에 근접

시력은 만 4~6세에는 거의 성인 시력에 근접해 이 시기부터는 시력 검사가 가능합니다. 시력 저하를 만 7세 이전에 발견하지 못하면 커서도 정상 시력으로 회복하기 어려우니 만 4세 이후에는 시력 검사를 정기적으로 하는 것이 좋습니다. 시력과 함께 시야도 서서히 넓어집니다.

☆ 시력 이상의 증상들 ☆

다음과 같은 증상이 있다면 병원에서 진료를 받아야 합니다.

• 생후 1개월이 되었는데 밝은 빛이 비쳐도 눈을 깜박이지 않는다.
• 생후 2개월이 되었는데 물체에 시선을 고정하지 못한다.
• 생후 4개월이 되었는데 움직이는 물체를 응시하지 못한다.
• 눈동자가 불규칙하게 움직인다.
• 눈곱이 자주 끼고, 눈물이 지나치게 많고, 자주 충혈된다.
• 빛에 과민하게 반응한다.

Part 1

아이 잘 키우기

아이 잘 먹이기

아이 잘 재우기

아이 예방접종

아이 치아 관리

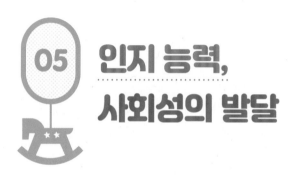

인지 능력, 사회성의 발달

: 눈에 보이지 않지만 가장 중요한 능력입니다

인지 능력과 사회성은 두뇌 발달의 중요한 지표가 될 수 있습니다. 인지 능력과 사회성은 주변의 변화에 반응을 보이고 적극적으로 자신을 표현하는 중요한 영역이기 때문입니다.

부모들은 아이가 주변과 상호작용을 너무 적게 하면 '순하거나 겁이 많아서'라고 생각합니다. 물론 그럴 수 있습니다. 하지만 인지 능력과 사회성의 발달 속도가 너무 느린 것은 아닌지, 다른 병적인 문제가 있어서 그러는 것은 아닌지 의심해보아야 합니다. 드물지만 자폐증과 같은 발달 장애와 연관이 있을 수 있기 때문입니다.

첫돌 이전 아이들의 인지 능력 발달

- **생후 1개월:** 아이가 미소를 짓기 시작합니다. 처음에는 자면서 웃고, 깨어 있을 때도 자극에 점점 크게 반응하면서 미소를 짓습니다.

Part 1

아이 잘 키우기

아이 잘 먹이기

아이 잘 재우기

아이 예방접종

아이 치아 관리

- 생후 4개월: 낯선 환경을 알아차립니다.
- 생후 4~7개월: 원인과 결과, 사물의 영속성을 익힙니다. 아이의 성격이 드러나기 시작합니다.
- 생후 7~8개월: 낯가림이 본격적으로 나타납니다. 그러나 부모가 잠시 자리를 비우더라도 알아차리지 못합니다.
- 생후 8~12개월
  - 8개월 된 아이들이 집중할 수 있는 시간은 2~3분 정도입니다. 12개월 된 아이들은 흥미 있는 장난감을 가지고 한 자리에서 최대 15분까지 놀 수 있지만, 가만히 있지는 않고 몸을 수시로 움직이며 놉니다.
  - 8개월 된 아이들은 거울을 쳐다볼 때 거울에 비친 모습이 자신이 아닌 다른 아이라고 생각하지만, 첫돌 이후의 아이들은 자기 모습임을 압니다. 또한 거울을 보면서 자기 얼굴을 만져보기도 합니다.
- 생후 12개월 이후: 부모가 잠시 자리를 비우면 알아차리고 웁니다. 분리불안은 10~18개월에 정점을 이루고, 18~24개월을 거치면서 서서히 사라집니다.

인지 능력 발달 진단표

생후 개월 수	개인-사회성	인지-적응
1개월	사람의 얼굴을 잠깐 본다.	안아주면 조용해진다.
2개월	말을 걸면 미소 짓는다.	딸랑이 등의 물건에 시선을 고정한다.
3개월	자기 손을 쳐다본다.	움직이는 물건을 정중선까지 눈으로 좇으며 응시한다(추시).
4개월	엄마의 얼굴을 알아본다.	움직이는 물건을 180도 또는 원형 모양으로 눈으로 좇으며 응시한다(추시).

5개월	간지럽히거나 몸을 흔들거나 들어 올리면 좋아한다.	거울을 보여주면 가까이 다가오며 반응을 보인다.
6개월	장난감을 뺏으면 싫어한다.	낯선 사람을 구별한다.
7개월	과자나 기타 음식을 스스로 잡고 먹는다.	이름을 부르면 반응한다.
8개월	엄마의 얼굴을 보고 안아달라고 한다(양팔을 들어 올리며).	종 등의 물건을 자세히 본다.
9개월	까꿍, 짝짜꿍 놀이 등에 관심을 보이며 적극적으로 참여한다.	"안 돼!"에 반응한다(예 손을 대지 않고 부모의 얼굴을 살핀다).
10개월	"맘마" 하면서 식사를 재촉한다.	숟가락으로 젓는 시늉을 따라한다.
11개월	우유병을 자신이 쥐고 빨아 먹는다.	컵 안에 작은 물건 1개를 넣는다.
12개월(만 1세)	숟가락을 사용하기 시작한다.	이름을 부르면 온다.
14개월	종이에 싸인 장난감을 찾는다.	병 안에 들어 있던 작은 물건을 의도적으로 꺼낸다.
16개월	손가락을 이용해서 컵을 쥔다.	간단한 심부름을 한다.
18개월	혼자서 숟가락으로 먹는다.	그릇의 뚜껑을 벗기고 덮는다.
20개월	지퍼를 연다.	간단한 질문에 답한다.
22개월	집안일을 모방하는 행동을 한다(예 인형에게 밥을 먹인다).	원하는 바를 말로 표현한다(한 단어를 사용).
24개월(만 2세)	용변이 마려우면 표현한다(얼굴 표정 등으로).	어른의 행동을 모방한다(전화 놀이).
27개월	혼자서 숟가락으로 잘 먹는다(거의 흘리지 않고).	'크다'는 말을 이해한다.
30개월	낮 동안 소변을 가린다.	한 가지 색을 알고 말한다.
33개월	친구의 이름을 말한다.	음악 소리에 춤을 추거나 몸을 흔들며 반응을 보인다.
36개월(만 3세)	단추를 푼다.	이름, 성별, 나이를 말한다.

Part 1

아이 잘 키우기

아이 잘 먹이기

아이 잘 재우기

아이 예방접종

아이 치아 관리

40개월	혼자 윗옷을 입는다.	다음 질문 중 2개 이상에서 적절한 답을 한다. - 배고플 땐 무얼 하면 될까? - 추울 땐 어떻게 할 거니? - 졸릴 땐 어떻게 하면 될까?
44개월	혼자 신발을 신는다.	마름모꼴을 따라 그린다.
48개월(만 4세)	혼자 양치질을 한다.	신체 부위 2~3곳을 그린다.
52개월	가위바위보로 승부를 정한다.	크기별로 분류할 수 있다.
56개월	용변을 보고 혼자 닦는다.	더 무거운 것을 가려낸다.
60개월(만 5세)	가까운 이웃집에 혼자 갈 수 있다.	숫자를 10까지 셀 수 있다.

출처: 《한국형 영유아 발달 검사》 중에서 '소아과학' (32쪽)

⋮ 특정 자극에 대한 반응이 매번 같지 않아요

부모는 아이가 처음으로 웃거나 앉거나 하는 행동을 보이면 다른 사람들에게 자랑하고 싶어서 사람들이 모인 자리에서 같은 행동을 보여주려고 시도합니다. 하지만 그 자리에서 아이가 그 행동을 하지 않을 수도 있습니다. 아이들도 기분이 내켜야 반응을 하고, 지나친 자극에는 무반응으로 대응하기 때문입니다. 따라서 특정 행동을 아이가 정말로 할 줄 아는지 알고 싶다면 아이가 편안한 상태에서 시도해야 합니다. 한두 번이라도 같은 반응을 보이면 그 행동을 할 줄 안다고 생각해도 좋습니다.

또한 위 표의 내용 및 순서와 다르게 다음 개월 수에 해당하는 행동이나 반응이 나타나거나 예상 못 한 행동이 나타나면 걱정하는 부모들이 있는데, 아이의 행동이나 반응이 정상적이라면 걱정하지 않아도 됩니다.

만약 거의 대부분의 자극에 반응하지 않거나, 부모를 보고도 웃지 않는다면 발달 이상이나 청력 이상이 의심되니 빨리 검사를 받는 것이 좋습니다.

: 우리 애만 느린 걸까요?

부모들은 아이가 목을 가눈다든지 긴다든지 걷는다든지 하는 발달의 중요한 지표가 되는 행동은 물론, 사소한 행동 하나하나에도 의미를 부여합니다. 그런데 주위의 또래 아이들이 하는 행동을 자기 아이는 보이지 않는 것에 대해 걱정할 필요가 없습니다. 발달의 지표가 되는 행동들도 너무 늦지만 않으면 문제가 되지 않습니다.

아이들은 재미있는 행동은 지겹도록 반복하지만, 흥미를 잃거나 재미없는 일은 전혀 따라하지 않습니다. 그러다 더 흥미 있는 것이 생기면 이전에 하던 행동은 멈춥니다. 그러니 아이의 행동 하나하나에 의미를 두기보다는 느긋하게 아이의 발달을 지켜보는 것이 좋습니다.

발달 문제를 생각해보아야 하는 경우

다만 아래의 행동을 보이면 병원 진료를 받아보아야 합니다.

- 생후 4개월이 되어서도 소리 나는 방향으로 고개를 돌리지 않는다.
- 생후 5개월이 되었는데 어떤 방향으로도(앞에서 뒤 혹은 뒤에서 앞으로) 뒤집기를 하지 않는다.
- 생후 5개월까지도 미소 짓는 일이 없다.
- 생후 5개월이 지나서도 밤에 달래기 힘들 정도로 보챈다.

- 생후 6개월이 되었는데 잡아줘도 앉지 못한다.
- 생후 6개월이 되었는데 웃지도 않고 소리를 지르지도 않는다.
- 생후 6~7개월이 되었는데 눈앞에 물건이 있어도 손을 뻗지 않는다.
- 생후 7개월이 되었는데 눈앞 30cm 이내의 거리, 폭으로는 180cm의 범위 안에서 물건이 움직여도 시선이 따르지 않는다.
- 생후 7개월이 되었는데 다리에 힘을 주지 못한다.
- 생후 7개월이 되었는데 행동으로 관심을 끌려는 노력을 하지 않는다.
- 생후 8개월이 되었는데 옹알거리지 않는다.
- 생후 8개월까지도 까꿍 놀이에 흥미가 없다.

Part 1

아이 잘 키우기

아이 잘 먹이기

아이 잘 재우기

아이 예방접종

아이 치아 공부

{ 아이를 위한 두뇌 발달 놀이 }

아이의 두뇌 발달을 도와주는 놀이를 소개합니다.

● 생후 0~3개월, 까꿍 놀이

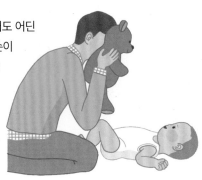

생후 6개월 정도까지는 눈앞에 사물이 없어도 어딘가 있다는 생각을 하지 못합니다. 얼굴을 손이나 손수건으로 가렸다가 보여주는 까꿍 놀이를 반복하면 눈에 보이지 않아도 어딘가 존재한다는 것을 좀 더 쉽게 이해할 수 있습니다. 이 놀이는 향후 분리불안이 생겼을 때 가볍게 넘어갈 수 있는 역할도 합니다.

1. 얼굴을 마주보고 '까꿍' 한다.
2. 양손이나 손수건, 인형으로 얼굴을 가렸다가 활짝 열면서 '까꿍' 한다.
3. 아기 침대 옆에 몸을 숨겼다가 얼굴을 내밀며 '까꿍' 한다.
4. 아이의 눈을 손으로 가렸다 떼면서 '까꿍' 한다.

● 생후 3~6개월, 소리 찾기

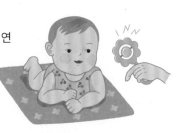

딸랑딸랑~ 어디에서 시작되는 소리인지 인지하는 연습입니다. 소리가 시작되는 곳을 찾다 보면 집중력도 향상됩니다. 다양한 소리를 들려줌으로써 청각 및 두뇌 발달을 도울 수 있습니다.

1. 아이의 시야가 닿지 않는 곳에서 낯선 소리를 들려준다.
2. 좌우 방향을 바꿔가며 들려준다.
3. 딸랑이 소리, 종이 구기는 소리, 손뼉 치는 소리 등 다양한 소리를 들려준다.
4. 처음에는 큰 소리로 시작해서 점차 작은 소리를 낸다.

생후 6~9개월, 책과 친해지기

조금씩 꾸준히 책을 읽어주면 소리를 듣고 그림을 보는 활동만으로도 두뇌 발달에 도움이 됩니다.

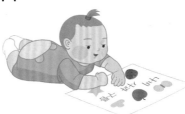

1. 그림이 크고 단순하면서 글이 많지 않은 동화책을 또박또박 읽어준다.
2. 아이가 따라 읽듯 옹알이를 하면 함께 대화하듯 읽어준다.

생후 9~12개월, 그림·글씨와 친해지기

이 시기의 아이들은 그림과 글자를 따로 구분할 수는 없습니다. 그림, 글자와 친해질 수 있도록 그림 밑에 글자가 적힌 그림판이나 낱말 카드를 만들어줍니다.

1. 아이가 좋아하고 익숙한 그림들을 잘라 종이에 붙이고, 아래에는 이름을 적는다.
2. 아이가 짚은 그림을 읽어준다.

● 생후 12~18개월, 통 안에 물건 모으기

점차 활동 반경이 넓어집니다. 아이는 의도한 대로 몸을 움직이고 각 신체 부위를 기능적으로 활용하는 법을 배웁니다. 상자나 통에 작은 장난감 등 물건을 가득 담았다가 다시 꺼내는가 하면, 물건이 통 안에 있어도 완전히 사라진 게 아니라는 대상영속성 개념도 배우고 기억력도 키울 수 있습니다.

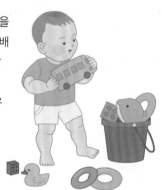

1. 깨질 위험이 없거나 모서리가 날카롭지 않은 통이나 상자를 아이에게 준다.
2. 주변에 작은 장난감 같은 물건들을 놓고 통 안에 넣었다 뺐다 하게 한다.

● 생후 18~24개월, 리듬 놀이

좀 더 자연스럽게 몸을 움직이게 됩니다. 음악에 맞춰 몸을 움직이는 동작은 간단해 보이지만 청각과 몸의 협응은 물론, 뇌로 들어오는 자극(요구)에 반응해서 뇌 내 신경 전달을 통해 몸을 움직이는 행동으로 이어주는 연습이 필요합니다. 또한 악기 연주처럼 자신의 행동으로 새로운 소리가 발생하는 것을 알아채면 원인과 결과의 연관 관계를 이해하게 됩니다.

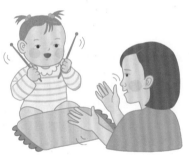

1. 편히 두드릴 수 있는 막대기와 베개, 쿠션 등을 준비한다.
2. 아이가 좋아하는 동요의 리듬에 맞춰 아이와 함께 쿠션을 두드린다.
3. 처음에는 부모가 함께하다가 나중에는 아이 혼자 두드린다.

● 생후 24~27개월, 따라 그리기

아이의 움직임이 좀 더 정교해지면 좋아하는 동화책을 펼쳐놓고 그 안에 있는 그림을 따라서 그리게 도와줍니다. 형태를 인지하고 표현하려고 애쓰다 보면 소근육이 발달합니다. 따라 그리기는 관찰력과 순간 기억력 향상에도 좋습니다.

1. 형태가 비교적 단순한 그림을 골라아이 앞에 둔다.
2. 아이가 고른 크레파스로 이야기를 나눈다.
3. 아이가 그림을 따라 그려보게 한다.

똑같이 따라 그리는 것이 목표가 아닙니다. 틀리게 그린 부분을 지적하기보다는 관찰 연습을 한다고 생각하고 아이와 그림의 형태에 대해 대화를 나눕니다.

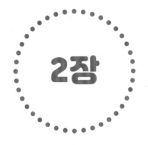

2장

아이 잘 먹이기:
수유부터 유아식까지

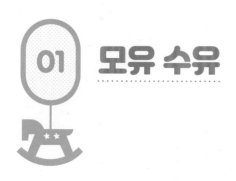

01 모유 수유

: 모유는 종류에 따라 성분이 다릅니다

모유는 분만 후 경과 시간에 따라, 그리고 1회 수유 지속 시간에 따라 성분이 달라지기 때문에 부르는 이름도 다릅니다.

분만 후 경과 시간에 따라: 초유, 이행유, 성숙유

초유는 분만 후 5일 이내에 나오는 노란색 혹은 레몬색 모유입니다. 노란색을 띠는 것은 베타(β)카로틴의 함량이 높기 때문입니다. 초유의 분비량은 분만 첫날은 50ml 정도이고, 이후 2~3일에 걸쳐서 600~700ml 정도로 빠르게 증가합니다. 성숙유에 비해서 양은 적지만 단백질, 칼슘, 미네랄의 함량이 높고 면역글로불린(특히 IgA)이 있어서 아이의 몸이 세균이나 바이러스 감염에 저항할 수 있게 합니다. 또한 초유에 많이 함유된 비타민A는 장운동을 원활하게 해줘서 태변의 배출을 돕고 황달을 예방합니다. 그러나 초유는 지방과 유당의 함량이 상대적으로 적습니다.

이행유는 분만 6~15일 사이에 분비되는 모유로, 서서히 양이 늘어 하루에 1ℓ까지 나옵니다. 초유 성분에 비해서 면역글로불린, 단백질, 지용성 비타민의 농도는 감소하지만 유당과 지방 성분, 수용성 비타민의 농도는 증가합니다.

성숙유는 성분의 변화가 거의 없는 모유로서 분만 15일 이후에 나옵니다. 초유에 비해서 성분의 변화가 거의 없지만 묽고 수분이 많으며, 시간이 지나면서 영양소의 농도는 감소할 수 있습니다. 특히 철분은 분만 후 4~6개월이 지나면서 두드러지게 감소하니 이유식을 통해 아이에게 보충해주어야 합니다.

1회 수유 시간에 따라: 전유와 후유

모유는 나오는 시간에 따라서 성분이 조금씩 다릅니다. 모유를 만드는 유선세포에서는 한 종류의 모유를 만들지만, 찐득찐득한 지방 성분이 유선세포의 벽에 붙어 있다가 수유가 어느 정도 진행되면서 모유에 섞여 나옵니다. 즉 아이가 젖을 빠는 초기에는 유당이 풍부한 전유로 갈증을 달래고, 이후에 아이가 열심히 젖을 빨면 사출반사가 강해져서 유선세포의 벽에 붙어 있던 지방까지 섭취하게 됩니다.

전유는 모유 수유 초반 5~10분 이내에 나오는 것으로, 푸르스름한 백색을 띱니다. 두뇌 발달에 꼭 필요한 단백질과 유당이 풍부하지만 후유보다 지방 성분이 적습니다. 반면 후유는 모유 수유 15~18분 이후에 나오며, 크림색을 띱니다. 전유보다 지방 성분이 4배나 많기 때문에 후유까지 먹여야 칼로리가 높아져서 아이의 몸무게를 늘릴 수 있습니다.

만약 아이가 짧은 시간 동안만 젖을 빨면 전유만 먹게 되어 '전유 후유 불균형'을 일으킬 수 있습니다. 아이들은 어른들에 비해서 유당분해효소가 풍부하지만, 유당을 지나치게 많이 섭취하면 유당불내성과 유사한 증상을 보입니다. 즉 가스가 차면서 속이 불편하고 녹변, 묽은 변, 거품이 있는 변을 보게 됩니다. 이때 소화되지 못한 유당이 장 점막을 자극해서 소량의 출혈을 일으킬 수 있습니다. 또한 지방 성분이 적은 전유만 주로 먹으면 체중이 잘 늘지 않고 빨리 배가 고파집니다.

그래서 부모는 아이가 후유까지 충분히 먹을 수 있도록 도와야 합니다. 만약 수유 중에 젖이 잘 나오지 않으면 젖을 지그시 눌러주거나 수유하는 위치를 바꿔보는 것도 도움이 될 수 있습니다. 또한 한쪽 젖을 완전히 비우지 못했다면 다음 수유를 할 때는 같은 쪽 젖을 이어서 먹입니다. 아이가 수유 중에 잠이 든다면 트림을 시키거나 손발을 조심스럽게 자극해 깨워서 먹이는 것도 도움이 됩니다.

✡ 생후 4주가 안 된 신생아의 수유 횟수 ✡

1. 분만실에서 첫 수유를 합니다.
2. 두 번째 수유는 4~6시간이 지나 아이가 깊은 잠에서 깨어났을 때 합니다.
3. 모유 수유가 안정되는 시기인 분만 4주 이전에는 아이가 울거나 배고파하는 신호를 보낼 때마다 수유를 합니다. 대개 2시간에서 2시간 반 간격이면 적당합니다(수유 간격이 1시간 반 미만이라면 아이는 먹느라 잠을 못 자고, 엄마도 피곤합니다. 2시간 반 이상 수유 간격이 벌어지면 젖이 붇고 모유 양이 줄어들 수 있습니다).
4. 아이가 수유한 지 2시간이 채 안 됐을 때 보채면 다른 원인을 찾거나 다른 방법으로 달랩니다. 실제로 배가 고픈 것이라면 수유를 합니다. 이전 수유에서 덜 먹었을 수도 있기 때문입니다.
5. 밤에는 수유 간격이 벌어져도 좋지만, 모유 수유 초기에는 5시간 이상 수유 간격이 벌어지면 곤란합니다.
6. 하루 수유 횟수가 8회 미만이면 아이의 체중이 잘 늘지 않습니다.

፡ 모유 수유를 제대로 해야 잘 먹고 잘 큽니다

모유 수유를 할 때는 아이가 엄마의 유륜까지 충분히 물고 빨아야 모유가 제대로 나옵니다. 유두 끝만 물거나 충분히 유륜까지 물지 못하면 힘껏 빨기 어렵고, 엄마는 유두 균열 등으로 젖몸살과 같은 손상만 입을 수 있습니다.

아이가 젖을 제대로 무는 방법

우선 정확한 위치와 각도로 아이의 입이 엄마의 유륜 부위로 다가가게 합니다. 그러려면 아이를 엄마의 유두 높이로 안고, 유방으로 아이의 입을 자극해서 입을 크게 벌리게 합니다. 아이가 입을 최대한 벌리면 아이를 가슴 쪽으로 똑바로 끌어당겨서 유륜 부위까지 충분히 물게 합니다. 아이의 코가 엄마 젖에 거의 닿을 정도로 근접하고, 유륜을 최소한 1~1.5cm 정도 물었다면 제대로 물고 있다고 볼 수 있습니다. 수유 중에 간혹 사출이 심하거나 젖이 많아 아이가 유륜을 제대로 물지 못하는 경우도 있는데, 수유 직전에 소량을 짜내거나 사출이 감소할 때까지 타월이나 천에 대고 짜두면 도움이 됩니다.

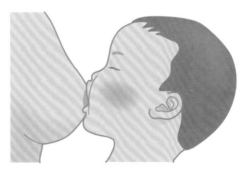

• 제대로 젖을 문 모습 •

아이가 젖을 잘 물고 있다면

- 아이의 코가 거의 유방에 닿을 정도로 근접해 있다(신용카드 1장 정도의 거리).
- 아이의 입이 벌어져 있다.
- 유륜을 적어도 1~1.5cm는 물고 있다.

수유가 잘되고 있으면

- 아이의 턱이 귀 쪽으로 잘 움직인다.
- 아이의 관자놀이가 좌우로 잘 움직인다.
- 젖을 삼키는 소리가 처음에 잘 들리다가 점점 약해진다.

모유를 충분히 먹이는 방법

먹은 양이 눈에 보이는 분유 수유와 달리 모유 수유는 아이가 모유를 얼마나 먹었는지 수치로 확인하기 어렵습니다. 그래서 모유 수유의 양은 수유 지속 시간을 기준으로 어림짐작합니다. 1회 수유 시간은 일반적으로 10~15분인데, 수유 시작 5분 이내에 총 수유 양의 80%를 먹습니다. 그렇다고 해서 젖을 빼면 안 됩니다. 5~10분을 더 먹여야 후유까지 이어서 먹일 수 있습니다.

앞에서도 얘기했듯 초반에 나오는 전유가 탄수화물 성분이 많은 반면, 뒤에 나오는 후유에는 지방 성분이 좀 더 많습니다. 전유만 먹는, 즉 짧게 수유하는 아이는 배에 가스가 많이 차서 자주 보챌 수 있습니다.

충분히 잘 먹는지 확인하는 방법

엄마가 주는 만큼 아이가 충분히 잘 먹는지는 다음의 사항들로 추정할 수 있습니다.

첫째, 아이가 모유를 넘기는 소리를 들어봅니다. 엄마 젖을 열심히 빠는 동시에 모유를 삼키는 소리가 들린다면 잘 먹고 있는 것입니다. 아이가 젖 빠는 모습이 어딘지 불편해 보이고 '꿀꺽' 삼키는 소리가 들리지 않는다면 코가 막혔거나 수유하는 자세가 불편한 것처럼 뭔가 문제가 있다고 볼 수 있습니다.

둘째, 소변 양을 통해 모유를 잘 먹고 있는지 판단할 수 있습니다(대변 양은 변수가 다양하기 때문에 수유가 충분한지 판단하는 기준으로 부적절합니다). 하루 7~8회 이상 천기저귀를 적시거나 5~6회 이상 종이기저귀를 적실 정도의 소변을 본다면 정상입니다. 다만 생후 1주 이전에는 소변과 대변의 평균 양을 기준으로 판단합니다.

생후 1주 이전 아이들의 평균 대소변 횟수

생후 일수	소변 횟수	대변 횟수
1일	1회	1~2회
2일	2회	2~3회
3일	3회	2~3회
4일	4회	4회 이상
5일 이후	4회 이상	4회 이상

Part 1

아이 잘 키우기

아이 잘 먹이기

아이 잘 재우기

아이 예방접종

아이 치아 공부

셋째, 생후 1~2개월이 지난 뒤 모유 수유가 충분한지 판단하려면 아이의 체중 증가치를 보아야 합니다. 체중은 가장 객관적이고 정확한 성장 증거이지만, 일정한 비율로 증가하는 것은 아니므로 1~2주 이내의 수유 양을 판단하기에는 부적절합니다. 생후 6개월이 채 안 됐고 잘 먹는 아이라면 하루 평균 20~30g씩 체중이 증가합니다. 증가율이 이것보다 적다면 먹는 양이 부족하다고 볼 수 있습니다. 본 책에 수록된 성장 도표를 참고해 아이의 출생 체중을 기준으로 체중 증가 추이를 살펴보기 바랍니다.

적당한 모유 수유 간격과 수유 횟수

모유 수유의 간격(수유 시작 시간과 다음 수유 시작 시간 사이의 간격)은 아이가 배고프다는 신호를 보낼 때마다 수유하는 것이 원칙입니다. 이렇게 먹여야 아이 스스로 먹는 양을 조절할 수 있게 되어서 궁극적으로 비만을 예방할 수 있습니다. 하지만 아이가 보내는 배고프다는 신호를 제대로 파악할 수 없다면 규칙적으로 수유하는 것이 더 나을 수도 있습니다. 그러면 수유는 몇 시간 간격으로 하는 것이 좋을까요?

모유는 수유를 하고 90분 정도 지나면 충분히 소화되고, 건강한 신생아의 경우 초기에는 하루 8~12회 정도 수유를 해야 하기 때문에 수유 간격은 2~3시간으로 보는 것이 적당합니다. 만약 신생아가 4시간 이상 먹지 않고 잠만 잔다면 초기에는 깨워서라도 먹여야 합니다.

아이의 위 용적이 늘어날수록 한 번에 먹는 양이 많아지므로 수유 간격은 점차 늘려갑니다. 즉 충분히 먹고 적절하게 휴식을 취해야 잘 큽니다. 생후 3~4개월이 지나서도 2~3시간 간격으로 먹는다면 한 번에 먹는 양은 줄어들 수밖에 없습니다. 1회 수유 양이 줄어든다는 것은 탄수화물이 많은 전유를 주로 섭취하고 지방 성분이 많은 후유는 충분히 먹지 못한다는 의미이

Part 1

아이 잘 키우기

아이 잘 먹이기

아이 잘 재우기

아이 예방접종

아이 치아 관부

고, 그 경우 빨리 배고파지는 악순환이 이어질 수 있습니다. 또한 하루 종일 수유를 하게 되어 엄마의 피로감이 늘어나고, 나중에 이유식을 해야 할 때 젖을 못 끊어 어려움을 겪을 수 있습니다.

적절한 하루 수유 횟수는 첫 1개월은 8~10회, 2~3개월은 6~7회, 4~6 개월은 5회 정도로 점차 줄여갑니다. 생후 6개월이 지나 이유식을 시작하면 서는 하루 4회의 수유가 적당하고, 점차 이유식 횟수를 늘려가야 합니다. 또 한 생후 4~5개월부터는 단계적으로 수유 간격을 조절해서 밤중 수유를 중 단해야 합니다.

생후 개월 수에 따른 수유 횟수

생후 개월 수	1개월	2~3개월	4~6개월	6개월 이후
수유 횟수	8~10회	6~7회	5회	4회

밤중 수유는 생후 100일 때까지만

태어난 지 얼마 되지 않았다면 밤낮 구분 없이 수유를 해야 하지만 생후 1개월이 지나면 규칙적으로 수유하는 것이 더 좋습니다. 생후 1~2개월 이 안 된 아이는 한 번에 먹는 양이 적기 때문에 6~7시간 이상 젖을 먹 지 않으면 상당히 배가 고픕니다. 그래서 이 시기에는 3~4시간 이상 이어 서 자면 한 번 정도는 깨워서 수유를 해야 합니다. 그러나 생후 100일에서 4개월이 지나는 아이라면 한 번에 먹는 양이 늘어나서 6~7시간 쭉 자도 괜 찮습니다. 오히려 한 번 잘 때 깨지 않고 오래 자는 것이 성장에 더 도움이 될 수 있습니다.

만약 정해진 수유 시간이 되기 전에 젖을 달라고 보채면 아이를 잘 달래서 수유 시간이 될 때까지 기다리게 하는 것이 좋습니다.

✿ 아이의 수유 상태를 알려주는 신호들 ✿

이러면 아이가 잘 먹고 있다는 신호

- **생후 2~3주**: 최소 2~3시간 간격으로, 하루 8회 이상 수유한다.
- **생후 5일~1개월**: 하루 3회 이상 노란 겨자색 대변을 본다. 1개월 이후에는 대변 보는 횟수가 줄어서 이틀 만에 보기도 한다.
- **생후 5일~3개월**: 하루 30g(매주 120~210g) 이상 체중이 증가한다.
- **생후 6개월 이전**: 하루 7~8회 이상의 천기저귀, 5~6회 이상의 종이기저귀를 적실 정도의 소변을 본다(천기저귀 1회는 물 30~60ml를 기저귀에 부은 정도의 양).
- 조용한 방에서 수유하면 아이가 젖을 삼키는 소리가 들린다.
- 수유하고 나면 유방이 부드러워진다.
- 아이의 눈빛이 또렷하며 건강해 보이고 피부 색깔이 좋고 탱탱하다. 키와 머리둘레도 잘 큰다.

이러면 아이가 잘 먹지 못하고 있다는 신호

- **생후 5일까지**: 체중이 출생 시보다 10% 이상 감소하는데, 생후 5일부터는 하루에 30g 이상씩 체중이 늘어야 한다.
- 아이가 젖을 먹을 때 젖을 삼키는 소리가 거의 들리지 않는다.
- 수유를 한 뒤에도 유방이 부드러워지지 않는다.
- 거의 대부분의 시간 동안 아이가 보채거나 축 처져 있다.
- 아이의 뺨이 움푹 패 있거나, 수유 시 꺽꺽대는 소리를 낸다.
- **생후 5일 이후**: 하루 6회 미만으로 기저귀를 적신다.
- **생후 5일 이후~1개월**: 하루 1회 미만으로 대변을 보거나, 대변의 양이 적고 색깔은 검은색을 띤다.

먹은 걸 게워내는 이유와 해결책

분유 수유나 모유 수유에 관계없이 통계적으로 수유를 하는 아이 중 40% 이상이 수유 후에 게워내는데, 이런 증상은 생후 4개월에 정점을 이룹니다. 왜 이런 일이 일어날까요?

가장 큰 이유는 수유 시 허겁지겁 먹기 때문입니다. 허겁지겁 먹으면 공기를 같이 마시게 되고, 지나치게 많이 먹게 됩니다. 그러면 위가 팽창되고, 소화되지 않은 음식물이 위에 오래 머무릅니다. 특히 생후 8~9개월 이전의 아이는 위로 이동한 음식물이 식도로 역류하지 못하게 하는 위와 식도를 연결하는 부위의 조임 기능이 미숙해 위식도 역류증이 더 쉽게 나타날 수 있습니다. 여기에 수유 전후에 아이를 내려놓는 등의 자세 변화가 있어도 쉽게 게워냅니다.

다음은 게워내는 증상을 완화하는 데 도움이 되는 방법들입니다.

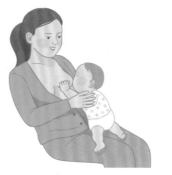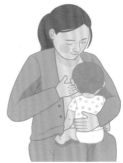

• 안정적인 수유 자세 •

• 아이의 몸을 세운 자세에서 수유를 한다. 카시트에 앉아서 먹거나, 엄마가 안고 먹이는 것처럼 아이가 몸을 수그린 자세로 젖을 먹으면 젖이 위장관을 똑바로 지나가지 못하고 역류할 수 있다.

Part 1

아이 잘 키우기

아이 잘 먹이기

아이 잘 재우기

아이 예방접종

아이 치아 관리

- 조용한 장소에서 수유를 하고, 아이가 너무 허기졌을 때는 수유하지 않는다. 시끄러운 장소에서, 혹은 배가 많이 고플 때 수유를 하면 공기까지 많이 마시게 되어 더 잘 게워낼 수 있다.
- 젖병으로 먹는다면 젖꼭지 구멍의 크기를 확인한다. 구멍이 너무 작으면 수유 시 공기를 많이 마시게 되고, 너무 크면 급하게 먹게 된다.
- 수유 후에 트림을 시킨다.
- 아이의 배에 압력이 가해지는 자세를 피한다. 기저귀나 옷이 꽉 낀다면 느슨하게 해주고, 수유 직후에 카시트에 앉히거나 트림을 시킨다고 엄마의 어깨에 아이를 오랜 시간 걸쳐놓으면 아이의 몸이 구부러져 복부에 압력이 가해지니 가급적 그 자세는 하지 않는다.
- 수유 후에는 과도하게 몸을 움직이기보다는 세운 자세로 30분간 안고 있거나, 아이를 베이비 캐리어에 앉히고 다닌다.
- 수유하고 매번 게워낸다면 수유 양이 많아서 그럴 수 있으니 양을 약간 줄이거나 수유 시간을 줄인다.
- 자다가 게워낸다면 머리를 약간 올려서 눕히는 것이 좋다. 베개를 사용하면 복부가 눌려서 역류가 심해질 수 있으니 등 부분을 전체적으로 올려서 눕힌다.

제대로 트림시키는 법

아이가 젖을 먹다 보면 입을 통해 공기가 같이 들어오는데, 수유하는 자세가 불안정하거나 급하게 먹으면 흡입하는 공기의 양이 더 많아집니다. 그러면 위가 지나치게 팽창되어 속이 거북해지고 더 먹고 싶어도 먹을 수 없게 됩니다. 이럴 경우 아이를 세워 안고 등을 두드려 트림을 시키면 공기가 배출되면서 아이가 좀 더 편해집니다.

그러나 트림을 하지 않는다고 계속 아이의 등을 두드리는 것은 위험하지도 않은 일 때문에 아이를 괴롭히는 것과 같습니다. 트림을 시키려고 등을 두드리는 것은 10~15분 이내에 끝내는 것이 좋은데, 분유를 먹는 아이는 3~5분마다 혹은 60~90ml의 분유를 먹을 때마다 등을 두드려줍니다. 모유를 먹는 아이는 수유 도중(한쪽 젖에서 다른 쪽 젖으로 옮길 때)에, 수유하고 5~10분 후에 하는 것이 적당합니다. 만약 모유를 먹는데도 게워내는 일이 잦다면 5분마다 트림시키는 것이 좋습니다.

트림을 시키는 자세는 세 가지가 있습니다.

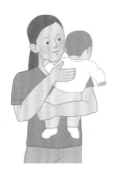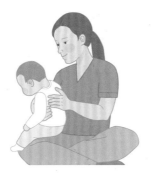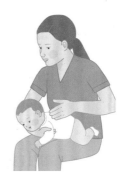

• 트림시키는 자세 •

• 아이를 세운 채 아이의 머리를 엄마의 어깨 위로 올려 안는다. 이때 한 손으로는 몸을 지지하고 다른 손으로는 등을 가볍게 두드린다.
• 아이를 허벅지에 앉힌다. 한 손으로는 아이의 머리와 가슴을 같이 지지하고 다른 손으로 등을 가볍게 두드린다.
• 허벅지를 모아 앉은 뒤 아이를 허벅지에 엎드리게 한다. 한 손으로는 머리를 지지하고 다른 손으로 등을 가볍게 두드린다.

Part 1

아이 잘 키우기

아이 잘 먹이기

아이 잘 재우기

아이 예방접종

아이 치아 공부

⋮ 아이가 젖을 깨무는 데는 이유가 있어요

젖을 잘 먹던 아이가 갑자기 젖을 물 때가 있습니다. 그러면 부모는 수유를 중단해야 될 시기가 온 것은 아닌지 고민하게 됩니다. 특히 아이의 치아가 나기 시작하면서 이런 일이 자주 생기기 때문에 치아가 나는 시기를 모유 수유를 중단해야 될 시기로 생각하기도 합니다. 그러나 대부분은 젖을 충분히 먹었거나 제대로 유두를 물지 않아서 젖을 깨무는 경우가 많습니다.

아이가 젖을 깨무는 이유

수유를 충분히 했을 때: 치아가 나더라도 아이가 열심히 젖을 빠는 동안에는 혀가 아래 치아를 덮기 때문에 젖을 물 수 없습니다. 그러나 수유를 어느 정도 하고 나면 입이 벌어져 유륜을 벗어나 유두를 물게 됩니다. 또한 충분히 수유한 아이가 엄마에게 장난치는 의미로 물기도 합니다.

유두를 제대로 물지 않아서: 수유를 시작한 지 얼마 되지 않아서 아이가 젖을 문다면 유두를 제대로 물지 않아서일 수 있으니 한 번쯤은 다른 사람에게 수유하는 모습을 보여주고 자세를 바로잡는 것이 도움이 됩니다.

코가 막힐 때: 아이들은 코가 막히면 숨을 쉬기 위해 입을 벌립니다. 그래서 수유를 할 때 아이를 가슴 쪽으로 당겨서 입을 벌리게 하는 것입니다. 감기 등으로 인해 코가 막히면 아이 입이 벌어져 제대로 유륜을 물 수 없고 턱이 유두 부위까지 밀려서 유두를 물게 됩니다.

더 많은 관심을 끌고 싶을 때: 엄마가 책을 읽거나 TV를 보거나 전화를 할 때, 좀 큰 아이들은 엄마의 관심을 끌기 위해서 젖을 물기도 합니다. 대개 수유가 끝날 무렵에 무는데, 이 경우 보통은 수유를 중단하게 됩니다.

수유 양이 줄었을 때: 분유를 보충했거나, 주스 등 다른 것들을 많이 먹어 배가 찼을 때 젖을 물기도 합니다. 또한 임신으로 인해 모유 양이 감소하면 아이가 젖을 깨물기도 합니다.

엄마의 반응이 재미있어서: 엄마가 깜짝 놀라는 반응이 재미있어서 무는 아이도 있습니다. 부모의 반응을 자기 행동에 대한 관심으로 여기고 반복하기도 합니다. 그럴 땐 부드럽고 단호한 목소리로 "물면 안 돼"라고 말해주는 것이 좋습니다.

아이가 젖을 깨물 때의 대처법

코가 막혀서 젖을 깨문다면: 콧물 흡입기로 콧물이나 분비물을 제거하고, 세운 자세로 안고 있으면 중력의 영향으로 부비동에서 콧물이 잘 빠져나옵니다.

수유가 끝나면 무는 습관이 있다면: 아이의 젖 빠는 속도가 느려지면서 충분히 먹은 것 같은 느낌이 들면 아이를 분리시킵니다. 이때 아이의 입 가장자리부터 손가락을 집어넣어서 유두를 감싸듯이 분리시키는데, 아이가 손가락을 물기도 합니다. 이때 유두나 아이의 입에 상처를 내지 않기 위해 미리 손톱을 짧게 깎아두는 것이 좋습니다.

아이가 관심을 끌기 위해 무는 것 같다면: 수유 초기부터 아이에게 말을 걸고 쓰다듬고 눈을 마주치는 등의 관심을 보여주면 아이가 수유에 집중할 수 있습니다.

치아가 나는 시기라면: 치아가 나기 시작하면 잇몸이 아픕니다. 그래서 아이들은 본능적으로 무는 행위를 통해 통증을 완화시키려고 합니다. 치아가 나서 잇몸이 아플 때는 치아발육기나 깨끗한 손수건을 차게 해서 물려주는 것이 도움이 됩니다.

엄마의 반응이 재미있어서 자꾸 문다면: 부드럽고 단호한 목소리로 "물면 안 돼"라고 말합니다. 이때 강압적이고 화를 내는 목소리로 꾸지람하듯이 말하면 아이들은 오히려 더 물고, 다른 신체 부위를 물 수도 있습니다. 그러니 부드러우면서도 단호한 말투로 말해야 합니다.

⋮ 모유 수유에 대한 엄마들의 궁금증을 모아봤습니다

모유 수유를 하다 보면 사소한 것도 고민되고 궁금증이 커집니다. 여기 엄마들이 많이 하는 질문만 모았습니다. 정답을 콕 짚어드리니 편한 마음으로 모유 수유를 하시길 바랍니다.

모유는 언제까지 먹여야 할까?

많은 부모가 '모유의 영양소가 줄어드는 시기'가 되면 모유 수유를 중단해야 한다고 생각합니다. 그러나 시기가 지나도 모유의 영양소는 줄어들지 않습니다. 다만 시기별로 모유의 성분 농도가 조금씩 달라질 뿐입니다. 아이가 적은 양을 먹는 생후 3~5일 이전의 초유에는 고농도의 면역물질이 포함되어 있고, 모유 양이 늘어나는 이행유와 성숙유에는 면역물질이 농도가 옅어질 뿐 하루 섭취량을 고려할 때 성분의 차이는 크게 없습니다. 생후 4~6개월이 지나면 철분, 칼슘과 같은 무기질의 농도는 떨어지지만 이유식 등을 통해서 충분히 보충될 수 있으며, 첫돌 이후까지도 모유에는 단백질, 지방, 대부분의 비타민이 아이가 성장하는 데 충분할 만큼 함유되어 있습니다.

모유 수유는 최소 생후 4~6개월까지, 상황이 허락한다면 최대 첫돌까지는 할 것을 권장합니다. 권위 있는 건강 단체들은 생후 최소 6개월까지는 모유 수유만 할 것을 권장하고 있습니다. 미국소아과학회에서는 첫돌까지, 세계보건기구WHO와 유니세프UNICEF에서는 두 돌까지 모유를 먹일 것을 권장합니다. 특히 감염과 알레르기에 대한 모유의 예방 효과는 수유 기간에 비례하기 때문에 가능한 오랫동안 모유 수유를 하는 것이 아이의 건강에 좋습니다.

모유는 어떻게 보관해야 할까?

아이가 직접 엄마의 젖을 빨아서 모유를 먹는 것이 가장 좋은 수유법이지만, 그렇게 하지 못하는 경우가 많습니다. 그럴 때는 모유를 짜두는데, 모유의 영양소가 가급적 덜 파괴되고 오염되지 않도록 냉동 보관을 하고, 먹일 땐 해동에 주의를 기울여야 합니다.

실험에 따르면, 방금 짜낸 모유는 감염 억제 인자 덕에 4℃에서 8일간 세균 성장이 억제됩니다. 4℃는 일반 냉장고의 온도보다 약간 높은 정도이지만 일반 냉장실에 4일 이상 보관하면 모유 내 지질이 과산화되기 때문에 모유를 짠 지 이틀 안에 먹이지 못할 것 같으면 냉동실에 보관하는 것이 가장 안전합니다. 모유는 일반 냉장실(1~4℃)에서는 72시간, 독립된 냉동실 (-15~-9℃)에서는 3개월, 초저온 냉동고(-18℃ 이하)에서는 6개월까지 보관할 수 있습니다.

냉동실에 보관했던 모유는 해동해서 아이에게 주어야 하는데, 중탕으로 녹이는 게 가장 좋습니다. 전자레인지로 해동하면 골고루 데워지지 않고 군데군데 아주 뜨겁기 때문에 아이의 입에 화상을 입힐 수 있습니다. 중탕을 할 때는 최소 20~22℃까지 데워야 합니다. 일반적으로 유리병에 담은 냉동 모유 90ml를 전자레인지로 해동하는 데는 4분, 냉장실에서는 7~8시간이 걸립니다. 해동한 모유는 1시간 이내에 먹이고, 남은 것은 버리는 것이 안전합니다.

모유 수유에 좋은 음식은 무엇이고, 섭취에 주의해야 할 음식은 무엇일까?

엄마의 식사가 모유의 질에 크게 영향을 주지는 않습니다. 엄마의 영양 상태가 좋으면 모유의 분비량은 증가하겠지만, 엄마의 영양 상태가 다소 좋지 않아도 극단적인 영양결핍 상태가 아니라면 아이에게 영양상의 문제가 나타나지는 않습니다. 모유는 신생아에게 필요한 영양을 골고루 갖추고 있기 때문입니다.

다만 모유의 성분 중에 수용성 비타민과 불포화지방산은 엄마가 먹은 음식의 영향을 받습니다. 모유속 수용성 비타민의 함량을 높이려면 과일과 채소, 특히 녹색 채소를 매일 충분히 섭취하고, 아이의 두뇌 발달에 중요한 DHA와 EPA 같은 불포화지방산의 함량을 높이려면 등 푸른 생선을 먹는 것이 도움이 됩니다. 하지만 생선은 수은을 함유하고 있을 수 있고 알레르기를 유발할 수 있기 때문에 식품으로 먹기보다는 이들 성분이 함유된 영양제를 먹는 것도 대안이 될 수 있습니다. 한편 엄마가 트랜스지방을 많이 먹으면 모유에도 이 성분이 증가하므로 튀긴 음식이나 즉석 음식은 섭취를 제한하는 것이 좋습니다.

여러 가지 음식 중에서 우유를 포함한 유제품과 대두 식품에는 엄마에게 필요한 단백질, 칼슘, 비타민 등이 풍부해서 권장되는 편입니다. 또한 육류와 생선류도 단백질 및 철분 공급에 중요합니다. 다만 아이에게 심한 알레르기 증상이 있거나, 가족 중에 심한 알레르기 환자가 있다면 먹어도 괜찮은지를 의사와 꼭 상담하기 바랍니다.

누워서 모유 수유를 해도 될까?

엄마와 아이가 서로 마주보고 누워서 수유하는 자세는 일반적으로 권장되는 수유법입니다. 아이가 편하고 엄마도 편하다면 굳이 피할 이유가 없습니다. 물론 밤중에 수유를 하다가 잠이 들면 충치가 생길 위험이 증가하지만, 분유 수유를 하는 경우보다는 충치가 생길 위험이 낮습니다. 모유를 수유하는 경우에는 젖이 나오는 유두가 목젖 부근에 위치하게 되어서 젖이 치아에 닿지 않고 바로 목으로 넘어가기 때문입니다.

Part 1

아이 잘 키우기

아이 잘 먹이기

아이 잘 재우기

아이 예방접종

아이 치아 관부

☆ 모유 수유, 분유 수유, 그리고 중이염 ☆

모유 수유를 하는 아이들의 경우 분유 수유를 하는 아이들보다 충치와 중이염에 걸릴 위험이 낮습니다. 이는 입술로만 빠는 젖병 수유와 달리 모유 수유 시에는 입과 혀 전체로 힘껏 빨아들이기 때문입니다. 이 경우 입 안 전체가 진공 상태가 되지 않기 때문에 중이강 내부의 압력에도 영향을 미치지 않아 분유를 먹는 아이들보다 중이염에 걸릴 확률이 적습니다.

엄마가 감기에 걸렸을 때 수유는 어떻게 해야 할까?

감기 같은 대부분의 호흡기 질환은 같은 공간에서 생활하는 사람에게 전염될 위험이 높습니다. 특히 아이와 가장 오랜 시간 접촉하는 엄마나 산후도우미가 감기에 걸렸다면 아이에게 옮기지 않게 하는 것이 아주 중요합니다.

만약 집에 형이나 누나, 언니가 있다면 그 아이들의 건강 상태도 면밀히 살펴야 합니다. 독감 예방접종도 하고, 감기 증상이 있으면 빨리 약을 먹어 신생아의 건강을 지켜주어야 합니다. 감기약이 근본적인 치료법은 아니지만 일시적으로 증상을 완화시켜주기만 해도 전염의 가능성은 줄어듭니다.

분유 수유를 하는 엄마는 아이와의 접촉을 줄이면서 빨리 약을 복용하고, 증상이 있는 동안에는 마스크를 착용합니다. 가능하다면 다른 사람이 대신 수유를 하는 것도 좋습니다.

모유 수유를 하는 엄마가 감기에 걸리면 약의 성분이 모유를 통해 아이에게 전해질 수 있으니 신중하게 약을 선택해야 합니다. 가장 정확하고 안전한 방법은 소아과 의사와 상의하는 것입니다. 모유로 전해지는 약의 성분은 소량이라 대부분 큰 문제를 일으키지 않지만, 생후 2주가 안 된 아이는 아직 간 기능이 미숙하기 때문에 꼭 필요한 약이 아니면 복용하지 않는 것이 좋습니다. 또한 일부 약은 모유 양을 줄이거나('슈다페드'와 같은 코막힘약) 지나치게 늘리니('시메티딘'과 같은 위장약) 주의해야 합니다. 그러나 아이도 감기약을 먹을 수 있는 생후 3~4개월 이후에는 의사가 처방해주는 약을 복용해도 큰 문제는 없습니다.

감기 바이러스가 모유를 통해서 전해질 것을 우려해 감기에 걸리면 모유 수유를 중단하는 경우도 간혹 있는데, 그러지 않아도 됩니다. 앞서 말했듯이 감기는 같은 공간에서 생활하면 전염의 우려가 있지만, 모유를 통해서 감기 바이러스가 아이에게 전해질 가능성은 거의 없습니다. 오히려 감기에 걸리면 엄마 몸에서 자연스럽게 감기 바이러스에 대한 항체가 생기고 그 항체가 모유를 통해서 아이에게 전해질 수 있기 때문에 모유 수유를 지속하는 것이 나을 수도 있습니다. 다만 수유처럼 아이와 접촉하는 과정에서 엄마의 감기 바이러스가 전염될 가능성이 있으니 아이와 접촉할 때는 손을 깨끗이 씻거나 마스크를 착용하는 등 신경을 씁니다.

모유 수유 기간에 카페인, 알코올, 니코틴 중에서 반드시 피해야 할 것은?

이론상으로 카페인과 알코올은 어느 정도 섭취해도 괜찮지만 담배는 절대 안 된다고 알려져 있습니다. 하지만 가급적 모두 피하는 것이 좋습니다.

담배

셋 중에서 가장 위험한 것이 담배입니다. 담배에 함유된 니코틴을 비롯한 유해물질은 모유를 통해서 아이에게 전해질 수 있고, 엄마의 몸에 밴 담배 연기는 간접흡연의 효과로 신생아의 호흡기를 자극할 수 있습니다. 연구에 따르면, 엄마가 하루 1갑 이상 흡연을 하면 모유의 양이 줄어들고 아이는 구토, 설사, 보챔 등의 증상을 보입니다. 니코틴 패치나 껌에 포함된 니코틴도 모유를 통해서 전해진다고 하니 부모 모두 금연을 하는 것이 가장 좋습니다.

술

모유 수유를 하는 엄마가 술을 지속적으로 마시면 여러 부작용이 생깁니다. 우선 알코올이 모유 사출반사를 줄여서 모유가 잘 나오지 않습니다. 그 영향으로 아이가 모유를 충분히 먹지 못해 체중이 늘지 않습니다. 또한 모유에 섞여 나온 알코올을 먹고 아이가 하루 종일 잠만 자기도 합니다. 그러니 모유 수유 기간에는 술을 마시지 않아야 하며, 어쩌다 술을 마시게 된다면 수유 직후 한 잔 정도의 알코올(맥주 360㎖, 와인 120㎖, 소주 30㎖)을 마시고 이후 최소한 2~3시간은 수유를 하지 말아야 합니다.

카페인

여러 연구 결과 커피, 녹차 등 카페인이 들어간 음료는 하루 세 잔까지는 아이에게 큰 문제가 없다고 하지만, 아이마다 카페인 민감도가 다르다는 점을 고려해야 합니다. 카페인에 예민한 아이라면 엄마가 카페인이 들어간 음료를 하루에 한 잔만 마셔도 심하게 보챌 수 있습니다. 게다가 어릴수록 카페인 배출 능력이 떨어집니다. 카페인의 체내 반감기를 보

Part 1

아이 잘 키우기

아이 잘 먹이기

아이 잘 재우기

아이 예방접종

아이 치아 공부

면 생후 3개월 이전의 아이들은 3~6일, 생후 3~5개월 아이들은 14시간, 생후 5개월 이후의 아이들은 3~7시간 정도입니다. 그러므로 아이가 생후 3개월이 안 됐다면 엄마는 카페인 섭취를 제한하는 것이 좋고, 아이가 생후 3~5개월이면 하루 1잔 미만으로, 아이가 생후 5개월이 지났다면 하루 2잔으로 섭취를 제한해야 합니다. 이때 수유 직후에 마시는 것이 아이에게 카페인이 전해질 가능성을 줄여줍니다.

모유 수유를 할 때 미용실 가도 괜찮을까?

모유 수유를 하는 엄마들의 대다수가 가끔 우울감을 느낍니다. 그럴 때 기분 전환을 위해 미용실에 가고 싶어도 파마약이나 염색약 때문에 모유 성분이 변할까 봐 포기하는 경우가 많습니다. 파마약이나 염색약 성분이 두피를 통해 흡수돼 모유에 섞여 아이에게 전해질 가능성은 크지 않습니다. 다만 엄마에게서 나는 약 냄새가 아이에게 불편함을 줄 수 있으니 수유 시에는 머리를 감싸거나 짜놓은 모유를 먹이는 것이 좋습니다.

모유 수유를 할 때 운동해도 될까?

적당한 운동은 혈액 순환을 좋게 하고 면역력을 키워주므로 양질의 모유를 만드는 데 도움이 됩니다. 그러나 운동을 심하게 하면 젖산이 몸속에 쌓여 모유 맛이 변하거나, 엄마가 지나치게 피곤해져서 수유하기 힘들어질 수 있습니다. 게다가 운동을 심하게 하고 난 직후에는 일시적으로 면역글로불린 A(IgA)의 함량이 떨어지는 등 면역력 저하를 일으킬 수 있으니 가벼운 조깅 정도로 운동량을 조절하고, 운동 직후에는 수유를 하지 않는 것이 좋습니다.

{ 모유 양 늘리는 법 }

- ## 규칙적으로 수유하기

  출산을 하고 한 달이 되기 전에는 아이가 모유 수유에 적응하고 모유가 잘 돌게 하기 위해서 아이가 원할 때마다 수유하는 것이 좋습니다. 아이들은 배가 고프면 대개 운다고 생각하는데, 우는 것은 제일 마지막에 하는 표현입니다. 오히려 아이가 또렷해 보이고, 활동량이 많아지고, 입맛을 다시고, 엄마 젖으로 고개를 돌리는 등의 행동을 보이면 배가 고픈 것으로 판단하고 수유를 시도합니다. 사정이 여의치 않다면 2~3시간마다 수유하는 것도 젖을 돌게 하는 좋은 방법입니다. 그러나 2시간 이내로 너무 자주 수유를 하면 프로락틴(유즙 분비 자극 호르몬)의 분비가 감소되어서 오히려 모유 양이 줄어들 수도 있습니다.

- ## 수유 시 젖을 완전히 비우기

  모유의 양을 늘리기 위해서는 젖을 완전히 비우는 것이 중요합니다. 아이가 젖을 제대로 물지 못하면 충분히 수유를 하지 못해 젖을 완전히 비우지 못할 수 있으니 아이의 입술이 유두가 아닌 유륜 전체를 물고 있는지를 확인하고, 양쪽 젖을 다 수유하더라도 첫 번째 젖을 완전히 다 비운 뒤에 다음 젖으로 넘어가야 합니다. 수유 후에도 젖이 남아 있다면 수유 직후나 수유 1시간 후에 젖을 짜두는 것이 좋습니다.

- ## 직접 수유하는 시간 늘리기

  아이가 직접 젖을 빨수록 모유의 양이 늘어나 유축기를 사용할 때보다 1.5배가량 더 많이 나옵니다. 그러니 보충식은 가능한 주지 말고, 모유 수유를 방해할 수 있는 공갈젖꼭지도 사용하지 않는 것이 좋습니다. 특히 배가 고플수록 빠는 힘이 강하니 아이가 배고파할 때는 직접 수유를 하게 합니다.

● 엄마 마음을 편하게 유지하기

모유의 양은 엄마의 마음이 편하고 스트레스가 없을 때 더 늘어납니다. 그러니 수유 중에는 마음이 편안해지는 음악을 듣고 전화기 전원을 빼놓는 등 수유를 방해하는 요인을 제거하고, 아이가 잘 때는 엄마도 같이 자서 피로를 풉니다. 물, 주스, 우유 등의 수분을 하루에 8잔 정도 섭취하는 것이 도움이 되지만 커피, 홍차 등 카페인이 포함된 음료는 아이의 장을 자극할 수 있으니 제한하고, 알코올을 마셨으면 최소한 2시간은 수유를 하지 않아야 합니다.

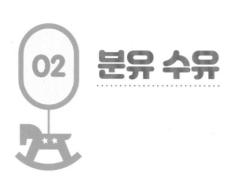

Part 1

아이 잘 키우기

아이 잘 먹이기

아이 잘 재우기

아이 예방접종

아이 치아 공부

02 분유 수유

: 부족한 모유 수유보다는 충분한 분유 수유가 좋습니다

아이가 태어나서 첫돌이 되기 전까지의 주식은 모유 혹은 분유입니다. 물론 생후 4~6개월부터 이유식을 병행하지만, 첫돌 이전의 성장과 발달에서 수유는 꼭 필요한 요소입니다.

많은 부모가 모유와 분유 중에 무엇이 더 아이에게 좋은지를 묻습니다. 그 대답은 분유에 대해 설명할 때 흔히 하는 '모유에 가장 근접한'이라는 문장으로 대신해도 될 것 같습니다. 즉 분유가 과거에 비해서 아주 많이 좋아졌다지만, 모유를 능가하는 분유는 여전히 없습니다. 하지만 제대로 모유 수유를 하지 못한다면, 즉 충분한 양의 모유를 아이에게 주지 못한다면 차라리 분유를 충분히 먹이는 것이 아이의 성장과 발달에 더 도움이 됩니다. 그렇다고 해서 분유만 믿고 너무 쉽게 모유 수유를 포기해서는 곤란합니다. 갖은 노력을 해서라도 아이에게 먹여야 할 정도로 모유는 아이의 성장과 발달에 최적화된 영양 공급원이기 때문입니다.

적정 분유 수유 양

분유는 수유 양이 눈에 보이기 때문에 아이에게 얼마만큼 먹여야 하는지를
객관적인 수치로 제시할 수 있습니다.

적정 분유 수유 양과 횟수

생후 개월 수	1회 수유 양	하루 수유 횟수	하루 적당 수유 양
1~2주	60~80ml	8~12회	600~750ml
1개월	80~120ml	7~9회	700~850ml
2개월	120~160ml	6~7회	800~900ml
3개월	160~200ml	5~6회	900~1,100ml
4~6개월	180~240ml	4~5회	1,000~1,200ml
6~9개월	200~240ml	4회	800~1,000ml
9~12개월	200~240ml	3회	600~700ml
12개월 이후	180~200ml	2회	300~400ml

： 분유는 설명서대로 타야 합니다

분유의 농도는 분유통에 설명된 대로 맞춰야 합니다. 아이의 체중이 적
게 나간다고 해서 체중을 늘리기 위해 분유를 진하게 타는 경우가 있는데,
분유의 농도는 13~14%로 정해져 있습니다. 또한 제품에 따라서 스푼의 크
기 및 농축 정도가 다를 수 있기 때문에 제품에 딸린 스푼을 이용해 설명서
에 표기된 대로 타야 합니다.

Part 1

아이 잘 키우기

아이 잘 먹이기

아이 잘 재우기

아이 예방접종

아이 치아 공부

분유 농도가 진할 때 생길 수 있는 위험들

분유의 농도가 진하면 아직 기능이 미숙한 아이의 신장에 무리가 갈 수 있습니다. 또한 체내 수분을 소실시켜서 탈수에 빠질 위험이 있으며, 필요 이상으로 공급된 지방과 탄수화물을 분해하지 못해서 가스와 설사가 유발되기도 합니다. 심한 경우에는 과도한 단백질 섭취로 간에 부담이 될 수 있습니다. 간 기능이 저하된 아이에게서는 드물게 단백질 중독 증상이 나타날 위험이 있으며, 탈수를 동반한 발열 증상이 생길 수도 있습니다.

분유 농도가 연할 때 생길 수 있는 위험들

분유를 묽게 타도 문제가 생깁니다. 묽은 분유를 먹으면 변비와 영아 산통을 완화할 수 있다는 의견도 있지만, 변비나 설사를 일으킬 수도 있습니다. 묽은 분유를 지속적으로 먹으면 과도한 수분 섭취로 인한 수분 중독의 위험이 있으며, 아이의 성장에 필요한 칼로리가 공급되지 못해서 성장 장애를 초래할 수 있습니다.

분유 물의 종류와 온도

분유 물은 시판 생수나 정수된 수돗물을 사용합니다. 수돗물을 정수하지 않고 사용할 경우, 특히 지어진 지 오래된 집일수록 수도관에 침착된 납 성분이 물에 섞일 수 있으니 수도를 틀고 찬물을 2분 정도 흘려보낸 뒤의 물을 사용합니다. 보리차, 미음, 육수는 영양을 공급하기보다는 분유의 맛을 변하게 하거나 알레르기 반응을 유발할 수 있어 분유 물로 적합하지 않습니다.

생수든 수돗물이든 분유를 타는 물은 반드시 끓여서(끓는 상태 최소한

1~2분 유지) 식힌 뒤 사용합니다. 물을 5분 이상 끓이면 납이나 질산염의 농도를 높일 수 있으니 5분 이하로 끓여야 합니다.

분유는 70℃ 이상의 물에 타는 것이 안전하며, 아이가 먹을 때는 차거나 미지근해도 괜찮습니다. WHO에서는 분말에 포함될 수 있는 사카자키균을 죽이기 위해서 70℃ 이상의 물에 분유를 탈 것을 권장합니다. 사카자키균은 건강한 사람의 몸에서는 문제를 일으키지 않지만, 생후 2개월이 안 된 영아나 미숙아, 저체중 출생아, 면역결핍 환아의 몸에서는 수막염, 장염 등의 증상을 일으킬 수 있으며 그로 인한 사망률은 40~60%나 됩니다. 그러나 미국당뇨병학회는 분유를 끓는 물에 타면 분유의 안전성이 떨어져서 분유가 뭉치거나 성분이 분해되고, 영양소가 일부 파괴될 수 있다고 말합니다. 결론적으로 분유는 찬물을 1~2분간 팔팔 끓인 뒤에 살짝 식혀 70℃ 이상의 온도에서 탄 뒤 흐르는 물이나 찬물, 얼음물에 담가 식혀서 먹입니다.

아이가 먹다 남긴 분유는 버리는 것이 좋습니다. 이미 분유를 탔지만 바로 먹이지 않을 경우에는 냉장고에 보관했다가 24시간 이내에 먹여야 합니다.

: 분유를 먹일 때, 이런 점은 주의해주세요

분유를 먹일 때는 가능하면 모유를 먹일 때와 같은 자세로 아이를 안고 먹이는 것이 아이에게 안정감을 줄 수 있습니다. 이때 아이와 눈을 맞추고, 손을 살며시 잡아주면서 말을 건네면 좋습니다.

Part 1

아이 잘 키우기

아이 잘 먹이기

아이 잘 재우기

아이 예방접종

아이 치아 공부

분유 수유 시의 올바른 자세

아이가 누워서 분유를 먹거나 분유를 먹다가 잠이 들면 입안에 분유를 장시간 머금고 있게 됩니다. 이 경우 충치가 생길 위험이 높고, 소량의 분유가 이관을 따라 흘러서 중이강으로 일부 들어가기도 합니다. 그러면 공기의 배출이 잘 이루어지지 않아서 구강 내 압력이 진공 상태(음압)가 되고, 이러한 환경은 중이강(이관을 통해서 구강과 연결) 내부를 진공 상태로 만들어서 중이염이 생기게 합니다. 따라서

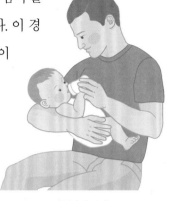

•바른 수유 자세•

분유를 먹일 때는 머리를 가능한 높게 유지하는 것이 좋습니다(참고로 공갈 젖꼭지를 빨거나 손가락을 빼는 것도 구강 안을 일시적으로 진공 상태로 만들기 때문에 중이염의 빈도를 높일 수 있습니다). 즉 분유를 먹일 때도 모유 수유를 할 때처럼 안고 먹이고, 누워 있는 아이에게 젖병을 물려주지 않도록 유의합니다.

분유 수유 시간

수유 시간은 대개 10~20분 정도가 적당합니다. 너무 급하게 수유를 하면 공기도 같이 마시게 되어서 급작스런 위 팽창이 올 수 있습니다. 아이가 너무 급하게 분유를 먹는다면 허기져 있는지, 젖꼭지 구멍의 크기가 너무 크지는 않은지 살펴봅니다. 반면에 너무 오래 분유를 먹는다면 젖꼭지 구멍이 너무 작지는 않은지, 아이에게 다른 아픈 곳은 없는지 확인합니다.

분유의 온도

분유는 차거나, 실온 정도의 온도로 먹여도 괜찮습니다. 다만 약간 따뜻하게 먹는 것을 좋아하는 아이라면 따뜻한 물에 3~5분간 중탕을 해서 먹입니다. 그러나 체온 이상의 온도로 데워주는 것은 화상의 위험이 있으니 조심해야 합니다. 아이에게 주기 전에 엄마의 손목에 몇 방울 떨어뜨려서 미지근하면 먹기에 적당한 온도입니다.

분유를 데워서 줄 때는 전자레인지는 되도록 이용하지 않습니다. 전자파가 균일한 온도로 데우지 못하기 때문에 어느 부분만 심하게 뜨거워질 수 있어 아이의 입에 화상을 입힐 수 있습니다.

✿ 안전하게 분유 보관하기 ✿

- 물에 탄 분유는 밀봉한 후에 5℃ 미만의 냉장고에서 24시간 이내로 보관합니다.
- 개봉한 분말은 뚜껑을 잘 닫아둡니다. 서늘하고 습기가 없는 곳에서 1개월까지 보관이 가능합니다.
- 물에 타서 냉장 보관한 분유는 냉장고에서 일단 꺼내면 세균에 오염될 가능성이 있기 때문에 2시간이 지나면 버리고, 수유를 시작한 지 1시간이 지났다면 젖병에 남아 있는 분유도 버립니다.
- 냉장고에서 꺼낸 분유는 다시 데우지 않습니다. 1시간 동안 실온에 꺼내놓았다가 주거나, 아이가 따뜻한 것을 좋아한다면 따뜻한 물에 중탕해서 줍니다.
- 아이가 먹다 남은 분유는 버립니다. 아이의 입에 있던 세균은 냉동시키거나 데운다고 사라지지 않습니다.
- 분유 분말은 냉동 보관하지 않습니다. 영양소가 파괴되거나 오염을 일으키지는 않지만, 일부 성분이 분리될 수 있습니다.

Part 1

아이 잘 키우기

아이 잘 먹이기

아이 잘 재우기

아이 예방접종

아이 치아 공부

⦂ 젖병과 젖꼭지는 꼼꼼히 선택하고 관리해요

젖병과 젖꼭지는 제조사마다 모양과 구멍의 크기, 소재가 다릅니다. 그래서 잘못 고르면 아이가 충분히 수유하지 못하는 일이 생길 수 있으니 꼼꼼히 살펴서 아이가 수유하기 좋은 것으로 선택해야 합니다.

젖병 젖꼭지 꼼꼼히 선택하기

젖병 젖꼭지의 소재: 젖병 젖꼭지는 라텍스로 만든 것과 실리콘으로 만든 것이 있습니다. 라텍스로 만든 것은 부드럽고 유연하지만 오래 사용하기 어렵고 고무 냄새와 끈적임이 있을 수 있습니다. 반면, 실리콘으로 만든 것은 단단하고 모양이 길쭉합니다. 각각 장단점이 있지만 신생아에게는 부드러운 라텍스로 만든 것이 더 낫습니다.

젖병 젖꼭지는 사용할수록 탄성이 떨어지니 아이 입에 상처를 입히기 전에 자주 교체해주는 것이 좋습니다. 가열 소독보다는 깨끗한 물과 세제로 자주 세척하는 것이 탄성을 오래 유지하는 방법입니다.

젖병 젖꼭지 구멍의 크기: 젖병 젖꼭지 구멍의 크기는 젖병에 액체를 담고 뒤집었을 때 처음에는 1초에 1방울씩 떨어지고(신생아 젖꼭지는 3~4초에 1방울 정도), 몇 초 후에는 분유가 떨어지지 않아야 합니다. 직접 빨아보았을 때 약간 힘들게 느껴질 정도가 적당합니다. 구멍의 크기가 너무 작으면 분유를 먹는 데 힘이 들어서 아이가 수유를 거부할 수 있고, 구멍의 크기가 너무 크면 분유가 빨리 나와서 사레들리기 쉽습니다. 구멍이 작다면 가열 소독한 핀으로 구멍을 조금 늘리거나, 날카로운 칼로 십자 모양을 만들어줍니다.

젖병 꼼꼼히 선택하기

젖병의 모양: 젖병은 주둥이 부분의 각도가 약간 기울어져 있고, 뚜껑을 닫았을 때 내부가 진공 상태가 되는 것이 수유 시 공기를 적게 흡입하게 합니다. 수유 시에는 젖병을 높이 세워서 젖꼭지 부분에 공기가 차지 않도록 해야 합니다. 젖병을 낮게 기울이면 공기를 함께 흡입하게 돼 게워낼 확률이 높아집니다.

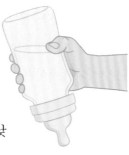

• 젖병 드는법 •

아이가 직접 잡고 먹을 수 있게 디자인된 젖병은 추천하지 않습니다. 이런 젖병은 수유 시간을 늘려서 비만이나 치아우식증을 유발할 수 있습니다.

젖병의 소재: 젖병의 소재는 크게 유리와 플라스틱이 있습니다. 유리 젖병은 열에 강하고 환경호르몬을 배출하지 않는 장점이 있지만 깨지기 쉽기 때문에 아이가 직접 잡고 먹게 될 즈음부터는 피하는 것이 좋습니다. 플라스틱 젖병 중에서 환경호르몬을 배출한다고 알려진 소재는 '폴리카보네이트'입니다. 그러나 폴리카보네이트는 열과 충격에 강하고 가격도 저렴한 데다 열탕 소독 시 나오는 환경호르몬의 유해성이 명백하게 밝혀지지 않아서 아직도 많은 분야에서 사용되고 있습니다.

최근에는 가격이 좀 비싸지만 열탕 소독을 하더라도 환경호르몬을 배출하지 않는 플라스틱 소재들이 각광을 받고 있습니다. 폴리프로필렌(PP), 폴리에스테르설폰(PES), 폴리아미드(PA), 폴리페닐설폰(PPSU) 등이 있습니다. 이 중에서 폴리페닐설폰은 가볍고 내구성이 좋아서 충격에 안전하며 내열성까지 좋아 젖병 소재로 많이 사용되고 있습니다.

아이가 분유를 먹고 난 뒤에 젖병과 젖병 젖꼭지를 잘 씻어두지 않으면 세균이나 곰팡이가 자랄 수 있습니다. 그 상태로 다시 분유를 타서 아이에게 먹이면 아이의 몸으로 세균이나 곰팡이가 들어가기 때문에 젖병과 젖병 젖꼭지는 반드시 분리해서 틈새에 긴 분유 찌꺼기까지 깨끗이 닦아낸 뒤에 소독하고 건조시켜야 합니다. 특히 면역력이 약한 생후 3개월 이전의 아이라면 가열 소독을 해서 세균 오염을 방지해야 합니다.

그러나 수유할 때마다 젖병과 젖병 젖꼭지를 가열 소독할 필요는 없습니다. 가열 소독을 너무 자주 하면 젖병 젖꼭지의 탄성이 빨리 사라집니다. 가열 소독은 정기적으로 하고, 평소에는 세제와 뜨거운 물로 잘 헹궈주고 세척 솔로 구석구석 묻어 있는 분유 찌꺼기를 닦아내는 정도로 충분합니다.

젖병과 젖꼭지를 처음 구입했다면 세척 후 끓는 물에 5분간 삶은 뒤에 잘 말려서 사용합니다.

: 분유 수유에 대한 궁금증을 모아봤습니다

분유는 종류가 다양하고 제조사마다 성분이 조금씩 다르다 보니 부모 입장에서 궁금한 점이 참 많습니다. 그중에서 분유 수유를 하는 부모들이 많이 하는 질문만 모아 정답을 콕 짚어드립니다.

분유마다 단계가 있던데, 꼭 지켜서 먹여야 할까?

분유마다 아이의 성장 발달에 맞춘 단계가 표시되어 있는데, 그 단계에 맞

Part 1

아이 잘 키우기

아이 잘 먹이기

아이 잘 재우기

아이 예방접종

아이 치아 공부

취 분유를 바꾸는 것은 그렇게 중요하지 않습니다.

외국에서 생산된 분유들은 크게 '영아 조제분유'와 '성장기 조제분유'로 나뉩니다. 이 중에서 영아 조제분유는 태어나서 6개월까지의 아이들에게 필요한 영양 처방을 한 것이고, 성장기 조제분유는 생후 4개월 이후의 아이들을 위해 영아 조제분유에 단백질, 칼슘, 철분의 함량을 증가시킨 것입니다. 아이가 영아 조제분유를 잘 먹고 이유식을 적절한 시기에 시작해서 잘 크고 있다면 성장기 조제분유를 굳이 먹일 필요는 없습니다.

국내에서 시판되는 분유들은 대부분 4단계로 나뉩니다. 1단계와 2단계 분유가 영아 조제분유에 해당되고, 3단계와 4단계 분유가 성장기 조제분유에 해당됩니다. 그런데 성분을 살펴보면 1단계와 2단계 사이, 3단계와 4단계 사이에는 뚜렷한 차이가 없습니다. 다만 성분 조성에 약간의 차이가 있을 뿐입니다.

그러나 잘 먹던 분유를 제품에 표기된 단계에 맞춰 바꾸다 보면 아이가 적응하지 못하고 구토, 설사 등의 증상을 보이기도 합니다. 그러니 지금 먹는 분유를 잘 먹고 이유식도 잘 먹는다면 먹던 분유를 계속 먹여도 큰 문제는 없습니다. 그래도 분유를 단계에 맞게 바꿔야겠다면 모든 단계를 거칠 것이 아니라 1단계 분유를 6개월 정도 먹인 뒤에 바로 3단계로 바꾸기만 해도 충분합니다.

일반 분유, 콩 분유, 산양 분유는 어떻게 다를까?

일반 분유는 우유의 수분을 날려 가루로 만든 것으로, 모유와 성분을 유사하게 조성하고 모유에 부족한 철분과 비타민D 등을 보강한 제품입니다. 일반 분유는 회사별로 다양한 제품들이 출시되고 있지만 제조 과정이 동일하므로 영양학적으로는 비슷하다고 볼 수 있습니다. 다만 미세한 성분 차이로

맛이 좀 다를 수 있고, 소화가 잘되는 정도가 다를 수 있습니다. 따라서 우리 아이가 잘 먹고 배설이 양호하다면 굳이 광고나 주변의 권유로 분유를 바꿀 필요는 없습니다.

콩의 단백질로 만든 콩 분유는 일반 분유를 먹고 설사가 지속될 때 대신 먹일 수 있고, 산양의 단백질로 만든 산양 분유도 일반 분유를 대신할 수는 있습니다. 그러나 우선적으로 추천되는 것은 아닙니다. 만약 우리 아이가 산양 분유를 잘 먹고 체중도 제대로 늘고 있다면 그대로 먹여도 큰 문제는 없습니다.

특수한 경우에 먹는 분유들은 소아과 선생님과 아이의 상태를 확인한 뒤에 먹이는 것이 좋습니다. 예를 들면, 분유 알레르기가 의심된다면 단백가수분해 분유를 먹일 수 있고, 설사가 오래 지속될 때 단기간 설사 분유를 먹이면 증상의 빠른 호전을 기대할 수 있습니다.

특수 분유에는 무엇이 있으며, 어떤 경우에 먹일까?

대사 장애가 없다면 아이에게는 모유가 최우선의 영양 공급원입니다. 그러나 아이에게 특정 질환이 있어 모유 수유를 하지 못한다면 현재 앓고 있는 질환의 원인 성분을 제외하거나 변형시킨 특수 분유를 먹게 해야 합니다.

조제분유의 장점 중 하나는 대사 장애나 알레르기, 설사 등 아이의 상황에 맞게 조제가 가능하다는 점입니다. 대표적인 특수 분유는 설사 분유, 콩 분유, 미숙아 분유, 단백가수분해 분유 등이 있으며 중요도에 따라 3가지로 분류합니다.

- **꼭 필요한 분유**: 미숙아용 분유, 대사 장애용 분유
- **증상 완화에 도움이 되는 분유**: 단백가수분해 분유, 설사 분유
- **꼭 먹지 않아도 되는 분유**: 콩 분유, 산양 분유

Part 1

아이 잘 키우기

아이 잘 먹이기

아이 잘 재우기

아이 예방접종

아이 치아 공부

꼭 필요한 분유: 미숙아용 분유, 대사 장애용 분유

미숙아의 경우 체중이 1.8kg이 되기 전까지는 일반 분유에 비해서 단백질, 칼슘, 아연, 구리, 인, 비타민 등이 강화된 미숙아용 분유를 먹어야 합니다. 모유 수유를 하더라도 모유 강화제를 추가로 먹이기를 추천합니다.

대사 장애는 선천적으로 특정 효소가 부족해 특정 물질이 분해되지 못하고 몸에 쌓이면서 증상이 나타납니다. 그렇기 때문에 모유나 일반 분유를 먹이면 증상이 악화될 수 있습니다.

증상 완화에 도움이 되는 분유: 단백가수분해 분유

우유 단백질이 아이의 몸에서 알레르기 반응을 일으키는 것을 '우유 알레르기'라고 합니다. 이 경우에는 우유 단백질이 알레르기 반응을 일으키지 못하도록 가수분해한 단백가수분해 분유를 먹여야 합니다.

단백가수분해 분유에는 '완전가수분해 분유'와 '불완전가수분해 분유'가 있으며, 완전가수분해 분유가 우유 알레르기 환자를 위한 분유입니다. 하지만 완전가수분해 분유는 맛이 없고 설사를 일으키는 경우가 잦아서 검사를 통해 우유 알레르기가 확실한 경우에만 먹여야 합니다. 가족 중에 알레르기 환자가 있거나 아이가 아토피 피부염이 있을 때는 우유 알레르기 예방을 위해 불완전가수분해 분유를 먹여야 합니다. 이 분유는 맛이 더 좋고 영양도 일반 조제분유와 큰 차이가 없습니다. 만약 완전가수분해 분유로도 증상이 호전되지 않는다면 단백질을 최대 분해시킨 아미노산 분유를 먹입니다.

- **불완전가수분해 분유의 예:** 매일 앱솔루트 센서티브, 압타밀 HA, BEBA HA
- **완전가수분해 분유의 예:** 매일 앱솔루트 베이비웰 HA, 압타밀 pepti, 알리멘툼(씨밀락), 뉴트라미겐(엔파밀)
- **아미노산 분유의 예:** 네오게이트(뉴트라시아), 엘레케어(애보트)

Part 1

아이 잘 키우기

아이 잘 먹이기

아이 잘 재우기

아이 예방접종

아이 치아 공부

증상 완화에 도움이 되는 분유: 설사 분유

우유 알레르기가 있는 아이들이 장기간 먹어야 하는 분유가 단백가수분해 분유라면, 설사 분유(저유당 분유)는 설사 증상이 있는 동안에만 단기간 먹는 분유입니다. 설사가 오래 지속되면 손상된 장이 일반 분유를 소화시키지 못해 분유 수유를 하는 것 자체가 설사 증상을 악화시킬 수 있습니다. 이때 사용할 수 있는 분유가 설사 분유입니다.

설사가 지속되면 장 점막 내 유당분해효소가 떨어져나가는데, 이때 분유의 탄수화물을 이루는 주성분인 유당을 분해할 수 없게 되어서 설사 증상이 악화됩니다. 그래서 설사 분유는 유당을 0.04%까지 최소화하거나 가수분해한 유당을 사용하고, 설사 시 지방 소화 능력이 떨어지는 것을 감안해 지방의 함량을 낮추고, 세균 증식을 억제시키기 위해 철분의 함량을 줄여 만듭니다. 따라서 설사 분유를 먹으면 설사 증상은 완화되지만 장기간 수유 시 철분과 지방 부족으로 영양 장애를 일으킬 가능성이 있습니다.

- **설사 분유의 예**: 베이비웰 아기설사(매일), 임페리얼 드림 XO 닥터(남양), 트루맘메디 설사(일동후디스), 노발락AD

꼭 먹지 않아도 되는 분유: 콩 분유, 산양 분유

일반 조제분유가 소의 젖(우유)에 있는 단백질, 탄수화물을 주성분으로 조제한 것이라면 콩 분유는 대두 단백질을 주성분으로, 산양 분유는 산양유의 단백질과 탄수화물을 주성분으로 만든 것입니다. 콩 분유와 산양 분유가 나름의 장점은 있으나 일반 조제분유를 능가할 만한 장점은 없습니다. 일반적으로 알려진 바(제조사의 광고를 통해)와는 달리 알레르기 예방에도 큰 효과가 없습니다.

콩 분유에는 우유 알레르기를 일으키는 우유 단백질과 설사 증상을 악화시킬 수 있는 유당이 없기 때문에 우유 알레르기나 설사 증상이 있을 때 도움을 받을 수 있습니다. 설사 시 단기간 사용할 것을 권장하는 설사 분유와는 달리 장기간 먹일 수 있다는 장점이 있습니다. 그러나 우유 알레르기가 있을 경우 콩에 대한 알레르기가 동반될 확률이 많게는 80%나 되기 때문에 우유 알레르기가 있는 아이가 먹어서는 안 되고, 설사 완화 효과도 설사 분유만큼 뚜렷하지 않아 설사가 지속될 때 먹기에도 부적절합니다. 또한 식물성 단백질보다 동물성 단백질이 체내에서 효율이 더 높기 때문에 일부러 콩 분유를 먹일 필요가 없습니다.

산양 분유는 탄수화물, 단백질, 지방의 조성이 모유에 근접해서 소화가 더 잘되는 장점은 있지만 우유 단백질과 산양유 단백질의 유사성이 81%여서 우유 단백질에 대한 알레르기 증상을 예방하거나 치료할 목적으로 사용하기에는 부적절합니다. 또한 산양 분유를 먹는 일부 아이들이 변비 증상을 호소하는 단점도 있습니다.

- **콩 분유의 예:** 임페리얼 드림 XO 알레기(남양), 앱솔루트 소이(매일), 트루 맘메디 소이(일동), 소이 아이소밀(씨밀락)
- **산양 분유의 예:** 일동 후디스 산양분유, 앱솔루트 프리미엄 산양분유, 위드 맘 산양분유 등

✿ 동물성 단백질과 식물성 단백질의 효율 ✿

음식 속의 단백질이 인체에서 얼마나 효과적으로 작용하는지는 소화력과 아미노산 성분에 따라 달라집니다. 동물성 단백질은 95%, 식물성 단백질은 70~80% 소화됩니다. 아미노산 조성에서도 동물성 단백질은 인체가 필요한 양의 필수 아미노산을 가지고 있으나, 식물성 단백질은 이에 비해 질이 떨어집니다. 다만, 식물성 단백질도 종류를 다양하게 섭취하면 동물성 단백질과 유사한 아미노산 패턴을 얻을 수 있습니다.

모유에서 분유로 어떻게 바꿔야 할까?

첫돌 이전에 엄마가 직장에 복귀하거나 질병이 생기는 것처럼 모유 수유를 더 이상 이어갈 수 없다면 분유로 대체해야 합니다. 이 경우 생후 6개월 이전의 아이라면 젖병으로, 생후 6개월 이후의 아이라면 컵으로 분유를 먹게 하는 것이 좋습니다. 수유할 때 아이 혀의 움직임을 생각하면 컵이나 스푼으로 먹는 것이 모유를 직접 수유할 때와 유사하기 때문입니다. 게다가 젖병으로 분유를 먹게 되면 컵을 사용하는 방법을 나중에 또 배워야 하는 번거로움이 있습니다.

수유 방법이 자꾸 변하면 아이에 따라서는 큰 스트레스를 받을 수 있습니다. 그러니 갑자기 방법을 바꾸지 말고 1~2주 전부터 서서히 변화를 유도하는 것이 좋습니다. 아이가 모유를 떼지 못할까 봐 처음부터 분유만 주는 경우도 있는데, 이런 방법은 부작용을 낳을 수 있습니다. 아이는 젖병으로 먹는 방법이 익숙하지 않아서 수유를 거의 하지 못하는데 설상가상으로 모유를 미리 중단해버리면 엄마의 젖이 말라버려 아이가 먹을 것이 없어지는 상황을 맞을 수도 있습니다.

모유 맛에 익숙한 아이는 분유 맛에 거부감을 일으킬 수 있습니다. 그러니 우선은 모유를 젖병으로 먹게 해서 친숙해지도록 합니다. 예를 들어 아침과 밤 수유는 직접 하고, 낮 동안에는 미리 짜놓은 모유를 젖병에 담아 줍니다. 첫 젖병 수유는 아이가 가장 배가 고플 때 시도하고, 만약 아이가 아프거나 예민해져 있다면 젖병 연습을 잠시 중단합니다. 젖병을 고를 때도 엄마 젖꼭지와 유사한 고무젖꼭지를 찾는 것이 좋습니다.

간혹 아이가 모유를 거부하는 것을 수유를 중단해야 될 시기로 오해하는 경우가 있는데, 잘 먹던 아이가 모유를 거부하는 원인에는 여러 가지가 있습니다. 엄마가 생리를 하거나 임신을 한 경우, 새로운 음식이나 약을 먹

Part 1

아이 잘 키우기

아이 잘 먹이기

아이 잘 재우기

아이 예방접종

아이 치아 공부

는 경우 등 모유의 맛이 변해서 거부할 수 있고, 엄마가 비누나 화장품을 바꾸거나 스트레스를 받거나 놀라거나 몸이 아플 때도 아이는 수유를 거부할 수 있습니다. 또한 아이가 감기 증상으로 귀가 아프거나 코가 막혔을 때, 새로운 치아가 나올 때도 수유를 거부합니다. 이런 경우라면 바로 분유 수유로 바꾸기보다는 아이가 졸려 할 때 분유 수유를 시도하거나, 조용하고 약간 어두운 곳에서 아이가 편안해하는 자세로 수유하는 것이 도움이 될 수 있습니다.

✪ 모유 수유와 분유 수유에 따른 영양제 고르는 법 ✪

모유는 말 그대로 '사람의 젖'이고, 분유는 '소의 젖'을 주성분으로 만든 제품입니다. 그래서 모유가 우리 아이들에게 더 적합하다고 하지만 모유도 완벽하진 않습니다. 모유에는 철분과 비타민D의 함량이 적기 때문에 이유식을 하면서 철분이 풍부한 고기를 잘 먹여야 합니다. 같은 이유로 모유를 먹는 아이나 그 엄마에게 비타민D 보충제를 복용할 것을 적극 추천하는 전문가도 있습니다.

반면 분유에는 모유에 부족한 철분과 비타민D가 충분히 들어 있습니다. 그래서 분유를 충분히 먹는 아이들은 철분 결핍이 드문 편입니다. 그렇다고 분유가 모유보다 영양적으로 더 우수하다고 단정할 수는 없습니다. 모유를 먹는 아이에게 비타민D와 같은 영양제를 함께 먹을 것을 추천하는 것처럼 분유를 먹는 아이에게도 추천하는 영양제가 있습니다. 그것은 바로 유산균입니다.

유산균은 우리 몸에 이로운 장내 세균입니다. 물론 모유를 먹는 아이에게는 유산균 복용이 필요 없다고 할 수는 없지만, 모유 수유만 하는 아이들은 정상적으로 장 속에 이런 유산균이 잘 생기는 반면, 분유 수유만 하는 아이들은 유익균이 잘 만들어지지 않기 때문에 유산균 복용을 더 강조하는 것입니다. 최근 들어서는 아토피 예방을 비롯한 유산균의 다양한 장점들이 알려지면서 더욱 추천되고 있습니다.

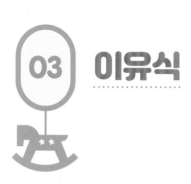

03 이유식

Part 1

아이 잘 키우기

아이 잘 먹이기

아이 잘 재우기

아이 예방접종

아이 치아 공부

⠿ 이유식을 시작하기 전에 알아두세요

이유식은 정식으로 식사를 하기 위한 준비 과정이지만, 생후 4~6개월 이후의 성장에 필요한 열량을 보충한다는 의미도 큽니다.

생후 6개월까지는 수유에 집중하기

아이들의 먹거리를 크게 수유(모유 혹은 분유)와 식사(이유식 혹은 밥과 반찬 중심의 식사)로 구분하는데 생후 6개월 이전에는 수유만 하고, 생후 6~12개월에는 이유식과 수유를 같이 합니다. 첫돌 이후에는 식사가 주식이 되고, 수유는 간식이 된다고 보면 됩니다.

아이가 생후 6개월 이전에는 수유만 하지만, 생후 6개월이 넘어가면 이유식이 더해지면서 아이마다 다양한 모습을 보입니다. 예를 들어, 수유는 잘 하는데 이유식은 잘 안 먹는 아이가 있는가 하면, 수유는 잘 안 하는데 이유식은 너무 잘 먹는 아이도 있습니다. 그러면 긍정적인 부모는 '뭐든 잘 먹으

면 되지' 하는 생각으로 아이가 잘 먹는 것을 주로 주는데, 바람직한 방법은
아닙니다.

이유식의 시작 시기

이유식을 시작하는 시기에 대해서는 여러 가지 의견이 있습니다. 대략 생후
4~6개월 사이로 보는데, 일부 전문가들은 모유를 먹는 아이들은 생후 6개
월부터, 분유를 먹는 아이들은 생후 4개월부터 하는 게 좋다고 말합니다.

수유 양이 가장 많은 시기는 생후 4개월로 1,000ml 정도를 먹는데, 열
량은 650kcal 정도입니다. 이는 체중이 6.5kg인 아이의 하루 필요 열량에 불
과하며, 6.5kg이 생후 3개월 정도 된 아이들의 평균 체중임을 고려한다면 좀
더 열량이 높은 고체 음식을 섭취하는 것이 중요하다는 결론에 이릅니다.
하지만 분유로 열량을 채우기에는 무리가 있어 생후 4개월부터는 서서히
이유식을 시작해야 한다고 말하는 것입니다.

이유식의 시작 시기에 대해서는 정해진 답이 없지만, 가능하다면 생
후 6개월까지는 모유나 분유를 먹일 것을 추천합니다. 생후 6개월까지는 서
서히 밤중 수유를 중단하면서 낮에 5~6회 정도 규칙적으로 수유하고, 생후
6개월이 지나면서 이유식을 시작하는 것입니다. 다만 체중이 많이 나가는
아이의 경우 모유나 분유를 더 많이 먹는다고 해서 무한정 수유 양을 늘리
기보다는 생후 4개월 이후로는 이유식을 조금씩 미리 시작하는 것이 좋습
니다. 생후 4개월이면 아이의 장이 어
느 정도 발달하기 때문입니다.

간혹 아이가 모유나 분유는 잘
먹는데 이유식을 거부한다는 이유로
생후 6개월이 넘어서도 모유나 분유

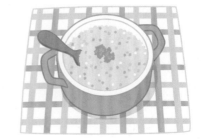

를 계속 먹이는 경우가 있습니다. 그런데 이유식을 시작하는 시기가 너무 미뤄지면 첫돌이 되도록 수유만 고집할 수 있습니다. 게다가 점점 빨라지는 아이의 성장 속도를 액상 형태의 수유만으로는 따라갈 수 없습니다. 영양이 골고루 담긴 이유식을 차근차근 먹이는 것이 아이의 건강한 성장을 위해 더 좋습니다.

이유식과 수유 병행하기

모유와 분유에는 첫돌 이전 아이들의 성장과 발달에 필요한 미량 원소들이 다양하게 포함되어 있습니다. 그렇기에 성장에 따른 열량을 보충하기 위해 생후 6개월부터 첫돌이 될 때까지는 이유식과 병행하는 것이 좋습니다.

그러나 우유는 첫돌 이전의 아이들에게 추천하지 않습니다. 그 이유는 아이들의 장이 아직 미숙해서 우유로 인해 미세 장출혈이 생길 수 있고, 그러면 빈혈로 이어질 수 있기 때문입니다. 첫돌이 지나면 어른이 먹는 음식을 어느 정도 먹을 수 있는 것은 장 점막이 성인의 80%에 이르기 때문입니다.

적절한 수유와 이유식 빈도

그러면 이유식은 얼마나 자주, 어느 정도나 먹여야 할까요?

앞서 얘기했듯이 생후 4개월 정도가 되면 아이들의 수유 양은 최대치에 다다릅니다. 분유로 치면 180~220ml씩 하루 5~6회 수유하고, 모유로 보자면 1회 수유 시 10~15분 이상(젖이 다 비워졌다는 느낌이 들 정도) 충분히 수유하는 양입니다. 생후 6개월 정도에 이유식을 시작한다고 볼 때 초기에는 50ml 미만의 이유식을 하루 1~2회 정도만 수유와 병행해서 먹입니다. 그러

Part 1

아이 잘 키우기

아이 잘 먹이기

아이 잘 재우기

아이 예방접종

아이 치아 공부

다가 이유식의 양이 어느 정도 늘어나는 생후 7~8개월부터는 이유식과 수유 시간을 분리하는 것이 좋습니다. 이 과정을 아이가 잘 받아들이면 생후 9개월경에는 3시간 이상 간격을 두고 수유와 이유식을 주되 각각 3회씩 먹입니다. 수유는 180~240ml씩 하루 3회, 이유식은 120~150ml씩 하루 3회 먹는다면 아주 잘 먹는 것입니다. 그리고 첫돌이 지나면 이유식 시간에 밥과 반찬을 먹는 식사를 시작합니다. 첫돌 이후의 식사 시간을 고려해서 생후 9개월부터의 이유식 3회는 오전 10시, 오후 2시, 오후 6시로 시간을 정해서 주는 것도 좋습니다.

첫돌이 지나면 수유는 중단해도 괜찮습니다. 이때부터 수유는 간식이 되는데, 간식 양이 지나치게 많아지면 식사에 방해가 되기 때문에 수유는 하루 2회로 줄여야 합니다. 분유나 모유를 우유로 바꿔서 먹여도 하루 300~400ml 미만으로 줍니다. 분유가 우유보다 영양가가 더 높다는 생각에 분유 수유를 이어가는 경우도 있는데, 밥을 잘 먹는 아이라면 첫돌 이후에는 분유를 먹든 우유를 먹든 큰 차이는 없습니다. 아이가 밥을 안 먹으려 한다면 밥을 잘 먹을 방법을 찾아보는 것이 더 중요합니다.

수유와 이유식의 균형 맞추기

생후 개월 수	6~7개월	7~8개월	9~10개월	첫돌 이후
수유	180~220ml씩 6회	180~240ml씩 4회	180~240ml씩 3회. 이유식과 3시간 간격 두기	하루에 300~400ml를 1~2회로 나눠 제공
이유식	50ml 미만으로 2회 제공. 수유와 병행하기	80~100ml씩 2회. 수유와 분리해서 제공	120~150ml씩 3회	정식 식사 3회, 간식 1~2회

아이가 이유식을 거부한다면

이유식을 시작하고 처음 1~2주는 아이가 이유식에 흥미와 관심을 갖도록 유도합니다. 맛있게 먹는 시범을 보여주거나, 이유식을 주면서 좋아하는 장난감도 함께 손에 쥐어주면 도움이 됩니다. 그러나 아이가 이유식을 거부한다고 해서 억지로 입을 열고 숟가락을 밀어 넣어서는 안 됩니다. 아이가 배고파하고, 먹는 것에 흥미를 느껴서 입을 충분히 벌릴 때 부드럽게 이유식을 넣어주어야 합니다. 아이의 혀끝에는 단맛을 느끼는 미뢰가 많기 때문에 단맛이 나는 과일은 혀끝에 얹어주고, 단맛이 덜한 채소나 고기는 혀 중앙에 얹어주는 것도 한 방법입니다.

⋮ 이유식에 적응하도록 도와주세요

이유식 초기에는 아이가 모유나 분유와는 다른 질감과 단단한 음식에 적응하는 것이 무엇보다 중요합니다. 그리고 아이가 이유식에 적응을 잘하더라도 첫돌 이전까지는 여전히 수유가 주된 영양 공급원이니 수유 양이 급격하게 줄어들 정도로 이유식을 많이 주지 않도록 신경 씁니다.

숟가락과 컵 이용하기

이유식을 먹을 때는 숟가락과 컵을 이용합니다. 이유식은 미음과 같은 반유동식으로 시작하는데, 이유식이 고형식을 먹기 위한 연습 단계인 점을 고려해 반드시 숟가락으로 먹게 합니다. 이때 아이에게 주는 숟가락은 부드러운 고무 소재가 좋습니다. 치아가 날 시기에는 잇몸이 자극에 민감해지기 때문

Part 1

아이 잘 키우기

아이 잘 먹이기

아이 잘 재우기

아이 예방접종

아이 치아 공부

에 쇠로 된 숟가락은 아이가 거부할 수 있습니다.

이유식의 양 조절하기

처음에는 어른 숟가락으로 반 숟가락(약 7~8ml)부터 먹입니다. 이후 양이 늘면 생후 7~8개월에는 1회에 80~100ml씩, 생후 9~10개월에는 1회에 120~150ml씩, 만 1~2세에는 1회에 150ml씩(어른 밥공기를 기준으로 반 공기까지) 먹게 됩니다. 이유식을 주는 횟수는 이유식을 시작한 지 1~2개월이 지나는 생후 7~8개월이면 하루 2회, 생후 9~10개월부터는 하루 3회 먹이는 것이 적당합니다. 이유식이 완료되는 첫돌 이후에는 하루 3회의 식사와 2~3회의 간식을 줍니다. 간식으로는 분유나 우유가 이상적입니다.

이유식 초기에는 먹는 양이 많지 않기 때문에 수유를 병행해야 할 수 있습니다. 하지만 이유식을 한 번에 100~120ml 먹고 수유까지 하면 너무 많은 양을 먹게 되어서 부담될 수 있으니 이유식 섭취량이 늘면 수유와 이유식은 간격을 두고 하는 것이 좋습니다.

이유식을 수유하기 전에 줄 것인지 수유를 한 뒤에 줄 것인지는 이유식 양이 적은 초기에는 중요하지 않습니다. 일부 전문가들은 수유하기 전에 줘야 새로운 음식을 받아들이기 쉽다고 하는데, 배가 고플 때 새로운 음식을 주면 거부하는 경우가 많습니다. 그러므로 처음에는 수유를 조금 하다가 새로운 이유식을 먹이고, 이어서 다시 수유를 하는 방법이 나을 수도 있습니다. 무엇을 먼저 줄지는 어디까지나 아이의 취향과 성격을 고려해 결정하는 것이 가장 좋습니다. 어떤 순서로 먹이는지에 대한 원칙은 없지만, 먹는 것은 즐거운 일이라고 느끼도록 해주는 것이 중요합니다.

이유식 먹는 시간 정하기

이유식 초기부터 식사 시간을 정하는 것이 좋습니다. 첫 이유식은 오전 10시경에 주는 것이 좋으며, 이유식을 하루에 2회 먹게 되면 오전 10시와 오후 4시쯤에 하루에 3회 먹게 된다면 어른들 식사 시간과 유사하게 오전 10시, 오후 2시, 오후 6시 정도에 주면 적당합니다.

처음 시도하는 음식은 아침이나 오후 일찍 주는 것이 좋은데, 음식에 이상 반응이 있을 경우 병원에서 빨리 진찰받을 수 있기 때문입니다.

새로운 이유식 재료를 첨가하기

첫 이유식은 쌀로 만든 미음이 가장 적합합니다. 아이가 이유식에 적응하는 상황을 살펴서 채소, 과일, 고기 순으로 첨가하는 것이 일반적이지만, 이 순서를 반드시 지킬 필요는 없습니다. 아이가 어릴수록 단맛을 느끼는 미뢰가 더 발달해서 상대적으로 단맛이 덜한 쌀, 채소, 고기를 처음에는 싫어할 수도 있습니다. 이런 특성을 고려할 때 이유식 초기에는 으깬 바나나가 좋은 재료가 될 수 있습니다. 바나나는 칼로리와 영양소가 풍부한 데다 으깨면 향과 질감이 모유와 유사하기 때문에 아이가 이유식에 더 쉽게 적응할 수 있습니다. 다만 바나나는 잘 익은 것이어야 합니다.

외국에서는 아보카도를 첫 이유식 재료로 사용하기도 하는데, 맛에 예민한 아이라면 채소 중에 단맛이 강한 고구마나 호박을 먼저 먹여봐도 괜찮습니다. 맛이 밋밋한 고기는 이전에 잘 먹었던 과일이나 채소와 같이 주면 조금 더 쉽게 먹일 수 있습니다.

Part 1

아이 잘 키우기

아이 잘 먹이기

아이 잘 재우기

아이 예방접종

아이 치아 공부

새로운 재료는 1~2주 간격으로 하나씩 첨가합니다. 그리고 새로운 음식을 줄 때는 적어도 2~3일 간격을 둡니다. 그래야 아이가 설사, 구토, 피부 발진이 나타났을 때 그 원인 물질을 빨리 파악할 수 있습니다.

이유식을 먹는 바른 자세

이유식을 먹다가 음식이 목에 걸리거나 사레에 걸리는 것을 예방하는 가장 좋은 방법은 앉아서 먹게 하는 것입니다. 혼자 앉을 수 있게 되면 손으로 집어 먹을 수 있는 과자나 과일 같은 음식을 줍니다. 다만 땅콩버터, 씨앗류, 감자, 토마토, 생과일이나 채소(특히 익지 않은 당근), 단단하고 끈끈한 사탕 등은 4세 이하의 아이나 발달이 느린 아이들이 먹을 때 특히 조심해야 합니다.

수분 보충은 필수

모유나 분유만 먹을 때는 이미 수분이 충분하기 때문에 수분을 추가로 보충할 필요는 없습니다. 하지만 이유식을 먹게 되면서 모유나 분유의 양이 줄어들면 하루에 60~120ml 정도 수분을 보충해주는 것이 좋습니다. 이때 수돗물이나 생수를 끓인 뒤 식혀서 줍니다. 녹차와 같은 차는 타닌 성분이 철분 흡수를 방해할 수 있고, 카페인 성분 때문에 아이가 보챌 수 있으니 피하는 것이 좋습니다.

아이 잘 키우기

아이 잘 먹이기

아이 잘 재우기

아이 예방접종

아이 치아 공부

✧ 사례 예방을 위한 주의사항 ✧

우리가 음식을 삼켰을 때 가장 먼저 지나가는 통로인 식도는 공기의 통로인 기도와 붙어 있습니다. 그렇다 보니 어린 아이들의 경우 식도를 통과하던 음식물이 어떤 요인에 의해서 기도로 들어가 기도를 막는 일이 종종 생기는데, 호흡 곤란을 일으키는 긴급 상황일 수 있으니 주의 깊게 살펴보아야 합니다.

1. 아이들이 이유식을 먹을 때는 항상 지켜봅니다. 씹기가 덜 발달된 아이에게 다른 사람(특히 나이 많은 형제)이 음식을 주지 못하도록 잘 감시합니다.
2. 아이들은 대개 자신이 씹을 수 있는 것보다 크게 베어 무는 경향이 있습니다. 작게 베어 물고 완전히 씹도록 주의시킵니다.
3. 음식을 먹을 때는 앉아서 먹게 하고, 누워서 먹거나 입에 먹을 것을 문 채 돌아다니지 않게 합니다.
4. 아이가 한 번에 먹을 수 있는 양을 쟁반에 담아놓습니다. 재료는 잘게(0.75cm 미만) 썰어줍니다.
5. 가능하면 안전의자에 앉혀서 벨트를 채우고 먹입니다.

---------------------☆---------------------

⋮ 직접 만든 이유식이 좋습니다

최근 들어 이유식을 배달해서 먹는 경우가 많습니다. 믿을 만한 회사라면 배달해서 먹는 것도 하나의 방법입니다. 그러나 시간적으로 여유가 있다면 직접 만들어서 먹이는 것도 좋은 선택입니다. 이유식 회사의 규격화된 메뉴보다는 우리 아이가 선호하는 재료를 선택해서 만들면 우리 아이만을 위한 특화된 이유식을 먹일 수 있습니다. 또한 새롭게 첨가된 재료에 알레르기 반응이 있는지도 직접 살펴볼 수 있습니다.

집에서 이유식을 만들려면 준비하는 데 많은 시간이 걸리고 어려워 보여서 겁을 내는 부모들이 있는데, 집에서 식구들 먹을 반찬을 만드는 정도의 요리 실력이면 충분합니다.

조미료는 금물

아이가 첫돌이 되기 전에는 이유식에 소금, 설탕 등의 조미료는 첨가하지 않고 어른 입맛에 싱겁게 먹이는 것이 좋습니다. 아이의 입맛은 어른과 달라 간하지 않은 죽도 잘 먹을 수 있습니다. 또한 멸치, 다시마 등 대부분의 육수 재료에 소금기가 있어서 별도의 간을 하지 않아도 아이가 먹기에 충분합니다. 어른이 먹을 음식을 조리하면서 간을 하기 전에 아이가 먹을 만큼만 덜어서 따로 조리하면 편합니다.

적당량 만들기

이유식은 먹을 만큼만 만들고, 먹다 남은 음식은 버립니다. 이유식을 조리할 때는 미숙한 아이의 위장관 기능을 고려해서 특히 위생에 주의를 기울여야 합니다.

： 아이의 성장에 좋은 재료를 골라서 이유식을 만들어요

아이가 먹을 이유식은 단계별로 식단을 짜서 계획적으로 먹이는 것이 좋습니다. 식단을 작성할 때는 성질이 다른 식품을 다양하게 배합합니다. 다섯 가지 기초 식품군과 식품 교환표를 이용하면 큰 도움이 됩니다. 식품 교환표를 보고 곡류군, 어육류군, 채소군, 과일군, 우유군, 지방군 식품을 골고루 선택하면 영양의 균형까지 갖춘 이유식을 만들 수 있습니다.

Part 1

아이 잘 키우기

아이 잘 먹이기

아이 잘 재우기

아이 예방접종

아이 치아 관리

식품 교환표

식품군	주요 영양소	열량	식품별 1교환단위
곡류군	탄수화물 섬유질	100kcal	밥1/3공기(70g), 식빵 1쪽(35g), 삶은 국수 1/2공기 (90g), 인절미 3개(50g), 도토리묵 1/2모(200g), 감자 중간크기 1개(140g), 고구마 중간크기 1개(70g), 옥수수 1/2개(50g), 미숫가루 5큰술(30g)
어육류군	단백질	50~100kcal	소고기 40g, 돼지고기 40g, 생선 1토막(50g), 오징어 중간크기 몸통 1/3토막(50g), 잔멸치 1/4컵(15g), 콩 2큰술(20g), 두부 2토막(80g), 달걀 중간크기 1개 (55g)
채소군	비타민 미네랄 섬유질	20kcal	익힌 시금치 1/3컵(70g), 깻잎 20장(40g), 양송이버섯 3개(50g), 무 70g, 당근 70g, 물미역 70g, 콩나물 70g, 양상추 70g, 가지 70g
과일군	탄수화물 비타민 미네랄 섬유질	50kcal	사과 중간크기 1/2개(80g), 배 1/4개(110g), 단감 중간크기 1/3개(50g), 수박 1쪽(150g), 귤 중간크기 1개 (120g), 토마토 작은크기 2개(350g), 포도 19알(80g), 딸기 7개(150g), 바나나 1/2개(50g)
우유군	탄수화물 단백질 지방 미네랄	125kcal	우유 1컵(200ml), 두유 1컵(200ml), 플레인요구르트 1개(150ml), 전지분유 5큰술(25g)
지방군	지방	45kcal	식용유 1작은술(5g), 참기름·들기름 1작은술(5g), 마가린·버터·마요네즈 1작은술(5g), 땅콩버터 1작은술(8g), 땅콩 8개(8g), 아몬드 7개(8g), 호두 1.5개(8g)

• 같은 군에 속해 있는 음식을 바꿔가며 섭취하면 됩니다.

쌀: 이유식 초기에 적당한 곡류

쌀은 소화가 잘되고 글루텐(곡류에 포함된 알레르기 유발 물질) 성분이 없기 때문에 아이들에게 안전한 재료입니다. 생후 7개월이 되면 감자, 스파게티 등은 줘도 괜찮습니다. 하지만 밀가루로 만든 국수와 빵(통밀로 만든 빵은 괜찮아요)은 알레르기를 일으킬 수 있기 때문에 이유식 후기에 주는 것이 좋습니다. 토스트는 치아가 난 뒤에 줍니다.

잡곡밥이나 현미밥은 식이섬유가 많아 아이가 소화시키기 어려운 데다 무기질의 흡수를 방해할 수 있으니 피하는 것이 좋습니다.

과일: 건강한 단맛으로 아이들의 입맛을 사로잡는 재료

나이가 어릴수록 혀에는 단맛을 느끼는 미뢰가 더 많아서 어린 아이들은 과일로 이유식을 만들어서 주면 아주 좋아합니다. 이유식 초기에는 과일의 씨와 껍질을 다 제거하고 갈거나 으깬 뒤에 체에 걸러서 줍니다. 과일의 신맛이 강하면 물을 섞어 신맛을 줄여줍니다.

처음에는 잘 익은 바나나와 사과를 잘게 으깨 분유에 섞어서 주는 것으로 시작합니다. 배와 아보카도도 초기 이유식 재료로 적당합니다. 생후 6~8개월부터는 자두, 복숭아, 망고를 줄 수 있고, 생후 8~10개월부터는 블루베리, 수박, 멜론, 키위 등을 줍니다. 생후 10~12개월부터는 각종 베리, 체리 등을 줄 수 있습니다. 하지만 귤이나 오렌지는 입자가 곱게 부서지지 않고 알레르기 유발 물질도 함유하고 있어서 이유식을 시작하는 기간에는 주지 않습니다. 딸기와 포도는 첫돌 이후에 먹이는데, 특히 딸기는 알레르기 증상의 원인 물질인 히스타민의 분비와 연관이 있어서 너무 일찍 먹이면 알레르기의 발생 위험이 커집니다.

과일을 주는 용기는 깨끗이 소독합니다. 주스기나 녹즙기를 이용하는 경우도 있는데, 그러면 과일의 섬유질이 파괴될 수 있으니 가능하면 강판에 갈아서 주는 것이 좋습니다.

채소: 비타민, 미네랄, 섬유질이 풍부

단맛을 좋아하는 아이들에게 채소를 넣어 만든 이유식을 먹이는 건 어려운 과제이지만 과일보다 비타민, 미네랄, 섬유소 등이 더 풍부한 채소는 이유식 재료로서 빼놓을 수 없습니다. 특히 녹황색 잎채소가 좋습니다. 그러나 초기에 아이가 채소 맛에 거부감을 느낀다면 단맛이 나는 당근이나 고구마부터 시작해도 괜찮습니다.

채소는 생후 4~5개월부터 줄 수 있는데, 푹 삶아서 체에 걸러서 먹입니다. 이유식 후기에는 삶아 으깨거나 작게 썰어서 줍니다. 채소를 데칠 때는 물을 적게 사용해야 영양소의 손실을 줄일 수 있습니다. 아이에게 주는 채소는 당일 구입하고, 남은 채소는 어른이 먹습니다.

처음에는 감자, 완두콩, 당근, 브로콜리 등을 완전히 삶거나 죽에 넣고 끓여서 먹입니다. 소량밖에 먹지 못하는 이유기에는 녹황색 채소가 좋습니다. 비타민 A·B·C 및 철분이 많이 들어 있는 시금치, 호박, 당근이 대표적이지만 질산염 역시 많이 들어 있어 빈혈을 일으킬 수 있으니 생후 8개월 이후부터 먹입니다.

토마토는 첫돌 이후에 먹이는게 좋은데, 알레르기 증상의 원인 물질인 히스타민의 분비와 연관이 있어서 너무 일찍 먹이면 알레르기의 발생 위험이 커집니다.

Part 1

아이 잘 키우기

아이 잘 먹이기

아이 잘 재우기

아이 예방접종

아이 치아 공부

✧ 과일과 채소를 주스로 먹이기 ✧

과일 대용으로 주로 먹는 100% 무가당 과일 주스도 희석하면 이유식으로 주어도 큰 문제는 없습니다. 하지만 산화방지제가 들어 있는 경우가 많아서 어린 아이에게 먹이기에는 적당하지 않습니다. 또한 모유보다 삼투압이 2~3배 높아 설사할 가능성도 있습니다.

만약 먹이고 싶다면 처음에는 끓여서 식힌 물을 넣어 2~3배로 희석해서 먹이다가 서서히 원액으로 먹입니다. 처음에는 한 숟가락(15cc)에서 시작해 생후 6개월에는 50cc, 첫돌에는 120cc, 만 2세에는 240cc까지 먹이는 것이 적당합니다. 이 이상 먹이면 우유나 이유식을 덜 먹게 되어서 영양 부족을 유발할 수 있고, 과당과 솔비톨에 의한 복통, 가스가 차거나 설사 등의 증상이 나타날 수 있어서 주의해야 합니다.

당근 같은 채소도 주스로 만들어 먹일 수 있지만 너무 많이 먹으면 오히려 채소를 덜 먹게 되니 가급적 먹이지 않는 것이 좋습니다. 생후 8개월까지는 하루에 30cc, 이후에는 60cc가 넘지 않아야 합니다. 과일 주스와 채소 주스를 합쳐서 하루에 90~120cc를 넘기지 않는 것이 좋으니 채소 주스를 마시는 만큼 과일 주스는 줄여줍니다.

육류: 단백질, 철분, 아연의 보고

육류는 단백질과 철분의 주공급원으로, 생후 6개월 이후에 곱게 다져서 다른 음식과 섞어서 주면 좋습니다. 살코기만 푹 곤 고기 국물이나 갈은 고기, 소의 간으로 시작해 생후 8~9개월부터는 양을 서서히 늘립니다.

육류에는 성장에 필요한 지방이 포함되어 있는데 아직 어린 영아들에게 지방은 소화시키기 힘든 식품입니다. 지방은 위에 머무르는 시간이 길고 칼로리가 높아서 영아가 너무 많이 먹으면 설사의 원인이 되기도 합니다. 그래서 이유식 초기에는 소고기의 지방이 적은 부위부터 먹이기 시작하고, 이유식 중기에는 소화가 잘되고 지방이 적은 닭고기를, 지방이 많은 돼지고기는 이유식 후기부터 지방을 제거한 뒤에 주는 것이 좋습니다.

육류는 미리 갈아놓으면 상하기 쉬우니 1~2일 이내에 사용합니다. 소고기는 냉장실에 3~5일, 닭고기는 2일 이내로 보관해야 합니다. 어떤 부모들은 소시지나 햄 등을 육류 대신 주기도 하는데, 여기에는 첨가물이나 염분이 많이 함유되어 있어 추천하지 않습니다.

하루 필요한 육류의 양은 생후 9개월경에 20~30g, 첫돌에는 30~40g, 만 2~3세에는 40~50g 정도입니다.

생선: 단백질, 불포화지방산이 풍부

생선은 육류보다 부드럽고 소화가 잘되기 때문에 아이가 먹어도 편한 음식입니다. 게다가 생선에는 단백질뿐만 아니라 고도의 불포화지방산이 함유되어 있습니다. 하지만 변질되기 쉽기 때문에 보관에 주의해야 하고, 완전히 익히거나 구워서 먹여야 합니다.

만약 가족 중에 생선 알레르기가 있는 사람이 있다면 생선과 조개류는 생후 12개월 이후에 먹여야 합니다. 가족 중에 알레르기가 없더라도 대개 처음에는 신선한 흰 살 생선부터 시작해서 등 푸른 생선 순서로 먹이는 것이 좋습니다. 대표적인 흰 살 생선에는 대구, 갈치, 명태, 조기 등이 있고, 등 푸른 생선에는 고등어, 참치, 삼치, 청어 등이 있습니다.

달걀: 아이들이 좋아하는 단백질 공급원

생후 6개월 이후에는 노른자만 완전히 익혀서 주고, 흰자는 첫돌 이후에 줍니다. 만약 알레르기 가족력이 있다면 노른자도 첫돌 이후에 주는 것이 좋습니다. 달걀은 완전식품으로 흰자에는 단백질이, 노른자에는 단백질과 지방은 물론 철분과 비타민도 많습니다.

Part 1

아이 잘 키우기

아이 잘 먹이기

아이 잘 재우기

아이 예방접종

아이 치아 공부

흰자의 주성분은 오브알부민과 오브뮤코이드로 알레르기를 일으키기 쉬운 물질입니다. 달걀을 가열하면 이들 성분은 변성되지만 완전히 없어지지는 않고, 오브뮤코이드는 그대로 남기도 합니다. 그래서 흰자는 생후 12개월은 지나서 먹이는 것이 좋습니다.

노른자에는 흰자에 비해 지방과 비타민A, 비타민B, 비타민D, 비타민E, 그리고 철분·칼륨 등의 미네랄이 많이 들어 있습니다. 또한 콜린이라는 성분이 많은데, 이 성분은 두뇌 활동과 기억력 향상을 돕습니다. 그리고 노른자에 있는 지방은 단백질과 결합된 리포단백질이기 때문에 소화가 잘됩니다. 가열하면 부드럽게 응고해 이유식으로도 손색이 없기 때문에 생후 6개월부터 완전히 익힌 노른자를 조금씩 분유나 물에 으깨어 먹이면 좋습니다. 처음에는 노른자를 1/4조각 정도 먹이다가 아이가 좋아하면 서서히 양을 늘려서 1주에 3개 정도 먹이는 것이 적당합니다.

덜 익은 달걀, 즉 반숙 달걀이나 다른 음식을 노른자에 찍어서 주는 것도 아직은 안 됩니다. 달걀 껍데기에는 오염 물질이 묻어 있으니 잘 씻어 냉장고에 보관하세요.

유제품: 치즈와 요구르트

우유는 빈혈, 소화불량 등을 일으킬 수 있어 첫돌 이후에 먹여야 하지만 우유를 가공해 만든 치즈와 요구르트는 생후 8개월이 지나면서 먹일 수 있습니다.

치즈는 양질의 단백질과 지방이 들어 있는 고칼로리 식품입니다. 소화 흡수가 잘되며, 칼슘이 많이 들어 있어 아이의 성장을 돕습니다. 다만 나트륨 함량이 적은 저염 치즈를 먹여야 합니다.

요구르트에는 흡수가 잘되는 단백질과 칼슘이 많이 들어 있고, 지방은 많지 않습니다. 또한 유산균은 장내에서 젖산, 초산 등의 유기산을 생성함으로써 장내 pH를 낮춰 병을 일으키는 유해 세균을 억제하는 효과가 있습니다. 이때 생성된 유기산은 장을 자극해 연동운동을 촉진하므로 배변을 용이하게 하고, 장내에서 비타민B군을 합성해 면역 기능의 발달에 중요한 역할도 합니다. 하지만 시판 요구르트는 맛을 좋게 하거나 영양을 더 좋게 하기위해 여러 가지 과일 잼이나 설탕 등을 첨가해 어린 영아가 먹기엔 적합하지 않습니다. 달지 않고 아무것도 첨가되지 않은 플레인 요구르트는 괜찮습니다.

대개 요구르트는 생후 8개월 정도면 먹여도 되지만 아이가 단맛에 익숙해지면 이것만 찾고 다른 음식은 적게 먹을 우려가 있으니 가급적 먹는 시기를 늦추고 조금씩 먹이는 것이 좋습니다. 만약 우유 알레르기가 있는 아이라면 치즈, 버터, 요구르트 등의 유제품은 먹이지 말아야 합니다.

유기농 식품을 써야 하는 이유

화학물질이나 살충제 성분이 적은 유기농 식품이 건강이 이롭다는 것은 당연한 이야기입니다. 특히 면역력이 약한 아이들이 먹을 이유식은 유기농 식품을 재료로 쓰는 것이 좋습니다.

연구 결과에 따르면, 일반 식품보다 유기농 식품의 영양가가 더 높습니다. 유기농 우유는 여름에는 60~80%, 겨울에는 50~60% 더 영양가가 높고 유기농 치즈는 일반 치즈보다 2배 더 영양가가 많습니다. 유기농으로 재배된 밀, 토마토, 감자, 양배추, 양파, 상추 역시 일반 농법으로 재배된 것보다 20~40%가량 영양가가 더 높습니다.

Part 1

아이 잘 키우기

아이 잘 먹이기

아이 잘 재우기

아이 예방접종

아이 치아 공부

✿ 화학물질이나 살충제에 쉽게 노출되는 과일과 채소 ✿

매년 미국 환경 연구기관인 EWG(Environmental working group)에서는 다음처럼 화학물질이나 살충제에 쉽게 노출되는 과일과 채소를 조사해 발표합니다. 다음은 2019년에 발표한 내용입니다.

- **오염도가 높은 12가지 과일, 채소**
  살충제에 많이 노출되어 피부를 통해 살충제 성분이 흡수될 수 있습니다.
  ✰ 딸기, 시금치, 케일, 천도복숭아, 사과, 포도, 복숭아, 체리, 배, 토마토, 셀러리, 감자
- **오염도가 낮은 15가지 과일, 채소**
  껍질이 두꺼운 과일과 채소로 살충제로부터 보호가 잘된다고 할 수 있습니다.
  ✰ 아보카도, 옥수수, 파인애플, 콩, 스위트피, 양파, 파파야, 가지, 아스파라거스, 키위, 양배추, 콜리플라워, 칸탈로프, 브로콜리, 버섯

⠶ 이 재료들은 주의하거나 피해주세요

아이들에게 좋은 이유식 재료가 있다면, 조심해야 하거나 피해야 할 재료도 있습니다.

우유는 첫돌 이후에

우유에는 철분과 비타민D가 모유나 분유보다 적게 들어 있어 모유나 분유를 대체하기에는 적절하지 않습니다. 그리고 생후 12개월 전에는 영아의 장점막이 미숙해서 우유 알레르기를 일으킬 수 있고, 잠혈 반응에 의한 철 결핍 빈혈을 일으킬 가능성도 높아집니다. 그래서 생후 12개월까지는 모유나

분유를 먹이고, 첫돌이 지나서 우유를 컵으로 먹이는 것을 추천합니다. 하루에 300~400cc 정도 주는 것이 좋으며, 이보다 많이 먹으면 변비나 빈혈이 생기고 식사를 방해할 수 있습니다.

선식은 이유식 재료로서 부적절

자연식품을 좋아하는 분들은 간혹 선식으로 아이의 이유식을 대체하려고 합니다. 하지만 대부분의 선식은 단순 가공식품으로 탄수화물, 식이섬유가 많아서 설사를 일으킬 수 있습니다. 게다가 성장에 필요한 지방과 단백질이 적고, 일정한 규격이나 검사 없이 만들어지기도 해서 아이의 이유식 재료로는 부적절합니다. 더 큰 문제는 여러 가지 음식이 섞여서 다양한 음식 맛을 구분하기 어렵다는 점입니다. 그러면 앞으로 이유식을 먹일 때 어려움을 겪을 수 있습니다. 또한 선식을 물에 타서 젖병에 넣어 먹으면 젖병의 사용 시간이 길어지는 문제도 생길 수 있습니다.

처음부터 시판 이유식을 먹이는 건 곤란

시판 이유식에는 여러 가지 곡류, 과일, 채소 및 견과류 등이 혼합되어 있습니다. 이런 제품은 어린 아이들의 미숙한 소화기관과 면역 기능을 고려할 때 설사와 알레르기의 원인이 될 수 있습니다. 알레르기의 원인을 찾기도 어렵습니다. 하지만 어쩔 수 없이 시판 이유식을 먹여야 한다면 처음에는 한 가지 식품으로 만든 것을 먹여보고, 알레르기 반응이 없다면 여러 식품이 혼합된 이유식을 시도해도 늦지 않습니다.

멸치, 사골국물은 부적절

예전에는 칼슘을 보충할 목적으로 멸치를 갈아서 먹이거나 사골국물을 먹였습니다. 하지만 분유와 모유에도 칼슘이 충분히 함유되어 있기 때문에 따로 보충할 필요가 없습니다. 게다가 멸치의 짠맛은 아이가 먹기엔 너무 짜고, 사골국물에는 지방이 지나치게 많이 들어 있어서 아이가 소화시키기에 부담이 됩니다.

첫돌 전까지 피해야 할 음식들

첫돌이 되기 전까지 피해야 하는 음식은 달걀흰자, 우유, 감귤류 과일, 주스, 꿀 등입니다. 달걀흰자와 우유는 알레르기의 원인이 되고, 감귤류는 산도가 강해서 기저귀 발진을 유발할 수 있습니다. 꿀은 어른에게는 별 문제를 일으키지 않지만, 첫돌 이전의 아이가 먹으면 영아 보튤리즘을 일으킬 수 있습니다.

이 외에 질식을 일으킬 수 있는 땅콩, 포도, 팝콘, 당근 날 것, 둥근 모양의 사탕도 피하는 것이 좋습니다.

⠿ 이유식을 할 때 이런 문제가 생길 수 있어요

아이가 이유식을 먹기 시작하고 새로운 재료에 하나둘 익숙해지는 모습을 보면 부모들은 뿌듯합니다. 그러다 아이에게 갑자기 이상 증상이 나타나면 당황하면서 '내가 뭘 잘못 줬나?' 하는 생각에 미안함을 느낍니다. 하지만 그런 증상들은 아이가 이유식에 적응하는 과정에서 생기는 일입니다.

여기, 이유식을 할 때 흔히 나타날 수 있는 문제들을 모았습니다. 해결책도 함께 제시합니다.

갑자기 구토, 묽은 변, 설사 증상을 보일 때

이유식을 잘 먹던 아이가 갑자기 구토를 하거나 변 상태가 안 좋아지는 이유는 크게 두 가지입니다. 첫 번째는 새롭게 첨가된 이유식 재료 때문이고, 두 번째는 장염이 있어서입니다.

이유식에 새로운 재료를 첨가할 때는 재료에 대한 반응을 보기 위해 최소 4일의 간격을 두는 것이 좋습니다. 만약 새로운 재료로 만든 이유식을 먹고 설사, 구토, 피부 발진 등의 알레르기 반응이 나타나면 그 이유식을 중단했다가 1~2개월 후에 다시 시도합니다.

새로운 재료와는 무관하게 바이러스나 세균에 의한 장염 증상으로 구토나 설사가 생길 수도 있습니다. 이런 경우라면 특정 음식을 피하기보다는 아이의 증상을 고려해 이유식의 양과 재료를 조절합니다. 예를 들어 구토 증상이 심하다면 일단 이유식의 양을 평소보다 줄이고, 묽은 변이나 설사가 나온다면 사과, 배, 복숭아, 자주, 프룬과 같은 과일 섭취는 자제하고 바나나, 조리된 당근, 조리된 감자 등을 먹이면 증상이 개선됩니다.

피부 증상이 나타날 때

새로운 재료로 만든 이유식을 먹였는데 아이의 몸에 두드러기와 같은 피부 발진이 나타난다면 그 재료는 1~2개월 정도 먹이지 말고 알레르기 반응이 없는 재료로 이유식을 만들어주어야 합니다. 만약 전에는 아무렇지도 않았던 재료인데 새롭게 두드러기와 같은 증상이 나타났다면 조리 과정에서 새

Part 1

아이 잘 키우기

아이 잘 먹이기

아이 잘 재우기

아이 예방접종

아이 치아 관리

롭게 첨가된 재료가 있는지를 생각해보고, 그 재료가 원인이라면 지금은 사용을 중단했다가 1~2주 후에 다시 첨가해봅니다.

이유식으로 인한 발진은 전신에 나타나기도 하지만, 입 주위에 나타나는 경우도 있습니다. 입 주위에만 나타나는 발진도 알레르기 반응으로 볼 수 있으나, 접촉에 의해서 나타나는 피부 반응일 확률이 더 높습니다. 특히 신맛 나는 과일이나 자극적인 음식을 먹으면 항문 주위에 발진이 나타나기도 하는데, 이는 알레르기 반응은 아니지만 아이를 힘들게 할 수 있으니 역시 지금은 섭취를 중단하고 1~2개월 후에 다시 먹게 합니다.

섭취한 이유식이 그대로 변으로 나올 때

첫돌 이전의 아이들은 먹은 음식물이 그대로 변으로 나오는 경우가 많습니다. 이것은 아이의 장 점막이 아직 미숙하고 단백질, 탄수화물, 지방 등을 제대로 분해시켜줄 소화효소가 부족하기 때문에 나타나는 현상입니다. 사실 어른들도 흡수가 안된 일부 섬유소가 그대로 변으로 나오는 일이 흔히 있습니다. 특히 장염 등의 증상으로 소화기관의 기능이 떨어져 있다면 그런 현상은 더욱 자주 나타납니다. 그러므로 먹은 음식이 그대로 변으로 나온다고 해서 그 음식을 먹이지 못할 이유는 없습니다. 다만 재료를 충분히 익힌 뒤에 주면 더 좋습니다.

특히 장염 등의 증상이 있을 때는 칼로리가 높고 소화하기 어려운 육류 등의 단백질과 지방 성분은 일시적으로 피하는 것이 좋습니다.

{ 안전한 이유식 만드는 원칙 }

- 모든 조리기구는 세정제로 씻은 뒤 따뜻한 물로 꼼꼼히 헹궈서 공기 중에 잘 말립니다.
- 도마는 동물성 식품용(소고기, 돼지고기, 닭고기, 생선 등)과 비동물성 식품용(채소, 과일, 빵 등)을 나눠 사용합니다. 구멍이 나지 않은 플라스틱이나 유리로 된 도마가 위생상 좋습니다.
- 모든 재료는 신선도를 확인하고, 먹기 직전에 조리합니다. 남은 재료는 버립니다.
- 캔 식품은 되도록 사용하지 않습니다. 특히 캔의 일부분이 부식되었거나 상해 보이거나, 유통기한이 지난 것은 절대 사용하지 않습니다.
- 집에서 기른 시금치, 비트, 순무, 당근 등은 질산염 함량이 높기 때문에 생후 6개월 이전의 아이에게는 먹이지 않습니다.
- 고기가 익었는지 확인하려고 찔러본 포크나 젓가락으로 채소를 다지는 등 다시 사용하면 감염의 우려가 있습니다.
- 과일과 채소는 껍질과 씨, 질긴 부분은 제거하고 적은 양의 물과 함께 찌는 것이 영양소의 손실을 줄이는 방법입니다.
- 고기나 생선을 조리하기 전에 껍질, 기름, 뼈 등은 모두 제거합니다.
- 달걀은 노른자와 흰자가 흘러내리지 않고 단단해질 때까지 조리합니다. 덜 익은 달걀에는 세균이 포함되어 있을 가능성이 있습니다.
- 과일이나 채소는 껍질을 벗기는 것만으로도 농약 성분을 어느 정도 제거할 수 있습니다. 전문가들에 따르면 잔류 농약의 99%는 껍질에 있으며, 대부분의 음식에서 농약이 껍질을 뚫고 내부까지 침투하는 일은 드뭅니다. 따라서 과일뿐만 아니라 상추나 양배추도 바깥쪽 잎을 뜯어버리고 먹는 것이 안전합니다. 껍질을 벗기는 것이 싫다면 따뜻한 흐르는 물에 씻는 것이 도움이 됩니다.
- 유기농 과일도 껍질은 유기농 비료에 의해서 오염되었을 수 있고, 바나나는 껍질을 먹지 않더라도 껍질에 묻은 오염물질을 만진 손을 통해 감염이 될 수 있습니다. 따라서 유기농 과일이나 바나나의 껍질도 씻은 뒤에 조리합니다.

안전한 이유식 보관의 원칙

- 조리하지 않은 생선은 냉장고에서 1일, 고기나 닭고기는 1~2일 동안만 보관합니다. 보관 기간이 더 길어질 것 같으면 냉동실에 보관합니다.
- 조리한 이유식은 즉시 먹이고, 실온(혹은 4~35℃)에 2시간 이상 두지 않습니다. 냉장고에서 2일간(고기나 생선을 넣은 것은 1일간), 냉동실에서는 1개월 이내로 보관합니다.
- 고기나 생선이 포함된 이유식은 만들어놓은 지 혹은 냉장고에서 꺼낸 지 2시간이 지나면 버립니다.
- 냉장고에 이유식을 보관할 때는 반드시 랩으로 싸거나 뚜껑을 덮고, 만든 날짜를 기록해둡니다.
- 조리하지 않은 재료나 덜 조리된 음식은 조리된 음식보다 아래쪽에 보관합니다. 조리되지 않은 재료에서 흘러나온 액체가 조리된 음식을 오염시킬 수 있습니다.
- 냉동된 이유식은 73℃ 이상의 온도로 데웁니다.
- 일단 해동시킨 이유식은 다시 얼려서는 안 되고, 먹다 남으면 버립니다.
- 냉장실은 4℃ 이하, 냉동실은 –18℃ 이하를 항상 유지합니다.

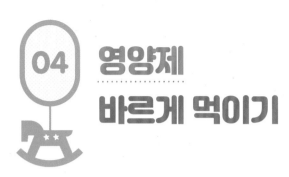

04 영양제 바르게 먹이기

Part 1

아이 잘 키우기

아이 잘 먹이기

아이 잘 재우기

아이 예방접종

아이 치아 관부

: 아이들에게 영양제를 먹여야 할까요?

우리가 주로 선택하는 영양제 혹은 건강기능식품으로는 비타민, 미네랄(칼슘, 철분, 아연 등), 정장제(유산균제), 오메가-3, 초유, 스피루리나, 홍삼 등이 있습니다. 이와 같은 영양제 혹은 건강기능식품을 먹는 이유는 '부족한 영양소 보충'과 '면역 기능 강화'로 정리할 수 있습니다. 이 중에서 영양소 보충을 위해서는 비타민, 미네랄, 오메가-3를, 면역 기능 강화를 위해서는 정장제, 초유, 스피루리나, 홍삼을 선택하는 경우가 많습니다.

부모가 아이들에게 영양제를 먹이는 이유

통계적으로 볼 때 유아기와 청소년기 아이들의 25~30% 정도가 영양제를 복용하는데, 유아기에 가장 많이 복용하고 청소년기에 가장 적게 복용합니다(2~6세는 46%, 7~9세는 36.2%, 10~12세는 29.5%, 13~15세는 28.0%, 16~18세는 25.9%).

부모들은 아이가 첫돌이 되기 전에는 수유나 이유식만으로 영양이 충분하다고 생각하지만, 막상 밥과 반찬을 먹기 시작하면서 기대한 만큼 잘 안 크는 것 같으면 영양이 채워지지 않아서라고 생각합니다. 하지만 정상적으로 잘 자라는 아이들도 첫돌이 지나면 성장이 비교적 더뎌집니다. 부모들은 이런 현상을 영양 부족 때문이라고 오해하는 것입니다.

또한 과거에 비해서 어린이집과 같은 단체생활을 일찍 시작하다 보니 감염의 기회가 많아질 수밖에 없습니다. 감염은 대부분 전염성이므로 부모들이 이런 상황에 대비해서 면역력을 키워주는 다양한 건강기능식품을 찾는 것 같습니다.

식사가 우선, 영양제는 차선책

'아이들에게 영양제를 먹여야 할까?'라는 질문에 의학계는 공식적으로 '반드시 먹을 필요는 없다'고 입장을 밝혔습니다. 그러나 여기에는 한 가지 중요한 전제가 따릅니다. 바로 '평균 이상으로 잘 자라고, 균형 잡힌 식사를 잘하는 건강한 아이'라는 조건입니다. 이 중에서 '균형 잡힌 식사를 잘하고'라는 조건은 충족시키기 쉽지 않은 까다로운 조건에 속합니다.

사실 영양제가 필요 없을 정도로 잘 먹이기란 쉬운 일이 아닙니다. 게다가 부모의 마음이 흡족할 만큼 잘 먹는 아이들도 많지 않습니다. 그렇다면 우선 건강한 식단을 차려주고 잘 먹이려고 시도하면서 아이의 상황에 맞는 영양제를 추가로 먹이는 것도 나쁘지 않습니다.

아이가 식사를 통해 충분한 양의 영양소를 섭취하지 못하고 키나 체중이 평균 이하로 작다면 종합비타민과 미네랄을 먹이는 것은 부족한 영양을 메워주는 차선책이라고 할 수 있습니다. 실제로 미국 어린이의 99%는 최소한 한 가지 이상의 영양소를 권장섭취량 미만으로 섭취하고 있습니다.

용량을 잘 지키는 것이 중요

전문가들은 영양제를 무분별하게 먹이는 것에 대해서 경계합니다. 불필요하거나 이미 아이 몸에 충분히 존재하는 영양소를 필요량 이상으로 먹게 되면 부작용이 생길 수 있기 때문입니다.

정해진 용량대로 먹이면 큰 문제(부작용)가 생기는 경우는 많지 않습니다. 그러나 대부분의 아이용 영양제는 단맛이 나는 감미료가 첨가되어 있어 아이들이 사탕 먹듯이 집어 먹을 수 있습니다. 따라서 아이들이 접근하기 어려운 곳에 보관하고, 모자라는 것보다는 넘치는 것이 낫다는 잘못된 믿음으로 무분별하게 영양제를 챙겨주어서도 안 됩니다.

현재 전문가들은 종합비타민과 미네랄을 모든 아이에게 일률적으로 먹이는 것에 동의하지 않습니다. 특히 미국소아과학회에서는 의사가 추천한 경우에만 먹이라고 권장합니다. 한편으로는 종합비타민과 미네랄이 꼭 필요한 경우가 아니어도 1일 권장량 이상 먹지 않는다면 해가 될 것도 없다고 설명합니다. 또한 하루 1회 비타민제를 먹는 정도로는 비타민 과잉이 되는 경우는 드물다고 말합니다.

： 상황에 맞게 영양제 골라드립니다

영양을 골고루 담은 식사를 차려주고, 적절한 영양제를 정해진 용량으로 먹이면 아이가 건강하게 자라는 데 큰 도움이 됩니다. 어떤 상황에서는 영양제를 잘 챙겨 먹으면 오히려 예방 효과뿐만 아니라 치료 효과까지 기대할 수 있습니다.

Part 1

아이 잘 키우기

아이 잘 먹이기

아이 잘 재우기

아이 예방접종

아이 치아 관부

영양제 복용이 의학적으로 필요한 경우

몇 가지 예를 들면, 이유식 진행이 더딘 첫돌 이전의 아이(특히 모유 수유아)나 생리를 시작한 사춘기 여학생들은 빈혈 검사 후에 철분을 복용하고, 유제품이나 식사로는 칼슘 섭취가 부족하다면 칼슘제를 복용하는 것이 도움이 됩니다. 채식주의자라면 비타민B12를 포함한 종합비타민과 칼슘을 보충합니다. 비타민D는 식사를 통해서는 필요량을 섭취하기가 쉽지 않고 햇빛을 쐬도 필요량을 공급하기가 확실하지 않기 때문에 전 연령대에서 영양제를 통해 섭취해야 합니다.

그러나 종합비타민과 미네랄은 부족한 영양분을 보충할 수는 있어도 음식을 먹어서 얻을 수 있는 다른 장점들까지 얻을 수는 없습니다. 예를 들어, 신선한 과일과 채소를 직접 먹으면 섬유소와 다양한 항산화제의 효과를 볼 수 있지만 종합비타민과 미네랄의 섭취로 얻기는 부족합니다. 또한 뼈 건강을 위해서 칼슘제를 먹는 것보다 우유를 직접 마시면 칼슘 이외에 다양한 비타민, 미네랄, 단백질, 지방 등을 같이 섭취할 수 있습니다.

☆ 영양제가 의학적으로 필요한 대표적인 경우 ☆

- 검사로 철분 결핍이 확인된 경우 → 철분 복용
- 음식(유제품 등)을 통한 섭취가 어려운 경우 → 칼슘제 복용
- 채식을 하는 경우 → 비타민B12
- 구루병 등 비타민D 결핍이 확인된 경우 → 비타민D

식욕이 부진하다면 종합비타민을

아이들이 잘 먹지 않으면 부모들은 영양제를 먹여볼까 하고 고민합니다. '잘 먹지 않는다'라는 것은 아이가 예전보다 덜 먹거나 여러 가지 시도에도 아이가 먹는 것에 흥미를 갖지 않는 상황이 대표적입니다.

이런 상황에서 부모가 아이의 영양 상태를 의심하고 고민하는 것은 상당히 긍정적입니다. 실제로 아이가 편식을 하거나 여러 가지 이유로 너무 적게 먹으면 병을 일으킬 정도는 아니지만 미량 영양소의 결핍이 나타날 수 있습니다. 하지만 철분 결핍으로 인한 빈혈 이외에는 겉으로 드러나는 증상이 많지 않기 때문에 부모의 관심이 큰 역할을 합니다.

여러 이유로 아이의 영양 상태가 의심된다면 하루 필요량이 골고루 들어가 있는 어린이용 종합비타민의 복용을 추천합니다. 특히 생후 2~3년은 성장이 가장 활발하고 빠른 시기이므로 평균 이하의 수준으로 식사를 한다면 미량 영양소 결핍이 쉽게 발생할 수 있습니다. 게다가 유아기나 학령기(6~10세)는 성인기 건강을 다지는 시기이므로 이 시기에 발생하는 영양 결핍은 성인기에 발생하는 결핍보다 더 많은 문제를 장기적으로 발생시킬 수 있습니다.

하지만 종합비타민이 영양 좋은 음식을 대신하지는 않으니 잘 안 먹거나 편식을 하는 아이에게는 영양제를 주면서 동시에 떨어진 식욕을 올리기 위한 여러 가지 시도를 계속 해야 합니다. 특히 식사 시간에 아이가 좋아하고 맛있어하는 것을 주고, 쉽지 않겠지만 아이가 좋아할 만한 다양한 조리법도 연구하길 바랍니다.

Part 1

아이 잘 키우기

아이 잘 먹이기

아이 잘 재우기

아이 예방접종

아이 치아 공부

채식을 한다면 종합비타민&미네랄을

아이들이 먹는 여러 이유식 재료들 중에서 가장 중요하게 언급되는 것이 '고기'입니다. 과거에는 미음, 채소, 고기의 순서로 이유식을 진행했는데, 최근에는 미음 이후에 바로 고기를 먹이라고 할 만큼 중요한 이유식 재료로 여겨지고 있습니다. 하지만 채식을 고집하는 부모들은 여러 가지 이유로 아이에게도 고기를 먹이지 않습니다. 그 대신 식물성 단백질인 콩, 두부, 견과류 등을 주면 그나마 영양 상태가 양호하겠지만 이마저도 충분히 주지 않으면 영양상 문제가 될 수 있습니다.

고기 하면 생각나는 영양소는 단백질과 지방입니다. 이 외에도 고기에는 비타민B₂(리보플라민), 비타민B₁₂, 아연, 철분, 칼슘 등도 충분히 들어 있습니다. 따라서 채식 중심의 이유식을 주고 싶다면 이들 영양소를 보충제로 채워주어야 합니다.

임산부와 모유 수유 중인 엄마들은 종합비타민&미네랄을

임산부들과 모유 수유를 하는 엄마들은 자신의 몸에 축적된 영양소를 태아나 신생아에게 줍니다. 그러나 임산부나 수유모가 잘 먹지 못해도 태아나 신생아에게 문제가 생기는 경우는 많지 않습니다. 자신이 가지고 있던 영양소를 아이에게 주는 것이기 때문입니다. 그래서 아이보다는 임산부나 수유모가 영양 결핍에 빠질 가능성이 더 큽니다.

그러나 임산부의 영양 결핍이 태아에게 영향을 주는 경우가 있습니다. 바로 비타민의 일종인 엽산이 부족할 때입니다. 임산부의 몸에 엽산이 부족하면 태아의 뇌, 척수에 기형이 생길 수 있어 엽산만큼은 임산부가 반드시 챙겨 먹어야 합니다. 엽산 섭취량은 하루 400mg 이상이 적당하되, 음식으로 보충하기가 쉽지 않기 때문에 영양제로 복용할 것을 권장하고 있습니다. 시중에 나와 있는 임산부용 비타민을 복용해도 좋고, 엽산만 들어 있는 제품을 복용해도 괜찮습니다. 아이에게 뺏기는 다른 영양 성분까지 생각한다면 칼슘, 철분이 포함된 종합비타민을 추천합니다.

모유 수유를 하는 엄마들은 많은 영양분을 모유를 통해서 신생아에게 전해주는데, 엄마의 영양 상태가 불량하더라도 모유 성분에는 큰 차이가 없습니다. 그러나 모유 내의 비타민 함량은 엄마의 영양 상태와 비례합니다. 그러니 모유 수유를 하는 엄마라면 이것저것 따지기보다는 종합비타민&미네랄을 복용하는 것이 좋습니다.

빈혈이 있다면 철분 함유 영양제를

첫돌 이전의 아이들에게 비교적 흔하게 발생할 수 있는 영양상의 문제는 '철 결핍 빈혈'입니다. 철분은 우리 몸속 각종 장기들에 영양소와 산소를 공급하는 적혈구의 가장 중요한 구성 성분이지만, 전 생애를 통틀어 성장이 가장 활발한 시기에 더 필요한 성분입니다. 이 시기에 철분이 부족하면 성장 지연, 두뇌 발달 지연 등이 나타날 수 있습니다.

아이들은 배 속에 있을 때부터 엄마에게 철분을 받기 때문에 태어나서도 어느 정도 기간은 철분을 가지고 있습니다. 그러나 임신 후반기에 태아에게 철분이 많이 전해지기 때문에 아이가 임신 기간을 다 채우지 못하고 태어나면 철분을 비롯한 여러 가지 영양소에 더 쉽게 결핍될 수 있습니다. 일반적으로 만삭아의 경우 생후 4~6개월, 미숙아의 경우 생후 2개월이면 태아였을 때 받은 철분이 다 사라집니다. 그래서 미숙아로 태어난 아이들에게는 예방 차원에서 미리 철분제를 먹이고, 만삭아에게는 이유식을 시작하는 시기인 생후 4~6개월에 철분이 풍부한 고기를 먹이는 것이 좋습니다.

특이하게도 철 결핍 빈혈은 수유 방법에 따라서 나타나는 빈도가 다릅니다. 물론 모유든 분유든 충분히 먹고 이유식도 제대로 하고 있다면 빈혈이 생길 확률이 적고, 제대로 먹지 못하고 체중도 잘 늘지 않으면 빈혈이 발생할 가능성은 커집니다. 차이점은 충분한 양의 수유를 하지만 이유식은 잘하지 못할 때 나타납니다.

우선, 이유식은 잘 안 되더라도 충분한 양의 분유를 수유하고 있다면 철 결핍 빈혈이 잘 생기지 않습니다. 대부분의 분유는 철분 성분이 강화되어 있기 때문입니다. 그러나 이유식은 잘 안 먹으면서 모유만 먹는 아이들은 철 결핍 빈혈이 생기기 쉽습니다. 그 이유는 모유에는 철분이 부족해서 이유식으로 보충해주지 않으면 빈혈이 올 수 있기 때문입니다. 그렇다고 해서 분유가 모유보다 우수하다고 단정할 수는 없습니다.

철 결핍 빈혈이 가장 잘 나타나는 시기는 이유식을 먹게 되는 생후 6~12개월이고, 여자 아이들의 경우 생리를 시작하는 청소년기입니다. 따라서 이 시기에는 가능하다면 빈혈 검사를 해서 철분 결핍 여부를 확인하고, 빈혈이 있다면 철분제를 복용해야 합니다. 모유를 먹는 아이들, 미숙아인데 체중이 잘 늘지 않고 이유식의 진행이 더딘 경우에도 생후 9개월 정도에 빈혈 검사를 해보는 것이 좋습니다.

유제품 섭취가 부족하다면 칼슘 함유 영양제를

대부분의 종합영양제에 포함된 비타민과 미네랄 성분 중 우리 몸에서 가장 많은 양을 차지하는 것이 칼슘입니다. 칼슘은 뼈와 치아 성장에 도움을 주는 중요한 성분입니다. 우리 몸에 존재하는 칼슘의 99%가 뼈를 구성하는데 쓰이고, 나머지 1%는 근육의 수축과 이완, 호르몬과 소화효소의 분비, 심장박동, 혈액 응고 등 중요한 체내 작용에 빠짐없이 관여하고 있습니다.

성장기에 칼슘 섭취가 꼭 필요한 이유는 칼슘이 뼈로 축적되는 작용은 대부분 17세 이전에 이루어지고, 성장이 왕성할수록 뼈가 중요하기 때문입니다. 다시 말하면, 평생 건강하게 살기 위해서는 어렸을 때 칼슘을 충분히 섭취해야 합니다.

그런데 성장기 아이들의 칼슘 섭취가 많이 부족한 것이 현실입니다. 첫 돌 이전의 아이들은 수유를 통해서 어느 정도 칼슘을 섭취하지만, 첫돌 이후부터 칼슘이 부족해지기 시작해 3세 이후로는 대부분 부족하다고 합니다. 미국의 조사를 보면 여아의 15%, 남아의 22%만이 하루 필요량 이상의 칼슘을 섭취하고 있습니다. 그러나 2012년 우리나라 식약처의 조사에 따르면 1~6세에서는 78%의 아이들이, 7~12세에서는 90%의 아이들이, 13~18세에서는 97%의 아이들이 권장량보다 적게 칼슘을 섭취하고 있다고 하니 우리나라 아이들의 칼슘 섭취 부족은 미국보다 심각하다고 볼 수 있습니다. 미국의 경우 1일 칼슘 권장량이 4~8세는 하루 800mg, 9~18세는 1,300mg인데, 이것은 우리나라의 영양 권장량보다 다소 많은 양입니다.

그렇다면 칼슘은 어떻게 섭취해야 할까요?

칼슘 하면 가장 먼저 떠오르는 것이 우유입니다. 우유를 비롯한 요구르트, 치즈 등의 유제품은 칼슘의 좋은 공급원이라고 할 수 있습니다. 이 외에 뼈를 통째로 먹는 생선(특히 정어리, 연어), 잎이 있는 녹색 채소(브로콜리, 케일, 시금치 등), 해조류, 콩류 등을 통해서도 칼슘을 얻을 수 있습니다. 하지만 골고루 잘 먹는 아이가 아니라면 하루에 필요한 칼슘을 충분히 섭취하기란 쉬운 일이 아닙니다. 무작정 칼슘 섭취를 목적으로 우유를 많이 마시는 것도 여러 가지 이유로 좋은 선택이 아닙니다. 따라서 칼슘을 음식으로부터 얻는 것이 충분하지 않다면 칼슘 보충제를 섭취하는 것도 괜찮습니다.

Part 1

아이 잘 키우기

아이 잘 먹이기

아이 잘 재우기

아이 예방접종

아이 치아 관리

나이에 따른 칼슘의 1일 섭취 권장량

나이	칼슘의 1일 섭취 권장량	나이	칼슘의 1일 섭취 권장량
0~5개월	210mg	만 9~11세	800mg
6~11개월	300mg	만 12~14세(남)	1,000mg
만 1~2세	500mg	만 15~18세(남)	900mg
만 3~5세	600mg	만 12~14세(여)	900mg
만 6~8세	700mg	만 15~18세(여)	800mg

참고: 국내 칼슘 섭취 권장량(2015년 한국인 영양소 섭취 기준)

감기에 잘 걸리는 아이에게는 아연 보충제를

면역 기능과 관련된 여러 가지 영양 성분 중에서 구체적으로 효과가 증명된 것이 아연입니다. 아연 보충제를 먹으면 면역 기능이 좋아져 감기와 반복적인 중이염을 치료해주고, 하기도 감염을 예방해줍니다. 또한 급성설사 증상을 호전시키고 상처 회복에도 도움이 됩니다. 망막변성, 야맹증, 천식, 당뇨병, 주의력 결핍 과잉행동 장애(ADHD), 이명증, 미각 손상, 불임 등 많은 증상과도 관련이 있습니다.

　일부 연구에 의하면, 아연 보충제를 감기 증상이 나타난 지 24시간 이내에 복용하거나 급성설사가 있는 아이에게 먹이면 도움이 됩니다. 다만 아연 결핍 수준이었을 경우여야 합니다. 즉 음식으로 아연을 충분히 섭취하지 않아 아연 결핍이 있던 아이들이 아연 보충제를 먹는다면 드라마틱한 효과를 기대할 수 있지만, 평소에 잘 먹어서 영양이 충분하다면 큰 효과가 없을 수 있습니다.

　아연이 많이 들어 있는 음식은 소고기와 같은 육류, 조개를 포함한 해산물, 유제품, 견과류 등입니다. 이런 음식을 통해서 아연이 충분히 공급되

Part 1

아이 잘 키우기

아이 잘 먹이기

아이 잘 재우기

아이 예방접종

아이 치아 공부

지 못한다면 성장 지연, 사춘기에 나타나야 할 성적 성숙의 지연, 남성 불임, 탈모, 설사, 식욕 부진, 상처 회복 지연 등의 결핍 증상이 나타날 수 있습니다. 이런 증상이 있고, 아연 결핍이 의심될 때 아연 보충제를 먹인다면 효과를 볼 수 있습니다.

여러 가지 효과가 있다고 해서 지나치게 많은 양을 보충제로 채우면 구토, 식욕 감퇴, 위경련, 설사, 두통 등 과다 복용으로 인한 부작용이 생길 가능성도 있습니다. 그러니 해당 연령별로 1일 최대 섭취량을 지키며 먹어야 합니다. 잘 먹고 체중도 평균 이상으로 잘 크는 아이라면 굳이 아연 보충제를 먹을 필요가 없지만 아이가 감기나 장염에 잘 걸리고 먹는 것도 부실하다면 크게 2가지 방법으로 아연을 보충해줄 수 있습니다.

- 10일간 집중적으로 먹고 2~3개월 쉰다. 만 1세 미만은 하루 10mg을, 만 1세 이상은 하루 20mg을 2회에 나누어서 먹는다.
- 매일 1일 권장량을 먹인다.

나이에 따른 아연의 1일 최대 섭취량

나이	아연의 1일 최대 섭취량	나이	아연의 1일 최대 섭취량
6개월 미만	4mg	만 9~13세	23mg
7~12개월	5mg	만 14~18세	34mg
만 1~3세	7mg	성인	40mg
만 4~8세	12mg		

나이에 따른 아연의 1일 섭취 권장량

나이	아연의 1일 섭취 권장량	나이	아연의 1일 섭취 권장량
0~5개월	0.3mg	만 6~8세(여)	8mg
6~11개월	6mg	만 9~11세(여)	10mg
만 1~5세	6mg	만 12~14세(여)	16mg
만 6~8세(남)	9mg	만 15~18세(여)	14mg
만 9~11세(남)	10mg	임산부	10mg
만 12~18세(남)	14mg		

참고: 국내 아연 섭취 권장량(2015년 한국인 영양소 섭취 기준)

⦂ 비타민D는 전 연령대에 필요합니다

비타민D는 뼈 성장을 돕는 기능 이외에 면역 기능을 향상시키고, 성인병을 비롯한 각종 질병을 예방한다고 알려져 있습니다. 비타민D가 부족할 때 생길 수 있는 대표적인 질환으로는 아이들에서는 구루병, 어른들에서는 골다공증이 있습니다. 이 외에 심장질환, 일부 암, 다발성 경화증과 같은 만성질환과 결핵, 계절성 독감이 있습니다. 비타민D를 영양제 형태로 보충해준다면 이런 질환들을 예방할 수 있고 비만과 당뇨병도 예방할 수 있습니다. 다만 비타민D가 부족해서 생긴 질병이라면 비타민D 복용이 치료제로서 의미가 있으나 심장 질환, 비만, 당뇨병, 암 등으로 진단된 경우에는 치료제로서의 가치는 없습니다.

전문가들이 가장 많이 추천하는 영양제, 비타민D

아이들에게 영양제를 먹이는 것에 반대하는 전문가조차도 비타민D 복용만큼은 권장합니다. 특히 모유를 먹는 아이들에게 우선적으로 권장하고 있습니다. 여러 모로 모유가 분유보다 우수하지만 비타민D만큼은 부족하기 때문입니다.

반면 분유를 먹는 아이들은 분유에 하루 필요량만큼의 비타민D가 함유되어 있어 따로 보충하지 않아도 됩니다. 하지만 분유 수유를 중단하게 되는 첫돌 이후에는 영양제 형태로 보충해주어야 합니다. 우유에도 비타민D가 풍부하지만 하루 1,000㎖ 이상 먹을 경우에만 하루에 필요한 양을 얻을 수 있는데, 이렇게 우유를 많이 마시는 것은 바람직하지 않기 때문입니다.

비타민D의 보충을 권유하는 이유

비타민D의 보충을 권유하는 이유는 음식으로부터 충분한 양을 얻을 수 없기 때문입니다. 비타민D가 포함되어 있는 음식은 매우 적습니다. 지방이 많은 생선인 참치, 연어, 고등어에 특히 많고 소간, 치즈, 달걀노른자에 소량 들어 있습니다. 이렇게 음식에는 비타민D가 적게 들어가 있으니 비타민D 강화 우유나 치즈 등으로 보충해주어야 합니다.

비타민D는 햇빛을 쬐면 피부에서 만들어집니다. 강한 햇빛이 있는 장소에서 선크림을 바르지 않은 채 얼굴, 팔, 등, 다리를 10~15분간 노출하는 것을 주 3회해야 합니다. 햇빛이 적은 지역이나 날씨가 흐린 날에는 효과가 떨어지고, 창문을 통해서 햇빛을 받아도 효과가 떨어집니다. 여기서 한 가지 주의해야 할 점은 햇빛(특히 자외선)에 과다하게 노출되면 향후 아이들이 어른이 되었을 때 피부에 좋지 않은 영향을 줄 수 있다는 점입니다. 그래서 전문가들이 비타민D만큼은 영양제의 형태로 보충해주자고 주장하는 것입니다.

적정량의 비타민D 보충하기

비타민D를 하루에 얼마나 먹어야 되는지에 대해서는 의견이 나뉩니다. 나라마다 일조량이나 생활양식이 다르기 때문에 전 세계적으로 일률적인 기준을 정하기는 어렵습니다. 우리나라에서는 명확한 기준이 없어서 미국의 기준을 참고하는데 1세 미만에서는 400IU, 1~70세는 600IU, 70세 이상은 800IU, 임산부와 수유모는 600IU를 권장합니다. 이것은 2010년에 새로 개정된 권고안인데, 과거에 비해서 3배가량 많아진 양입니다. 만약 첫돌 이전의 아이가 분유를 충분히 먹고 있다면 추가로 비타민D 영양제를 먹을 필요가 없지만, 모유를 먹는 아이라면 출생 시부터 보충할 것을 추천합니다.

　　다만 비타민D를 영양제 형태로 과다 섭취하면 문제가 생길 수 있습니다. 비타민D는 칼슘과 인이 흡수되고 이용되는 데 도움을 주는 성분으로, 필요량 이상으로 먹을 경우 장에서 흡수하는 칼슘으로 인해서 혈중 칼슘 수치가 높아지면 심장과 폐에 칼슘이 침착될 수 있고, 뇌에 칼슘이 침착되면 정신 혼란, 지남력장애(자신이 처한 시간과 공간 등 주변 환경을 인지하는 능력에 문제가 생긴 장애)가 생길 수 있습니다. 신장에도 영향을 주어서 신장 손상, 신장 결석이 나타날 수 있습니다. 혈액 중에 칼슘 농도가 높아지면 구토, 오심, 변비, 식욕 감퇴, 무기력증, 체중 감소 등의 증상이 나타날 수 있습니다. 그래서 독성 증상이 나타날 수 있는 상한선이 정해져 있습니다. 1세 미만은 하루 1,000~1,500IU, 1~8세는 하루 2,500~3,000IU, 9세 이상은 하루 4,000IU입니다.

그러나 햇빛을 엄청 많이 쬔다고 해서 비타민D에 중독되는 일은 생기지 않습니다. 우리 몸에 비타민D가 충분하면 햇빛에 노출되더라도 추가로 만들어지지 않기 때문입니다.

: 유산균, 꼭 먹여야 할까?

유산균을 먹이는 것이 좋은지를 묻는 부모들이 많은데, 적절한 양을 먹인다면 좋다고 생각합니다. 특히 출생 후 비피더스균 같은 유익균이 자리잡는 모유 수유아보다 분유 수유아나 미숙아에게 더 필요할 수 있습니다.

유산균은 분유를 먹는 아이들에게 좀 더 필요

유산균은 장에 살면서 우리 몸에 유익한 일을 하는 균입니다. 현재까지 알려진 유산균의 대표적인 효과는 항생제 사용이나 바이러스 감염으로 인한 설사 증상의 완화, 알레르기 예방과 면역 강화, 아토피 피부염 증상의 완화, 충치 예방 등이 있습니다.

대표적인 유산균인 락토바실러스균은 여성의 질에 상재하고, 비피더스균은 모유에 풍부합니다. 따라서 자연분만으로 태어나 모유를 먹는 아이들에게는 유산균이 많습니다. 건강한 어른들의 장에도 유산균이 많지만, 생후 12개월이 안 된 분유 수유아나 병에 걸린 어른들의 경우에는 부족할 수 있습니다. 그러니 아이가 분유를 먹는다면 유산균을 보충해줄 필요가 있습니다.

Part 1

아이 잘 키우기

아이 잘 먹이기

아이 잘 재우기

아이 예방접종

아이 치아 공부

효과적인 유산균 선택법

유산균을 선택할 때는 다음의 세 가지 사항을 반드시 확인해야 합니다. 구입 후에는 제품 설명서에 적힌 대로 보관을 합니다. 액상 유산균은 냉장고처럼 낮은 온도에서 보관합니다.

- 믿을 수 있는 회사의 제품을 선택한다.
- 효과가 있다고 알려진 균주가 포함되어 있는지 확인한다(락토바실러스 아시도필루스, 락토바실러스 람노서스, 비피도박테리움 비피덤, 사카라미세스 보울라디 등).
- 균의 숫자가 많은 것을 선택한다. 균이 많을수록 이후에 장에 정착할 균의 수가 많다.

효과적인 유산균 섭취법

유산균이 효과를 발휘하기 위해서는 위를 지나 장에 잘 정착해야 합니다. 그러려면 위액과 담즙액에 의해서 파괴되는 유산균의 양이 적어야 합니다. 그래서 가능한 공복에 먹는 것이 좋습니다. 유산균 제제를 주스나 수프와 같이 먹을 경우 위액을 자극해서 과도한 위산이 분비될 수 있기 때문입니다. 다만 유제품에 포함된 경우는 그 정도가 덜 하다고 하니 어린 아이라면 분유에 섞어서 먹이는 정도는 괜찮습니다.

　다행히 유산균이 장에 도달해 장 세포에 정착을 하면 장내 미생물과 공존하면서 병원성 세균의 침투를 막고, 알레르기를 일으키는 물질의 침투를 방해하는 기능을 합니다. 그러려면 유산균이 장에서 잘 번식해야 하는데, 올리고당이 도움이 될 수 있습니다. 우리가 음식으로 섭취한 당은 대장에 도

Part 1

아이 잘 키우기

아이 잘 먹이기

아이 잘 재우기

아이 예방접종

아이 치아 공부

달하면 해로운 세균과 유산균이 다 이용하는데, 복합당인 올리고당은 유산균만 이용할 수 있기 때문입니다. 그래서 요리할 때 설탕 대신 올리고당을 사용하는 것이 우리 몸에 유익한 유산균을 번식시키는 하나의 방법입니다. 유산균이 이용하는 당을 함유한 식품으로는 바나나, 양파, 아스파라거스, 마늘 등이 있습니다.

유산균을 잘못 사용했을 때 생기는 일들

유산균에 대한 긍정적인 연구 결과들 때문에 무분별하게 유산균을 복용하는 경우가 흔합니다. 그러나 아이가 유산균에 예민하거나 필요량 이상으로 복용하면 설사를 하거나 배 속에 가스가 생길 수 있고 배변 패턴에 변화가 올 수 있으니 이럴 경우에는 용량을 조절하거나 복용을 중단해야 합니다.

드물기는 하지만, 선천적으로 갑상선 기능이 없는 것처럼 면역력이 결핍된 상태에서는 유산균의 균주 자체가 위험한 감염을 일으킬 수 있습니다. 그래서 면역 결핍의 증상이 나타나는 생후 4~5개월 이전에는 분유에 유산균을 타서 먹이는 것은 자제해야 합니다.

--------------------- ✦ ---------------------

🌟 프로바이오틱스와 프리바이오틱스 🌟

프로바이오틱스probiotics는 몸에 유익한 유산균을 말하고, 프리바이오틱스prebiotics는 유산균의 먹이가 되는 것을 말합니다. 그래서 이 두 가지를 같이 복용하면 유산균의 효능이 증대하기 때문에 최근에는 둘을 합쳐 하나의 영양제로 만들어서 출시되고 있습니다. 이것을 신바이오틱스synbiotics라고 합니다. 식품 중에서도 프리바이오틱스 역할을 하는 것도 있습니다. 위와 장에서는 흡수가 잘 되지 않고 대장까지 내려와서 유산균의 먹이가 되어야 하기 때문에, 복합당류나 섬유소 성분이 많은 식품들이 주로 이 역할을 합니다. 대표적으로는 귀리, 바나나, 아스파라거스, 베리류 과일, 마늘, 양파 등이 있습니다. 또한 올리고당이 복합당이므로, 요리할 때 설탕 대신 사용하면 우리 몸에 유익한 유산균을 번식시키는 데 도움이 됩니다.

--------------------- ✦ ---------------------

3장

아이 잘 재우기:
올바른 수면 교육

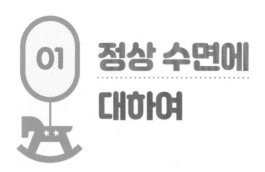

정상 수면에
대하여

: 잘 자는 아이가 잘 자랍니다

아이들이 잘 자라려면 잘 먹고 잘 자는 것이 가장 중요합니다. 실제로 아이들은 먹는 만큼 자라고, 잘 자는 만큼 신체적, 지적으로 쑥쑥 성장합니다. 잠자는 동안 깨어 있을 때 경험하고 배운 것을 재구성하고 신체 기능이 회복되기 때문입니다. 만약 아이가 밤에 수시로 깨면 부모도 힘들지만 아이도 충분히 자라지 않습니다.

아이들에게 건강한 수면이 필요한 이유

아이들이 평소에 '꿀잠', 즉 숙면을 한다는 것은 두뇌 발달과 신체 성장이 잘 이루어지고 있다는 의미입니다. 이러한 주장은 수면이 부족한 아이들과 정상적으로 잘 자는 아이들을 비교한 연구 결과를 통해서 확인되고 있습니다.

- 낮잠을 충분히 잔 아이들이 집중력이 더 높다.
- 낮잠이 부족한 아이들이 그렇지 않은 아이들보다 더 변덕스럽다.
- 수면 시간이 충분한 아이들이 그렇지 않은 아이들보다 주변에 대한 관심이 더 많고 사교적이다.
- 평소 수면 시간이 부족한 아이들은 과잉행동의 성향이 좀 더 강하다.
- 수면 시간이 아주 조금 부족하더라도 지속적으로 반복되면 누적 효과로 향후 두뇌 발달에 영향을 준다.
- 모든 연령대에서 수면 시간이 길수록 지능 지수가 높다.
- ADHD 환아의 경우 수면 문제가 해결되면 교우 관계가 좋아진다.
- 충분한 수면은 신경학적인 발달에 영향을 주어서 향후 학습 문제와 행동 문제를 예방하는 데 도움이 된다.

건강한 수면의 조건

아이들이 충분히 잘 자게 하려면 다음의 조건이 충족되어야 합니다.

- 수면 시간이 충분해야 한다.
- 수면이 방해받지 않아야 한다.
- 나이에 맞게 낮잠을 자야 한다.
- 아이의 생체리듬에 적합한 수면 스케줄에 익숙해져야 한다.

여기서 '수면이 방해받지 않아야 한다'는 건 밤중에 깨지 않고 쭉 이어서 자는 것을 말합니다. 만약 밤중에 아이가 얕게 자면서 자꾸 깨는 것 같으면 스스로 잠들도록 도와야 합니다.

마지막 조건인 '아이의 생체리듬에 적합한 수면 스케줄'이란 아이가 졸

Part 1

아이 잘 키우기

아이 잘 먹이기

아이 잘 재우기

아이 예방접종

아이 치아 공부

리다고 하는 신체 신호를 스스로 감지해서 잠이 드는 것을 의미합니다. 즉 아이가 잠이 푹 들 때까지 안고 있는 것보다 살짝 졸려 할 때 잠자리에 내려놓고 스스로 잠들게 해야 합니다.

⫶ 수면에는 2가지 유형이 있어요: 렘수면과 논렘수면

수면은 크게 수면 시 눈동자의 움직임(급속안구운동)이 있느냐 없느냐에 따라 렘(REM: Rapid Eye Movement)수면과 논렘(non-REM)수면으로 나뉩니다. 정확한 구분은 아닐 수 있지만, 흔히 렘수면은 '얕은 잠'으로, 논렘수면은 '깊은 잠'으로 표현됩니다.

렘수면과 논렘수면의 특징

각 수면의 특징을 보면, 렘수면 시에는 우리가 깨어 있을 때만큼 두뇌의 운동이 활발합니다. 낮 동안에 소모된 두뇌의 기능을 회복하고, 학습했던 내용들을 정리하며 기억하기 위한 여러 가지 활동을 하는 것입니다. 다른 신체 부위들도 급속안구운동과 함께 움직이며, 빠르고 불규칙한 호흡 및 맥박이 동반됩니다. 소리를 내거나 꿈도 일어납니다.

반면 논렘수면은 조용하고 깊은 잠으로, 호흡 및 맥박이 서서히 규칙적으로 이루어지고 몸의 움직임이 줄어듭니다. 논렘수면 중에는 아주 중요한 작용이 이루어지는데, 바로 성장호르몬이 분비되는 것입니다. 어른의 경우 잠들고 1시간 후에 도달하는 논렘수면 3단계와 4단계에 하루 분비되는 성장호르몬의 75% 이상이 분비됩니다. 아이들 역시 수면 초기에 깊은 잠의 비율이 높기 때문에 이 시간대에 신체 성장과 깊은 연관이 있는 성장호르몬이 분비된다고 할 수 있습니다. 그리고 야경증, 몽유증 같은 수면 장애도 논렘수면 3단계와 4단계에서 나타납니다.

수면 주기

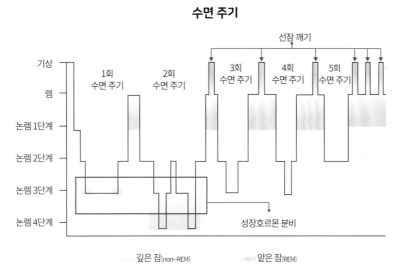

▲ 수면 초기의 깊은 잠 단계(논렘수면 3단계와 4단계)에 성장호르몬의 대부분이 분비된다.

어른의 경우에는 렘수면과 논렘수면이 한 번씩 오면서 1회의 수면 주기가 이루어집니다. 우리가 잠들기 시작하면 우선 논렘수면이 1단계에서 4단계까지 진행되고, 그 후 렘수면이 오고, 다시 논렘수면이 2단계에서 4단계까지 진행됩니다. 1회의 수면 주기는 대략 90분 정도 걸립니다.

수면 주기를 아이의 성장과 연관지어서 정리하면 렘수면은 두뇌 발달과 관련이 깊고, 깊은 잠을 자는 논렘수면 3단계와 4단계는 신체 성장과 연관이 있으며, 신생아기와 영유아기에 이 두 가지 수면의 비중은 성인기보다 월등히 높습니다.

아이들의 수면과 어른들의 수면의 차이점

영유아기 아이들은 어른들보다 쉽게 잠들지 못하고 자주 깹니다. 그 이유는 아이들과 어른들의 수면 주기기 다르기 때문입니다.

가장 큰 차이는 아이들의 수면 주기가 60분 정도로 어른(90분)보다 짧고, 렘수면의 비율이 전체 수면의 50% 정도(어른은 20%)로 길다는 것입니다. 수면 주기가 짧으니 더 자주 깨는 것이고, 렘수면이 길기 때문에 사소한 자극에도 예민하게 반응하고 움직이는 시간이 길다고 볼 수 있습니다.

또한 수면 초기에 깊은 잠인 논렘수면으로 들어가는 어른의 수면 주기와 달리 아이들은 일단 얇은 잠인 렘수면으로 들어가서 20여 분이 지나야

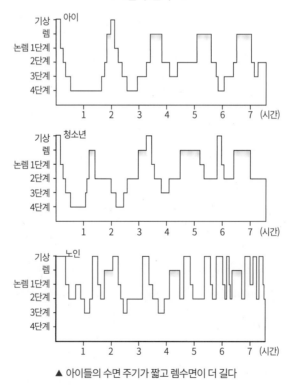

▲ 아이들의 수면 주기가 짧고 렘수면이 더 길다

아이 잘 키우기

아이 잘 먹이기

아이 잘 재우기

아이 예방접종

아이 치아 공부

깊은 잠인 논렘수면으로 이행되는 경우가 많습니다. 아이를 안고 재우다가 곤히 잠든 것 같아서 바닥에 내려놓으면 아이가 바로 울면서 깨는 것도 바로 이런 이유 때문입니다. 아이가 숨도 고르게 쉬고 잠이 푹 든 뒤에는 천천히 내려놓아도 깨지 않습니다.

영유아기에 렘수면이 긴 것은 두뇌가 급속도로 성장하는 것과 연관이 있습니다. 따라서 우리 아이가 자주 깨는 것 같고 자면서 움직임이 많으면 우리 아이가 성장하고 있다고 이해하면 됩니다.

아이들의 수면 시간 점검하기

부모들은 아이가 너무 많이 자도 걱정하고, 밤늦게까지 놀아도 걱정합니다. 이럴 때 적정 수면시간에 대한 객관적인 수치를 알고 있으면 아이가 자거나 일어날 시간을 조절하기 편합니다.

다음은 아이들의 수면 시간에 대한 연구 결과(취리히 아이들 493명에 대한 연구, Pediatrics 2003:111:302-307)입니다. 표에서 볼 수 있듯이 수면 시간의 정상 범위는 상당히 넓은 편이라 아이가 충분히 잠을 자는지는 단순히 수면 시간만으로는 판단할 수 없습니다. 아이가 낮 동안에 많이 졸려 하는지, 수면 부족으로 인해 다른 일상생활에 지장이 있는지를 파악해야 합니다. 즉 원래 수면 시간이 적은 아이와 수면 시간이 부족한 아이를 구분하는 것이 더 중요합니다. 만약 아이의 수면 시간이 평균보다 적어도 밤에 20분 이내에 쉽게 잠들고 아침에 규칙적으로 일어나고, 낮에 추가로 낮잠을 자지 않으면 수면이 부족하다고 보기는 어렵습니다.

밤에도 신나게 놀고, 아파도 뛰어다니는 아이들이 있습니다. 그런 아이들을 보며 잘 자고 잘 논다고 오해해서는 곤란합니다. 만약 해당 나이의 평균 수면 시간에서 2시간 이상 모자라면서 다음과 같은 증상이 있다면 수면

아이들의 수면 시간에 대한 연구 결과

나이	총 수면 시간(시간)		밤잠 시간(시간)		낮잠 시간(시간)	
	평균 시간	정상 범위	평균 시간	정상 범위	평균 시간	정상 범위
6개월	14.2	10.4 ~ 18.1	11.0	8.8 ~ 13.2	3.4	0.4 ~ 6.4
9개월	13.9	10.5 ~ 17.4	11.2	9.2 ~ 13.3	2.8	0.2 ~ 5.3
만 1세	13.9	11.4 ~ 16.5	11.7	9.7 ~ 13.6	2.4	0.2 ~ 4.6
만 1.5세	13.6	11.1 ~ 16.0	11.6	9.7 ~ 13.5	2.0	0.5 ~ 3.6
만 2세	13.2	10.8 ~ 15.6	11.5	9.7 ~ 13.4	1.8	0.7 ~ 2.9
만 3세	12.5	10.3 ~ 14.8	11.4	9.7 ~ 13.1	1.7	0.8 ~ 2.6
만 4세	11.8	9.7 ~ 14.0	11.2	9.6 ~ 12.8	1.5	0.7 ~ 2.4
만 5세	11.4	9.5 ~ 13.3	11.1	9.6 ~ 12.6		
만 6세	11.0	9.3 ~ 12.6	10.9	9.5 ~ 12.3		
만 7세	10.6	9.2 ~ 12.1	10.7	9.3 ~ 12.0		
만 8세	10.4	9.0 ~ 11.7	10.4	9.1 ~ 11.7		
만 9세	10.1	8.8 ~ 11.4	10.2	8.9 ~ 11.4		
만 10세	9.9	8.6 ~ 11.1	9.9	8.6 ~ 11.2		
만 11세	9.6	8.3 ~ 10.9	9.6	8.3 ~ 10.9		
만 12세	9.3	8.0 ~ 10.7	9.3	8.0 ~ 10.6		
만 13세	9.0	7.7 ~ 10.4	9.0	7.6 ~ 10.4		
만 14세	8.7	7.3 ~ 10.1	8.6	7.2 ~ 10.1		
만 15세	8.4	7.0 ~ 9.9	8.3	6.8 ~ 9.7		
만 16세	8.1	6.6 ~ 9.6	7.9	6.4 ~ 9.4		

이 부족한 것이니, 아이의 성장과 건강을 생각한다면 좀 더 재워야 합니다. 또한 수면 시간은 충분하지만 다음과 같은 증상이 있다면 평소 숙면하지 못한다는 의미이니 아이의 수면 환경을 점검해볼 필요가 있습니다.

- 차로 이동하는 시간에 대부분 잠이 든다.
- 아침마다 깨워야 일어난다.
- 낮 동안 짜증을 많이 내고 보채며 하품을 자주 하는 등 피곤한 기색을 보인다.
- 밤에 잠자리에 눕히면 금세 잠에 빠진다.

⠿ 아이가 자랄수록 수면의 양상도 달라져요

우리 아이가 건강하게 잘 자는지를 알아보려면 수면 시간이 충분한지, 낮잠은 잘 자는지, 중간에 깨지 않고 자는지 등을 살펴보면서 성장하면서 달라지는 수면 양상을 체크하면 도움이 됩니다.

우선 밤잠이 길어지는 생후 6주, 낮잠이 규칙적으로 변하는 생후 12~16주, 한밤중의 수유를 중단하고 낮잠은 두 번만 자는 생후 9개월, 오전 중의 낮잠이 없어지는 생후 12~21개월, 오후 낮잠이 차츰 줄어드는 만 3~4세 등 6단계의 전환점을 알아두면 좋습니다. 하지만 아이에 따라 이와는 다른 양상을 보일 수도 있습니다.

아이들의 1일 평균 낮잠 시간, 밤잠 시간

나이	낮잠 시간	밤잠 시간	총 수면 시간
신생아	8시간	8시간	16시간
1개월	6~7시간	8~9시간	15시간
3개월	4~5시간	10~11시간	15시간
6개월	3시간	11시간	14시간
9개월 ~ 만 1세	2~3시간	11시간	13~14시간
만 1 ~ 2세	2~3시간	11시간	13~14시간
만 3 ~ 5세	1시간	10~13시간	11~14시간
만 6 ~ 9세	×	10~11시간	10~11시간
만 10세 이상	×	8~10시간	8~10시간

생후 1~2개월: 많이 자고 자주 깨는 아이

생후 1~2개월 이전 신생아들의 평균 수면 시간은 14~17시간(혹은 18~19시간) 정도입니다. 어른들이 활동하는 낮 시간에도 잠을 자니 정말 하루 종일 자는 것처럼 느껴집니다. 같은 신생아라도 예민한 아이는 좀 더 짧게 잘 수 있고, 미숙아라면 좀 더 길게 자기도 합니다. 대개 한번 잠들면 3~4시간을 자고, 그 사이에 2시간마다 깨는 경우가 많습니다.

　물론 아이가 잠을 잘 자고 있어도 중간에 깨워서 수유를 해야 합니다. 체중이 어느 정도 늘기까지 적어도 3~4시간마다 수유를 합니다. 아이가 알아서 스스로 깼을 때 수유를 하면 좋지만, 그렇지 않을 땐 아이가 렘수면처럼 잠을 얕게 잘 때 깨우는 것이 깨우기가 좀 더 쉽습니다. 얕은 잠에 들어갈 때 아이는 사지를 움찔하는 등 약하게 움직이고, 소리 없이 활짝 웃거나 얼굴을 찌푸릴 수 있으니 이런 변화가 있을 때 깨워서 수유를 합니다.

생후 3~6개월: 밤에 더 많이 자기 시작

아이들이 수면 주기에 적응하고 위의 용적이 커지면 배가 고파서 잠에서 깨는 시간이 길어집니다. 생후 3개월경의 아이라면 낮에 5시간 정도, 밤에 10시간 정도 자고, 밤중 수면 지속 시간도 6~8시간 정도로 늘어납니다. 그러니 밤 10시에 수유를 하고 재우면 부모도 새벽까지는 방해 없이 잠을 잘 수 있습니다.

이 시기부터 밤중 수면이 증가하는 것은 '멜라토닌'이라는 호르몬 때문입니다. 멜라토닌은 아이가 생후 3~4개월 정도 되었을 때 뇌 속에서 만들어지며, 밤에는 수치가 급격하게 올라갑니다. 그 영향으로 졸음이 오고, 장을 둘러싼 근육이 이완됩니다. 그래서 낮밤이 바뀌고 영아 산통과 같은 복통이 있던 아이들이 이 시기가 되면 복통이 사라지는 신기한 일이 생길 수 있습니다. 하지만 이것은 어디까지나 평균적인 현상일 뿐 아이에 따라서는 밤중 수면 지속 시간이 아직도 4~5시간이 채 안 될 수 있습니다.

생후 6개월 이후: 적절한 낮잠도 필요

잠을 충분히 자기 시작하는 생후 6개월경의 아이들은 낮에는 3시간, 밤에는 11시간 정도 잠을 잡니다. 낮잠은 짧게는 20분에서 길게는 1~2시간까지 2~3회 정도 자는데, 대개 생후 18개월에서 36개월 정도는 되어야 낮잠 횟수가 1회 정도로 줄어듭니다.

만약 첫돌 이후의 아이가 낮잠 자는 것을 너무 싫어한다면 억지로 재우지는 않되 그 시간 동안은 특별한 활동을 하지 않고 쉬게 하는 것이 좋습니

아이 잘 키우기

아이 잘 먹이기

아이 잘 재우기

아이 예방접종

아이 치아 공부

다. 낮에 쉬지 않고 활동을 해서 아이가 지나치게 피곤해지면 밤에 푹 자기 보다는 잠자기를 더 힘들어하는 경우가 많기 때문입니다.

만 2~3세 이후에는 꼭 낮잠을 재울 필요는 없지만, 만 4세 정도까지는 하루 1회 정도는 낮잠을 자는 것이 일반적입니다. 다만 왕성하게 활동하다가 잠깐 휴식하는 정도면 충분합니다.

아이들에게는 오전 낮잠이 좋다고 합니다. 그 이유는 아침나절에 자면 두뇌 성장을 촉진하는 REM 수면이 더 많이 나타나기 때문입니다.

{ 쾌적한 수면을 위한 온도·습도 }

아이 방의 온도와 습도는 여러모로 중요합니다. 기본적으로 아이들은 어른들보다 추위나 더위, 습도에 더 민감하기 때문에 어른들이 덥다고 느낀다면 아이는 상당히 더울 수 있고, 어른들이 춥다고 느끼는 온도에서 아이들은 아주 춥다고 느낍니다. 여기서 아이의 체온이 낮은지 높은지를 정확하게 판단하는 기준은 체온을 재는 것이지만, 체온계가 없다면 손발보다는 귀나 가슴 부위를 만져보는 것이 비교적 정확합니다. 그리고 피부에서 땀이 난다면 체온이 올라간 것으로 판단할 수 있고, 피부가 얼룩덜룩해 보이거나 입술이 파래 보인다면 체온이 내려간 것으로 추정할 수 있습니다.

아이마다 민감도는 다를 수 있지만, 전문가들이 일반적으로 추천하는 아이 방 안의 온도는 18~24℃, 습도는 30~60% 정도입니다. 습도 30~60%를 유지할 것을 추천하는 이유는 실내 습도가 30% 미만으로 건조하면 호흡기 질환이 잘 생기고, 습도 60% 이상에서는 곰팡이가 생기고 알레르기 증상이 쉽게 나타날 수 있기 때문입니다. 실내 습도를 조절하기 위해서는 난방이나 에어컨, 가습기 등을 활용하고, 단순히 환기를 자주 시키거나 방 안에 빨래를 널어놓으면 도움이 됩니다.

적절한 방 안의 온도를 유지하려면 낮에 아이가 땀을 흘리면 옷을 한 겹 벗겨주고, 손발이 차면 방 안의 온도를 약간 올려줍니다. 밤에는 평균적인 방 온도보다 약간 선선해야 잠을 더 잘 잘 수 있다고 하니 방 안 온도를 18~21℃로 유지하는 것이 좋습니다. 그러나 이 온도는 아이들에게 다소 추울 수 있으니 아이가 감기에 걸려 있다면 온도를 조금 더 높이는 것이 좋습니다.

계절별 실내 적정 온도

계절	적정 실내 온도	주의사항
봄	18~24℃	• 꽃가루가 날리거나 황사가 있는 시기에는 가급적 창문을 열지 않는다. • 기온이 18℃ 밑으로 떨어지지 않아야 한다.
여름	22℃	• 에어컨의 찬바람이 아이에게 직접 향하지 않도록 주의한다. • 실내 온도가 20℃ 미만으로 내려가지 않게 한다.
가을	18℃ 이상	• 적절하게 환기시키는 것이 좋지만 18℃ 이상을 유지한다.
겨울	18~22℃	• 난방을 하더라도 밤에는 22℃ 이하로 온도를 유지한다.

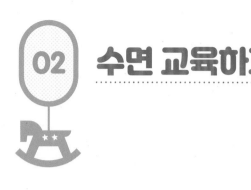

02 수면 교육하기

⋮ 쉽게 잠들게 하려면 수면 교육이 필요해요

아이가 잠들기 힘들어하는 이유는 잠드는 훈련이 되어 있지 않기 때문입니다. 몸은 피곤하고 잠은 쏟아지는데, 그런 느낌을 어떻게 해소하고 잠을 자야 할지 모르는 것입니다. 아이가 쉽게 잠들고 충분히 자려면 태어나면서부터 수면 교육을 해주어야 합니다.

우선, 생후 2주경부터 밤낮을 구분할 수 있으니 이때부터 밤낮을 구분할 수 있도록 도와주면 수면에 도움이 됩니다. 밤잠이 길어지는 생후 6~8주경부터는 스스로 잠드는 훈련을 시작합니다. 생후 3~6개월부터는 밤잠 시간과 낮잠 시간을 규칙적으로 맞추기 위해 낮잠을 너무 많이 자면 깨워서 밤잠과 균형을 맞춰주어야 합니다. 수면 의식(목욕, 마사지 등. 수면 루틴이라고도 합니다)을 통해 아이들이 쉽게 잠들 수 있게 하는 방법도 있습니다.

물론 부모가 신경 쓰지 않아도 스스로 수면 습관을 찾아가는 아이도 있습니다. 그러나 우리 아이가 생후 6개월 이후에도 여전히 수면 시간이 불규칙하다면 적극적으로 도와주어야 합니다.

Part 1

아이 잘 키우기

아이 잘 먹이기

아이 잘 재우기

아이 예방접종

아이 치아 공부

⠇ 생후 2개월부터 스스로 자는 연습을 시켜요

생후 6~8주부터 대부분의 아이들은 수유를 위해 잠시 깨는 것을 제외하고는 밤에 2~3시간 이상 이어서 잡니다. 하지만 일부 아이들은 생후 5~6개월까지도 밤에 자꾸 깹니다. 이것은 잠이 올 때 스스로 자는 방법을 아직 익히지 못했기 때문입니다.

생후 2개월 정도부터 아이의 몸에서는 멜라토닌 호르몬이 분비되기 시작하는데, 이 시기가 아이들이 스스로 잠드는 방법을 배울 수 있는 적기라고 할 수 있습니다. 멜라토닌 호르몬의 역할로 어두운 밤에 잠들 수 있는 능력이 생기고, 주기적으로 취침 시간을 유지하게 됩니다.

졸리다는 신호를 보이면 잠자리에 눕히기

아이 스스로 잠들게 하려면 아이가 보내는 졸리다는 신호를 잘 감지해서 재우는 것이 중요합니다. 아이가 하품을 자주 하거나, 눈을 비비거나, 귀를 잡아당기면서 행동이 느려지면 잠자리에 눕히는데, 이때 아이가 잠들 때까지 안고 있기보다는 아이가 완전히 잠이 들기 전에 잠자리에 내려놓아서 스스로 잠이 들기를 기다려야 합니다. 스스로 잠들 줄 알면 밤중에 깨더라도 다시 스스로 잠들 수 있습니다.

생후 3~6개월부터는 밤잠 시간과 낮잠 시간을 규칙적으로 만들 수 있습니다. 아침마다 일정한 시간에 깨우는 방법이 도움이 되는데, 이때 평소보다 30분 이상 시간대를 옮기면 아이에게 무리가 될 수 있습니다. 전문가들이 말하는 가장 이상적인 밤잠 시작 시간은 오후 7시에서 8시 30분입니다.

수면 의식 만들어주기

어른들은 잠자리에 들기 전에 샤워를 하고 이를 닦거나, 화장을 지우고, 혹은 화장실에 다녀오거나 물을 마시는 것 같은 행동을 합니다. 이러한 행동들 중에서 뭔가 하나 빠지면 찜찜해서 잠이 잘 오지 않는다는 어른도 있습니다. 이처럼 잠자기 전에 꼭 하는 일련의 행동을 '수면 의식(수면 루틴)'이라고 합니다. 아이들도 매일 밤 자기 전에 부모와 같이 수면 의식을 하면 스스로 잠드는 데도 정해진 시간에 잠자는 데도 도움이 됩니다. 수면 패턴이 불규칙하던 신생아가 어느 정도 규칙적인 수면 패턴을 보이는 생후 2~3개월경부터 수면 의식을 준비하고, 생후 6~9개월부터 본격적으로 수면 의식을 실천하며 잠을 재우는 것이 좋습니다.

수면 의식은 아이들이 능동적으로 참여해야 하는 만큼 아이가 편해하는 행동들로 이루어져야 합니다. 시간은 10~15분 정도가 적당합니다. 예를 들면, 부모가 재우고 싶은 시간에 간단하게 샤워를 시킨 후 아이가 좋아하는 그림책을 읽어주거나 좋아하는 노래를 틀어줍니다. 그리고 아이의 볼에 뽀뽀를 하고 불을 끕니다. 그렇다고 이 모든 것을 처음부터 다 하면 생후 2~3개월밖에 안 된 아이들은 힘들어할 수 있습니다. 그러니 처음에는 1~2가지 행동부터 시작해서 일주일에 하나씩 추가하는 방식으로 늘려가는 것이 좋습니다. 잠자는 시간이 되면 수면 의식을 하는 것이 일반적이지만, 아이가 하품을 하거나 보채는 등 졸리다는 신호를 보내면 그때 시작해도 됩니다.

수면 의식은 아이와 신뢰를 쌓는 좋은 방법이기도 합니다. 수면 의식이 잘 잡힌 아이는 만 1~2세경에 분리불안이 올 때 좀 더 쉽게 극복할 수 있습니다. 수면 의식은 아이가 커갈수록 변화를 줘야 하는데, 아이 스스로 일정 부분을 결정하게 하면 덜 지루해할 수 있습니다. 예를 들어 잠옷을 고를 때는 아이가 직접 고르게 하고, 그림책도 아이가 원하는 것을 직접 골라보게

하는 등 아이가 수면 의식을 구성하는 데 참여한다면 아이들이 수면 의식을
더 적극적으로 실천합니다.

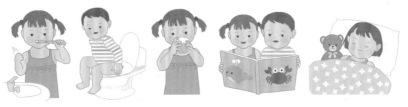

• 매일 자기 전 수면 의식 •

: 아이가 자다가 깼을 때는 다시 잠들 수 있게 도와요

아직 낮과 밤을 구분하지 못하는 아이가 밤마다 운다면 어떻게 해야 할
까요? 이런 경우, 처음에 부모가 어떻게 반응하느냐에 따라 아이의 수면 양
상이 결정됩니다.

최소한의 자극으로 불편함 해소해주기

아이가 밤에 울거나 보챌 때는 안아주는 것에 신중해야 합니다. 아이의 수
면이 얕은 잠으로 이행되는 단계에는 가볍게 몸을 움직이면서 깨는 것처럼
보일 수 있는데, 이것을 아이가 보채는 것으로 오해할 수 있기 때문입니다.
특히 생후 12주부터는 스스로 수면을 조절하고 밤에 잠깐 깬 뒤에 다시 잠
이 드는 능력이 생기기 때문에 스스로 다시 잠들 수 있는 기회를 주는 것이
좋습니다.

아이가 울거나 보채는 것은 어딘가 불편하다는 의미이기도 합니다. 아
직 자기 스스로 불편함을 해소할 수 없기 때문에 울거나 보채는 것으로 불

Part 1

아이 잘 키우기

아이 잘 먹이기

아이 잘 재우기

아이 예방접종

아이 치아 관리

편함을 호소하는 것입니다. 따라서 부모는 아이의 불편한 부분을 찾아서 해결해주고, 불편한 부분을 찾을 수 없다면 일단 진정시켜야 합니다.

만약 아이가 배고파서, 기저귀가 젖어서, 추워서, 아파서 보채는 것 같다면 밤중에는 최소한의 자극으로 아이의 불편함을 해소해줍니다. 말을 걸거나, 놀아주거나, 불을 켜서는 안 됩니다. '밤은 잠자는 시간'이라는 사실을 아이에게 지속적으로 인식시켜주어야 합니다.

☆ 자다 깬 아이를 다시 재우는 좋은 방법과 나쁜 방법 ☆

우는 아이를 달래는 데 효과적인 방법으로는 리듬감이 느껴지게 아이를 살짝 흔들거나 움직이기, 엄마 젖·우유병·엄지손가락 빨기, 담요나 모포로 꼭 감싸주기 등이 있습니다. 우유나 주스를 젖병에 담아 물려서 재우는 분들이 많은데, 이런 습관은 아이의 치아 건강을 나쁘게 하고 중이염을 유발할 수 있어 좋지않습니다.

5분만 기다리기

우는 버릇이 들면 안 된다는 생각에 우는 아이를 내버려두는 부모도 있는데, 만약 아이가 5분 이상 우는데도 부모가 아무런 조치도 하지 않으면 아이는 큰 스트레스를 받고 부모에 대한 불신과 스스로 해결할 수 없다는 두려움을 느낍니다. 그래서 다음에 불편한 일이 생기면 더 죽어라 울게 됩니다. 특히 생후 첫 1개월 동안에는 낮에 보채더라도 바로 안아주고 달래는 것이 더 낫습니다. 낮에 잘 달래진 아이일수록 영아 산통이나 보채는 행동이 통계적으로 적다는 보고도 있습니다.

그러니 밤중에 아이가 깨서 울면 스스로 잠들 수 있도록 최소 5분 정도

아이 잘 키우기

아이 잘 먹이기

아이 잘 재우기

아이 예방접종

아이 치아 공부

는 기다려줍니다. 5분이 지나도록 아이가 울면 아이를 안지는 말고 달래만 줍니다. 아이에게 부모가 자신을 사랑하고, 언제든지 필요하면 달려온다는 사실만 인식시켜주는 것입니다. 같은 일이 반복될 때마다 기다리는 시간을 5분씩 늘립니다.

사실 5분은 긴 시간으로 느껴질 수도 있는데, 이 5분 동안 부모는 아이가 어디가 불편해서 우는지를 찾아야 합니다. 낮 동안에 보챈다면 아이가 흥미 있어 하는 다른 것으로 관심을 돌리는 시도를 해보고, 그래도 울음을 안 그치면 안아서 등을 살살 두드려가며 진정시켜야 합니다.

잠이 푹 든 뒤에 잠자리에 눕히기

자다가 아이가 우는 원인으로는 배가 고프거나, 실내 온도가 맞지 않거나, 아프거나, 기저귀가 젖어서 불쾌해서일 수 있습니다. 이 외에도 단순히 잠에서 잠시 깨는 경우가 더 많은데, 이럴 때 안타까운 마음에 재빨리 달려가 아이를 안고 달랜다면 아이는 당분간은 안아주지 않으면 울음을 그치지 않게됩니다. 이른바 손을 타기 시작합니다. 부모가 그 정도 불편함을 감수할 자신이 있다면 바로 달래는 것도 아이 입장에서는 나쁘지 않습니다. 다만 한가지 원칙을 지킨다면 덜 피곤할 수 있습니다. 그것은 아이가 잠이 푹 든 다음에 잠자리에 내려놓는 것입니다.

사실 어느 정도 안아주다가 잠자리에 내려놓으면 아이가 다시 보채서 안아주기를 여러 번 반복하게 되는데, 이것은 아이가 아직 깊은 잠(논렘수면)으로 완전히 이행되지 않았을 때 아이를 내려놓기 때문입니다. 안고 있는 아이의 팔다리가 축 처지고, 살짝 팔다리를 들어 올렸을 때 발작적인 움직임이나 뒤척임이 없는 것을 확인하고 내려놓으면 아이가 다시 깨는 일이 줄어들 것입니다.

: 밤낮이 바뀐 아이들은 이렇게 도와주세요

아이들은 생후 2주부터 밤낮을 구분하는 능력이 생깁니다. 생후 6~8주부터는 밤잠이 길어지고, 생후 3~6개월부터는 밤잠 시간과 낮잠 시간을 규칙적으로 맞출 수 있습니다. 그러나 일부 아이들은 밤낮을 구분하는 데 혼란을 느껴서 밤에 자는 시간이 줄어들고 낮잠으로 보충하는, 즉 밤낮이 바뀌는 현상이 나타납니다. 흔히 부모가 자주 밤에 깨어 있거나 일찍 출근하면 의도치 않게 아이의 수면을 방해해 밤낮이 바뀌는 일이 많이 생깁니다.

적절하게 낮잠 시간 줄이기

아이가 낮잠을 너무 많이 잔다면 낮잠 시간을 조절해주어야 합니다. 생후 3~6개월 아이들의 낮잠 시간은 총 5~6시간이 적당합니다. 낮잠을 줄일 때는 렘수면이 더 많아서 뇌가 휴식을 취할 수 있는 오전 낮잠 시간보다는 밤잠에 가까운 오후 낮잠 시간을 줄이는 것이 더 유리합니다.

그러나 대부분의 아이들은 낮에 충분히 자면 밤에도 잘 자고, 낮에 충분히 못 자면 밤에 피곤해서 잠을 자기 어렵습니다. 따라서 지나치게 낮잠을 줄이는 것보다 밤에 푹 재우고, 스스로 잠이 들게 도와주고, 밤낮을 구분하게끔 시도하는 것이 더 효과적입니다.

'밤은 자는 시간'이라는 암시 주기

신생아 초기의 수면 패턴은 임신 후반기 엄마의 수면 패턴과 유사합니다. 그리고 태아 적에 엄마가 밤에 주로 깨어 있었다면 낮에 깨어 있는 것으로 수면 패턴이 바뀌기까지 7~8주 이상 걸립니다. 그래서 임신 기간에 산모가 밤에 일찍 잠자리에 드는 것이 중요합니다.

아이는 엄마의 자궁 안에서 항상 같은 밝기로 밤낮의 구분 없이 지냈기 때문에 세상에 나온 뒤로는 활동을 하는 낮 시간과 잠을 자며 재충전을 하는 밤 시간이 있다는 것을 아이에게 암시해줄 필요가 있습니다. 특히 생후 2주 이후부터는 밤낮을 구분할 수 있으니 아이가 밤에 보채면서 부모를 찾을 때는 최소한의 자극만 주면서 달래고, 기저귀를 갈아줘야 하거나 수유를 할 때도 필요한 동작만 하는 것이 좋습니다. 다만 아이가 아파 보인다면 자세히 살펴보아야 합니다.

아이들은 엄마, 아빠와의 눈 맞춤을 통해서 낮을 인식하기도 합니다. 따라서 아이가 아무리 사랑스러워도 밤에는 부드러운 목소리로만 아이를 달래서 아이 스스로 잠들게 해주어야 합니다. 조명은 어둡게 하고 조용조용 아이를 달랩니다. 이때 아이를 침대 밖으로 안고 나오지 말아야 하며, 수유한 지 얼마 되지 않았다면 추가 수유는 하지 않는 것이 좋습니다.

낮에 활동을 해서 아이를 약간 피곤하게 만들면 밤낮을 구분하는 데 도움이 될 수 있습니다. 조명을 밝게 하고 전화기, TV, 세탁기 소리는 줄이지 않습니다. 만약 낮에 수유하는 도중에 아이가 잠들려고 하면 깨우는 것도 도움이 됩니다.

Part 1

아이 잘 키우기

아이 잘 먹이기

아이 잘 재우기

아이 예방접종

아이 치아 공부

{ 우는 아이를 가만두는 페버 요법 }

아이가 울면 안아서 달래는 부모들이 많습니다. 그런데 육아 전문가들은 좀 다른 방법을 제시합니다. 즉 아이가 울어도 5분 동안은 안아주지 말고 등을 토닥토닥 두드리거나 부드러운 말투로 달래보라고 합니다. 울음을 그쳤다가 다시 또 울면 10분을 기다립니다. 그렇게 첫날은 최대 15분까지 기다립니다. 이렇게 5일 정도만 실천하면 아이가 밤에 깼다가 스스로 잠들게 된다고 합니다.

이 방법은 보스턴아동병원 소아수면연구소의 리처드 페버 박사(Richard Feber, MD)가 제안해 많은 지지를 받고 있지만 아이가 아프거나, 집이 아닌 환경에서 잠이 들 때는 피하고, 생후 5~6개월 이후의 아이들부터 시행해볼 것을 권장합니다.

페버 요법의 원칙

- 아이가 졸려 할 때 침대에 눕히고, 수면 루틴이 끝나면 부모는 방을 떠난다.
- 아이가 울면 1~5분 정도 후에 들어가서 간단히 상태만 확인한다.
- 방에 다시 들어갈 때는 진정시키려는 시도만 간단히 한다. 아이를 안아주면 안 되고, 2~3분 이내에 방에서 나온다. 아이에게 부모의 얼굴을 보여줌으로써 근처에 부모가 있다는 것만 알려주는 것이다.
- 아이가 다시 울면 아이 방에 들어가기 전에 기다리는 시간을 점점 늘려간다. 처음에 3분 기다렸다면 두 번째는 5분, 그다음에는 10분을 기다린다.
- 다음 날에는 5분을 기다린다. 그다음은 10분, 12분 순서로 기다리는 시간을 늘려간다.

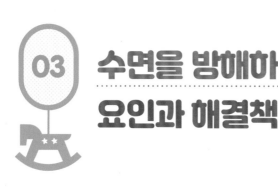

03 수면을 방해하는 요인과 해결책

Part 1

아이 잘 키우기

아이 잘 먹이기

아이 잘 재우기

아이 예방접종

아이 치아 공부

: 아이가 보채면서 깨는 데는 이유가 있어요

몸을 불편하게 만드는 뭔가가 있으면 아이들은 보채거나 자지러지게 울면서 깹니다. 아이를 불편하게 만드는 요인으로는 생후 6개월이 안 된 아이라면 영아 산통, 배고픔, 기저귀로 인한 불쾌감이 대표적이고, 생후 6~24개월의 아이라면 너무 덥거나 추운 실내 온도, 시끄러운 소음처럼 수면 환경을 방해하는 과도한 자극이 원인입니다. 이 외에 아프거나 악몽을 꿨을 때도 아이들은 자지러지게 울면서 깹니다.

반면 오래 못 자고 살짝 보채면서 밤중에 깨는 경우가 있습니다. 그 원인은 생후 6개월 이전의 아이라면 아직 수면 패턴이 확립되지 못해서 생기는 정상적인 현상으로 볼 수 있고, 생후 6~24개월 정도의 아이는 잠자리가 바뀌거나 낮잠을 너무 많이 자서 나타나는 현상일 수 있습니다. 생후 8~9개월 아이라면 분리불안이 원인일 수 있습니다.

⋮ 몸이 불편하면 깰 수 있어요

배가 고플 때

아이가 급격히 성장하는 시기이거나 낮 동안 수유를 충분히 하지 못하면 밤중에 배가 고파서 깨는 일이 많습니다. 이런 경우에는 대개 밤중에 불규칙하게 깨고, 수유를 하면 허겁지겁 먹고 잠이 듭니다. 지금 우리 아이가 그렇다면 생후 개월 수에 맞게끔 수유를 하고 있는지, 이유식 양은 충분한지 다시 확인해보고 자기 전과 낮 동안에 더 충분히 먹이는 것이 좋습니다.

생후 2~3개월이 안 된 아이들은 위에서 소화시킬 수 있는 양이 작아서 빨리 배가 고플 수밖에 없습니다. 생후 1개월 이전이라면 3~4시간, 생후 3~4개월이라면 6~7시간 동안 먹지 않고 견디기는 상당히 어려운 일이니 신생아는 자기 전에 충분히 먹이고 밤중에 깨워서 수유를 해야 합니다. 밤중 수유는 생후 3개월 이전에는 2회 정도, 생후 3~6개월에는 1회 정도가 적당합니다. 하지만 그보다 많이 밤중 수유를 하면 습관이 돼서 배가 고프지 않아도 단지 먹기 위해 깰 수도 있고, 낮에 수유 양이 충분히 늘지 않을 수 있으니 주의해야 합니다.

기저귀가 젖어 있을 때

아이가 낮에 수분을 많이 섭취했다면 밤에 소변 양이 늘어 축축한 기저귀 때문에 잠에서 깨기도 합니다. 이 경우에는 조용히 기저귀를 갈아주고 다시 눕힙니다. 방 안의 불을 환하게 켜거나, 살짝 깬 아이와 눈을 맞추는 등의 행동은 다시 잠들 수 있는 아이의 수면을 방해할 수 있으니 기저귀만 조용히 갈아주고 다시 재웁니다.

코가 막히거나 중이염이 있을 때

아이가 콧물, 기침 등의 상기도 감염 증상을 보인다면 코가 막혀서 깨는 경우가 흔하고, 상기도 감염 증상의 기간이 길어지거나 과거 중이염을 자주 앓았던 아이라면 중이염 때문에 귀가 불편해서 깨기도 합니다. 생후 4~6개월 이후에는 치아가 나면서 느껴지는 불편함 때문에 잠에서 깨기도 합니다. 이 경우에는 소아과에서 진찰을 받고 적절한 처방을 받는 것이 도움이 됩니다.

⁝ 수면 환경이 불편해도 깰 수 있어요

주변이 시끄럽거나 더울 때

아이가 자는 환경이 시끄럽거나 지나치게 더워도 수면을 방해할 수 있습니다. 특히 아이들은 렘수면이 긴 편인데, 렘수면 단계에서는 체온 조절 능력이 떨어져서 땀을 더 많이 흘리고 온도 변화에 민감해집니다. 그리고 논렘수면 단계에서는 주위 자극에 더 민감해지므로 아이가 자는 방 근처에서는 TV 소리나 전화기 소리를 줄이는 것이 좋습니다.

아이 방의 온도는 어른이 반소매 티셔츠를 입고 춥지 않을 정도인 20~25℃를 유지하는 것이 좋습니다. 첫돌이 지난 아이의 방이라면 밤에 미등 정도는 켜두어야 아이가 밤중에 잠깐씩 깨더라도 안심하고 다시 잘 수 있습니다.

Part 1

아이 잘 키우기

아이 잘 먹이기

아이 잘 재우기

아이 예방접종

아이 치아 공부

자는 장소가 바뀌었을 때

최근에 이사를 했거나, 여행하며 집이 아닌 곳에서 잠을 자면 수면 환경이 변해서 아이가 잠들기 어려워하고 밤중에도 쉽게 깹니다. 이런 일을 대비해서 집에서 늘 곁에 두는 인형을 가져오거나 늘 읽던 책을 자기 전에 읽어주고, 집에서 자는 시간과 같은 시간에 잠을 재우는 것이 좋습니다.

낮 동안에 피곤이 쌓였을 때

낮잠을 충분히 못 잤거나 낮 동안 피곤하게 활동을 해도 아이가 밤에 잠을 잘 못 잡니다. 어른들은 피곤하면 밤에 쉽게 잠들지만 아이들은 오히려 보채고 잠을 설치는 경우가 많습니다. 특히 첫돌 이전에는 낮잠을 충분히 잔 아이가 밤잠도 잘 잔다고 합니다. 그래서 낮잠을 너무 많이 자서 밤잠이 줄어드는 경우가 아니라면, 밤에 잘 재우기 위해서 낮잠을 줄여서는 안 됩니다. 또한 자기 전이나 오후에 아이를 데리고 외출하면 아이가 지나치게 피곤해질 수 있어서 자제하는 것이 좋습니다.

분리불안이 있을 때

잘 자던 아이가 생후 8~9개월이 지나면서 갑자기 자는 것을 거부한다면 분리불안을 의심할 수 있습니다. 첫돌 이후의 아이가 잠자는 것 자체를 거부하는 것도 잠자는 것을 부모와 헤어지는 것으로 오해하고 두려워하는 분리불안 증상으로 볼 수 있습니다. 잠이 들면 내일 다시 엄마를 볼 수 있다는 사실을 인지하지 못하기 때문에 불안감이 생겨서 잠드는 것을 거부하거나, 밤에 수시로 깨서 확인하는 것입니다. 이 경우에는 아이가 푹 잠들 때까지 곁에서 지켜주거나, 아이 옆에서 당분간 같이 자는 것이 도움이 됩니다.

이 외에 동생이 생기거나, 이사를 하거나, 부모가 이혼을 하거나, 가까운 사람의 죽음을 경험했다면 이것이 원인이 되어 잠자는 것을 이별의 시작으로 이해하는 경우도 있습니다. 특히 만 3세 이전에는 내일이라는 개념이 없기 때문에 자는 것을 더 두려워할 수 있습니다. 우리 아이가 그렇다면 낮에도 불안감을 못 느끼게 잘 달래고 다독여주어야 합니다. 자는 동안에는 부모가 항상 옆에 있고, 필요하면 항상 달려온다는 믿음을 줌으로써 안심하게 해주어야 합니다. 첫돌이 지난 아이라면 부모 이외에 아이를 안심시킬 수 있는 대체물을 만들어주는 것이 도움이 될 수 있습니다. 곁에 두고 싶은 인형이나 장난감, 입고 싶은 잠옷을 아이가 직접 고르게 합니다. 첫돌 이전의 아이라면 공갈젖꼭지를 물리는 것도 좋습니다. 가능한 같은 것을 2개 이상 준비해서 번갈아 쓰거나, 집이 아닌 다른 곳에서 잘 때는 가지고 다니면 도움을 받을 수 있습니다.

특정 사건으로 인한 스트레스가 남아 있을 때

규칙적으로 잘 자던 아이가 특정 사건 이후로 잠을 잘 못 잔다면 그 원인을 찾아서 해결해주어야 합니다. 그러나 당장 원인을 찾아서 해결하기 어려운 경우라면 원인과 상관없이 늘 하던 대로 합니다. 취침 시간을 규칙적으로 지키고, 낮에는 수유 시간, 노는 시간 등도 원래대로 하게 해줍니다. 수면 의식도 유지합니다. 아이가 스트레스를 받고 있어서 측은하다는 이유로 평소보다 과도하게 안아주거나 수유를 더 자주 하면 규칙적인 수면 패턴이 무너져서 제대로 잠을 이루지 못하는 기간이 더 길어질 수 있습니다.

Part 1

아이 잘 키우기

아이 잘 먹이기

아이 잘 재우기

아이 예방접종

아이 치아 공부

: 아이가 잠자기를 거부한다면 그 마음을 들여다보세요

유아기의 아이들이 갑자기 잠자기를 거부하면 부모는 순간순간 아이가 원하는 것을 해주거나 반대로 혼을 내는데, 이런 방법은 좋지 않습니다. 우선 아이가 잠자기 어려워하는 이유가 무엇인지 찾아봐야 합니다. 만약 아이가 말하지 않으려고 하면 아이가 좋아하는 장난감이나 게임을 같이 하면서 슬쩍 물어보거나, 가능한 원인들을 장난감이나 색깔에 비유해서 물어봅니다.

이 시기의 아이들은 어둠이 무서워서, 게임이나 만화에서 본 무서운 괴물이 집에 숨어 있을 것 같아서, 새로 태어난 동생이 미워서, 단지 부모와 같이 자고 싶어서 잠을 못 이룹니다. 원인에 따라 적절히 대처해야만 아이들의 행복한 수면을 도울 수 있습니다.

만약 아이가 새로 태어난 동생을 질투하는 것이 원인이라면 낮에 동생에게만 신경 쓰는 부모를 보면서 밤만큼은 자기를 신경 써주기를 바라는 마음에서 밤마다 부모를 괴롭힐 수 있습니다. 이때는 따뜻하게 격려를 해주고, 동생은 질투하는 대상이 아니라 서로 아껴야 하는 대상임을 알려주어야 합니다. 또한 아이가 예상하지 못한 상황에서 기뻐할 만큼 관심을 보여주거나, 아이만을 위한 시간을 따로 가지는 것도 좋습니다.

밤을 무서워하는 아이라면 손전등을 준비해주고, 괴물을 두려워하는 아이라면 괴물을 물리칠 수 있다고 믿게 만듭니다. 괴물을 물리칠 장난감 무기를 아이의 침대 곁에 두는 것도 좋습니다.

단순히 부모와 같이 잠자기를 원하는 아이라면 며칠 동안은 부모의 침대에서 같이 자고, 그다음에는 바닥에서 좋아하는 인형과 자게 하고, 그다음에는 자기 방에서 자게 하는 식으로 차근차근 실행합니다. 이와 함께 아이가 잠들기까지 옆에서 책을 읽어주는 것도 좋습니다. 부모의 목소리가 담긴 테이프를 틀어주고, 아이에게 작동 방법을 가르쳐줄 수도 있습니다.

Part 1

아이 잘 키우기

아이 잘 먹이기

아이 잘 재우기

아이 예방접종

아이 치아 공부

04 수면과 관련된 다양한 습관 및 문제

: 머리 모양을 만들기 위해 엎어서 재워도 될까요?

예부터 우리 부모들은 머리 모양을 예쁘게 만들어주려고 아이의 자는 자세를 이리저리 바꿔주었습니다. 생후 5~6개월이 지나고 목을 잘 가누며 평평한 바닥에서 자는 아이라면 아이를 엎드려서 재우는 것은 큰 문제가 없습니다. 하지만 목을 제대로 가누지 못하는 생후 3~4개월 이전의 아이나 선천적으로 장애가 있는 아이라면 예상치 못한 문제를 일으킬 수 있습니다.

신생아 돌연사증후군

생후 3~4개월 이후의 아이들은 부드러운 담요나 베게에 머리를 대고 엎드려 자는 것 자체로 위험할 수 있습니다. 그 이유는 엎드리는 순간 턱에 압력이 가해져서 기도가 좁아지고, 그 영향으로 숨 쉬기가 불편해지기 때문입니다. 특히 푹신한 베개나 이불은 아이를 질식시킬 수도 있습니다. 게다가 엎드린 상태에서는 숨을 내쉴 때 나오는 이산화탄소를 아이가 다시 마시게 되는데, 어린 영아들은 체내 이산화탄소 농도가 높아져서 산소 공급이 안 되어 더 위험해질 수 있습니다. 고개를 돌리려고 해도 목의 근육이 발달하지 않아서 산소를 마시려는 시도조차 하지 못합니다.

이런 일련의 사건들로 평소 건강하던 아이가 아침에 사망한 채 발견되는 것을 '신생아 돌연사증후군'이라고 합니다. 이를 막기 위해 미국에서는 1992년부터 엎어서 키우지 말자는 운동을 전개했는데, 그 결과 신생아 돌연사의 발생률이 43%나 감소했습니다. 그 영향으로 뒷머리가 둥글지 않고 평평한 아이들이 더 증가했다지만, 머리 모양이 아이들의 생명보다 중요하다고 생각하는 부모는 없겠죠?

그래도 아이의 머리 모양을 위해서 자는 자세를 바꿔주고 싶다면 낮에 조심스럽게 시도해봅니다. 아이가 목을 가눌 수 있는 시기가 되면 자는 자세 때문에 위험해지는 일은 많지 않습니다.

아이의 머리 모양 만들기는 생후 4~6개월부터

신생아 돌연사증후군이 아이가 엎드려 자는 것과 큰 연관이 있는 것으로 알려지면서 생후 3~4개월이 안 된 신생아들은 눕혀서 재우는 것이 원칙이 되었습니다. 그러자 뒤통수가 평평해지고, 한쪽 방향으로만 누워 자서 머리 모양이 비대칭적으로 보이는 일이 많아졌습니다.

그러나 크게 걱정하지 않아도 됩니다. 첫돌 이전 아이들의 뼈는 무르고, 머리뼈를 이루는 뼈들은 아직 융합되지 않아서 눕는 자세만 바꿔주어도 아이의 머리 모양은 대칭적으로 돌아올 수 있습니다. 잘 때마다 아이가 눕는 방향을 바꿔주거나 한쪽 면에 베개를 대주고, 깨어 있을 때는 자주 엎드려 놓아서 머리 한쪽이 눌리지 않게 하는 방법이 도움이 됩니다. 또한 방 안에서 아이가 흥미 있어 하는 사물(창문으로 들어오는 빛, 액자, 거울 등)의 위치

Part 1

아이 잘 키우기

아이 잘 먹이기

아이 잘 재우기

아이 예방접종

아이 치아 관리

에 따라 아이의 시선이 고정될 수 있는데, 아이 침대의 방향을 바꾸어놓으면 아이가 쳐다보는 위치도 바뀌기 때문에 머리 모양을 교정하는 데 도움이 됩니다.

간혹 사경증이 있으면 한쪽으로만 쳐다봐서 머리 모양이 비대칭이 되기도 하니 평소에 아이의 고개가 기울어져 보인다면 병원 진료를 받아야 합니다. 사경증으로 진단된다면 물리치료를 받아야 할 수도 있습니다. 드물게는 머리뼈가 미리 융합되어 있는 '두개골 조기융합'이 있어도 머리 모양이 비대칭일 수 있습니다. 만약 아이의 머리 모양이 고르지 않은데 머리 둘레도 자라지 않는다면 병원에서 정밀검사를 받아야 합니다.

머리 모양을 바꾸는 노력은 늦어도 생후 4~6개월에는 시작해야 효과적이며, 생후 10개월 이후에는 큰 효과가 없습니다. 그러나 머리 모양이 예쁘지 않다고 두뇌 성장에 문제가 생기는 경우는 없으니 지금 아이의 머리 모양이 고르지 않다고 낙담하지 않으셔도 됩니다.

신생아 돌연사 증후군을 예방하는 부모의 노력

임신 중에는 흡연 및 음주를 자제합니다. 특히 임신 중에 흡연을 하면 출산한 아이의 신생아 돌연사의 비율이 높고, 간접흡연에 아이를 노출시켜도 돌연사의 비율이 높다는 것은 여러 논문을 통해 이미 밝혀졌습니다. 정기적으로 산전 진찰을 합니다.

출산 후에는 가급적 모유를 먹이고, 정기적으로 아이를 데리고 소아과를 찾아 검진을 받습니다. 공갈젖꼭지를 사용하면 신생아 돌연사 예방에 도움이 됩니다. 아이가 거부하면 억지로 물릴 필요는 없습니다. 그리고 아이가 잠들면서 물고 있던 공갈젖꼭지가 자연스럽게 빠지더라도 다시 물리지 않아도 됩니다. 단, 모유 수유하는 아이들은 모유 수유에 잘 적응하기까지 공갈젖꼭지를 물리지 않는 것이 좋습니다.

자는 동안 아이의 얼굴이 파묻힐 수 있는 부드러운 베개나 이불, 장난감, 매트리스 등은 사용하지 말고 비교적 단단한 매트리스에 아이를 눕힙니다. 방 안 온도는 어른이 반소매 티셔츠를 입고 편안함을 느낄 정도가 적당합니다. 이불은 아이의 어깨까지 덮어줍니다. 너무 따뜻하면 아이가 깊게 잠들어서 호흡이 곤란한 상황이 닥쳐도 쉽게 깨지 않을 수 있습니다.

아이와 함께 자기

미국소아과학회에서는 신생아와 부모가 같은 방을 쓰도록 적극 권장하지만 같은 침대에서 자는 것은 피하도록 권고하고 있습니다.

아이와 함께 자는 것은 여러 가지 장단점이 있습니다. 우선, 밤중에 모유 수유를 간편하게 할 수 있고, 밤중에 아이가 깨서 보챌 때 달래주기도 편합니다. 아이가 편안하게 잠이 들 수 있게 도와주는 효과도 있습니다. 물론 아이와 함께 자면 부모의 수면 시간이 줄어들 수는 있습니다. 특히 낮에 아이와 떨어져 있었던 부모들은 밤에 같은 공간에서 잠으로써 낮 동안 잃어버렸던 아이와의 유대관계를 더욱 돈독하게 만들 수 있습니다.

그러나 부모와 같은 침대에서 자는 것은 피해야 할 것 같습니다. 미국소비자보호협회에서는 부모가 아이와 같은 침대에서 자면 질식사나 압박사의 위험이 있다고 경고하고 있습니다. 통계에 의하면 1990년 1월부터 1997년 12월 사이에 미국에서 발생한 최소한 515건의 영아 사망 사건이 어른 침대에서 아이가 같이 자는 것과 연관이 있었습니다. 이 515명 중 121명은 어른의 몸에 아이가 깔려 죽었고, 394명은 아이의 머리에 어떤 압박이 가해져서 죽었습니다. 이런 일은 3개월 이하의 영아들과 연관이 큽니다. 우리나라에서도 뉴스를 통해 비슷한 사건이 가끔 보도되는 것을 보면 비단 미국만의 일은 아닌 것 같습니다.

　　하지만 저는 아이와 부모가 같이 자는 것에 찬성합니다. 부모가 너무 피곤하거나 술에 취한 경우가 아니라면 자기 옆에 아이가 누워 있다는 사실을 알기 때문에 부모의 몸에 의해서 아이가 위험해지는 일은 드물다고 봅니다. 하지만 만의 하나라도 가능성은 있으니 조심하는 편이 안전합니다.

베개는 가급적 첫돌 이후에 사용하기

베개를 사용하는 것은 질식사의 위험을 일으킬 수 있기 때문에 만 2세 이전에 사용하는 것을 금하고 있습니다. 일부 전문가들은 머리 모양을 예쁘게 만들어주고(머리의 압력을 골고루 분산시켜주므로), 감기 증상이 있을 때 호흡하기 편하게 해주며(머리를 약간 높여주기 때문에), 위식도 역류 증상을 경감시켜준다는 나름의 의학적인 효용성을 주장하지만 베개의 사용만으로 이런 극적인 효과를 기대하기는 어렵습니다. 더욱이 이는 돌연사의 위험을 감내할 만큼 대단한 장점이 아니기 때문에 적어도 첫돌 이전에는 베개를 사용하지 않는 것이 좋습니다.

　　첫돌 이후에 베개를 사용할 때는 질식사의 위험성을 고려해서 신중하게 선택합니다. 아이의 머리 크기에 적당한 크기이면서 단단한 재질로 만들어진 것이 좋습니다. 베개 커버는 면이나 실크가 적당합니다. 면과 실크 이외의 재료로 만들어진 것, 아이에게 지나치게 큰 것, 여러 가지 장식이나 구슬 혹은 줄이 달린 것, 지나치게 부드러운 것, 깃털이 포함된 것은 질식사의 위험과 알레르기 유발 가능성이 있으니 피합니다.

아이 잘 키우기

아이 잘 먹이기

아이 잘 재우기

아이 예방접종

아이 치아 공부

아이가 자꾸만 늦게 자려고 해요

아이가 늦게 자려고 하는 이유는 대개 부모와 더 놀고 싶기 때문입니다. 간혹 늦게 퇴근한 부모가 아이와 더 놀고 싶어서 깨우는 경우도 있고, 같이 자던 부모가 일어나는 인기척에 아이가 깨기도 합니다. 늦게 자더라도 아침에는 늦게 깨서 수면 시간이 충분하고 수면 환경도 양호하다면 크게 문제 될 것은 없습니다. 일부 부모들이 걱정하는 것처럼 성장호르몬이 특정 시간에만 분비되는 것이 아니라 깊은 잠 단계에 잘 분비되므로, 늦게 자더라도 아침까지 푹 잔다면 괜찮습니다.

그러나 대개 늦게 자려는 아이들은 사소한 자극에도 아침에 일찍 깨거나, 수면 중에 더 쉽게 깨는 경향이 있습니다. 수면이 부족한 아이들은 낮에 학습 능력이 떨어지고, 자주 보채고 사소한 일에도 짜증을 냅니다. 더욱이 수면 중에는 깨어 있을 때 배운 것을 재정비하거나 몸과 두뇌가 쉴 시간이 필요한데, 수면 시간이 부족하면 이런 기능이 떨어질 수밖에 없습니다.

그러니 아이가 너무 늦은 시간에 자려고 하면 규칙적으로 아이를 재우기 위해 노력하고 수면 의식을 재정비해야 합니다. 늦게 퇴근하는 부모들은 아이를 깨워서 노는 일은 자제하고, 아침에 일찍 일어나야 한다면 아이와 다른 방에서 자는 것이 좋습니다. 아침 햇빛에 아이가 깨는 것을 막기 위해서 방에 커튼을 쳐두는 것도 도움이 될 수 있습니다.

자면서 이상 행동을 해요

야경증, 악몽, 몽유병과 같은 수면 중의 이상 증상은 주로 유아기에 나타납니다. 첫돌 이전의 아이라면 이상 증상보다는 자면서 많이 움직이는 경향이 있는데, 자면서 움직임이 많은 것이 문제가 되는 일은 거의 없습니다.

자꾸 몸을 뒤척이는 경우

정상적인 수면 주기 중에서 렘수면 단계에서는 외부 자극에 민감해지고, 각 수면 주기가 끝날 무렵에는 살짝 깨는 경우가 많습니다. 대개 5~7회 정도 밤중에 깨는데, 이때 스스로 진정하고 잘 수 있는 아이들은 쉽게 잠이 듭니다. 하지만 그렇지 못한 아이들은 외부 자극에 민감하게 반응하거나, 스스로 자신을 진정시키기 위해 몸을 뒤척이는 경우가 많습니다.

어른들은 꿈을 꾸는 렘수면 단계에서는 꿈의 내용에 의해서 몸이 과도하게 움직이는 것을 막기 위해 근육이 마비되는 경우가 있는데, 아이들은 이런 경우에도 근육의 마비 정도가 약해서 꿈의 내용에 따라 몸을 자주 움직입니다. 더욱이 아이가 어릴수록 렘수면의 비율이 높아서 더 자주 움직인다고 할 수 있습니다. 이런 현상은 지극히 정상적이며, 수면이 발달하는 과정입니다. 아이가 움직이면서 다치지 않도록 조심한다면 문제가 생길 일은 없습니다.

이 외에 아이들이 잠들 무렵 머리를 흔들거나 몸을 흔드는 행동은 '율동성 운동 장애'로 불립니다. 첫돌 이전에 흔히 나타나며, 아이가 졸릴 때부터 시작해서 1단계 수면 시까지 이어질 수 있습니다. 1~2분 내에 멈추는 증상이라면 4세 이후에 자연스럽게 사라지지만, 5분 이상 지속되거나 자주 나타난다면 간질과 구분하기 위해서 병원에서 진료를 받아야 합니다.

자다가 울거나 경기하는 경우: 야경증

유아기, 소아기 아이들을 밤에 깨우는 증상이 바로 야경증과 악몽입니다. 둘

Part 1

아이 잘 키우기

아이 잘 먹이기

아이 잘 재우기

아이 예방접종

아이 치아 공부

다 병적인 증상은 아니어서 질환이라고 할 수는 없지만, 어떤 부모들은 아주 심각하게 받아들입니다.

야경증은 유아기 아이들의 증상입니다. 수면 초기에 갑자기 소리를 지르면서 잠에서 깨는데, 악몽과는 달리 아침에 일어나면 자기가 소리를 지른 사실조차 기억하지 못합니다. 이것은 꿈을 꾸는 렘수면 단계가 아닌 수면 초기의 논렘수면 단계에 일어나는 현상이기 때문입니다. 유아기 아이들에서 적게는 2~3%, 많게는 15%까지 나타난다고 보고되고 있습니다.

단순한 야경증 증상이라면 걱정하지 않아도 됩니다. 그러나 소리를 지르는 것 말고도 이상한 발작적인 행동을 같이 보이면서 의식이 없는 것 같고 눈을 뒤집어 보니 한쪽 방향으로 몰려 있다면 이것은 '경기'일 가능성이 있으니 소아과 의사와 상담해야 합니다. 만약 이런 행동이 멈추지 않고 몇 분 이상 지속된다면 응급실을 찾아야 하지만, 아이가 잠시 소리를 지르다가 다시 잠이 든다면 굳이 아이를 깨울 필요도 응급실에 갈 필요도 없습니다.

이런 일을 예방하려면 낮 동안 아이가 너무 피곤하지 않게 도와주어야 합니다. 무서운 내용의 비디오를 보는 것도 피합니다. 만약 비슷한 일이 자주 있다면 의사의 진찰과 함께 처방을 받아 약을 복용하면 야경증의 횟수는 줄어듭니다.

악몽을 꾸는 경우

악몽은 유아기보다는 초등학교 저학년 시기에 잘 일어납니다. 야경증과 달리 렘수면 단계에 일어나기 때문에 주로 새벽녘에 악몽을 많이 꾸고, 아침에 깨면 간밤에 일어났던 일을 생생하게 기억합니다. 주로 자신의 안전 또는 생존과 관련된 내용의 꿈을 반복적으로 꾸는데 유아기, 초등학교 저학년 아이들은 상상의 세계와 현실의 세계를 구분하지 못해서 무서운 내용의 프로그램을 볼 경우 악몽을 더 잘 꾼다고 하니 주의해야 합니다.

악몽을 예방하기 위해서는 되도록 일정한 시간에 잠을 재우고, 심한 경우 방에 불을 켜놓거나 문을 열어놓는 것도 도움이 됩니다. 또한 부모와 같이 자기보다는 형제와 한 방에서 재우는 것이 좋습니다. 따뜻한 물에 목욕을 하거나 간식을 먹는 것도 도움이 될 수 있습니다.

Part 1

아이 잘 키우기

아이 잘 먹이기

아이 잘 재우기

아이 예방접종

아이 치아 공부

✿ 언제부터 꿈을 꿀까? ✿

많은 부모는 아이가 악몽을 꾸고 꿈의 내용을 말하는 만 3~4세경부터 아이들이 꿈을 꾼다고 생각합니다. 그것은 아이가 꾼 꿈을 말로 표현할 수 있는 시기이기 때문입니다. 놀랍게도 많은 수면 관련 연구에 따르면 꿈을 꾸는 렘수면 단계가 신생아와 태아에게서도 발견되는 것으로 보아서 태아기부터 꿈을 꾼다고 볼 수 있습니다.

대개 임신 28주 이후부터 렘수면의 수면파가 보이기 시작하는데, 아마도 배 속에서 들을 수 있는 심장 소리와 음악 소리 등이 주를 이룬, 마치 무성 흑백 영화와 같은 꿈일 것으로 추측합니다. 특히 생후 1~2주의 꿈은 렘수면 동안 어른보다 뇌의 시각 부위가 더 활성화되는 것으로 보아 상당히 선명한 꿈의 형태를 보일 것으로 추측합니다. 일부 연구가들은 아이들이 생후 6주 이전에 잠을 자면서 많이 우는 것은 출생이라는 아주 힘겨운 경험을 한 뒤 생기는 악몽 때문이라고 주장합니다.

4장

아이 예방접종:
선택이 아니라 필수

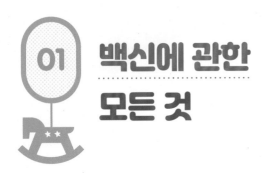

백신에 관한 모든 것

: 예방접종, 꼭 해야 하나요?

아이를 키우다 보면 예방접종을 꼭 해야 하는지 고민하게 됩니다. 저역시 제 아이들의 예방접종일이 가까워오면 예방접종에 대해 그동안 알고있던 지식에 오류가 있지는 않은지를 살피고자 나름대로 과학적인 근거들을훑어봅니다. 하지만 매번 예방접종은 하는 것이 낫다는 결론에 이릅니다.

가끔 진료실에서 자녀의 예방접종을 기피하는 부모들을 만납니다. 그부모들이 예방접종을 기피하는 이유는 백신의 효과에 대한 불신과 부작용에 대한 우려 때문입니다. 그래서 지금부터 백신의 효과와 부작용에 대해백신 회사와 의사의 눈으로 살펴보겠습니다.

비용 대비 효과가 검증되어야 백신을 개발

의심이 많거나 음모론을 믿는 분들은 일부 백신이 효과는 별로 없는데 제약회사의 돈벌이를 위해 만들어졌다고 생각합니다. 그러나 백신 회사의 입장에서 판단해보면, 위험성이 높거나 효과도 없는 백신에 많은 비용을 들여서 개발할 이유가 없습니다. 하나의 백신이 개발되기까지는 연구개발비에서 마케팅 비용까지 천문학적인 비용이 들어가는데, 그 많은 돈을 철저한 검증 없이 쓰지는 않습니다. 다시 말하면, 백신 회사는 많은 사람의 적극적인 수요가 있을 것으로 예상되는 질환이면서 백신 개발 비용이 적절한 수준일 때 개발에 뛰어듭니다.

이미 만들어진 백신은 지역별로 경제적인 효과를 고려해 접종을 권유합니다. 즉 백신으로서는 훌륭하지만 백신이 예방하는 질환의 발생률이 아주 적은 지역에서는 모든 아이에게 접종하라고 권유하기가 어렵습니다. 하지만 해당 질환이 아주 위험하다면 드물게 발생하는 질환이어도 접종이 필요할 수 있습니다. 최근 국내에도 도입된 수막구균 백신이 대표적입니다. 수막구균 백신은 그 효과와 안전성은 입증되었고, 수막구균에 감염되면 위험할 수 있어서 백신 접종의 필요성은 인정받고 있습니다. 하지만 우리나라에서는 상대적으로 드물게 발생하는 질환이어서 적극적으로 영유아 예방접종으로 추천하지는 않습니다.

백신 접종률이 높아질수록 질환 발생률은 감소

의사와 병원이 이익을 취하기 위해 백신 접종을 권장한다고 의심하는 분들도 있습니다. 그러나 경제적인 이득만 보자면 의사들은 백신이 없는 것이 더 나을 수 있습니다. 백신이 만들어지면서 해당 질환의 유행이 줄어든다면 당연히 병원에 오는 환자 수가 줄고 수입도 줄어들기 때문입니다. 예를 들어, 독감 백신으로 병원에서 벌어들이는 수입보다 백신이 없어 독감이 지금보다 더 유행해서 병원에 환자들이 넘쳐나면서 벌어들이는 수입이 훨씬 많을 것입니다. 그럼에도 불구하고 의사들이 백신을 권장하는 이유는 사회를 건강하게 만들고자 하는 공공 마인드가 발휘되기 때문입니다.

　　그러면 의사들은 백신의 효과를 얼마나 실감할까요? 제가 개원할 무렵에 '폐렴구균 백신'과 '로타바이러스 백신'이 출시됐는데, 그 전후를 떠올린다면 "그렇다"라고 자신 있게 말할 수 있습니다. 폐렴구균 백신이 나오기 전에는 폐렴구균에 감염되어 입원이 필요한 폐렴과 세균성 뇌수막염 환자가 종합병원에 많았습니다. 그러나 백신 접종률이 높아지면서 상당히 감소했습니다. 로타바이러스 백신은 그 차이가 더 확연합니다. 로타바이러스가 유행하는 시절이면 종합병원에 로타바이러스 장염으로 입원한 아이들이 인산인해를 이루었는데, 백신 접종률이 높아지면서는 그런 일은 드뭅니다. 일본뇌염 백신이 도입된 전후에도 비슷한 일이 있었다고 합니다. 일본뇌염 백신이 도입되기 전에는 소아과 병동에 일본뇌염 환자들이 끊이지 않았는데, 제가 대학병원에서 수련을 받을 시기에는 단 한 건도 보지 못했습니다. 일본뇌염이라는 질환이 우리나라에서 사라지지 않았는데도 말입니다.

　　간혹 일부 부모들이 자신의 자녀는 비싼 로타바이러스 백신을 접종하지 않고도 병에 걸리지 않았다고 자랑삼아 말하고, 어떤 한의사는 자녀들에게 접종을 하나도 하지 않았는데 건강하게 잘 크고 있다면서 백신을 접종하지 않아도 된다고 주장합니다. 그러나 이런 분들은 자녀에게 예방접종을 한 다른 부모들의 덕을 보고 있다는 사실을 미처 모르고 있습니다. 사회의 백신 접종률이 80~90% 이상이기 때문에 해당 질환이 유행하지 않았고, 그 덕분에 접종을 안 한 아이들이 감염되지 않은 것입니다.

：백신은 얼마나 효과가 있을까?

　　백신마다 다르지만, 현재 우리나라의 국가예방접종과 기타예방접종은

85~99% 정도 예방 효과가 있다고 알려져 있습니다. 백신으로 예방 가능한 질병에 감염되었을 때 환자가 받는 고통과 치료에 사용되게 될 비용과 시간을 고려한다면 아주 훌륭한 대비책입니다. 여기에서는 백신별 효과와 지속 기간에 대해서 간단히 알아봅니다.

BCG 백신

BCG 백신은 결핵을 예방하는 백신입니다. 하지만 결핵균의 감염을 막는 효과는 떨어지고, 결핵균의 증식을 억제해서 결핵에 의한 다양한 합병증을 예방하는 효과가 있습니다. 특히 영유아에서는 결핵에 의한 합병증의 위험이 높은데, 결핵수막염이나 속립결핵에 대해서는 70~80%, 폐결핵에서는 50% 정도의 예방 효과가 있습니다.

효과의 지속 기간에 대해서도 논란이 있습니다. 접종하고 10~20년 후까지 효과가 지속되지 않기 때문에 어릴 때 BCG 접종을 한 아이들이 자라서 중고등학생이 되었을 때 결핵이 집단 발병하는 것을 막지 못하는 것입니다. 즉 BCG 백신은 신생아와 영유아들을 위한 백신으로 이해해야 합니다.

B형간염(HepB) 백신

B형간염 백신은 효과가 좋은 대표적인 백신입니다. 아이들의 경우 1회 접종으로 16~40%, 2회 접종으로 80~95%, 3회 접종을 완료하면 98~100%에서 항체가 생깁니다. 따라서 엄마가 B형간염 보균자가 아니라면 굳이 항체 검사를 할 필요는 없습니다.

간혹 항체가 잘 생기지 않는 경우도 있는데, 이런 경우에는 3회 접종을 한 번 더 해봅니다. 그래도 생기지 않으면 그때는 접종을 더 하지는 않습니

Part 1

아이 잘 키우기

아이 잘 먹이기

아이 잘 재우기

아이 예방접종

아이 치아 공부

다. 면역 기억 능력이 있어서 항체 지속 기간이 평생 지속된다고 추정하고 있습니다.

디프테리아·파상풍·백일해(DTaP) 백신

DTaP 백신을 3회 기초접종을 하고 나면 디프테리아에 대해서는 95~97%, 파상풍에 대해서는 100%, 백일해에 대해서는 80~85% 정도의 예방 효과가 있습니다. 그러나 만 2세가 되기 전에 이미 방어할 수 있는 항체가 감소되기 때문에 생후 15~18개월에 1회 추가 접종을 하고, 만 4~6세 무렵에도 같은 이유로 추가 접종을 합니다. 이후에는 파상풍 항체 유지를 위해서 10년 주기로 추가 접종을 할 것을 추천합니다.

또한 백일해 항체 유지를 위해서 12세 이후에 1회는 백일해가 포함된 Tdap 접종을 추천합니다. 그 이유는 아이와 접촉하는 어른들이 기초접종을 완료하기 이전의 아이들에게 백일해를 전해줄 수 있기 때문입니다.

소아마비(IPV, 폴리오) 백신

3회 접종 후 거의 100%에 가까운 예방 효과를 내는 백신입니다. 4세 이후에 항체가 감소하기 때문에 4~6세에 1회 추가 접종을 합니다. 과거에는 좀 더 효과가 좋은 경구용 생백신으로 접종을 했으나, 생백신으로 인해 소아마비 증상이 생기는 부작용의 가능성이 있어서 현재는 주사용으로 바뀌었습니다. 최근에는 DTaP 백신과의 혼합 백신(DTaP-IPV)이 있어서 접종 횟수를 줄이기도 합니다.

히브(Hib, B형 헤모필루스 인플루엔자) 백신

히브균에 의한 감염을 예방하는 백신으로, 과거에는 히브균에 의한 뇌수막염을 예방하는 효과 때문에 뇌수막염 백신으로 알려졌습니다. 3회 기초접종으로 93~100%의 예방 효과가 있다는 연구 결과가 있으며, 장기적으로 항체를 지속하기 위해서 생후 12~15개월에 1회 추가 접종을 합니다.

폐렴구균(PCV) 백신

폐렴구균에 의한 폐렴, 중이염, 뇌수막염을 예방하는 백신으로, 10가지 균에 대한 방어력이 있는 10가 백신과, 13가지 균에 대한 방어력이 있는 13가 백신이 있습니다. 백신에 포함된 종류의 폐렴구균의 감염에 대해서는 90% 이상의 예방 효과가 있다고 인정받고 있습니다.

로타바이러스(RV) 백신

로타바이러스에 의한 위장관염을 예방하는 백신입니다. 3회 접종하는 5가 백신 '로타텍', 2회 접종하는 1가 백신 '로타릭스'가 있는데, 효과나 부작용 면에서는 큰 차이가 없습니다. 연구에 따라 결과가 다양하지만, 대개 85~100% 정도의 예방 효과가 있습니다. 로타바이러스 장염이 영유아기에만 주로 생기기 때문에 영유아기 이후에 추가 접종은 하지 않습니다.

홍역·유행성이하선염·풍진(MMR) 백신

홍역과 유행성이하선염(볼거리)은 기본접종에 포함되어 있지만, 유아와 소아에서 드물지 않게 유행하는 질환입니다. 풍진은 임신 시 감염되면 기형아 발생의 위험이 있는 질환으로 알려져 있습니다. 다행히 이 질환들을 예방하는 백신인 MMR 백신의 효과는 뛰어납니다. 홍역에 대해서는 1회 접종으로 95~98%의 예방 효과를 볼 수 있고, 2회 접종으로는 99% 예방 효과를 나타내며 평생 항체가 지속된다고 추정합니다. 유행성이하선염에 대해서는 1회 접종으로는 66%, 2회 접종으로는 88%로 다소 낮은 편이지만 12년 이상 항체가 지속된다는 연구 결과가 있습니다. 풍진에 대해서도 95%의 예방 효과를 나타내고, 15년 이후에도 90% 이상 항체가 유지된다고 합니다.

수두(Var) 백신

수두는 심한 가려움증을 동반하는 수포성 발진과 열이 있는 질환으로 전염력이 강합니다. 기본접종에도 불구하고 주변에서 드물지 않게 발견됩니다. 1회 접종으로 76~90%의 예방 효과가 있다고는 하지만 실제로 효과가 더 낮은 것은 아닌지 의심이 드는 백신입니다. 다행히 만 4~6세경이나 주변에 수두 환자가 있을 때 한 번 더 접종하면 거의 100%에 가까운 효과를 볼 수 있습니다.

일본뇌염(IJEV, LJEV) 백신

일본뇌염은 예방접종이 도입된 후에 유병률이 상당히 줄어든 대표적인 질환입니다. 기초접종만으로도 95% 이상의 예방 효과를 볼 수 있습니다. 생백신(IJEV, 약독화 생백신)과 사백신(IJEV, 불활성화 백신)은 효과나 부작용 면에서 큰 차이가 없고, 접종 횟수의 차이는 있습니다(생백신 2회, 사백신 5회). 최근에는 사백신의 경우, 좀 더 안전한 베로세포 유래 백신(과거 쥐 뇌조직 백신에 비해서 부작용의 가능성이 줄어듦)이 출시되어 무료 접종이 가능합니다. 생백신 중에서도 베로세포에서 유래된 키메라 바이러스 생백신인 이모젭으로 유료 접종이 가능합니다.

A형간염(HepA) 백신

1차 접종만으로도 항체가 95% 이상 생기지만, 장기간 항체를 유지하기 위해서는 1회의 추가 접종이 필요합니다. 2차 접종까지 한다면 99% 이상의 예방 효과를 볼 수 있고, 20~25년 이상 항체를 유지할 수 있습니다. 현재 나와 있는 백신 중에서 안전한 백신으로 알려져 있습니다.

인플루엔자(IIV, 독감) 백신

독감 백신은 다른 백신과 달리 매년 접종합니다. 유행 균주가 자주 변하기도 하지만, 기본적으로 항체 유지 기간이 9~15개월 정도이기 때문입니다. 유행 균주와 백신에 포함된 균주가 일치해도 예방 효과는 70~80% 정도이고, 일치하지 않으면 50% 미만으로 알려져 있습니다.

　　같은 해에 접종하더라도 접종 시기가 중요합니다. 접종 후 1개월 이내에 항체가 생기지만, 6개월이 지나면 항체가가 서서히 떨어질 수 있어서 9월에 접종하고 독감은 4월에 유행한다면 효과가 떨어질 수 있습니다. 최근 국내 독감 유행 시기의 절정은 대개 1~2월이고 3~4월까지도 이어지기 때문에 10~11월경에 접종하는 것이 좋습니다.

Part 1

아이 잘 키우기

아이 잘 먹이기

아이 잘 재우기

아이 예방접종

아이 치아 공부

{ 백신과 유병률의 연관성 }

- **디프테리아:** 1990년 소련이 붕괴된 후 백신 공급이 원활하지 않자 이 지역에 디프테리 아가 크게 유행해 1994년까지 15만 7,000여 명의 환자가 발생했습니다. 이 중 성인이 80% 정도였으며 5,000명 이상이 사망했습니다.

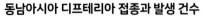

동남아시아 디프테리아 접종과 발생 건수

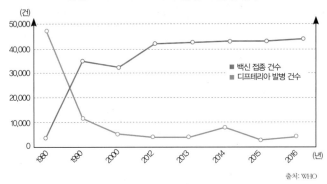

출처: WHO

- **히브균:** 1980년대 초 미국에서의 침습 히브(Hib) 질환이 5세 미만에서 매년 2만~2만 5,000건의 사례가 보고되었으나, 1980년대 후반 백신이 도입된 후에는 백신을 사용하 기 전보다 발병률이 99% 감소했습니다.

- **홍역:** 국내에서 백신 도입 전인 1980년대 초에 매년 4,000~6,000명의 환자가 보고되었 으나, 백신 도입 후인 1985년에는 매년 1,000~2,000명으로 감소했습니다. MMR 백신의 2차 접종 도입 후에는 매년 100명 이하로, 2006년에는 인구 100만 명당 1명 이하로 발 생률을 유지해 WHO에서 홍역 퇴치국으로 인정받았습니다.

- **폐렴구균**: 미국에서 7가 백신 도입 이전인 1998~1999년보다 2006년에 5세 미만 소아에서 백신 혈청형에 의한 침습 폐렴구균 질환의 빈도가 99% 감소했습니다. 아울러 다른 연령대에서도 군집효과에서 의해서 폐렴구균 질환의 빈도가 감소했습니다.

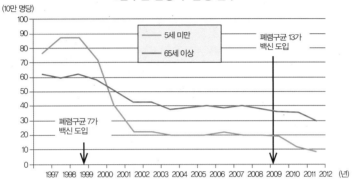

폐렴구균 접종 후 발생 건수

- **수두**: 미국의 경우 1995년 백신 도입 전에는 매년 400만 명의 환자가 발생하고 100명이 사망했으나, 백신 도입 후 2005년 조사에서는 수두 발생률이 약 90% 감소했습니다. 2회 접종을 도입한 2006년부터는 더욱 빈도가 감소했습니다.

- **일본뇌염**: 국내 자료에 따르면 1949년 5,616명의 환자가 발생해 이 중 2,729명이 사망했습니다. 1958년에는 6,897명의 환자가 발생했고 2,177명의 환자가 사망하는 대유행이 있었으며, 이후에도 1960년부터 1968년까지 연간 1,000~3,000명의 환자가 발생하고 매년 300~900명이 사망했습니다. 그러나 1971년에 일본뇌염 백신이 도입된 이후에는 환자 발생이 급격히 감소해 1982년에 1,197명의 환자가 발생하고 10명이 사망했으며(마지막 유행) 이후에는 매년 10명 미만으로 환자 수가 감소했습니다. 다만 최근 들어서 매년 10~50명 수준으로 다소 상승하는 경향이 있습니다.

02 예방접종에 관한 모든 것

: 접종일은 반드시 지켜야 하나요?

'표준 예방접종 일정'은 해당 질병의 유병률, 감염이 잘되는 시기, 백신 접종 시 항체 생성 가능성을 고려해서 정해지기 때문에 표준 예방접종 일정에 맞춰 백신을 접종하는 것은 중요합니다. 특히 첫 번째 접종일은 지키는 것이 좋습니다. 여러 가지 사정으로 접종일을 미루다 보면 한참 뒤로 미뤄지기도 하고, 이럴 경우 운이 나쁘면 해당 질환에 감염될 가능성이 있습니다. 몸에서 고열이 나는 경우를 제외하고는 접종이 가능합니다.

첫 접종을 하고 2차, 3차 접종을 할 때는 접종 간격을 지켜야 합니다. 권장 접종 일정보다 며칠 빠르거나 느린 것은 큰 문제가 되지 않지만, 최소 접종 간격보다 빨리 가면 접종이 어려울 수 있습니다. 요즘에는 추가 접종을 할 때 병원에서 접종 일정을 문자로 보내주기 때문에 그 일정에 맞춰서 접종하면 늦지 않게 접종할 수 있습니다. 소아과에 갈 일이 있거나, 영유아 검진 시에 다음에 해야 할 접종은 무엇인지, 그 사이에 누락된 것은 없는지 확인해보는 것도 접종일을 잊지 않는 방법입니다.

생후 6개월이 되기 전에는 꼬박꼬박 접종 일정을 잘 챙기다가도 첫돌만 지나면 예방접종에 둔감해지는 부모들이 많습니다. 너무 늦지만 않으면 항체 생성에 큰 문제가 없으니 혹시 빠뜨린 접종이 있다면 가능한 빨리 접종시키는 것이 좋습니다.

: 신생아 예방접종은 이렇게 합니다

백신 접종은 처음 접종한 병원에서 계속 해야 한다고 생각해서 출산한 병원까지 찾아가기도 하는데, 그럴 필요는 없습니다. 백신은 병원마다 다르지 않은 데다 요즘은 다른 병원 접종 기록을 확인할 수 있으니 집에서 가까운 소아과에서 접종하기를 추천합니다.

접종일은 우리 아이 건강 검진하는 날

'예방접종일은 우리 아이의 건강 검진일'이라고 정해두면 접종일로 기억하기 좋습니다. 소아과 전문의가 진료하는 병원에서 진료를 받고, 아이의 키와 체중을 체크하고, 평소 궁금하던 것도 물어보면서 우리 아이가 잘 자라고 있는지 확인하는 것입니다. 영유아 검진 시기와 겹친다면 접종도 합니다.

다행히 아이들이 접종하는 시기는 발달 상황이나 건강 상태를 확인하기에 적절합니다. 생후 6개월 이전에는 2개월 단위로 접종 일정이 있고, 이후에는 12개월, 15개월, 만 2세 정도로 어느 정도 여유 있게 접종 일정이 잡혀 있습니다.

예방접종 준비하기

예방접종은 생후 6개월 이전에 몰려 있습니다. 다음은 아이가 생후 6개월이 되기 전에 해주어야 하는 예방접종입니다.

생후 6개월 이전에 하는 예방접종

예방접종 시기	예방접종의 종류
출생 시	B형간염 백신 1차 접종
3주경	BCG 백신
1개월	B형간염 백신 2차 접종
2개월	DTaP-IPV/Hib 백신(펜탁심), 폐렴구균 백신, 로타바이러스 백신 1차 접종
4개월	DTaP-IPV/Hib 백신(펜탁심), 폐렴구균 백신, 로타바이러스 백신 2차 접종
6개월	DTaP-IPV/Hib 백신(펜탁심), 로타바이러스 백신, B형간염 백신 3차 접종
6~12개월	인플루엔자(독감) 백신 2회(1개월 간격)

이들 백신 중에 BCG 백신은 어깨에 접종하고, 로타바이러스 백신은 복용합니다. 나머지 백신들은 허벅지 부위에 접종합니다.

예방접종을 하기 며칠 전부터는 아이의 몸 상태를 꼼꼼히 체크합니다. 예방접종을 하려면 열이 없어야 하니 접종 예정일 2~3일 전부터 하루에 1회 이상 열을 재서 체온이 최소한 37.3℃ 미만으로 유지되는지 확인합니다. 열이 없는 가벼운 감기 증상은 접종하는 데 큰 문제가 되지 않지만, 구토하고 설사하는 증상이 있다면 로타바이러스 백신 접종은 의사와 상의해서 며칠 정도 미루는 것도 괜찮습니다.

예방접종하는 날

접종하러 가기 2~3시간 전에 미리 수유를 합니다. 접종하기 직전에 수유를 하면 접종할 때 아이가 심하게 울면서 먹었던 분유가 역류할 수 있습니다. 특히 로타바이러스 백신은 백신을 먹다가 게워낼 수 있으니 접종 직전에 수유해서는 안 됩니다. 무사히 접종을 마치고 아이가 어느 정도 진정이 되면 수유를 해도 괜찮습니다.

아이 옷은 접종 부위가 쉽게 노출될 수 있는 것으로 골라 입히고, 병원을 방문하는 시간은 하루 중에서 환자가 적을 만한 시간대가 좋습니다. 소아청소년과는 진료 시작 시간과 어린이집 하원 시간인 오후 4시 이후에 환자들이 몰리는 경향이 있습니다. 그러니 점심시간 전후인 오전 11시부터 오후 1시 사이, 오후에는 오후 2시부터 3시 정도가 가장 덜 붐빕니다. 이 시간대에 가면 아픈 아이들과의 접촉을 피하는 이점도 있습니다.

접종하는 날을 최소한으로 줄이면 아이가 느끼는 부담이 덜어집니다. 4~5가지 주사를 한꺼번에 접종하는 것이 아이에게 못 할 짓을 하는 것 같다는 부모들이 많은데, 사실 아이 입장에서 보면 주사를 맞을 때 한꺼번에 접종하는 것이 덜 아플 뿐만 아니라 병원에 가는 횟수를 줄이는 더 나은 선택일 수 있습니다. 여러 가지 접종을 동시에 한다고 해서 이상 반응의 빈도가 높아지는 것도 아닙니다.

접종을 한 후에는 가능한 빨리 집으로 가는 것이 좋습니다. 접종한 뒤에 이곳저곳을 돌아다니면 아이도 힘들고, 혹시 고열 같은 이상 반응이 있어도 늦게 발견할 수 있습니다. 접종 부위에 붙여놓은 지혈 테이프는 너무 오래 붙여놓으면 잘 떨어지지 않으니 가능한 접종 1시간 이내에 제거합니다.

접종한 날에 샤워 정도는 해도 괜찮지만, 접종 부위가 물에 오래 닿는 통목욕은 피해야 합니다.

: 아이가 커갈수록 예방접종을 거부해요

아이들이 걷기 시작하면서 예방접종 말만 들어도 병원에 가기 싫어합니다. 물론 주사를 잘 맞는 아이도 드물게는 있지만 거의 대부분 주사 맞는 것을 싫어합니다. 특히 첫돌 무렵과 만 4세경에 접종 일정이 몰려 있는데, 한두 살 아이들이야 꽉 붙잡고 있으면 되지만 만 4~6세 아이들이 접종하기 싫다고 몸부림치기 시작하면 어른 2~3명이 붙잡고 있어도 감당하기 어렵습니다. 아이가 필사적으로 몸부림을 치거든요.

예방접종에 대해 긍정적 이미지 심어주기

예방접종을 하러 간 병원에서 난리법석을 부리고 나면 아이들이 느끼는 병원과 주사에 대한 두려움은 더 커질 수밖에 없습니다. 물론 커갈수록 그 기억은 희미해지겠지만, 병원과 주사에 대한 거부감을 줄여주려면 하루라도 빨리 긍정적인 이미지를 심어주는 게 좋습니다.

병원과 예방접종에 대해 긍정적인 이미지를 심어줄 수 있는 방법은 다음과 같습니다.

- 병원에 갈 때 아이에게 친숙한 물건을 같이 가져가서 주사를 맞을 때 손에 쥐고 있게 한다.
- 며칠 전에 미리 얘기해주면 아이는 접종 당일까지 두려움을 키울 수 있으니 예방접종하러 병원에 가는 날에 '예방접종은 고통을 주는 것이 아니라, 위험한 질병을 예방하는 것'이라고 제대로 설명해준다.
- 예방접종에 대해 솔직히 얘기해준다. 접종을 해도 전혀 아프지 않다거나, 병원에서 그냥 진찰만 할 것이라고 속이면 아이들은 다음부터는 부모도

Part 1

아이 잘 키우기

아이 잘 먹이기

아이 잘 재우기

아이 예방접종

아이 치아 공부

영유아기 이후에 하는 예방접종

예방접종 시기	예방접종 종류
12개월	수두 백신, MMR 백신, 일본뇌염 백신, A형간염 백신, 히브(Hib, 뇌수막염) 백신 4차, 폐렴구균 백신 4차
15개월	DTaP 백신 4차
18~24개월	A형간염 백신, 일본뇌염 백신 추가 접종
만 4세	수두 백신 2차, MMR 백신 2차, DTaP 백신 5차, 소아마비(IPV, 폴리오) 백신 4차
만 6세	일본뇌염 사백신 4차
만 12세	일본뇌염 사백신 5차, Tdap 백신, 자궁경부암 백신(여아)
매년	인플루엔자(독감) 백신

의사도 믿지 않을 것이다. 모기가 무는 정도의 통증이 있을 거라고 설명해주는 것으로 충분하다.

- 형제가 같이 접종하러 간다면 큰아이부터 접종한다. 큰아이일수록 접종에 대한 거부감도 심하고 몸부림치면 감당하기 어렵기 때문이다. 반면에 큰아이가 접종을 잘하면 대개는 동생들도 어느 정도 잘 참는다.

- 팔 노출이 쉬운 옷을 입힌다. 첫돌 이후의 접종 부위는 어깨 아니면 팔인데, 간혹 겨울철에 두꺼운 옷을 겹쳐 입거나 팔을 빼기 어려운 옷을 입으면 접종할 때 불편한 상황이 생긴다. 게다가 옷 때문에 접종하기까지 시간이 지체되면 아이는 공포를 더 크게 느낀다.

- 접종 시에 아이가 움직이지 않아야 제대로 접종이 되고 붓는 등의 이상 반응의 빈도도 줄어든다. 그러니 초등학교 저학년까지는 접종을 할 때 아이가 움직이지 않게 감싸듯이 꼭 안아준다.

- 접종을 잘한 것에 대해 칭찬을 아낌없이 해준다. 그리고 다음 접종을 위해 오늘 병원에서 한 일이 무엇이었는지 잘 설명해준다.

⠿ 백신도 종류가 다양해요

질환에 대한 백신은 몇 가지 종류가 있어서 어떤 백신을 선택하는 것이 좋은지 고민하게 됩니다. 이때는 소아과 의사에게 물어보는 것이 가장 정확합니다. 그러나 소아과 의사의 성향에 따라 백신을 선택하는 기준이 다를 수 있습니다. 의사가 판단하기에 가장 좋은 백신을 보호자와 상의하지 않고 선택해서 접종하는 경우도 있고, 모든 것을 보호자의 판단에 맡기는 경우도 있습니다. 아니면 일부는 의사가 알아서 선택하고, 일부는 보호자에게 물어보는 경우도 있습니다. 저는 마지막 경우에 해당합니다. 그러니 좀 더 현명한 선택을 하려면 의사의 판단에만 의지하기보다는 어느 정도 사전지식을 가지고 의사의 의견에 귀 기울이는 게 좋습니다.

개별 백신별로 과학적인 근거와 임상적 경험을 토대로 제가 정리한 백신 선택 기준을 공개합니다.

BCG 백신

피내용 백신과 경피용 백신이 있습니다. 피내용 백신은 보건소에서 무료로 접종할 수 있지만, 경피용 백신은 개인 의원에서 주로 접종하며 7만 원 정도의 비용이 듭니다. 피내용 백신이 WHO에서 인정하는 백신이라는 의견이 있고, 이상 반응이 많다는 의견도 있으며, 경피용 백신이 흉터가 덜 남는다는 의견도 있습니다. 하지만 여러 의견들을 종합할 때 효과나 부작용 면에서는 큰 차이가 없는 것 같습니다. 다만 피내용 백신은 10인용 백신이므로 보건소에서도 특정 요일을 정해서 접종하고, 경피용 백신은 1인용 백신이라 날짜와 무관하게 접종할 수 있습니다. 이런 이유로 개인 의원에서는 경피용 백신을 주로 접종합니다. 결론적으로 어느 백신으로 접종해도 큰 상관은 없지만 굳이 고르라면 경피용 백신을 추천합니다.

그러나 2018년에 경피용 백신이 회수되는 소동이 있었습니다. 경피용 백신을 만드는 일본에서 백신의 구성 품목인 식염수에 비소가 규정치보다 많이 함유되어 출하가 금지된다는 보고가 있었는데, 그 소식에 국내에서는 과도하게 반응해 경피용 접종을 금지했습니다. 소아과 의사 대다수는 이 문제로 경피용 백신의 안전성을 의심하는 것은 문제가 있다고 생각합니다. 그러나 많은 부모가 우려하고 있어서 당분간 경피용 백신의 사용은 어려울 것으로 추정합니다.

B형간염 백신

국내에는 '헤파박스'(녹십자), '유박스'(LG), '헤파뮨'(SK) 등 3가지 백신이 있습니다. 이 중에서 유박스와 헤파뮨은 동일한 원료를 사용하는, 사실상 같은 백신입니다. 그리고 헤파박스와 유박스(혹은 헤파뮨) 사이의 교차 접종도 문제되지 않습니다. 즉 두 백신 사이의 교차접종에 대한 연구 결과 거의 동일한 효과를 낸다고 증명되었기 때문에 B형간염 백신은 굳이 이전에 접종했던 것과 같은 백신으로 추가 접종을 이어서 할 필요는 없습니다.

폐렴구균 백신

소아에게 접종하는 폐렴구균 백신에는 10가 백신인 '신플로릭스'와 13가 백신인 '프리베나'가 있습니다. 여기서 '가'라는 것은 해당 백신이 예방할 수 있는 폐렴구균의 아형의 수를 의미합니다. 많은 종류를 예방한다고 무조건 더 좋다고 할 수는 없습니다. 왜냐하면 종류별로 얼마나 더 효과가 좋은지가 중요하기 때문입니다.

신플로릭스는 중이염에 대한 효과가 더 좋다고 광고하지만 제 판단으로는 예방하는 종수가 더 많은 프리베나 제품을 우선적으로 추천합니다. 그렇다고 신플로릭스를 선택하는 것이 나쁘다고 볼 수 없을 만큼 둘 다 우수한 효과를 지닌 제품인 것만은 분명합니다.

로타바이러스 백신

5가 백신인 '로타텍', 1가 백신인 '로타릭스'가 있습니다. 로타텍은 소와 사람에서 분리한 바이러스를 토대로 만들어진 백신으로, 좀 더 많은 바이러스 종류를 예방하는 장점이 있습니다. 총 3회 복용합니다. 반면 로타릭스는 감염된 영아에서 분리한 바이러스를 토대로 만들어지고, 총 2회 복용한다는 장점이 있습니다. 저는 효과나 이상 반응에서 뚜렷한 차이는 없지만 복용 횟수가 적은 로타릭스를 선호합니다. 그러나 국내에서는 로타텍의 접종 비율이 좀 더 높은 편입니다.

일본뇌염 백신

크게 생백신과 사백신으로 나뉘고, 각각 베로세포로 만든 좀 더 안전한 백신과 기존에 접종하던 2가지 종류의 백신이 있어서 2017년 현재 총 4종류가 있습니다. 이 중에서 현재는 베로세포로 만든 생백신(제품명은 '이모젭', 제조사는 사노피 파스퇴르사)이 좀 더 안전하고 접종 횟수도 적어서 추천할 만합니다. 그러나 2020년 현재 무료 접종 목록에 들어가 있지는 않습니다. 현재 사백신의 경우에는 초회 접종 시 모두 베로세포로 된 백신으로 시작하고, 기존에 베로세포가 아닌 '쥐 뇌조직 백신'으로 접종했던 아이들도 교차접종을 허용하고 있습니다.

제 판단으로는 생백신과 사백신 사이의 효과나 이상 반응에는 뚜렷한 차이가 없기 때문에 접종 횟수가 적은 생백신을 추천합니다. 그리고 생백신 접종을 한다면 베로세포 생백신 제품이 좀 더 좋지만, 비용을 더 지불할 정도는 아니라고 판단합니다.

인플루엔자(독감) 백신

인플루엔자 백신도 3가 백신과 4가 백신으로 나뉩니다. 인플루엔자 백신의 경우에는 당연히 범위가 넓은 4가 백신을 좀 더 추천합니다. 인플루엔자 백신은 실제 유행하는 독감 균주와 백신에 들어간 균주가 일치해야 효과가 있는데, 4가지 종류를 예방하는 백신이 확률적으로 좀 더 유리하기 때문입니다. 과거에는 4가 백신을 만 3세 이상에게만 접종할 수 있었으나 2018년부터 만 3세 미만(생후 6개월 이상)도 접종할 수 있게 바뀌었습니다.

아이 잘 키우기

아이 잘 먹이기

아이 잘 재우기

아이 예방접종

아이 치아 공부

히브(뇌수막염) 백신, A형간염 백신, MMR 백신, 수두 백신

이들 백신은 여러 회사에서 제조하고 있는데, 교차접종이 허용된 백신들입니다. 따라서 어떤 백신을 접종해도 문제는 없으며, 이전에 어떤 회사 백신으로 접종했는지를 미리 알 필요도 없습니다.

☆ 소아청소년과 의사 아빠의 백신 선택 ☆

- **폐렴구균 백신**: 신플로릭스 < 프리베나
- **로타바이러스 백신**: 로타텍 < 로타릭스
- **일본뇌염 백신**: 생백신 > 사백신
- **인플루엔자 백신**: 3가 백신 < 4가 백신

{ 예방접종 후 이상 반응이 있다면? }

예방접종은 주로 아이가 건강할 때 합니다. 그래서 접종 후에 아이에게 어떤 증상이 나타나면 괜히 멀쩡한 아이에게 접종을 해서 병을 만들었다는 생각을 하게 됩니다. 그러나 실제 접종 후 발생하는 이상 반응은 고열, 통증, 접종 부위 발적 등 경미한 반응이 대부분입니다. 심각한 이상 반응도 있을 수 있지만 접종으로 얻을 수 있는 이득을 생각한다면 백신 접종을 하는 것이 유리합니다.

● 주로 나타나는 접종 후 이상 반응

가장 흔한 이상 반응으로는 고열, 통증, 접종 부위 발적 등이 있습니다. 고열이 나는 백신은 대표적으로 DTaP 백신, 일본뇌염 백신(베로세포 사백신), 인플루엔자(독감) 백신 등이 있습니다. 이 경우에도 10명 중 1명 정도로 드물게 발생합니다. 만약 접종 후 열이 난다면 우선 집에 있는 해열제를 먹여보고, 다음날까지 고열이 지속된다면 가까운 소아과를 찾아 진료를 보는 것이 좋습니다. 접종 후 나는 고열은 대개 하루만 지나면 좋아지고, 그렇지 않다면 다른 감염 증상이 접종 시기와 겹쳐서 고열이 나는 것일 수도 있습니다.

접종 후 피부가 붓거나 뭉치거나 통증이 있는 것은 고열보다는 좀 더 흔한 이상 반응입니다. 심하면 팔이나 다리 전체가 붓고, 뭉친 곳은 1~2개월 이상 이어지기도 하지만 거의 대부분 시간이 지나면 좋아집니다. 해당 부위를 깨끗하고 시원한 거즈로 마사지해주면 통증이 어느 정도 완화되지만, 통증이 너무 심하다면 진통제가 일시적으로 도움이 됩니다.

이러한 이상 반응이 나타나는 시기를 살펴보면 접종에 의한 것인지, 아니면 다른 원인에 의한 것인지 추정할 수 있습니다. 이상 반응이 접종 당일 혹은 1~2일 이내에 나타나면 접종 때문일 수 있습니다. 예를 들면 접종 후 열이 나면 대개 접종 당일 정도이므로 2~3일 후에도 열이 있다면 다른 원인을 생각해보는 것이 타당합니다. 다만 수두 백신이나 MMR 백신과 같은 생백신의 경우에는 우리 몸에서 항체를 만드는 데 시간이 걸리기 때문에 이상 반응이 10~14일 이후에 나타날 수도 있습니다.

드물게는 접종 후에 호흡곤란이나 전신 두드러기와 같은 심각한 알레르기 반응이 있을 수 있습니다. 이런 경우라면 접종한 병원이나 응급실에서 적절한 조치를 받아야 합니다. 이때 향후 접종을 계속해도 좋을지도 상의해봅니다. 그러나 앞서 언급한 정도의 경미한 이상 반응이라면 접종을 계속 하는 것이 훨씬 이득이 큽니다.

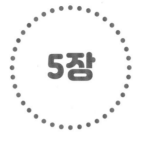

5장

아이 치아 공부:
평생 치아 관리

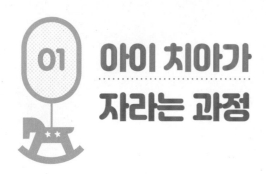

아이 치아가
자라는 과정

: 치아는 이렇게 생겼습니다

사람이 웃으면 가장 크게 눈에 띄는 것이 치아입니다. 치아는 생후 6개월경부터 유치가 나기 시작해서 제3대구치(사랑니)를 포함해 32개의 영구치는 대략 만 17~21세에 완성됩니다.

치아는 가장 안쪽에서 바깥쪽으로 치수, 상아질, 법랑질, 시멘트질로 이루어져 있습니다. 치수는 치아의 가장 안쪽에 있는 부분으로 치아에 영양분을 공급하는 혈관, 신경 등으로 이루어져 있습니다. 법랑질은 음식을 씹을 때 압력을 흡수하고, 외부 세균으로부터 치아를 보호하며, 온도에 따른 변화를 담당합니다. 특히 유치의 법랑질은 영구치에 비해서 산에 대한 저항력이 낮기 때문에 유치에 치아우식증이 생기면 빠르게 진행되는 특징이 있습니다.

Part 1

아이 잘 키우기

아이 잘 먹이기

아이 잘 재우기

아이 예방접종

아이 치아 공부

∶ 유치가 나오기 시작해요

유치는 태아였을 때부터 잇몸 안에 자리잡고 있다가 생후 5~6개월쯤 되면 잇몸을 뚫고 나옵니다. 물론 개인차가 있어서 태어날 때부터 치아가 나온 아이도 있고, 첫돌이 될 때까지 하나도 나오지 않는 아이도 있습니다. 그러니 첫 치아가 나오는 시기나 속도가 늦다고 너무 걱정하지 않아도 됩니다.

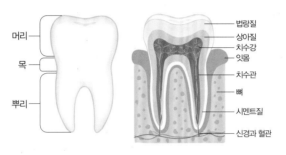

· 치아의 구조 ·

불편한 느낌에 보채는 아이들

치아가 나올 때 아이들은 불편한 느낌 때문에 보챌 수 있습니다. 이럴 때는 깨끗한 거즈나 약간 차가운 아이 숟가락으로 잇몸을 살며시 눌러주면 진정시킬 수 있습니다. 치아발육기도 도움이 됩니다.

간혹 치아가 나오는 시기에 열이 있거나 설사를 하는 경우가 있는데, 치아가 나오는 것 때문에 고열이 나거나 설사를 하는 일은 드뭅니다. 그러니 이런 증상이 동반되면 병원 진찰을 꼭 받아야 합니다.

치아가 너무 빨리 나오는 경우

아이가 태어나면서 이미 치아가 나와 있거나, 생후 1개월 이내에 치아가 나오는 경우에는 치아의 상태에 따라 발치를 합니다. 발치를 꼭 해야 하는 경우는 빨리 나온 치아 때문에 수유에 방해를 받거나, 혀끝이 손상되거나, 치아가 덜렁거려서 빠지면 폐로 넘어갈 위험이 있을 때입니다.

치아 사이가 벌어져서 나오는 경우

아이의 치아가 모양이 비뚤거리면서 나오면 부모 입장에서는 걱정이 됩니다. 정도가 심하지 않다면 나머지 치아가 나오는 과정에서 자연스럽게 교정되지만, 비뚤거리는 정도가 심하다면 조기 교정이 필요할 수 있으니 치과에서 검진을 받는 것이 좋습니다.

치아 사이가 벌어져서 나오는 경우도 많습니다. 특히 처음 나오는 앞니 2개가 벌어져서 나오는 경우가 많은데, 오히려 치아 사이의 간격이 넓을수록 치아의 모양이 더 예쁘게 완성됩니다. 나중에 나오는 치아들이 먼저 나온 치아들을 안쪽으로 밀면서 나오기 때문입니다. 반대로, 처음 나오는 앞니가 너무 붙어서 나오면 다른 치아들이 나올수록 앞니가 겹쳐지는 현상까지 생길 수 있습니다.

⁝ 유치와 영구치가 나오는 순서

유치는 일반적으로 처음에 아래 앞니 2개가 나오고, 그다음에 위 앞니, 제1유구치, 송곳니, 제2유구치의 순서로 나옵니다. 아이마다 다를 수 있지만

Part 1

아이 잘 키우기

아이 잘 먹이기

아이 잘 재우기

아이 예방접종

아이 치아 공부

순서만 다를 뿐 거의 대부분 유치 20개가 다 나옵니다. 이처럼 생후 5~6개월에 나오기 시작한 유치는 만 3세쯤이면 위아래 총 20개의 치아로 완성됩니다.

아이가 만 6세쯤 되면 제1대구치가 유치 뒤에 나오기 시작하면서 이갈이가 시작됩니다. 이후 6~9세에는 앞니, 송곳니, 제1소구치가, 10~12세에는 송곳니와 제2소구치가, 12~13세에는 제2대구치가 나와서 총 28개의 영구치가 생깁니다. 그리고 마지막으로 17~21세에는 제3대구치(사랑니)가 나옵니다.

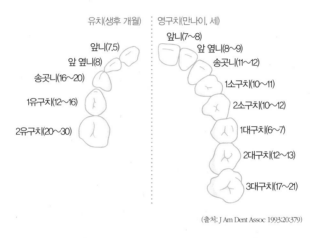

유치(생후 개월) | 영구치(만나이, 세)

앞니(7.5)
앞 옆니(8)
송곳니(16~20)
1유구치(12~16)
2유구치(20~30)

앞니(7~8)
앞 옆니(8~9)
송곳니(11~12)
1소구치(10~11)
2소구치(10~12)
1대구치(6~7)
2대구치(12~13)
3대구치(17~21)

(출처: J Am Dent Assoc 1993;20:379)

유치의 충치 치료

만 3세에 완성된 20개의 유치는 만 6세가 되어서 제1유구치가 나오기 전까지는 건강하게 유지되어야 합니다. 그러나 많은 부모가 '유치는 결국 사라질 치아'라는 생각에 관리를 소홀히 해 충치가 생기는 경우가 많습니다.

유치에 충치가 생기거나 사고로 다쳐서 손실되면 여러 가지 문제가 생길 수 있습니다. 우선 보기에 안 좋고, 앞으로 나올 영구치가 제 위치를 잡는데 영향을 줄 수 있습니다. 그리고 턱뼈의 성장이나 치열에도 영향을 주고,

심한 통증을 유발할 수도 있습니다. 교정 전문 치과의사들에 따르면, 치열 교정을 하는 아이들의 30%는 유치가 빨리 손실되었기 때문입니다. 또한 유구치(유치의 어금니)처럼 우식이 쉬운 치아가 손상되면 잘 씹지 못해 먹는 재미를 못 붙이기 때문에 저체중이 되거나 면역력이 떨어질 수 있습니다. 발음을 배우는 시기에 치아, 특히 앞니가 없다면 정확한 발음의 발달에 장애를 줄 수도 있습니다.

그러니 유치도 영구치처럼 관리를 잘해주어야 합니다. 충치가 생겼거나 치아가 빠졌다면 치료를 해야 하는지, 빠진 치아의 위치를 확보하는 시술이 필요한지를 소아치과 의사와 상의해야 합니다.

영구치 관리의 중요성

유치가 빠지고 영구치가 나오기까지는 시간이 걸립니다. 그래서 치아가 없는 시기에 아이는 음식물을 섭취하는 데 불편해할 수 있습니다. 특히 앞니는 유치가 빠지고 영구치가 나기까지 시간이 더 걸리는데, 음식물을 베어 물 수 없기 때문에 먹기 힘들어하는 음식이 늘어날 수 있습니다. 어금니가 교체되는 시기에는 씹는 기능이 떨어져서 음식을 먹기 어려워합니다.

만 6세경에 가장 먼저 나오는 영구치는 '교합의 열쇠'라는 제1대구치입니다. 이 경우 치아가 나타나기 시작해서 전부 날 때까지 시간이 걸리는데, 이때 관리를 잘하지 않으면 치아가 나오자마자 치아우식증이 생기는 경우가 흔합니다. 이런 일이 생기면 제대로 음식물을 씹지 못해서 관련 근육이 발달하지 못하고, 그 영향으로 얼굴 모양이 변할 수도 있습니다. 또한 저작 활동(씹는 활동)은 두뇌 발달에 도움이 되는데, 치아가 불편해 음식을 제대로 씹지 못하는 기간이 길어진다면 두뇌 발달에도 좋지 못한 영향을 줄 수 있습니다.

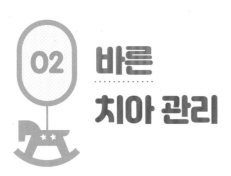

바른 치아 관리

Part 1

아이 잘 키우기

아이 잘 먹이기

아이 잘 재우기

아이 예방접종

아이 치아 공부

: 아이의 치아 관리에 신경 써주세요

치아를 관리하는 첫 번째 목표는 치아우식증의 주원인인 단 음식과 치아 사이의 접촉을 최소화하는 것입니다. 그러려면 입안에 단 성분이 남아 있지 않게 규칙적으로 청소해주는 것이 아주 중요합니다.

아이의 치아 관리는 치아가 나기 전부터 시작합니다. 치아가 보이기 시작한다며 갑자기 아이의 입을 벌리고 이 닦기를 시도하면 아이가 스트레스를 받을 수 있고, 이 닦기에 대한 거부감이 생길 수 있습니다. 게다가 아이들은 생후 6개월 무렵부터 첫돌에 가까워갈수록 자기 고집이나 주장이 점점 강해지니 아이에게 낯선 일, 아이가 싫어할 만한 것들은 가능한 빨리 시작하는 것이 좋습니다. 대표적인 일이 바로 양치질입니다.

이 나기 전 입안 닦는 법

유치가 나오기 전에는 거즈를 사용해 닦아줍니다.

유치는 일반적으로 생후 4~6개월부터 나오기 시작하지만 그전부터 깨끗한 거즈에 끓인 물이나 생수를 적셔서 잇몸과 볼 안쪽을 부드럽게 닦아줍니다. 가능하면 수유를 할 때마다 입안을 닦아주는 것이 좋습니다. 처음에는 아이가 싫어하겠지만 곧 다른 신체 부위를 닦는 것과 양치질을 같은 일로 여기고, 자연스러운 일과로 받아들일 것입니다.

양치질을 해줄 때는 아이를 허벅지에 눕히고 머리는 가슴 쪽으로 당겨서 아이의 입안을 들여다보며 하는 것이 좋습니다. 처음에는 아침 수유 후, 마지막 수유 후 혹은 자기 전으로 하루에 최소 2회는 닦아줍니다.

유치가 나오기 시작하면 일단 칫솔과 친해지기

유치가 나오기 시작하면 늦어도 어금니가 나오는 첫돌 무렵부터는 본격적으로 칫솔을 사용하는 것이 좋습니다. 첫돌 이후에는 최소한 하루에 2회 양치질을 하는데, 아침 식사 후와 취침 전이 적당합니다.

대개 처음 나오는 앞니들은 다른 치아들보다 민감한 편입니다. 억지로 양치질을 강요하면 아이가 심한 거부감을 일으킬 수 있으니 처음에는 아이를 칫솔과 친해지게 하고, 양치질은 재미있는 것이라는 인식을 심어줍니다. 또 이 시기의 아이들은 부모의 행동을 따라하는 것을 좋아하니 식사 후에 즐겁게 양치질하는 모습을 보여주고, 양치 후에 "아, 시원하다" 하면서 즐거워한다면 아이들은 곧 따라하게 됩니다.

Part 1

아이 잘 키우기

아이 잘 먹이기

아이 잘 재우기

아이 예방접종

아이 치아 공부

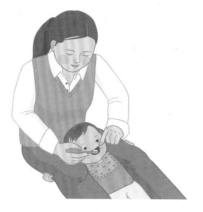

• 양치질시키는 자세 •

양치질을 효과적으로 해주는 법

양치질을 효과적으로 하려면 아이의 협조가 필요합니다. 만약 아이가 양치질을 너무 싫어하면 며칠 정도 양치질 시작 시기를 미룰 수 있지만, 무작정 미뤄서는 곤란합니다.

　일단 아이를 무릎에 눕혀서 양치질을 할 수 있는 자세까지 유도합니다. 여기까지 했다면 절반은 성공한 셈입니다. 그런 뒤에는 최대한 부드러운 손놀림으로 간단하게 양치질을 해줍니다. 이 이후에 아이가 어느 정도 양치질에 익숙해지면 그때 제대로 양치질을 해줍니다.

　양치질을 해줄 때는 아이를 눕히는 자세가 중요합니다. 먼저 부모가 편안히 앉은 상태에서 아이의 머리를 부모 쪽으로 하고 자연스럽게 눕힙니다. 그러면 안쪽 어금니까지 들여다볼 수 있습니다. 양치질을 할 때는 너무 강하게 칫솔질을 하면 아이가 거부할 수 있고, 그렇다고 치아 표면만 미는 것은 양치의 효과가 없으니 어느 정도 힘을 주어서 치아를 닦아줍니다.

아이가 4~5세 무렵이면 스스로 양치질을 시작하는데, 그렇더라도 초등학교 저학년 때까지는 부모가 마무리로 닦아주어야 합니다. 한 연구에 따르면 6세 이전 아이들이 직접 하는 양치질은 거의 효과가 없다고 합니다. 특히 영구치인 제1대구치는 처음 나오는 치아라서 치아우식이 되기 쉽습니다. 게다가 아이들의 칫솔이 치아의 끝까지 도달하지 않아서 치아우식이 빨리 진행되는 경우가 흔합니다.

아이에게 올바른 양치질 방법을 알려주세요

아이가 4~5세 무렵이면 스스로 양치질을 시작하고 7~10세는 되어야 제대로 양치질을 하게 됩니다. 하루에 4회(3회 식사 후와 자기 전) 양치질을 하도록 하고, 올바른 양치질 방법을 알려주어 치아를 건강하게 유지하도록 도와야 합니다.

올바른 양치질 방법은 이렇습니다. 우선 칫솔을 치아와 잇몸 사이에 45도 각도로 댑니다. 그런 다음 윗니는 위에서 아래로, 아랫니는 아래에서 위로 둥글게 회전시키면서 10회 쓸어 올립니다. 치아의 안쪽과 어금니는 칫솔질이 쉽지 않은 부분이지만, 조금만 소홀히 관리하면 충치가 생기기 쉽습니다. 앞니의 안쪽은 칫솔을 수직으로 집어넣고 입 안쪽에서 바깥쪽으로 양치하고, 어금니의 씹는 면은 칫솔을 수평으로 잡고 왕복으로 10~20회 집중적으로 양치합니다.

양치질 시간은 2~3분 정도가 적당합니다. 양치질에 대한 거부감을 줄이고 즐거운 일로 인식하게 하려면 그 2~3분 동안 아이가 좋아하는 노래를 틀어주면 효과가 있습니다. 양치질을 마무리할 때는 세균이 남아 있기 쉬운

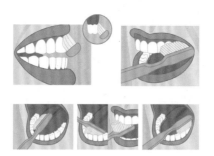

• 올바른 양치법 •

혀와 입천장을 닦아줍니다.

위에서 설명한 방법 외에도 전문가들이 추천하는 다양한 방법이 있지만, 어떤 방법을 선택하든 치아를 깨끗이 구석구석 닦는 게 가장 중요합니다.

: 아이에게 맞는 칫솔과 치약을 골라주세요

양치질 방법만큼이나 중요한 것이 칫솔과 치약을 아이에게 맞게 선택하는 것입니다. 칫솔을 잘못 고르면 입안에 상처를 남길 수 있고, 치약을 잘못 고르면 몸에 해가 되는 성분을 아이가 섭취할 수 있습니다.

좋은 칫솔 찾고 관리하기

칫솔은 어금니가 있는 곳까지 도달할 수 있을 정도로 머리 부분이 작은 것을 선택합니다. 칫솔 머리 부분의 크기는 최소한 치아 2~3개를 덮는 것이 좋은데 만 6세 이하의 아이들에게는 2cm, 만 6~12세 아이들에게는 2.7cm, 성인에게는 3cm를 넘지 않는 칫솔이 적합합니다.

칫솔모는 가늘면서 어느 정도 탄력이 있어야 합니다. 칫솔을 하루에

Part 1

아이 잘 키우기

아이 잘 먹이기

아이 잘 재우기

아이 예방접종

아이 치아 공부

3회 정도 사용한다고 가정했을 때 칫솔모의 탄력은 2~3개월간 사용하면 현저히 떨어진다고 하니 2~3개월마다 교체하는 것이 좋습니다.

칫솔의 위생을 위해서는 잘 보관하는 것도 중요합니다. 통풍이 잘되고 습하지 않은 곳에, 머리 부분을 위쪽으로 해서 다른 칫솔과 접촉이 안 되도록 보관합니다.

전동 칫솔은 청소년기부터 사용하기

최근 전동 칫솔이 많이 보급되어 아이도 전동 칫솔을 사용하는 가정이 많습니다. 하지만 전동 칫솔은 아이가 스스로 양치하는 방법을 익힌 뒤에 사용하기를 권합니다. 그리고 치아우식증을 예방하려면 부모가 마무리 닦기를 해주어야 하니 아이가 양치 방법을 완전히 익히기 전에는 일반 칫솔을 사용하는 것이 좋습니다.

원래 전동 칫솔은 스스로 양치질하기 힘든 장애인을 위해 나온 제품입니다. 그러나 치아와 잇몸을 누르는 압력을 조절할 수 없기 때문에 치아가 마모되고 잇몸이 상할 수 있어 아이들이 사용하기에는 적합하지 않습니다. 하지만 최근에 나온 전동 칫솔들은 초음파 등을 이용해서 훨씬 효과적으로 치태, 치석을 제거한다고 하니 청소년기부터 사용한다면 문제가 없습니다.

치약의 사용 시기

양치질을 처음 시작하는 생후 6개월에는 어린이 칫솔에 물만 묻혀서 양치하고, 음식과의 접촉이 많아지는 첫돌부터는 불소가 함유되지 않은 치약을, 뱉을 수 있는 두 돌부터는 소량의 불소가 들어간 치약을 사용하기를 추천합니다. 만 3세부터는 사용하는 치약의 양을 서서히 늘려 만 4세 정도 되면 콩

알 정도까지 늘립니다. 만약 아이가 잘 뱉지 못한다면 불소가 함유되지 않은 치약을 사용하는 것이 적절합니다.

 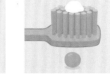

쌀알 크기   콩알 크기

• 치약의 양 •

불소가 들어 있는 치약을 언제부터 사용하는 것이 좋은지에 대해서는 치과의사들도 의견이 나뉩니다. 우선, 아직 입에 문 것을 아이 스스로 뱉을 수 없을 때는 굳이 치약을 사용할 필요가 없다는 의견이 있습니다. 아이가 치약을 뱉지 못해 자꾸 삼키면 건강에 좋지 않고, 치약에 포함된 불소 성분 때문에 치아의 색이 변할 수도 있기 때문입니다. 치약을 같이 사용하는 것이 세정 효과가 더 뛰어나지만, 치약 없이 칫솔질을 한 뒤에 물로 헹구는 것만으로도 양치의 효과를 낼 수 있습니다. 반면에 처음 양치질을 시작하는 6개월경부터 불소가 소량 들어간 치약을 사용하자는 의견도 있습니다. 쌀알 정도의 크기만큼 치약을 쓰는 건 부작용의 우려가 높지 않기 때문입니다. 만 1세부터 치약을 사용하는 것이 유리하다는 의견도 있고, 치약에 들어간 연마제로 인해 치아가 필요 이상으로 닳을 수도 있어서 치약의 사용을 가능한 늦추자는 의견도 있습니다. 깨끗하게 양치가 되지 않았음에도 치약에 있는 청량제가 청량감을 주어서 양치질을 단시간 내에 끝내는 경우가 많다는 이유로 치약의 사용을 반대하는 의견도 있습니다.

제 판단으로는, 부작용이 아예 없는 것은 아니지만 치약을 사용하는 실익이 크다고 판단되므로 이가 나기 시작하면 치약을 사용해 양치하는 게 좋습니다. 다만 연령에 맞는 치약을 적정량 사용합니다.

Part 1

아이 잘 키우기

아이 잘 먹이기

아이 잘 재우기

아이 예방접종

아이 치아 공부

치실의 사용 방법

치아가 맞닿기 시작하는 만 2세 무렵부터는 하루에 한 번은 치실로 치아 사이에 끼여 있는 이물질을 제거해야 합니다. 특히 어금니의 씹는 면과 치아의 옆면은 치아우식증이 잘 생기는 부위인 만큼 치실로 치아에 붙은 음식물 찌꺼기를 제거하고, 치아 옆면을 청소하는 것이 좋습니다. 아이들은 두루마리 형태의 치실보다는 치실 홀더 모양의 치실을 사용하는 것이 더 편리합니다. 초등학교 이전에는 부모가 대신 해주지만, 초등학교에 다니기 시작하면 스스로 치실을 사용할 수 있게 방법을 가르쳐줍니다.

치실은 가능한 길게, 30cm 단위로 잘라서 양손의 검지나 중지에 감아서 사용합니다. 치간 사이에 넣을 때는 옆으로 미끄러지듯이 치실을 집어넣습니다. 그다음에는 C자 모양으로 실을 만들어서 양측의 치아 표면을 따라 반복적으로 끌어올립니다.

치실을 사용하면 잇몸 질환의 예방에 도움이 됩니다. 특히 잇몸에서 피가 나오면 그곳을 집중적으로 청소합니다. 피가 난다는 것은 음식물 찌꺼기에 의해서 염증이 생겼다는 의미입니다. 피가 나오더라도 반복적으로 치실로 청소를 하면 염증이 없어져서 피가 나오지 않게 됩니다.

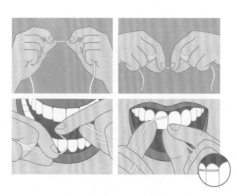

• 올바른 치실 사용법 •

{ 치약에 대한 지식 }

치약의 구성 요소

치약의 성분은 크게 충치를 예방하고 입안을 청소하는 기능적 구성 요소와 치약을 사용하기 편하게 만들어주는 비기능적 구성 요소로 나뉩니다.

기능적 구성 요소

불소: 치약의 가장 중요한 성분으로 충치 예방과 치아를 튼튼하게 만드는 역할을 합니다. 치석으로 발전할 치태의 성장을 억제하고, 산에 의한 치아 손상을 막으며, 가벼운 충치를 치료하는 효과가 있습니다.

피로인산사나트륨: 침에서 정상적으로 분비되는 마그네슘과 칼슘이 치아에 침착하면서 치석이 생기는데, 이 성분이 치석의 성장을 막는 역할을 합니다.

탄산수소나트륨: 치아에 묻어 있는 이물질을 제거하는 연마제 효과와 약한 미백 효과가 있습니다. 아울러 입안을 알카리성 환경으로 유도함으로써 산에 의한 치아 손상을 중화하는 효과도 있습니다.

트리클로산, 자일리톨: 항균제로 치태의 성장을 막고, 치아 유해균을 없애는 역할을 합니다. 전통적으로 트리클로산과 시트르산아연을 조합해 사용되었고, 염화아연도 일부 사용되었습니다. 최근 들어서는 클로로헥시딘이나 자일리톨도 각광을 받고 있습니다.

질산칼륨, 염화스트론듐, 구연산칼륨: 감각 완화 물질입니다. 치아나 잇몸이 손상되면 단 음식이나 찬 음식을 먹을 때 시린 증상을 느낄 수 있습니다. 이런 경우에 감각 연결 부위를 차단하는 효과가 있습니다.

과산화수소: 미백과 연마 효과로 지저분한 물질을 제거하고 입안의 유해 세균을 죽이는 역할도 합니다.

● **비기능적 구성 요소**

거품 형성: 거품을 형성해서 치약이 입 밖으로 흘러내리는 것을 막아줍니다. 대표적인 성분으로는 로릴황산나트륨, 암모늄로릴설페이트가 있습니다.

결합: 치약의 여러 성분들을 뭉치는 역할을 하며, 알지네이트나 잔탄 등이 있습니다.

보존제: 치약 내에 세균이 자라지 않게 해주는 성분으로 벤조산나트륨, 에틸파라벤이 있습니다.

습윤제: 치약이 공기 중에 노출될 때 마르지 않게 합니다. 물, 솔비톨, 글리세린 성분이 여기에 해당합니다.

향미료: 양치 후 상쾌한 기분을 유지하기 위한 성분으로, 민트가 여기에 해당합니다.

감미료: 맛을 느끼게 하는 성분입니다. 사카린나트륨이 여기에 해당합니다.

색소: 치약에 색을 입혀 시각적인 즐거움을 주는 요소로, 이산화티타늄과 각종 색소가 사용됩니다.

치약의 유해 성분

치약의 성분 중에는 유해성 논란이 있는 성분도 있습니다. 지나친 확대 해석일 수도 있겠지만, 해당 성분을 과량 혹은 장기간 섭취하면 암, 실명, 죽음 등에 이를 수 있어 그냥 지나칠 수 없을 것 같습니다. 현대사회에서 치약은 매일 아주 장기간 노출되는 생활필수품이기 때문입니다.

불소: 치아를 튼튼하게 하고 충치를 예방하는 대표적인 치약의 성분이지만 유해성 논란이 있습니다. 많은 양에 노출되면 구토, 설사, 복통과 같은 비교적 경미한 부작용부터 전신마비, 근육 약화, 간질 등 위험한 부작용도 나타날 수 있습니다. 과거에 불소는 진정제나 마취제로도 사용되었으며, 쥐약이나 바퀴벌레약과 유사한 효과를 낸다고도 합니다.

트리클로산: 항균 효과가 나는 대표적인 성분이지만 발암 물질로 의심받고 있고, 환경오염의 원인으로도 주목받고 있습니다.

로릴황산나트륨: 치약의 거품 성분으로, 흔히 샴푸나 컨디셔너에도 사용되는 합성 계면활성제입니다. 이 자체만으로도 눈이나 피부에 자극이 되고, 장기간 노출되면 심장, 간, 폐, 뇌 등에 축적되어 다양한 독성 효과를 냅니다. 또한 체내에서는 니트로사민으로 변해 강력한 발암 효과를 일으킬 수도 있습니다.

색소: 깨끗하게 행군다 하더라도 입안에 남을 수 있고, 장기간 축적되면 다양한 부작용이 발생할 수 있습니다. 대표적인 부작용으로 행동 장애, 학습 장애 등이 있습니다. 최근 국내에서는 특히 적색색소 2호에 대한 논란이 있습니다.

파라벤: 치약 내에서 세균이 자라지 않게 하는 보존제 역할을 하는 한편, 호르몬 교란 유발과 발암 물질로도 주목받고 있습니다. 1998년 한 연구에서 파라벤이 에스트로겐처럼 작용할 수 있다고 알려졌습니다. 이후 여성호르몬 증가 및 남성호르몬인 안드로젠 약화를 유도해 유방암 발생 빈도를 높이며 정자 생성 능력을 약화시킬 가능성이 제기되었습니다. 현재 덴마크에서는 3세 미만 아이들용 제품으로 파라벤이 포함된 치약과 로션의 판매를 금하고 있습니다.

실리카: 미백 효과를 내지만, 이 자체가 치아 에나멜 성분을 손상시키고 치아 재생을 막는 부작용을 일으킬 수 있습니다.

올바른 치약 선택법

치약은 과거부터 유해성 논란이 있어왔습니다. 2014년 국회 국정조사에서는 위의 성분들 중 트리클로산, 파라벤 함유 치약에 대한 논란이 있기도 했습니다.

그렇다고 치약을 사용하지 말아야 할까요? 어떻게 하면 보다 현명하게 사용할 수 있을까요? 위에서 언급한 치약 성분들 중 기능적 구성 요소에 위험 요인이 있다면 같은 기능을 가진 다른 대체 요소를 찾아야 할 것입니다. 그리고 비기능적 구성 요소 중에 위험 요인이 있다면 약간 사용하기 불편하더라도 제거하는 시도가 필요합니다.

구체적으로 살펴보자면, 치약이 제대로 효과를 내기 위한 필수 요소인 불소는 어쩔 수 없더라도, 좀 더 논란이 되고 있는 파라벤, 트리클로산, 적색색소 등이 들어가지 않은 치약을 골라보는 것이 좀 더 현명합니다. 단지 아이들이 좋아한다는 이유로 빨간색 치약을 골라주지 말고 하얀색 치약을 고르는 것이 대안일 수 있습니다.

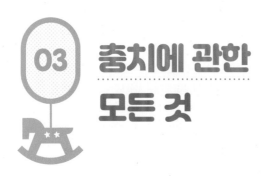

충치에 관한 모든 것

: 충치는 감염성 질환이에요

충치(치아우식증)는 충치균에 의한 감염성 질환입니다. 즉 누군가의 입에 있던 충치균이 아이에게 전해져서 생깁니다. 그래서 아이의 입으로 들어가는 수저나 음식이 어른들의 침과 섞이지 않게 조심해야 합니다. 충치를 일으키는 대표적인 세균은 '뮤탄스 연쇄상구균'입니다. 엄마와 아이 모두 충치가 있는 경우의 70%에서 같은 종류의 균이 발견되는데, 엄마의 치아 관리가 아이의 치아 건강에 영향을 끼친다는 것을 의미합니다.

충치는 감기 다음으로 흔한 감염성 질환입니다. 유치가 완성되는 만 3세경 아이들의 30~40%가, 초등학교에 입학하는 아이들의 50%가 1개 이상의 충치를 가지고 있습니다. 충치를 예방하려면 양치질과 치실을 이용해 입 안의 위생을 관리하고, 주기적으로 치과 검진을 받습니다.

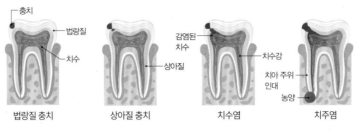

법랑질 충치　　상아질 충치　　치수염　　치주염

충치
법랑질
치수
감염된 치수
상아질
치수강
치아 주위 인대
농양

・충치 진행 단계・

Part 1

아이 잘 키우기

아이 잘 먹이기

아이 잘 재우기

아이 예방접종

아이 치아 공부

충치가 생기는 시간

충치는 음식물의 당 성분과 입안 세균에 의해 치석이 만들어지면서 시작됩니다. 여기에 새로운 당 성분이 들어오면 치석에 있는 세균에 의해 산이 생성되는데, 이 산에 의해서 치아가 공격받기 시작합니다. 음식물이 입안에 들어온 뒤 산이 치아를 공격하는 데까지는 20분 정도 걸립니다. 그래서 음식물을 섭취한 후 20분 이내에 양치질을 하는 것이 충치 예방에 아주 중요합니다.

산이 치아를 공격하는 방식은 다음과 같습니다. 우선, 산이 치아의 법랑질에 구멍을 뚫으면서 충치를 만듭니다. 이렇게 생긴 충치가 상아질을 지나서 치수에까지 이르러서 신경까지 진행되면 심한 염증과 통증을 유발합니다. 이 상황에서 치료를 하지 않고 방치하면 충치균은 치아의 뿌리 끝에 있는 구멍으로 나와 주변 조직에 염증을 일으키고 심하면 전신에 퍼질 수도 있습니다.

치과는 언제부터 가야 할까요?

충치는 잠깐 관리가 소홀한 틈을 타 순식간에 나타나기 때문에 어려서부터 정기적으로 치과 검진을 받는 것이 중요합니다. 전문가들은 이르면 생후 6개월에서 첫돌이 되기 전에 치과 검진을 받기 시작하라고 권유합니다. 혹은 첫 치아가 나오고 6개월 후에는 한 번쯤 검진을 받을 것을 권합니다. 특히 엄마가 충치가 많거나 밤에 젖병을 물고 자는 아이, 의학적 치료가 필요한 아이는 꼭 이 시기에 검진을 받아야 합니다.

어느 한 시기를 콕 짚어보자면, 아이들의 발달 상황을 고려해 분리불안이 심해지는 생후 8~10개월 이전이 치과를 처음 방문하기에 가장 적합합니다. 생후 10~12개월 아이들이 생후 6개월 아이들보다 새로운 상황에 대한 거부감이 더 심하기 때문입니다. 치과를 처음 방문한 이후에도 3~6개월마다 정기 검진을 받는 것이 좋습니다. 물론 정기 검진 시기가 아니어도 치아 우식증이 의심되거나 치아가 부러지는 응급 상황이라면 즉시 치과에 가야 합니다.

유치는 더 쉽게 충치가 생겨요

유치 중에서 가장 먼저 충치가 생길 수 있는 치아는 앞니입니다. 유치는 영구치에 비해 단단하지 못해서 빠르게 충치가 진행되고, 통증이 심하지 않아서 늦게 발견됩니다. 그런데 어차피 빠질 유치라고 방치하면 치아의 신경조직까지 염증이 번져서 심한 통증을 유발할 수 있고, 유치 아래에서 자라나는 영구치의 발달에도 영향을 미칠 수 있습니다. 드물게는 감염이 신체의 다른 부위로 번질 수 있습니다. 따라서 충치라고 판단되면 일단 아이를 치과에 데려가야 합니다.

젖병이 유치 우식증의 주범?

젖병에 우유나 주스 같은 당 성분이 포함된 액체류를 넣고 장시간 물고 있으면 치아우식증이 생길 확률이 높습니다. 젖꼭지를 빨지 않더라도 당 성분이 자연스럽게 젖꼭지 쪽으로 흘러나와서 치아와 장시간 접촉하기 때문입니다. 이런 경우에는 위 앞니에 먼저 충치가 생기고 주위의 치아로 번집니다.

이를 예방하려면 밤중 수유가 불필요한 생후 7~8개월부터는 식사 시간에만 젖병을 물리고, 더 이상 젖병을 물려서 재우지 않아야 합니다. 식사 시간 외에 젖병을 물려야 한다면 당 성분이 없는 물을 넣어두고, 첫돌이 가까워지는 시기에는 컵을 사용하는 습관을 들여줍니다. 아니면 빨대를 사용해서 치아와의 접촉을 가능한 피하게 합니다.

치아가 누렇게 변했다면?

건강한 치아는 한 가지 색을 띱니다. 만약 점이나 얼룩, 양치질로도 제거되지 않는 노란색 띠 같은 것이 보인다면 충치가 생겼을 가능성이 있습니다. 이럴 때는 소아치과에서 진료를 받아야 합니다.

충치가 처음 진행되기 시작할 때는 치아와 잇몸이 닿는 부분이 하얗게 변하기 시작하는데, 이 부분이 갈색으로 움푹 파이기 시작한다면 본격적으로 충치가 진행되는 것입니다. 그러니 처음 하얗게 변한 부분을 발견했을 때 바로 치과에서 원인을 찾아보고 적극적인 예방 치료를 해야 합니다.

만약 치아 전체가 누렇게 보이는데 충치가 아니라면 치아의 가장 바깥 층인 법랑질층이 형성되지 않는 질환을 의심해볼 수 있습니다. 법랑질층이 형성되지 않으면 치아 전체가 누렇게 보일 수 있습니다.

치과에서 하는 치아우식증 치료 방법

치아우식증이 생기면 치과에서는 우식이 생긴 부위를 갈아내고 아말감이나 레진과 같은 재료로 그 홈을 메웁니다. 이 중 치과 접착성 레진은 치아와의 접착성이 좋고, 치아를 깎는 양이 적어도 되며, 치아와 색도 유사해서 미관상의 이유로 많이 쓰입니다. 만약 충치가 신경에까지 이르렀다면 신경을 제거하는 신경 치료를 한 후 금속관을 씌우는 조치를 합니다.

치아우식증을 예방하는 방법으로는 불소 도포나 치면열구전색(실란트)과 같은 시술을 합니다. 무엇보다 정기 검진이 중요합니다. 정기 검진을 잘하면 치아우식증이 시작되는 단계에서 발견할 수 있고, 잇몸 질환이 있는지를 빨리 파악할 수 있습니다. 또 칫솔질이나 치실의 사용 등에 대해서도 아이가 직접 교육을 해 받을 수도 있습니다.

⋮ 충치를 예방하려면 이렇게 하세요

충치를 예방하는 방법으로는 불소 도표, 치면열구전색(실란트) 같은 치과 시술이 있고, 건강한 식습관으로 예방하는 방법도 있습니다.

치면열구전색(실란트)로 어금니의 충치 예방하기

어금니의 씹는 면에는 좁고 깊은 틈이 있어서 음식물이 자주 낍니다. 음식물이 머무르는 시간이 길면 치아우식증으로 이어질 수 있기 때문에 충치가 생기기 전에 어금니의 틈을 플라스틱 제제로 미리 막아두는 시술을 합니다. 그것이 치면열구전색(실란트)입니다. 영구치인 제1대구치가 나오는 만 6세,

제2대구치가 나오는 만 12세에 주로 시행합니다. 유치는 물론 어금니와 주름이 있는 치아에도 모두 시술할 수 있습니다. 대개는 치아와 같은 색깔의 재료를 사용하는데, 간혹 탈락 여부를 확인할 수 있도록 붉은색이나 주황색의 제제를 사용하기도 합니다.

이 시술을 하면 50~60%의 충치 예방 효과가 있는데 영구치가 나오는 초기에 시술을 하면 2년 동안 81%에서, 4년간 50%에서 충치 예방 효과가 있다는 보고가 있습니다. 시술 후 9~10년 정도까지 치아에 남아 있어서 효과를 내기도 합니다. 어린 아이들은 충치가 치아의 씹는 면보다는 치아 사이에서 더 흔히 생긴다고 하니 양치질과 치실 사용을 꾸준히 병행하는 것이 가장 확실한 예방법입니다.

불소 도포로 치아를 건강하게 만들기

불소는 충치 발생을 40~50% 정도 예방한다고 알려진 미량 원소입니다. 불소는 치아우식증을 유발하는 세균의 대사에 영향을 주는데 산의 생성을 감소시키고, 산에 의해서 손상된 법랑질의 결정을 화학적으로 강화시키며, 이미 손상된 법랑질이 다시 석회화하도록 합니다. 이런 효과 때문에 대부분의 치약에는 불소 성분이 포함되어 있습니다. 하지만 불소를 과량 섭취하면 구토를 하고, 8세 이전의 아이들에서는 치아에 줄이 생기거나 변색이 오는 부작용이 나타날 수 있습니다.

치과에서는 보다 안전하게 치아에 직접 불소를 바르는 시술을 하는데 전문가들은 유치가 나오자마자 불소 도포를 할 것을 권장합니다. 그러나 고농도의 불소를 입에 물고 3분간 있어야 하기 때문에 어린 아이들은 힘들어합니다. 아이가 잘 견뎌낸다면 만 3세부터 불소 도포를 할 수 있습니다. 유치도 불소를 도포하면 충치가 생기는 것을 33% 정도 예방할 수 있습니다.

하지만 대개는 영구치가 나기 시작하는 만 6~7세 무렵부터 불소 도포를 시행합니다. 이후에는 6개월이나 1년마다 정기적으로 불소를 도포하는 게 좋습니다. 만약 충치가 잘 생기는 아이라면 1주 간격으로 4회 연속 도포하는 것이 효과적일 수 있습니다. 최근에는 많은 양의 불소를 원하는 치아의 법랑질에 침투시키기 위해서 2% 불화나트륨 용액을 이용한 이온도입법을 사용하기도 합니다.

불소 도포 후 30분가량은 음식을 먹거나 마셔서는 안 됩니다. 불소를 도포하면 직간접적으로 10~30mg 정도의 불소화합물을 섭취하게 되는데 예민한 아이는 오심이나 구토를 할 수 있습니다. 불소 도포는 시술의 흔적이 없고 금방 효과가 나타나지 않아서 부모들이 효과를 의심하는데, 치료용 시술이 아닌 과학적으로 증명된 예방법이니 믿어도 됩니다.

간식은 치아 건강에 좋은 것으로 주기

치아 건강을 생각할 때 아이 간식으로 가장 좋은 것은 치즈입니다. 치즈에는 칼슘과 인이 많이 함유되어 있어서 침 속의 산도를 중화시키고 치아우식증의 진행을 막기 때문입니다. 특히 식사 후에 조금씩 먹으면 치아우식증이 진행되는 것을 막을 수 있습니다. 치즈 이외에 채소, 요구르트, 땅콩버터, 우유, 팝콘도 치아 건강에 좋고 충치 예방에 도움이 되는 간식입니다. 이 간식들은 공통적으로 당 성분이 적게 포함되어 있고, 입안에서 청소부 역할을 하며, 산을 중화시킨다는 장점이 있습니다.

식사 시간 이외에는 당 성분을 주지 않기

치아에 좋지 않은 음식은 과자, 케이크, 초콜릿 등 점도가 높고 설탕 성분을 많이 함유한 것들입니다. 특히 캐러멜, 딱딱한 사탕, 껌은 입안에 오랫동안 남아 있어서 치아 건강에 더 나쁩니다. 하지만 이런 음식들은 아이들이 좋아하는 것들이라 아예 먹지 못하게 할 수는 없으니, 먹는다면 식사 직후에 먹게 합니다. 음식을 씹으면서 생겨난 침이 치아에 붙은 당 성분을 씻어내는 역할을 할 수 있기 때문입니다.

탄산음료는 치아가 생기기 시작하는 유아기에는 아예 먹지 않는 것이 좋습니다. 과일 주스도 식사 도중이나 직후에 하루 1잔 정도가 적당합니다. 이때 빨대로 먹게 하면 치아와의 접촉 시간을 줄일 수 있습니다. 당 성분이 포함된 음식은 최소 3시간 간격을 두고 섭취하고, 당 성분이 포함된 음식을 먹은 뒤에는 양치질을 하게 합니다. 양치질을 할 수 없는 상황이라면 물로 헹구거나 당 성분이 없는 껌을 씹어서 침 분비를 유도합니다.

아이들이 먹는 시럽 제제의 75%에도 당 성분이 들어 있고, 처방받은 지 오래된 것일수록 당 성분의 비율이 높아지니 복용하고 남은 시럽은 버리고(약을 버릴 때는 약국 휴지통에 버려요) 시럽 제제를 먹은 뒤에는 양치질을 하거나 물로 헹구게 합니다.

--------------------------------- ✿ ---------------------------------

✿ 식사 후에는 자일리톨 껌을? ✿

자일리톨은 자작나무에서 추출된 감미료로, 설탕과 단맛이나 당도가 비슷해서 설탕의 대체재로 개발됐습니다. 치아 세균은 당을 흡수한 뒤 산을 만들어서 치아를 손상시키는데 당과 유사한 자일리톨을 먹으면 세균이 산을 만들지 못하기 때문에 치아우식증의 진행을 막을 수 있습니다. 그러니 식사 후 당이 치아우식증을 유발하는 20~30분 이내에 섭취하는 것이 효과적입니다. 이 외에도 자일리톨은 치아 표면의 치태를 감소시켜서 잇몸 질환을 예방하고, 침 분비를 유도해서 입안의 산도를 중화시키고, 침 속의 인산칼슘과 만나면 손상된 치아의 재석회화를 촉진하는 역할도 합니다.

--------------------------------- ✿ ---------------------------------

04 아이 치아와 관련된 다양한 걱정거리들

: 젖병 물기와 손가락 빠는 습관은 만 3세까진 기다려주세요

신생아나 영아들의 버릇 중에 치아 건강에 나쁜 것은 젖병을 물고 자는 것입니다. 젖병에 우유나 주스처럼 당 성분이 함유된 액체류가 있으면 치아우식증의 위험이 높고, 누워서 먹을 경우 중이염의 위험이 높아집니다. 젖병을 물고 자는 버릇을 당장 중단하기 어렵다면 젖병 안에 물을 넣어두거나 공갈젖꼭지를 물려봅니다. 특히 공갈젖꼭지는 젖병을 물려서 아이를 달래거나 재우지 않아도 되니 치아우식증에 대한 걱정을 덜 수 있습니다.

아이가 손가락이나 공갈젖꼭지를 많이 빨면 구강 구조나 치아 배열에 영향을 주지 않을까 걱정하는 부모들이 있는데 보통 만 3~4세 이전에는 치아 배열이나 구강 구조에 영향을 주지 않습니다. 아이가 다른 경험에 흥미를 느끼게 되면서 그런 버릇은 사라지는 경우가 많습니다. 하지만 만 4세 이후까지 이 버릇이 남아 있다면 중단시켜야 합니다. 다만 조급한 마음에 억지로 그 행동을 못하게 하려고 시도하면 아이가 스트레스를 크게 받을 수 있으니 아이의 눈높이에 맞춰서 흥미의 초점을 옮겨주어야 합니다.

: 침을 많이 흘리는데 어떻게 하는 것이 좋을까요?

침은 침샘에서 분비되는 소화액입니다. 소화효소가 포함되어 있어서 음식물과 섞이는 순간 소화 작용이 시작된다고 볼 수 있습니다. 그리고 침은 입안의 습기를 유지하면서 입안을 청소해주는 역할도 합니다. 침이 입 밖으로 흘러나온다는 것은 침이 많이 만들어지고 있거나 잘 삼키지 못한다는 것을 말해줍니다.

아이들은 치아가 나올 때 침이 많이 만들어지면서 보채는데, 이때 치아발육기를 냉장고에 넣어서 차게 만든 뒤 물려주면 진정됩니다. 이 시기의 아이들은 딱딱한 것을 씹고 싶어하는데, 치아발육기를 차게 하면 단단해져서 씹기 좋고, 부어오른 잇몸을 가라앉혀주는 효과까지 있기 때문입니다. 그렇다고 해서 치아발육기를 냉동실에 넣어두었다가 꺼내면 아이의 입안에 약한 동상을 입힐 수 있으니 주의해야 합니다.

또 다른 원인으로 코막힘 등의 비염 증상이나 편도염, 구내염 등을 예상할 수 있습니다. 침을 잘 삼키지 못해 입 밖으로 더 흘러나오는 것입니다. 아이가 침을 많이 흘리는데 잘 먹지도 않고, 기운이 없거나 기침, 콧물 등의 증상이 동반된다면 입안을 잘 살펴보고 소아과에서 진료를 받아야 합니다.

------------------------------ ✦ ------------------------------

✿ 치아발육기 소독법 ✿

아이의 입안에 들어갈 치아발육기는 자주 소독해주어야 합니다. 그러나 뜨거운 물에 넣어서 하는 열탕 소독은 치아발육기의 표면에 균열을 만들어 발육기 내부에 있던 이물질이 흘러나올 위험이 있으니 하지 않는 것이 좋습니다. 흐르는 깨끗한 물과 젖병 세정제로 잘 씻은 뒤 잘 말리거나 세정 후에는 식기 세척기를 이용하는 것이 좋습니다.

------------------------------ ✦ ------------------------------

: 잇몸에 뽀루지처럼 나 있는데, 무엇일까요?

아이의 잇몸이나 입안에 뽀루지 같은 것이 보이면 부모는 놀랍니다. 하지만 크게 걱정할 일은 아닙니다. 이런 뽀루지는 신생아의 75% 정도에서 보이다가 늦어도 3개월 이내에 별 문제없이 사라지는 정상적인 피부 증상입니다. 대부분 크기가 1~3mm 정도이고 안에 무언가 차 있는 것처럼 보이는데 생긴 위치에 따라 의학적으로 3가지로 구분합니다.

가장 흔한 유형은 '엡스타인 진주종(엡스타인 펄)'입니다. 주로 입천장에 생기고, 잇몸에 생기기도 합니다. 여러 개가 뭉쳐 보이기도 합니다. 신생아의 65~85%에서 발견되어 1~2주, 길어야 수 주 이내에 사라집니다. 원인으로, 입천장이 발달하는 과정에서 상피조직이 겹쳐져서 그렇게 보인다고 알려져 있습니다.

'본결절'은 입천장보다는 잇몸 옆 부분(뺨이나 혀와 맞닿는 부위)에 주로 생기는데, 작은 침샘에서 생겨나는 것으로 보고 있습니다. 안에는 케라틴으로 차 있고, 늦어도 3개월 이내에는 자연스럽게 사라집니다.

마지막으로, 잇몸 위에 생기는 '봉입낭종' 역시 3개월 이내에 자연스럽게 사라집니다.

위에서 언급한 것처럼 안에 뭔가 차 있고 뽀루지처럼 보이는 것들은 아이가 특별히 불편해하지 않는 데다 별 문제없이 낫는 경우가 대부분이지만, 입안 볼 쪽이나 입천장에 하얀 것이 넓게 우유 찌꺼기처럼 껴 있다면 '아구창' 증상일 수도 있습니다. 아구창은 곰팡이 감염을 의미하는데, 이 경우에는 반드시 병원에서 진료를 받아야 하고, 필요하다면 약을 바르거나 복용해야 합니다.

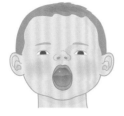
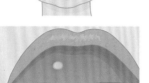
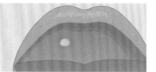
엡스타인 진주종(엡스타인 펄)

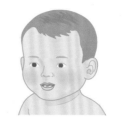
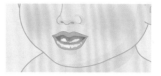
아구창

Part 1

아이 잘 키우기

아이 잘 먹이기

아이 잘 재우기

아이 예방접종

아이 치아 공부

: 아이에게도 잇몸 질환이 생기나요?

잇몸에 이상이 생기면 색깔부터 달라집니다. 건강한 잇몸은 많은 모세혈관 때문에 선명한 핑크빛을 띠고, 부드럽지만 약간 단단한 느낌을 줍니다. 아이들의 잇몸에 어른처럼 심한 치은염이 생기는 경우는 흔하지 않지만, 양치질이 제대로 되지 않아서 음식물이 치아 사이에 장시간 끼어 있으면 염증을 일으킬 수 있습니다. 특히 혀 때문에 어금니 안쪽을 깔끔하게 양치질하지 못하면 그 부분에 치은염이 자주 생깁니다.

만약 잇몸이 빨개지면서 붓고 이와 잇몸 사이에 틈이 벌어진다면 잇몸 질환을 의심할 수 있습니다. 이때는 끼어 있는 음식물을 칫솔이나 이쑤시개, 치실 등으로 제거하고 규칙적인 양치질로 입안을 청결하게 유지한다면 자연스럽게 증상이 나아집니다. 하지만 이 사이에 끼인 음식물 찌꺼기를 빼내는 걸 아이가 심하게 거부하거나, 통증이 너무 심하고 출혈까지 있다면 일단 치과 검진을 받아야 합니다. 이후에도 그 치아는 집중적으로 관리합니다.

: 아이의 입 냄새가 심한데, 왜 그럴까요?

아이들도 어른들처럼 입 냄새가 심할 수 있습니다. 특히 어린 아이가 입 냄새가 심하면 심각한 질병이 있는 것은 아닌지 걱정이 됩니다. 그러나 그런 일은 거의 없습니다. 어른과 마찬가지로 치아가 깨끗하지 않거나 입안이 건조해서 냄새가 날 확률이 높습니다.

가장 큰 원인은 양치질을 제대로 하지 않기 때문입니다. 음식물이 입안에 오래 남아 있으면 악취의 주요 원인인 황화수소를 만들어내는 세균이 더잘 번식합니다. 특히 잠자는 동안에는 타액의 분비량이 줄어들어서 세균의 활동이 활발해지기 때문에 아침에 일어난 직후의 입 냄새가 가장 심합니다.

감기 증상이 있어도 아이들은 입 냄새가 심합니다. 이때는 코막힘 증상과 관련이 있습니다. 코가 막히면 입으로 숨을 쉬게 되는데, 이런 상황이 입안을 더욱 건조하게 만들어 입 냄새가 악화되는 것입니다.

입 냄새를 없애려면 양치질을 열심히 해야 합니다. 최소 하루 2회, 2분이상 양치질을 합니다. 양치질 후에는 치실로 치아 사이를 깨끗이 하고, 혀도 반드시 닦아줍니다. 또한 입안이 건조하지 않게 자주 수분을 공급하고, 코막힘이 있다면 코막힘이 해소되도록 도와줍니다.

참고로, 어른이 구취가 심하다면 음식과 연관이 있을 수 있습니다. 구취를 유발하는 음식으로는 양파, 마늘, 치즈, 오렌지주스, 청량음료 등이 있습니다. 음식 섭취 후 소장, 혈액, 폐를 거치면서 호흡으로 배출될 때 악취가 나는데, 음식으로 인한 구취는 72시간까지 지속됩니다. 또한 만성 폐 질환, 신장 질환, 간 질환, 당뇨병, 부비동염 등이 있을 때도 구취가 심할 수 있습니다. 흡연도 구취의 원인입니다.

: 치아를 심하게 가는데, 괜찮나요?

아이가 자다가 이를 갈면 부모는 당황합니다. 어른이야 스트레스 때문이라지만, 아이들은 원인을 찾기 어렵습니다. 치아 배열이 맞지 않거나 치통 혹은 치아가 나올 때의 통증을 줄이려고 치아를 간다는 주장도 있고 알레르기와 연관이 있다고도 하는데, 정확하지는 않습니다.

통계적으로 20~30%의 아이들이 이를 간다고 하는데 늦어도 유치가 빠지는 시기 이전에 저절로 증상이 사라지니 걱정하지 않아도 됩니다. 특히 이갈이 때문에 치아가 마모되어 신경이 노출되거나 턱뼈 성장에 영향을 주는 경우는 극히 드뭅니다. 따라서 저절로 좋아지기를 일단 기다립니다. 드물기는 하지만, 이갈이로 인한 통증이 심하다고 판단되거나 치아에 손상을 준다고 여겨지면 입안 보호기를 착용할 수도 있습니다.

Part 1

아이 잘 키우기

아이 잘 먹이기

아이 잘 재우기

아이 예방접종

아이 치아 공부

{ 치아 손상 시 처치법 }

● **유치인지 영구치인지 확인하기**

유치가 빠지면 그 치아에 대해서는 특별한 조치를 취하지 않고 그 자리가 유지되는지 지켜보게 됩니다. 하지만 신경 노출 여부에 따라서 치료 방법과 예후가 달라질 수 있기 때문에 일단 치과에서 상태를 확인해봐야 합니다. 영구치인 경우 새로 치아를 심는 수밖에 없지만 제대로만 조치한다면 본인의 치아로 다시 심는 치료를 할 수 있습니다.

● **영구치가 빠졌을 때는 30분 안에 병원으로 가기**

영구치가 뿌리까지 빠졌다면 치아의 머리 부분을 잡고 빠진 부위에 잘 맞춰놓고 치아를 꽉 깨물어서 집어넣는 응급조치를 할 수 있습니다. 이때 치아의 뿌리를 잡아서는 안 되고, 빠진 치아를 깨끗이 씻을 필요도 없습니다. 이런 처치 후에는 빠진 치아가 제대로 들어갔는지 치과에서 확인합니다. 그러나 이런 처치는 협조할 수 있는 큰 아이들의 경우에나 가능합니다.

아이가 협조하지 않거나 치아를 원래 자리에 집어넣는 조치가 어려울 때는 빠진 치아를 식염수가 들어있는 봉지에 넣고 얼음물에 담그거나, 깨끗한 거즈로 잘 싸서 우유에 담근 상태로 아이와 같이 치과로 가져갑니다. 우유를 구할 수 없다면, 그리고 어느 정도 협조가 가능한 아이라면 빠진 치아를 뺨과 아래 잇몸 사이에 물고 있는 것도 좋습니다. 이렇게 치아를 잘 보관했다면 30분 이내에 시술을 해야 합니다. 빠진 치아를 20분 안에 제자리에 심으면 예후가 양호하고, 2시간이 경과하면 대개는 실패하기 때문입니다.

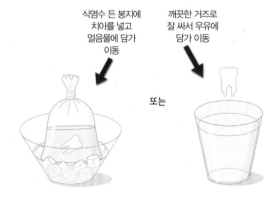

식염수 든 봉지에
치아를 넣고
얼음물에 담가
이동

깨끗한 거즈로
잘 싸서 우유에
담가 이동

또는

● 부러진 치아 조각 찾기

치아의 일부가 부러진 경우라면 남아 있는 치아는 따뜻한 물로 깨끗이 씻고 다친 얼굴 부위는 차가운 것으로 눌러주는 것이 좋습니다.

부러진 이에 대한 장기적인 조치는 치과의사의 판단에 따르면 되지만, 당장은 부러진 치아의 일부분을 찾는 것이 중요합니다. 만약 주위에서 부러진 치아를 발견하지 못했다면 삼켜서 위나 기관지로 넘어갔을 가능성이 있으니 병원에서 가슴 엑스선(X-ray) 사진으로 치아가 몸에 남아 있는지를 확인합니다.

PART 2

우리 아이 건강하고 안전하게 키우기

: 아이 증상 읽기 :

아이가 열이 나요:
열, 열성 경련

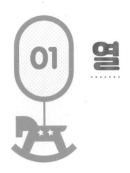

01 열

: 미열은 우리 몸을 보호하는 자연스러운 인체 현상이에요

잘 놀던 아이가 어느 순간 열이 나기 시작하더니 몸이 뜨거워지면 부모는 겁이 덜컥 납니다. 그래서 어떻게든 열을 내리려 애쓰는데, 열이 난다고 해서 무조건 정상 체온으로 내리는 것이 반드시 이로운 처치는 아닙니다. 어느 정도의 미열은 아이 몸에 들어온 세균이나 바이러스를 이겨내도록 도와주는 고마운 친구이기 때문입니다.

우리 몸에 있는 바이러스나 세균은 체온이 37℃일 때 가장 활발하게 활동하고, 체온이 이보다 약간 높아지면 활동이 줄어듭니다. 반면 이들과 싸울 백혈구의 활동은 미열(37.5~38℃)일 때 왕성해집니다. 다시 말해서 미열은 우리 몸이 외부에서 침입한 균들과 싸우기 편한 상태입니다.

따라서 미열이 있지만 아이가 힘들어하지 않는다면 급하게 열을 내리려고 하지 않아도 됩니다. 그러나 38℃ 이상의 고열로 아이가 힘들어한다면 해열제로 열을 어느 정도 내려주고 병원에서 진료를 통해 고열을 일으키는 원인을 찾아 치료해야 합니다.

고열의 위험성

아이의 체온이 38℃ 이상이 되면 병원에서도 열을 내리는 처치를 합니다. 그렇다고 해서 고열 자체가 위험하진 않습니다. 열을 일으키는 바이러스나 세균에 의해 합병증이 생길 수는 있지만, 고열 자체로 아이가 심각한 손상을 입는 일은 드뭅니다.

예전에는 드물게 고열을 방치해서 두뇌 손상을 입는 아이들이 있었습니다. 그래서 아이 몸에서 열이 나면 겁부터 내는 어른들이 있는데, 아이의 두뇌가 손상되려면 체온이 최소 42℃ 이상 올라야 합니다. 그러나 감염 등의 원인으로 열이 나더라도 42℃ 이상 올라가는 일은 드뭅니다. 다만 아이가 뜨거운 차 안에 장시간 있거나, 뜨거운 사막에 보호 장비 없이 서 있는다면 체온이 42℃ 이상 올라갈 수도 있습니다.

열성 경련도 고열 환자 중에서 단 4%에서만 일어날 정도로 체온과는 크게 연관이 없습니다. 따라서 아이가 힘들어하거나 축 처져 있지만 않다면 굳이 열을 내리려고 애쓸 필요가 없습니다.

⠿ 열이 나는 원인은 무엇일까요?

열이 난다는 것은 세균이나 바이러스가 몸속으로 침투했을 때 면역 체계가 제대로 가동되고 있음을 의미합니다. 즉 우리 몸을 지키려는 방어 작용으로 체온이 상승합니다. 그런데 면역 체계의 방어 작용이 실패하면 몸속으로 침투한 세균이나 바이러스가 체내 조직에 자리를 잡고 증식하는데, 이를 '감염'이라고 합니다.

Part 2

아이가 열이 나요

아이의 복통

아이의 호흡기

피부 및 전염병

아이가 다쳤어요

대부분의 원인은 감염

감염이 시작된 부위에 따라 호흡기 감염, 요로 감염, 중이염 등으로 불립니다. 바이러스에 의한 감염은 대개 미열이 2~3일간 지속되지만, 세균에 의한 감염은 고열이 3일 이상 지속되기도 합니다. 만약 1주일 이상 열이 지속된다면 결핵이나 가와사키병과 같은 질환을 의심해볼 수 있습니다.

다만 아직 면역 체계가 미숙한 3개월 미만의 영아들은 감염의 정도가 심해도 미열만 나타날 수 있으니 주의해야 합니다.

열이 나는 다른 원인들

어린 아이들은 주위 환경의 온도가 높거나 옷을 많이 껴입어도 열이 날 수 있습니다. 이런 경우에는 시간을 두고 다시 체온을 측정합니다.

예방접종 후에도 열이 날 수 있습니다. 백신을 외부에서 이물질이 들어온 것으로 인식해 면역 체계가 가동하기 때문입니다.

신생아의 경우 치아가 나는 과정에서 체온이 미열 정도로 상승할 수 있습니다. 하지만 37.8℃ 이상으로 체온이 측정된다면 감염 등 다른 원인을 의심해야 합니다.

⋮ 체온은 정확히 측정해야 합니다

아이가 열이 있는지 알아보기 위해 보통은 손바닥이나 손등을 이마에 대봅니다. 그런데 체온은 체온계로 재는 것이 가장 정확합니다.

반드시 체온계로 측정하기

손바닥으로 이마를 짚는 것처럼 단순히 피부를 접촉하는 것으로는 열이 얼마나 있는지 정확히 판단할 수 없습니다. 그 이유는 피부 온도(정상적인 피부 온도는 평균 33℃)와 중심 체온(고막 혹은 직장 체온 평균 36.5~37℃)은 차이가 있기 때문입니다. 그리고 피부에는 주변의 온도 변화에 민감한 세포들이 많아서 주변의 온도가 피부 온도보다 높으면 피부 온도가 올라가고, 주변이 추우면 피부 온도는 떨어집니다. 또한 열이 나기 시작하면 염증 반응에 의해서 피부로 가는 혈관이 수축하기 때문에 열은 있지만 피부는 차가운 경우도 생깁니다. 아이의 피부에 접촉하는 사람의 손이 차가우면 실제로 열은 없는데 열감을 느낄 수도 있습니다. 그러니 체온계로 쟀을 때 정상 체온이라면 실제로 열이 없는 상태입니다.

간혹 미열이 지속되는 경우가 있습니다. 우리 아이는 '속열'이 있다며 안심하는 부모님도 있는데, 미열이 지속적으로 측정된다면 다른 문제가 없는지 진료가 필요합니다. 따라서 열이 있는지는 항상 체온계로 정확히 확인하는 것이 좋습니다.

연령별, 측정 부위별 정상 체온

체온은 재는 부위에 따라 정상 체온과 열이 있다고 판정하는 체온이 달라집니다. 정상 체온은 구강(입안)에서 측정 시 평균 36.5℃, 직장(항문) 측정시 37.0℃입니다. 열이 있다고 판정하는 온도는 구강 체온계나 공갈젖꼭지 체온계로는 37.5℃ 이상, 직장 체온계나 귀 체온계로는 38℃ 이상, 겨드랑이 체온계로는 37.2℃ 이상입니다. 겨드랑이는 신체 바깥에 위치해 있기 때문에 다른 측정 부위에 비해서 1℃ 정도 낮게 나오는 편입니다.

연령별, 측정 부위별 정상 체온 범위

체온 측정 부위	출생 후 ~ 만 2세	만 3 ~ 10세	만 11 ~ 65세	만 65세 이상
구강(입안)		35.5~37.5°C	36.4~37.6°C	35.8~36.9°C
직장(항문)	36.6~38.0°C	36.6~38.0°C	37.0~38.1°C	36.2~37.3°C
겨드랑이	34.7~37.2°C	35.9~36.7°C	35.2~36.9°C	35.6~36.3°C
귀	36.4~38.0°C	36.1~37.8°C	35.9~37.6°C	35.8~37.6°C
중심	36.4~37.8°C	36.4~37.8°C	36.8~37.9°C	35.9~37.1°C

　　체온을 정확하게 측정하려면 생후 3개월 이전에는 디지털 직장 체온계가, 생후 3개월 이후에는 고막 체온계가 적합합니다. 겨드랑이나 입안의 온도는 측정하는 데 시간이 비교적 오래 걸려서 아이들의 체온을 측정하기에는 부적절합니다. 이마 체온계나 비접촉식 적외선 체온계 등은 주변 환경의 온도에 영향을 받을 수 있어서 정확한 측정 도구로 추천하기는 어렵습니다.

　　그러나 체온을 확인하기 위해 매번 아이의 항문에 체온계를 넣는 것은 번거로운 일인 데다 아이에게 스트레스가 될 수 있습니다. 그래서 열이 있다고 느낄 때 한두 번은 직장으로 측정하고, 이후 열이 떨어졌는지를 확인할 때는 겨드랑이에서 측정해도 큰 무리는 없습니다. 겨드랑이 측정용 체온계가 따로 있는 것은 아니고, 직장 체온계를 같이 사용하면 됩니다.

　　참고로, 대부분의 전문가들은 신생아의 체온은 직장 체온이 가장 믿을 만하다고 말합니다.

체온을 측정하기 알맞은 환경

체온은 아이가 편안한 상태에서 측정하는 것이 좋습니다. 외출했다 돌아왔다면 최소 10~20분 이상 안정을 시킨 뒤에 측정하고, 구강 체온을 측정해야 하는데 뜨겁거나 찬 것을 마셨다면 15~30분 이상 기다렸다가 측정합니다.

체온계를 바르게 사용하는 법

체온계마다 사용 방법이 조금씩 다릅니다. 전자 체온계는 체온계를 해당 부위에 대고 측정 단추를 누른 뒤에 수 초 후 기계음이 들리면 체온을 확인합니다. 수은 체온계는 직장에서는 2분, 겨드랑이에서는 4~5분을 기다려야 합니다.

체온계는 평소에 관리를 잘해두어야 정확도를 오래 유지할 수 있습니다. 센서가 있는 부위는 알코올이나 비누로 닦고 찬물로 헹궈 말립니다.

직장에서 체온을 측정할 때: 체온계의 끝부분과 항문 입구에 바셀린을 바른 다음 아이를 허벅지 위에 엎드리게 합니다. 한 손은 아이의 허리 아래 부분을 잡고, 다른 손으로 체온계를 항문으로 1.25~2.5cm 정도 밀어 넣고 측정이 다 될 때까지 기다립니다.

겨드랑이에서 체온을 측정할 때: 겨드랑이의 물기를 말리는 것이 중요합니다. 겨드랑이는 땀이 많이 나고 주변 온도의 영향을 많이 받기 때문에 운동이나 목욕을 한 뒤에는 15분 정도 기다렸다가 물기가 없는 것이 확인되면 측정합니다.

입으로 체온을 측정할 때: 한쪽 혀 밑으로 체온계를 넣고 입을 다문 후 측정합니다. 이때 아이가 치아로 체온계를 물지 않게 해줍니다.

귀로 체온을 측정할 때: 귀 체온계는 체온계의 끝부분이 외이도에 다 들어갈 정도의 크기여야 정확도가 높습니다. 체온을 잴 때 중이염이 있거나 튜브를 삽입한 경우, 약간의 귀지는 측정에 큰 영향을 주지 않지만, 귀를 막을

Part 2

아이가 열이 나요

아이의 부종

아이의 호흡기

피부 및 전염병

아이가 다쳤어요

정도로 귀지가 많다면 측정에 영향을 줄 수 있습니다.

체온계 대신 손으로 체온을 측정하기

아이는 열이 나는 것 같고 아파 보이는데 당장 체온계가 없다면 아이의 몸을 만져서 얼마나 열이 나는지 알아볼 수밖에 없습니다. 그러면 어느 부위를 만져보는 것이 좋을까요?

그나마 체온을 정확하게 알 수 있는 신체 부위는 배나 무릎입니다. 특히 배 부위의 온도는 중심 체온과 일치하는 경우가 많습니다. 다만 몸을 만지기 전에 옷을 두껍게 입고 있었거나 이불을 오래 덮고 있었다면 손으로 측정하는 체온이 정확하지 않을 수 있습니다. 주위 온도가 25℃ 정도일 때 비교적 정확히 측정됩니다.

열이 있는지 알아볼 때 가장 먼저 만지는 부위는 이마입니다. 그런데 이마는 측정치가 가장 부정확한 부위입니다. 신생아나 영유아는 열이 없어도 이마나 목덜미가 따뜻한데, 머리 부위의 피부가 우리 몸에서 냉각 장치 역할을 하기 때문입니다. 즉 아이가 너무 따뜻한 곳에 있거나 활발한 움직임으로 에너지를 소비할 때 이마나 다른 머리 부위로 열을 발산하니 이마와 머리 부위는 평소에도 따뜻한 편입니다. 게다가 머리 부위는 항상 외부에 노출되어 있어서 주변 온도 변화에 민감해 체온 측정 부위로는 부적절합니다.

⋮ 해열제, 언제 무엇을 어떻게 먹여야 할까요?

건강한 아이가 39℃ 이하의 열이 있을 땐 열을 떨어뜨리는 조치를 취할 필요가 없다지만, 우리 아이가 38℃ 이상 열이 나는데 가만히 있을 부모는 많지 않습니다. 그렇다면 아이의 체온이 38~39℃ 정도일 때는 어떻게 열을 떨어뜨리는 것이 안전할까요?

가장 효과적인 방법은 '타이레놀'(아세트아미노펜)이나 '부루펜'과 같은 해열제를 먹이는 것입니다. 해열제로도 열이 떨어지지 않으면 미지근한 물로 마사지를 해주거나, 방 안의 온도를 서늘하게 유지하면서 옷을 가볍게 입힙니다. 그리고 적절히 수분을 공급함으로써 열로 인해 탈수에 빠지지 않게 해야 합니다.

38℃ 미만의 미열에는 해열제 NO!

열을 떨어뜨리는 가장 효과적인 방법은 해열제를 적절하게 사용하는 것입니다. 그러나 해열제는 일시적으로 열을 떨어뜨릴 뿐 약효가 떨어지면 다시 열이 오릅니다. 결국 열의 원인이 되는 질환을 치료하지 않으면 한두 번의 해열제 사용으로 열이 뚝 떨어지지 않습니다.

앞에서도 설명했지만, 38℃ 미만의 미열이 있지만 아이가 잘 놀고 평소처럼 먹고 활동량도 양호하다면 아이의 몸이 바이러스나 세균과 잘 싸우고 있다는 증거이니 체온을 일부러 정상으로 떨어뜨릴 이유는 없습니다. 특히 밤에 잘 자는 아이의 몸을 만져보고 열이 난다고 깨워서 해열제를 먹이지 않아도 됩니다.

그러나 38.3℃ 이상으로 올랐던 열이 잘 떨어지지 않고, 아이가 보채거나 먹는 것을 거부한다면 일단 적정량의 해열제를 먹여서 체온을 낮춰주는 것이 아이를 좀 더 편안하게 해줍니다. 다만 생후 2개월 미만의 신생아의 몸에서 열이 날 때는 반드시 의사의 진찰을 받고 해열제를 사용해야 합니다.

어린 아이들은 열이 나는 것만으로도 탈수가 생길 수 있으니 수분을 보충해주는 것이 중요합니다. 하지만 컨디션이 좋아야 먹기도 하고 수분도 더

Part 2

아이가 열이 나요

아이의 복통

아이의 호흡기

피부 및 전염병

아이가 다쳤어요

쉽게 섭취할 수 있는 만큼 일단 해열제로 열을 떨어뜨려야 합니다.

먹는 해열제: 타이레놀과 부루펜

아이들에게 사용하는 대표적인 해열제로 타이레놀(아세트아미노펜)과 부루펜이 있습니다. 6개월 미만의 아이, 탈수 증상이 있는 아이에게는 타이레놀을 추천합니다. 이 외의 경우에는 둘 다 안전하게 열을 떨어뜨리니 구하기 쉬운 것을 사용합니다. 그러나 안전한 해열제도 생후 2개월 미만의 신생아에게 사용할 때는 반드시 의사의 진찰을 받아야 합니다.

해열제는 다른 약들과 마찬가지로 복용량과 복용 간격을 지키는 것이 중요합니다. 간혹 약 설명서에 나이별 용량이 적힌 경우가 있는데 정확하게는 몸무게에 따라 투여량을 결정합니다. 타이레놀은 몸무게 1kg당 10~15mg(시럽의 경우 32mg/ml이므로 0.3~0.45ml/kg, 일반적으로는 0.4ml/kg)을 4~6시간 간격으로 투여합니다. 항문으로 삽입하는 제제는 흡수 속도가 느리기 때문에 8시간 간격으로 삽입합니다. 부루펜은 몸무게 1kg당 5~10mg(시럽의 경우 20mg/ml이므로 0.25~0.5ml/kg, 일반적으로는 0.25ml/kg)을 8시간 간격으로 투여합니다.

먹는 해열제 대신 좌약 사용하기

해열제를 먹으면 구토를 하거나, 시럽 맛을 싫어하거나, 강제로 먹이는 것을 심하게 거부하는 아이에게는 좌약으로 된 제제를 시도해보는 것이 좋습니다. 타이레놀 성분인 '써스펜 좌약'(한미)은 체중이 10kg인 아이의 경우 1개(125mg)를 8시간 간격으로 하루 3회 미만으로 사용하고, '부루펜 좌약'(삼일)은 체중이 10kg인 아이의 경우 1개(50mg)를 하루 2회 사용합니다.

Part 2

아이가 열이 나요

아이의 복통

아이의 호흡기

피부 및 전염병

아이가 다쳤어요

좌약형 해열제는 항문으로 넣는데, 항문으로 약을 넣은 다음에 약이 흘러나오지 않도록 잘 막고 있어야 합니다. 먹는 해열제와 같은 성분이니 과량 복용하지 않도록 횟수를 잘 조절해야 합니다.

열이 떨어지지 않을 때 교차 투여하기

만약 해열제를 복용하고 1~2시간이 지나도 열이 떨어지지 않고 계속 오르면 다른 종류의 해열제를 먹여볼 수 있습니다. 타이레놀을 먹였는데 효과가 없다면 부루펜을, 부루펜을 먹였는데 효과가 없다면 타이레놀을 먹입니다.

일부 전문가들은 해열제의 교차 투여가 위험할 수 있다고 하지만, 대부분의 논문과 의학 교과서에서는 쉽게 떨어지지 않는 고열이라면 두 가지 해열제를 동시에 투여할 수 있다고 규정하고 있습니다. 투여량과 투여 시간을 기록하면서 적절히 교차 투여를 한다면 열을 효과적으로 떨어뜨릴 수 있습니다.

다만, 교차 투여 시에 최소 30분에서 2시간은 간격을 두어야 합니다. 한 가지 해열제를 먹였는데 바로 열이 떨어지지 않는다고 10~20분 만에 조급하게 다른 해열제를 먹이는 것은 위험합니다. 타이레놀은 6시간 간격으로 하루 5회 미만으로 먹이도록 되어 있고, 부루펜은 8시간 간격으로 하루 4회 미만으로 먹이도록 되어 있으니 다음 투여 시간까지 기다리면서 미지근한 물로 몸을 닦아주는 것도 좋은 방법입니다.

과다 투여의 위험성: 같은 종류의 해열제를 먹일 때

열이 떨어지지 않는다며 같은 종류의 해열제를 더 먹이는 것은 위험합니다. 예를 들어 해열제 성분이 포함된 약을 먹이고 나서 성분이 같은 해열제를 동시에 먹이면 과다 투여로 저체온, 간 손상 등의 부작용이 나타날 수 있습니다.

그러니 병원에서 처방된 가루약에 어떤 해열제 성분이 있는지 알아두고, 의사의 진찰 없이 종합감기약을 먹여서는 안 되지만 상황이 급해서 종합감기약을 먹였다면 성분표에 아세트아미노펜(타이레놀 성분) 또는 부루펜 성분이 있는지를 확인해보아야 합니다.

과다 투여의 위험성: 같은 성분, 제형별로 다른 용량

같은 성분의 해열제라도 제형이 다르면 용량도 다릅니다. 그걸 모르고 어떤 제형이든 같은 양을 먹이면 과다 투여한 셈이 되어서 부작용이 나타날 수 있습니다. 예를 들어, 외국에서 파는 스포이드 형태의 타이레놀은 타이레놀 현탄액에 비해서 3배가량 농도가 진합니다(시럽은 32mg/ml, 농축 시럽은 80mg/0.8ml, 즉 100mg/ml). 요즘 병원에서 처방하는 부루펜 중에는 2배로 농축된 것도 있으니 처방전을 꼭 확인해야 합니다(일반적인 부루펜은 20mg/ml, 이브듀오는 40mg/ml).

좌약형 해열제를 사용할 때도 같은 성분의 해열제를 추가로 먹이는 실수를 하지 않도록 조심해야 합니다.

⦂ 이럴 땐 병원에 가요

아이의 몸에서 열이 나면 바로 안고 병원으로 향하는 부모가 많은데, 초등학생이고 38℃ 미만의 미열이라면 특별한 조치를 하지 않고 열이 내리기를 기다려도 괜찮습니다.

Part 2

아이의 열이 나요

아이의 복통

아이의 호흡기

피부 및 전염병

아이가 다쳤어요

그러나 면역 기능이 미숙한 생후 3개월 미만의 신생아는 미열이 질병의 시작을 의미할 수 있으니 체온이 38℃ 이상일 때, 생후 3~6개월 사이의 아이는 38.3℃ 이상의 열이 확인되면 즉시 병원으로 가야 합니다. 또한 생후 6개월 이상의 아이에게 39.5℃ 이상의 열이 나면 의미 있는 고열이므로 반드시 병원에서 진찰을 받아야 합니다.

응급실에 가야 하는 경우

아래의 증상을 보이면 위급한 상황이니 응급실에 가야 합니다.

- 몇 시간을 달래도 아이가 울음을 그치지 않거나 심하게 보챌 때
- 아래의 탈수 증상 중에서 하나 이상의 증상이 있을 때
  - 8~10시간 이상 소변을 보지 않는다.
  - 우는데 눈물이 보이지 않는다.
  - 입과 혀가 지나치게 건조하다.
- 뇌수막염 의심 증상 중 하나 이상의 증상이 있을 때
  - 목이 뻣뻣해 보이거나, 심한 두통을 호소한다.
  - 반복적인 구토 증상이 있다.
  - 경기를 한다.
  - 1세 미만 영아의 경우 아직 닫히지 않은 대천문과 소천문이 튀어오른 것처럼 만져진다.

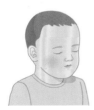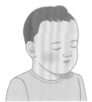

- 복부 감염증이 의심될 때
  - 반복적으로 구토와 설사를 한다.
  - 배의 특정 부위를 아파한다(배의 오른쪽 아래 부위를 아파하면 급성 충수염 가능성이 있음).
  - 배가 지나치게 부어오른다.
- 심장박동이 지나치게 빠르거나, 호흡 곤란을 보일 때
  - 코가 막히지 않았지만, 숨을 쉴 때마다 코를 벌렁거리거나 갈비뼈 사이가 들어가 보이거나 오목가슴(흉골 아래) 부위가 들어가 보인다.
  - 입술, 혀, 손톱이 파랗게 변한다.
  - 평소와는 다르게 침을 많이 흘리거나 침을 삼키지 못한다.
- 몸이 늘어지고, 자극에 대한 반응이 늦고, 의식이 흐려 보일 때
- 전에 없던 발진이나 멍이 발견될 때
- 관절 부위가 부어오르거나, 잘 걷던 아이가 걷지 못하거나 걷는 것을 거부할 때
- 뜨거운 차 안이나 밀폐된 공간에서 장시간 머무르고 나서 열이 나기 시작할 때
- 심장병, 백혈병에 걸렸거나 스테로이드 치료를 받는 등 면역이 떨어진 아이인데 열이 날 때

병원에서 진료를 받아야 하는 경우

다음의 경우에는 응급실로 가야 할 정도는 아니지만 병원에서 진료를 받아야 합니다.

- 해열제를 먹어도 전혀 호전이 없을 때

Part 2

아이가 열이 나요

아이의 복통

아이의 호흡기

피부 및 전염병

아이가 다쳤어요

- 생후 3개월 미만: 38℃ 이상

- 생후 3개월 이상: 39℃ 이상

- 어른: 40.5℃ 이상

- 2세 미만의 소아에서 37.5℃의 열이 24~48시간 이상 지속될 때

- 어른들에서 39.5℃의 열이 48시간 이상 지속될 때

- 열 때문에 수분 섭취를 거부하거나 섭취하지 못할 정도로 아파 보일 때

- 열이 나면서 계속 설사를 하거나 반복적으로 구토할 때

- 입술이 마르거나 울어도 눈물이 나오지 않는 등 탈수 증상이 보일 때

- 목이 아프다, 귀가 아프다, 배가 아프다며 호소할 때

- 열이 가라앉았다가 반복적으로 다시 오를 때

⋮ 아이에게 열이 나면 이렇게 도와주세요

아이 몸에서 열이 날 때 집에서 할 수 있는 열 내리는 방법을 소개합니다.

미지근한 물로 마사지해주기

해열제를 복용하고 30분 이상 지났지만 여전히 아이가 힘들어하면 미지근한 물로 몸을 마사지를 해줍니다. 반드시 '미지근한' 물이어야 합니다. '미지근한'의 기준은 29.4~32.2℃로 물을 손등에 떨어뜨렸을 때 약간의 온기가 느껴지는 정도입니다. 42℃ 이상의 고열이나 일사병 증상이 나타나는 응급 상황에서는 이보다 조금 더 낮은 온도의 물이 좋습니다. 찬물로 마사지를 하지 않는 이유는 찬 기운에 아이가 몸을 떨게 되면 열이 더 날 수 있기 때문입니다. 이때 방 안의 온도는 23.9℃ 정도를 유지합니다.

미지근한 물로 마사지를 하려면 우선 큰 대야에 4~5cm 정도의 높이로 미지근한 물을 담습니다. 아이를 대야 안에 앉힌 뒤 스펀지나 타월로 몸을 닦아주는데 겨드랑이, 사타구니, 이마 등을 우선적으로 닦아줍니다. 만일 아이가 마사지를 싫어하면 그냥 물에서 놀게 해줍니다. 마사지 시간은 10~15분 정도면 충분하며, 대개 30분 이후부터 열이 떨어집니다. 만약 아이가 물에 들어가는 것조차 싫어하거나, 마사지 도중에 몸을 떨면 체온의 변화가 없어도 얼른 물에서 꺼내야 합니다.

물에 알코올을 섞는 부모도 있는데, 알코올이 흡수되어 아이가 혼수 상태에 이를 수도 있으니 알코올은 섞지 않습니다.

마사지 전, 해열제로 열 내리기

미지근한 물로 마사지를 하기 전에 해열제를 먹이는 것을 잊어선 안 됩니다. 평소 36.5℃에 맞춰져 있던 체온 중추(체온 조절 중추)가 감염 등의 이유로 열이 나면 기준 체온이 38℃ 정도로 재조정되는데, 해열제는 이렇게 높아진 체온 중추를 원래대로 돌려놓는 역할을 합니다. 그런데 해열제를 먹지 않고 미지근한 물에 들어가면 온도차로 아이는 미지근한 물을 상당히 차갑게 느끼고, 이런 상황을 전달받은 체온 중추는 몸을 따뜻하게 하려고 몸을 심하게 떨게 합니다. 그 결과 체온이 더 오르고, 몸을 떠느라 아이는 더 힘들어집니다.

약을 먹기 힘든 아이에게는 '해열 파스'를 붙이기도 합니다. 해열 파스는 해열제처럼 직접적인 해열 효과는 없지만, 미지근한 물로 마사지하는 것과 유사한 효과는 볼 수 있습니다.

사실 해열 파스는 전문가들이 일반적으로 추천하는 방법은 아닙니다. 제 판단으로는 아이가 싫어하지 않는다면 사용해도 괜찮습니다. 해열 파스가 아이에게 심각한 부작용을 일으키는 경우는 드물고, 해열제 성분이 포함되지 않아서 복용하는 해열제의 작용을 방해하지도 않기 때문입니다.

탈수되지 않게 충분한 양의 수분 공급하기

열이 나는 것만으로도 우리 몸은 수분을 잃습니다. 구토나 설사까지 동반되면 탈수는 더욱 심해져 고열보다는 탈수로 더 심각한 문제가 생길 수 있습니다. 그러니 열이 날 때는 아이에게 충분히 수분을 주어야 합니다.

열만 있다면 찬물, 희석시킨 과일 주스, 병원이나 약국에서 판매하는 전해질 용액 등을 주는 것이 적절합니다. 피해야 하는 수분이 있는데, 어린 영아가 설사를 한다면 과일 주스나 이온 음료는 추천하지 않습니다. 이런 음료들은 전해질 성분은 적고 당분은 지나치게 많아서 오히려 설사가 악화되기 때문입니다. 또한 카페인 성분이 있는 콜라나 아이스티 같은 음료들도 이뇨 작용을 유발해서 수분 손실을 촉진시키니 주지 않아야 합니다.

시원하게 해주고, 충분히 쉬게 하기

아이가 어릴수록 주변 온도에 쉽게 영향을 받습니다. 그래서 열이 날 때는 집 안을 21~24℃로 약간 서늘하게 유지하고, 옷은 가볍게 한 겹 정도만 입힙니다. 만약 아이가 몸을 많이 떨면 이불을 한 겹 덮어주었다가 떨림이 사라지면 다시 걷어냅니다.

열이 나면 대개 식욕도 떨어지는데 아이가 원하지 않으면 수분 이외에는 억지로 먹일 필요는 없습니다. 소화 기능도 떨어져 있기 때문에 지방 성분이 많은 음식은 피해야 합니다.

마지막으로, 아픈 아이는 충분히 쉬게 해줍니다. 열이 나도 활발히 움

Part 2

아이가 열이 나요

아이의 복통

아이의 호흡기

피부 및 전염병

아이가 다쳤어요

직이는 아이를 움직이지 못하게 할 필요는 없지만, 과도한 활동은 자제시키는 것이 좋습니다.

: 더운 날씨에는 열사병과 일사병을 조심하세요

우리 몸에는 체온 중추가 있기 때문에 아파서 열이 나도 무작정 고열이 되지는 않습니다. 같은 이유로, 열이 높다는 사실만으로 아이의 두뇌에 문제가 생기는 일도 거의 없습니다. 열이 나서 두뇌에 문제가 생겼다면 뇌수막염처럼 두뇌 부위의 감염증으로 인해 합병증이 생긴 결과라고 볼 수 있습니다. 그러나 특수한 조건에서는 체온이 아주 심하게 올라가서 정말 두뇌에 영향을 줄 수도 있는데 '열사병heat stroke'과 '일사병heat exhaustion'이 대표적입니다.

열사병

열사병은 가장 심각하고 위급한 형태의 열 질환입니다. 아주 높은 온도에 장시간 노출될 때 생기는데 여름철 실외 주차장에 세워진 차의 실내처럼 밀폐된 고온의 공간에 아이가 오래 있거나, 무척 더운 장소에서 수분 보충을 하지 않을 때 발생할 수 있습니다.

우리 몸의 체온 중추는 적당히 더운 온도에서는 땀을 분비해서 체온을 조절하고, 적절한 수분 공급을 통해 손실된 수분을 보충합니다. 그러면 문제될 일이 없습니다. 그러나 갑자기 주변 온도가 올라가는 환경에서 이러한 체온 조절 기능이 상실되면 체온이 41.5℃ 이상 급격히 상승하고, 41.5℃ 이상의 체온이 10~15분 이상 지속되면 열사병 증상이 나타납니다. 특히 습도가 높은 환경에서는 땀을 통한 열 발산 효과를 기대할 수 없기 때문에 열사병이 더 악화됩니다.

열사병을 의심할 수 있는 대표적인 증상들

- 더운 환경에서 갑자기 39.4℃ 이상 체온이 올라간다.
- 피부가 빨갛고 뜨겁게 변하는데, 만져보면 땀 분비가 없고 건조하다.
- 맥박이 빠르고 강하다.
- 박동성이 느껴지는 두통 증상이 있다.
- 어지럽고 토할 것 같다.
- 의식이 혼미하거나 주변의 자극에 거의 반응하지 않는다.

일사병
....

일사병은 급격하게 증상이 나타나는 열사병과 달리 4~5일의 기간을 두고 몸이 지속적으로 높은 온도에 노출되면서 체내 수분이 줄어들 때 나타나는 질환입니다. 약한 열사병이라고 볼 수 있지만 치료하지 않으면 열사병으로 이어질 수 있습니다.

일사병을 의심할 수 있는 대표적인 증상들

- 높은 온도에 수분 보충 없이 장시간 노출되었다.
- 땀이 과도하게 분비된다.
- 호흡이 빨라진다.
- 맥박이 빠르지만 약하게 느껴진다.
- 근육통(복부, 팔, 다리 근육)이 있다.
- 어지럽고, 두통이 있다.

Part 2

아이가 열이 나요

아이의 복통

아이의 호흡기

피부 및 전염병

아이가 다쳤어요

열사병, 일사병인데 응급실에 갈 수 없을 때 대처법

열사병 증상이 있다면 일단 체온을 떨어뜨리면서 응급실로 이동해야 합니다. 바로 병원으로 이동할 수 없거나 증상이 약하다면 다음과 같은 방법으로 일단 체온을 떨어뜨립니다.

- 바람이 잘 부는 그늘로 이동해서 쉬게 한다.
- 옷의 조여진 부분은 느슨하게 풀어주고, 다리를 심장보다 높게 올린다. 에어컨이 있는 장소라면 더욱 좋다.
- 체온이 37.7℃ 이하로 떨어질 때까지 가능한 모든 방법을 동원해서 체온을 떨어뜨린다. 찬물로 샤워하거나, 욕조에 찬물을 채우고 몸을 담그는 것도 좋다. 찬 수건으로 목과 겨드랑이, 사타구니 부위를 닦아주어도 좋다.
- 수분을 보충해준다. 이온 음료가 적당하고, 알코올 성분은 먹여선 안 된다.
- 주위 온도가 35℃보다 높으면 선풍기는 효과가 없고, 에어컨을 틀어주는 것이 좋다.

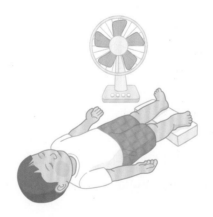

Part 2

아이가 열이 나요

아이의 복통

아이의 호흡기

피부 및 전염병

아이가 다쳤어요

⋮ 드문 일이지만, 저체온증이 오면 어떻게 해야 할까요?

저체온증은 중심 체온이 35℃ 미만인 경우를 말합니다. 건강한 아이가 저체온증에 빠지는 것은 흔한 일이 아니지만 아주 추운 환경에 노출되거나 해열제를 과량 복용하는 경우에는 나타날 수 있습니다.

저체온증에 빠지면 몸을 떨거나, 손발이 차거나, 의식이 없어 보이는 등의 증상이 나타납니다. 만약 이런 증상이 없는데 체온만 낮게 측정된다면 체온을 정확하게 다시 재봐야 합니다. 이때 다른 사람의 체온도 같이 재봐서 체온계가 정상인지도 확인해봅니다.

신생아에서는 저체온증에 대한 대비가 필수

신생아들은 초등학생 이상의 큰 아이들이나 어른들보다 더 쉽게 저체온증에 빠질 수 있습니다. 그 이유는 몇 가지가 있습니다.

우선, 신생아들은 주위 온도 변화에 민감합니다. 둘째, 어른들에 비해서 체중당 체표면적이 넓어서 피부를 통한 열 손실이 더 많습니다. 셋째, 주로 열이 발산되는 머리 부위가 다른 신체 부위에 비해서 큽니다. 넷째, 우리 몸에서 열을 생산하는 갈색지방의 양과 보온 역할을 하는 피하지방이 상대적으로 적은 데다 추울 때 몸을 떠는 동작으로 열을 만드는 능력이 부족합니다.

그래서 신생아를 목욕시키거나 데리고 외출할 때, 특히 여름에 물놀이를 할 때는 저체온증에 대한 대비를 꼭 해야 합니다. 신생아를 목욕시킬 때는 물의 온도뿐만 아니라 주위의 온도도 살펴서 실내 온도는 최소한 25℃ 이상을 유지합니다. 만약 욕실에서 온도를 맞추기 어렵다면 방에서 방수용 비닐을 깔고 씻기는 것도 좋은 방법입니다. 목욕 시간은 최소한으로 줄이고,

목욕 후에는 빨리 물기를 닦아줍니다. 물이 묻은 상태로 오래 있으면 체열이 더 쉽게 발산되어서 체온이 떨어질 수 있습니다.

신생아를 벗어난 영유아들의 경우, 추운 날씨에 외출할 때는 옷을 따뜻하게 입히고, 열이 발산되는 머리와 목을 모자와 장갑으로 보호해 저체온증에 대비합니다. 이때 장갑은 일반 장갑보다는 손모아장갑이 더 좋습니다.

저체온증 시 대처법

만약 아이가 35℃ 이하의 저체온증에 빠졌다면 무엇보다 아이의 의식 상태를 잘 살펴야 합니다. 아이가 늘어지고 힘이 없어 보이면 따뜻하게 보온시키면서 응급실로 갑니다. 그러나 의식은 명료한데 단지 몸을 떠는 정도라면 따뜻하게 보온을 시키고 따뜻한 수프 등을 먹이면서 체온이 오르기를 기다려보는 것도 괜찮습니다. 이때 보온 효과가 가장 좋은 것은 사람의 체온인 만큼 어른이 안아주거나 같이 이불이나 담요를 덮고 있으면 좋습니다.

아이의 몸을 따뜻하게 해줄 때는 손발보다는 가슴, 목, 사타구니와 같은 중심 부위를 먼저 보온시킵니다. 몸은 찬데 말초 부위인 손발만 따뜻하면 혈액이 몸의 중심부로 몰려가서 심장에 무리가 될 수 있기 때문입니다.

응급실에 가야 하는 저체온증 증상들

동상을 포함해 다음과 같은 저체온증 증상이 나타나면서 체온이 35℃ 이하라면 바로 응급실로 가야 합니다.

아이의 경우
- 피부가 아주 빨갛게 달아오르고 만지면 냉기가 느껴진다.

- 기운이 없어 보인다.

어른의 경우

- 몸을 심하게 떨거나 아주 지쳐 보인다.
- 의식이 혼미하거나 손을 지나치게 떤다.
- 기억력이 떨어지거나 말이 어눌해진다.
- 의식이 몽롱해 보이고 계속 잠을 자려고 한다.

저체온증일 때 바로 병원에 갈 수 없다면?

저체온증이 있지만 아이의 의식이 명료하다면, 혹은 바로 응급실로 이동할 수 없거나 구급차가 오기까지 기다려야 한다면 다음과 같은 방법으로 아이를 도와줍니다.

- 따뜻한 방 안이나 대피소로 이동시킨다.
- 옷이 젖어 있다면 벗긴다.
- 전기담요와 같이 보온성이 있는 물건이 있다면 신체 중심 부위(가슴, 목, 머리, 사타구니 등)를 먼저 보온시킨다. 혹은 마른 수건이나 천으로 몸을 느슨하게 감싼 뒤에 그 안으로 부모의 손을 넣어서 보온을 돕는다.
- 따뜻한 음료를 마시게 한다. 당 성분이 있는 핫 초콜릿 등이 좋다. 다만 의식이 명료하지 않은 상태에서는 마시게 해서는 안 된다. 알코올 성분이 있는 것은 피한다.
- 체온이 어느 정도 올라간다면 따뜻한 이불 등으로 온몸을 감싸서 보온을 유지한다.
- 의식은 없는데 호흡과 맥박이 느껴지지 않는다면 심폐소생술을 진행

Part 2

아이가 열이 나요

아이의 복통

아이의 호흡기

피부 및 전염병

아이가 다쳤어요

한다.

- 아이를 이동시킬 때는 과도한 흔들림이나 갑작스러운 움직임이 없도록 한다. 이런 움직임은 저체온증이 왔을 때 불안정한 심장에 자극을 주어서 부정맥을 유발할 수 있다.

{ 체온에 대한 지식 }

● 체온 조절은 어떻게 이뤄질까?

우리 두뇌의 깊은 곳에 있는 시상하부는 항온동물인 사람의 신체를 항상 같은 온도로 유지시키는 작용을 합니다. 항상 같은 온도, 즉 37°C를 '기준 체온'이라고 합니다.

그러나 여러 조건에 따라 체온은 약간씩 변합니다. 우선, 하루 중에서 이른 저녁 무렵(오후 4시)에는 체온이 조금 올라가고, 이른 아침 무렵(오전 4시)에는 조금 낮습니다. 이런 체온의 변화는 생후 6개월 미만의 아이에게는 변화 폭이 아주 적지만, 생후 6개월에서 만 2세사이 아이들은 0.5°C 정도, 만 2세 이상의 아이들에서는 1°C 정도 차이가 날 수 있습니다. 따라서 귀 체온계로 측정할 때 만 2세까지의 아이들은 36.4~38.0°C, 만 3~10세 아이들은 36.1~37.8°C를 정상 체온 범위로 판단합니다.

또 아이들은 활발한 신체 활동, 감정적인 흥분 상태, 식사 중, 옷을 많이 껴입은 경우, 높은 실내 온도, 높은 습도에서는 체온이 다소 올라갈 수 있습니다.

● 열이 날 때 체온은 어떻게 변할까?

우리 몸은 평상시에는 시상하부에 의해 37°C라는 기준 체온을 유지합니다. 그러다가 바이러스, 세균 같은 감염원이 침투하거나 염증을 유발하는 질환이 생기면 '프로스타글란딘 E2(PGE2)'라는 염증 물질이 만들어지고, 이 물질이 시상하부의 체온 중추에 작용해서 기준체온을 올립니다. 이후에 우리 몸에 일어나는 일련의 상황을 '열이 난다'라고 표현합니다.

이와 같이 두뇌의 시상하부에서 새롭게 설정된 기준 체온까지 체온을 올리는 과정은 크게두 가지입니다. 첫째는, 말초혈관을 수축시켜서 몸의 열 손실을 줄이는 과정입니다. 둘째는, 몸을 떠는 오한과 같은 근육 활동이나 노르에피네프린 같은 호르몬과 갈색지방세포에의한 열 생산 활동에 의해서 체온이 올라갑니다.

이처럼 염증 반응으로 열이 나면 새롭게 설정된 기준 체온을 중심으로 체온이 1~1.5°C 정도 오르락내리락하기 때문에 감염 증상이 있어도 42°C 이상으로는 열이 나지 않습니다. 다만 염증 반응의 강도에 따라 새롭게 설정되는 기준 체온이 38°C 미만의 미열에서 멈출수도 있고, 39°C 이상의 고열까지 이어질 수도 있습니다. 만약 미열에서 멈췄다면 앞서 설명했듯이 굳이 열을 떨어뜨릴 필요가 없습니다.

그러나 고열이 난다면 과도한 열 생산 활동으로 몸이 힘들어지기 때문에 어느 정도 열을 떨어뜨려야 합니다. 이때 흔히 사용하는 해열제들은 기준 체온을 올리는 염증 물질인

PGE2의 생성을 차단함으로써 체온을 내립니다. 하지만 이런 해열제의 작용은 일시적이며, 보다 근본적으로 해열을 하려면 바이러스나 세균과 같은 감염원을 물리치거나, 염증을 유발하는 질환을 치료해야 합니다.

● 열이 날 때 오한이 나거나 식은땀을 흘리는 이유

외부의 감염원에 의해서 시상하부가 평소보다 높은 기준 체온을 설정하면 우리 몸의 온도는 기준 체온보다는 낮아집니다. 이것은 마치 정상적인 기준 체온을 유지하면서 추운 환경에 몸이 노출되는 '저체온' 상황과 유사합니다. 추운 곳에서 열을 생성하는 과정과 유사한 신체 반응이 나타나는 것입니다.

우선, 열의 발산을 막기 위해 피부로 가는 혈류가 줄어듭니다. 특히 심장에서 거리가 먼 손발이 차가워집니다. 또 재설정된 기준 체온까지 끌어올리기 위해서 몸을 떠는 근육 활동이 일어납니다. 이런 증상이 오한이며, 주로 열이 오르기 시작할 때 나타납니다.

이와 반대로, 해열제로 기준 체온을 떨어뜨리면 기준 체온은 이미 올라가 있는 체온보다 낮아집니다. 이것은 마치 정상적인 기준 체온을 유지하면서 더운 환경에 노출되는 '고체온' 상황과 유사하고, 그와 유사한 신체 반응이 나타납니다. 즉 열을 발산시키기 위해 피부로 가는 말초혈관의 혈류는 증가하고, 땀을 통해서 열을 발산합니다. 이런 경우를 '식은땀을 흘린다'라고 표현합니다.

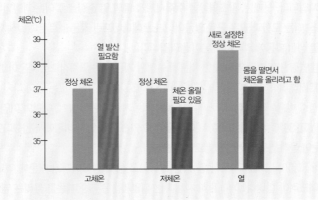

열이 날 때 오한이 생기는 이유

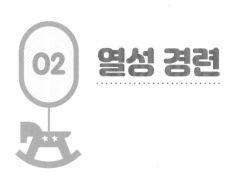

02 열성 경련

Part 2

아이가 열이 나요

아이의 복통

아이의 호흡기

피부 및 전염병

아이가 다쳤어요

: 열성 경련은 무엇이며, 어떻게 발생할까요?

'열성 경련'은 평소 건강하던 아이가 열이 급하게 나면서 자기를 부르는 소리를 알아듣지 못하고, 눈동자는 돌아가 있고, 몸은 부르르 떨면서 누워 있는 증상을 말합니다. 아이에게 열성 경련이 나타나면 이러다가 우리 아이가 죽는 것은 아닌지, 나중에 심한 후유증을 앓는 것은 아닌지 걱정될 정도로 증상이 심각해 아이를 안고 응급실로 뛰어가게 됩니다. 도대체 열성 경련은 왜 생기고, 증상은 왜 이렇게 무서운 걸까요?

열성 경련은 대개 아이가 열이 급속히 오르는 첫날에 발생합니다. 너무 갑작스럽게 일어나 부모를 당황하게 만들지만, 다행스럽게도 시간이 지나면 대부분 좋아져 열성 경련을 경험한 아이들 중 약 95~98%의 아이들은 후유증 없이 정상적인 생활을 하게 됩니다.

열성 경련의 전형적인 진행 경과

열성 경련은 건강한 아이들의 약 4%에서 발생하는 비교적 흔한 질환입니다. 이 중 30%에서는 6개월 이내에 다시 열성 경련이 나타나고, 간질까지 진행되는 경우는 2~4%에 불과하지만 건강에 이상이 없다면 열성 경련이 재발하거나 간질로 진행되는 일은 드뭅니다. 실제로 여러 연구를 통해 열성 경련으로 사망하거나, 두뇌가 손상되거나, 간질로 진행되거나, 향후 지능 지수나 운동 능력에 영향을 주는 일은 없다고 밝혀졌습니다. 만약 열성 경련을 앓은 이후에 간질이 나타나거나 지능 지수가 떨어진다면 열성 경련과는 무관하게 원래 간질로 진행될 아이였거나, 지능 지수가 낮거나 발달이 늦은 아이라고 볼 수 있습니다.

열성 경련의 특징

전형적인 열성 경련은 다음과 같은 특징이 있습니다. 이런 특징을 벗어난 증상이 보이면 다른 원인이 있을 수 있으니 진찰을 꼭 받아야 합니다.

- 생후 6개월에서 5세 아이들에게서 나타나는데, 첫 번째 경련은 생후 6개월에서 3세 사이에 나타난다.
- 상기도 감염이나 돌발진(발열과 피부 발진이 주요 증상), 중이염 등의 감염 증상이 있는 첫날에 40℃ 정도로 체온이 올라가는 순간에 나타난다.
- 사지가 대칭적으로 움직이며 경련을 한다.
- 경련은 몇 초에서 10분 이내로 진행되다가 저절로 멈춘다.

Part 2

아이가 열이 나요

아이의 복통

아이의 호흡기

피부 및 전염병

아이가 다쳤어요

: 이런 경우에는 병원으로 가요

열성 경련이 후유증 없이 회복될 확률이 높다고 하지만, 위험한 경우도 있습니다. 다음과 같은 경우엔 꼭 병원에 가야 합니다.

경련이 5분 이상 지속될 때

대부분의 경련은 거쳐야 하는 과정을 다 마칠 때까지는 외부에서 어떤 자극을 주어도 멈추지 않습니다. 하지만 열성 경련이 10분 이상 이어진다면 저절로 멈추기 힘든 경련일 수 있으니 빨리 병원으로 데려가야 합니다. 다행히 현대의학의 발달로 경련을 멈출 수 있는 항경련제가 많이 개발되었기 때문에 병원에서는 항경련제를 투여해서 경련을 멈추게 합니다.

일반적으로 아이들은 오래 시간 경련을 해도 후유증 없이 회복되지만, 간혹 30분 이상 진행되는 '간질 중첩증'인 경우에는 두뇌(해마 부위)에 흔적을 남겨서 향후 '측두엽 간질'처럼 열이 없어도 반복적으로 경련을 하는 질환으로 발전할 수도 있습니다. 그러니 이동 시간을 감안해서 5분이 지나도록 경련이 계속되면 일단 아이를 데리고 병원으로 가야 합니다.

첫 열성 경련을 겪은 뒤에

열성 경련이 금방 멈추고 전형적인 열성 경련의 특징을 보였더라도 첫 열성 경련을 겪은 뒤에는 병원에 가서 다른 신경학적 이상은 없는지 확인하는 것이 안전합니다. 만약 열성 경련을 일으킨 원인 질환이 따로 있는데 그 사실을 모르고 치료하지 않는다면 다음에 열이 올랐을 때 다시 열성 경련을 할 수 있습니다.

병원에서는 필요에 따라 혈액 검사, 소변 검사, 가슴 엑스선을 찍습니다. 아이가 아직 첫돌이 안 되었다면 뇌수막염 여부를 확인하기 위해 척수 검사를 시행합니다. 만약 열과 함께 설사와 구토를 해서 탈수 상태에 빠지고 전해질 불균형이 심해지면서 경련을 했다면 이에 대한 치료를 병행하기도 합니다.

복합 열성 경련이 나타날 때

다음 중 한 가지에 해당된다면 '복합 열성 경련'이라고 하는데, 재발의 위험이 높고, 단순히 감기에 의한 열로 생긴 경련이 아닐 수 있습니다. 그러니 복합 열성 경련이 나타나면 병원에서 MRI 검사나 뇌파 검사 등 정밀 검사를 해야합니다.

복합 열성 경련의 조건
- 경련이 15분 이상 지속되는 경우
- 사지 중 일부만 비대칭적으로 움직이며 경련을 하는 경우
- 하루에 2회 이상 경련을 하는 경우

⋮ 이런 아이들에게 열성 경련이 잘 생겨요

열성 경련을 겪는 아이들의 60~70%는 가족력이 있습니다. 이러한 유전적인 경향은 상염색체 우성(쌍을 이루는 상염색체에서 한 염색체에만 있어도 증상이 표현되는 유전 방식)의 양상을 보이고, 최근에는 열성 경련과 연관된 유전자의 위치도 확인되었습니다. 임신 중에 흡연이나 음주를 한 산모의 아

이들이 열성 경련을 하는 경우가 많다는 연구 결과가 발표되기도 했습니다.

열성 경련이 재발할 확률은 약 25~30%인데 아래와 같은 위험 요인을 얼마나 가지고 있느냐에 따라 그 확률은 달라집니다. 그 어떤 위험 요인도 가지고 있지 않다면 재발률은 10%, 1~2개의 위험 요인을 가지고 있다면 재발률은 25~50%, 3개 이상의 위험요일을 가지고 있으면 재발률이 50~100%나 됩니다. 이런 위험 요인 외에 고열이 아닌데 열성 경련이 나타나도 역시 재발의 위험이 높아집니다.

열성 경련의 위험 요인

- 생후 15개월이 되기도 전에 첫 열성 경련을 겪은 경우
- 부모나 형제 중에 간질 환자가 있는 경우
- 부모나 형제가 어렸을 때 열성 경련을 경험한 경우
- 열성 감기를 자주 앓는 경우
- 복합 열성 경련을 한 경우

: 이렇게 아이들을 도와주세요

열성 경련 자체가 위험하지는 않지만 아이가 경련을 할 때 주의사항을 지켜가며 옆에서 도와주면 좀 더 수월하게 상황을 넘길 수 있습니다.

열성 경련을 할 때 해야 할 일

- 지금 있는 곳이 위험한 곳이 아니라면 굳이 옮기지 말고 바닥에 눕히되 주위에 있는 위험한 물건은 치운다.

- 이물질이나 침을 삼키지 않도록 몸을 옆으로 돌려 눕힌다.
- 조이는 옷은 느슨하게 해준다. 특히 목 주위에 감기는 것이 없도록 살핀다.
- 경련 양상을 지켜보면서 경련이 멈추기를 기다린다. 특히 사지가 대칭적으로 경련을 하는지, 한쪽 사지만 경련을 하는지를 확인한다.
- 경련이 5분 이상 지속되면 병원으로 간다.

열성 경련이 있을 때 해서는 안 되는 일

- 놀라서 아이의 몸을 붙잡는 경우가 많은데, 그러면 아이가 답답해하니 붙잡지 않는다. 경련을 할 때 붙잡는다고 멈추지도 않는다.
- 아이가 경련 도중 5~10초간 숨을 쉬지 않더라도 심폐소생술이나 인공호흡을 시도하지 않는다.
- 혀를 깨물지 말라고 입에 나무 막대를 집어넣는 것은 위험하다. 열성 경련 중에 혀를 깨무는 일은 거의 없으며, 오히려 입안에 넣은 나무막대가 부러져서 기도를 막거나 입안에 상처를 낼 수 있다.
- 구토를 한다면 손가락으로 부드럽게 이물질을 제거해준다.

열성 경련이 멈춘 뒤에 해야 할 일

열성 경련이 10분 이내로 멈추고 사지가 대칭적으로 움직였다면 당장 응급실로 갈 필요는 없고, 집에서 열을 떨어뜨리는 조치를 합니다. 다만 아이가 의식을 회복한 뒤에 해야 합니다. 경련에서 회복되지 않은 아이에게 어떤 조치를 하는 것은 위험할 수 있습니다.

아이가 의식을 회복하면 미지근한 물로 마사지를 해줍니다. 이때 이마에는 찬 수건을 얹어주고, 찬물을 마시게 해줍니다. 타이레놀이나 부루펜 시

Part 2

아이가 열이 나요

아이의 복통

아이의 호흡기

피부 및 전염병

아이가 다쳤어요

럼을 열이 오를 때 먹이는 것도 도움이 될 수 있습니다.

체온이 떨어진 다음날엔 병원에 가서 열의 원인을 찾아 치료를 합니다. 만약 열이 떨어지지 않았거나 24시간 이내에 다시 경련을 하면 금방 멈추더라도 반드시 병원으로 가서 진찰을 받아야 합니다.

열성 경련을 예방하는 방법은 없나요?

열성 경련을 예방하는 가장 좋은 방법은 열이 나는 감기에 걸리지 않는 것입니다. 감기에 걸리더라도 가족 중에 열성 경련을 겪은 사람이 있거나, 아이가 이전에 열성 경련을 한 적이 있다면 타이레놀이나 부르펜 같은 해열제로 열을 내리는 것이 예방 면에서 도움이 될 수 있습니다. 좀 더 검증된 방법으로는 의사의 처방에 따라 발륨valium을 해열제와 같이 먹는 것입니다.

페노바비탈phenobarbital이나 오르필orfil, 발프로산valproic acid과 같은 항경련제를 최소 만 3~4세까지 매일 먹이면 열성 경련이 확실히 예방되지만 약의 부작용이 만만치 않기 때문에 꼭 필요한 경우에만 의사의 판단에 따라 복용 여부를 결정합니다.

열성 경련 예방을 위해 항경련제를 복용하는 경우

- 첫돌이 되기도 전에 경련이 시작된 경우
- 발작 전에 신경학적 혹은 발육 이상이 있었던 경우
- 복합 열성 경련일 경우
- 가족 중에 간질 환자가 있는 경우

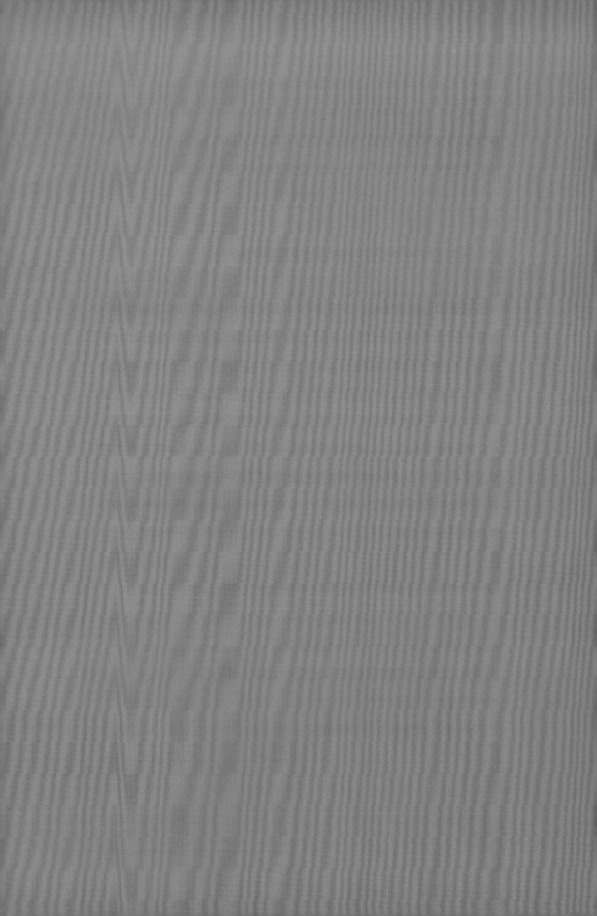

7장

아이의 복통:
위장 질환

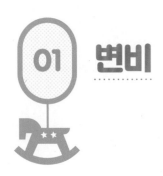

01 변비

: 정상 변부터 알아봅시다

정상적인 변의 양상은 장의 성숙 정도와 아이들이 자라면서 주로 먹는 음식과 관련이 있습니다.

신생아의 정상 변

출생 후 태변을 보는 시기부터 생후 1주일까지는 대개 출생일 수만큼 변을 본다고 알려져 있습니다. 생후 1일에는 1회, 2일에는 2회, 7일에는 7회 정도 변을 봅니다. 그리고 생후 1~2주 이후부터는 수유 방식에 따라 배변의 양상이 변합니다.

이유식을 하기 전 모유 수유아의 정상 변

모유 수유아는 생후 1~2주경에는 수유 횟수만큼 변을 봐서 하루 8~10회까지 변을 보기도 합니다. 이후 생후 6주를 지나면 배변의 횟수가 줄면서 양이 많아집니다. 변 배출의 효과가 있는 초유 성분이 사라지면서 지방 성분이 많은 이행유, 성숙유를 주로 먹기 때문입니다. 그래서 생후 4주경에는 하루에 4회, 생후 2개월 이후에는 하루에 1회 정도 배변을 합니다.

생후 1~2개월 이후의 모유 수유아는 분유 수유아에 비해서 배변 횟수가 적을 수 있는데 모유가 분유보다 소화가 잘되고 영양가도 높아서 변으로 버려지는 양이 적기 때문입니다. 그래서 특별한 문제없이 잘 크고 있는 생후 1~2개월 이후의 모유 수유아가 7~10일에 한 번씩 변을 보는 것을 정상으로 판단하고 있습니다.

참고로, 아이가 잘 크고 있는지 판단할 때는 아이 몸무게가 하루 20~30g 정도씩 늘어나는지, 활동량이 줄지는 않았는지를 기준으로 삼습니다.

이유식 이전 분유 수유아의 정상 변

분유만 먹는 아이들은 모유를 먹는 아이들보다 배변 횟수가 일정한 편입니다. 분유만 먹는 아이라면 생후 2개월경부터 규칙적으로 배변을 하는데 하루에 1회, 적어도 2~3일에 1회는 변을 봅니다.

------------------------------- ☆ -------------------------------

✿ 왜 생후 6주 이전 모유 수유아는 변을 더 볼까? ✿

생후 6주 이전의 모유 수유아가 변을 더 보는 이유는 모유와 관계가 있습니다. 모유를 먹으면 아이의 장에서 몸에 이로운 유익균이 증식해서 소화가 안 된 단백질을 분해시키고 장운동을 촉진시키는데 이렇게 장운동이 활발해지면 장내 노폐물은 빨리 배설되고, 변이 대장에 머무르는 시간이 짧아집니다. 이로 인해 수분 흡수가 충분히 이루어지지 않으면서 변이 묽어집니다. 또한 초유의 일부 성분은 변을 빨리 배출시키는 하제(laxative) 효과가 있습니다.

------------------------------- ☆ -------------------------------

Part 2

아이가 열이 나요

아이의 복통

아이의 호흡기

피부 및 전염병

아이가 다쳤어요

이유식을 시작한 후의 정상 변

생후 4~6개월이 되어서 이유식을 먹기 시작하면 변을 보는 패턴과 양상도 변합니다. 아직은 미숙한 아이들의 장이 새로운 음식에 적응하면서 어른의 변처럼 굳기가 단단해지고 횟수도 하루 1~2회로 고정됩니다. 그리고 모유 수유아와 분유 수유아의 배변 횟수가 비슷해집니다.

아이들이 만 3~4세가 되면 어른과 배변 양상이 유사해져서 하루 3회에서 1주에 3회 배변을 합니다. 즉 아이들도 만 4세 이후는 되어야 어른과 배변 횟수가 비슷해집니다.

⦂ 이런 경우가 변비입니다

변비인지를 진단할 때는 변의 굳기와 배변 횟수, 배변의 어려운 정도를 살펴봅니다.

변이 수분감 없이 단단할 때

변비를 진단할 때 가장 중요한 기준은 변의 굳기입니다. 배변 횟수와 상관 없이 아이의 변이 부드럽고 수월하게 배변을 한다면 변비가 아니지만, 변이 수분 없이 단단하고 건조하며 배변을 힘들게 하고 심지어 통증까지 있다면 변비가 확실합니다.

배변 횟수가 너무 적을 때

변비를 진단할 때 배변 횟수도 참고합니다. 생후 1개월 이전의 모유 수유아가 하루에 3~4회 미만으로 변을 보거나, 생후 2개월이 지난 모유 수유아가 1주일 이상 변을 보지 않거나, 생후 2개월이 지난 분유 수유나 첫돌이 지난 아이가 4일 이상 변을 보지 않을 때는 변비를 의심할 수 있습니다.

이 경우에는 큰 아이나 어른들의 변비처럼 수분 부족, 섬유질 섭취의 부족, 운동 부족 등이 원인이기보다는 수유 양의 부족이 원인인 경우가 많습니다. 그래서 아이가 충분히 수유하고 있는지를 먼저 파악하는 것이 중요합니다.

만약 어른과 배변 습관이 유사해지는 만 3~4세 이후의 아이들이 1주일에 3회 미만으로 변을 보면서 화장실에 10분 이상 앉아 있어도 변을 보지 못하면 역시 변비를 의심할 수 있습니다.

평균 배변 횟수

	1주일 평균 배변 횟수	하루 평균 배변 횟수
3개월 이전의 모유 수유아	5~40회	2.9회
3개월 이전의 분유 수유아	5~28회	2.0회
6~12개월	5~28회	1.8회
만 1~3세	4~21회	1.4회
만 3세 이상	3~14회	1.0회

(출처: Journal of Pediatric Gastroenterology & Nutrition 43(3):e1-e13. September, 2006.)

변을 힘들게 볼 때

변비를 진단하는 또 하나의 기준은 힘들게 배변을 하는지 여부입니다.

그러나 신생아에서는 이 기준을 적용하지 않습니다. 만약 변이 단단해서 변에 피가 묻어나올 정도라면 변비라고 판단하겠지만, 아이가 변을 볼 때 힘들어 보인다고 해서 변비가 있다고 진단할 수는 없습니다. 변을 보는 행위는 항문 주위의 근육과 신경의 조화로 이루어지는 복잡한 기술이라서 변을 보는 훈련이 되지 않은 신생아는 변이 단단하지 않더라도 아주 힘들게 배변을 합니다. 즉 신생아는 배변하는 모습이 힘들어 보일 수 있지만 변비는 아닙니다.

아이가 변비일 땐 어떻게 해야 할까요?

아이들에게 변비가 생기면 모유를 먹는지, 분유를 먹는지, 이유식을 먹는지 등 주로 먹는 것과 양이 충분한지를 살펴보고, 평소 배변을 참는 습관이 있는지도 봅니다. 변비가 생긴 원인을 알면 정상 변으로 되돌리기 쉬워집니다.

이유식을 하기 전의 아이에게 변비가 생겼다면

모유나 분유만 먹는 생후 4개월 이전의 아이는 적절하게 수유를 하면 변비로 고생하는 일이 별로 없습니다. 그러나 변이 단단해서 아이가 변을 볼 때 아프고 힘들어한다면 수유 양이 부족하거나 수분이 부족해서 그럴 가능성이 큽니다. 따라서 수유만 하는 아이가 변비 증상을 보이면 우선 같은 개월 수의 아이들이 먹는 평균 수유 양과 비교해서 적게 먹고 있지는 않은지 비교해보는 것이 좋습니다. 소변 색이 진하거나 소변의 양이 적지는 않은지, 체중이 잘 늘고 있는지도 같이 살펴봅니다.

만약 아이가 아프거나 열이 나거나 주위 온도가 높다면 체내 수분이 손실되어 변비가 생길 수 있습니다. 이런 경우에는 이미 수유를 충분히 하고 있더라도 수유 양을 좀 더 늘려야 합니다.

드문 경우이기는 한데, 분유의 농도를 제대로 못 맞춰도, 즉 분유를 너무 진하게 타도 수분 부족으로 변비가 올 수 있습니다. 분유의 농도는 제조 회사별로 다를 수 있으니 분유통에 설명된 내용을 확인해 농도를 맞추는 게 좋습니다.

아이에 따라 특정 분유를 먹이면 변비가 생기기도 합니다. 일반 분유를 먹을 때보다 콩 분유를 먹을 때 변비가 덜 생기는 아이도 있고, 산양 분유를 먹으면 배변 횟수가 줄어들고 변이 단단해지는 아이도 있습니다. 만약 평소 먹던 분유를 다른 회사 분유로 바꾸었더니 변비가 생겼다면 원래 먹던 분유로 다시 바꿔야 합니다.

모유 수유아에게 변비가 생겼다면

생후 1~2개월이 지난 모유 수유아들은 배변 횟수가 적어서 분유 수유아나 큰 아이들의 배변 횟수를 기준으로 판단해선 안 되고, 변의 굳기와 변을 볼 때 힘들게 보는지 여부로 판단해야 합니다. 배변 횟수가 적더라도 체중이 정상적으로 증가하고 소변의 양이나 횟수도 충분하다면 변비라고 할 수 없습니다. 특히 아이의 변 굳기가 부드럽고 배변 시에도 힘들어하지 않는다면 더욱 변비로 판단할 수 없습니다.

변을 보는 횟수가 적다는 이유로 변비로 오해하는 경우가 많은데, 실제로 모유 수유를 제대로 하고 있는 아이에게 변비가 생기는 일은 드뭅니

Part 2

아이가 열이 나요

아이의 복통

아이의 호흡기

피부 및 전염병

아이가 다쳤어요

다. 모유 수유아가 변을 보는 횟수가 적고 소변 양도 줄고 체중이 늘지 않는다면 수유 양이 부족하지는 않은지를 파악하고, 변비 치료보다는 수유 양을 늘리는 방법을 먼저 시도해봐야 합니다.

분유 수유아에게 변비가 생겼다면

만 3~4세 이후의 아이와 어른의 경우 3~4일 이상 변을 보지 않거나, 변 상태가 단단해 힘들게 배변하는 것을 변비라고 진단하지만 분유 수유아의 경우는 배변 횟수보다는 단단하고 물기가 없는 변을 보는지를 기준으로 판단합니다. 배변 횟수는 정상 범위가 넓어서 변비 진단에 큰 도움이 되지 않지만, 4일 이상 변을 보지 않으면 대개는 단단한 변을 볼 가능성이 높습니다.

이유식을 시작한 뒤에 변비가 생겼다면

이유식을 시작하는 아이나 돌 이후 일반 식사를 하는 아이에게 변비가 생겼다면 섬유질과 수분의 섭취가 적고, 유제품을 너무 많이 먹는 것이 원인일 수 있습니다. 그러니 섬유질이 풍부한 음식과 수분을 충분히 섭취하고, 유제품은 적당량만 먹어야 합니다. 이유식으로 밥이나 바나나, 달걀노른자, 땅콩이 들어간 음식을 최근에 많이 먹었거나 먹기 시작했다면 변비에 걸릴 수 있습니다.

배변 활동이 원활하려면 섬유질과 수분의 역할이 중요합니다. 섬유소는 대장에서 수분을 흡수해 덩어리를 만드는 일을 하고, 수분은 대장에서 변이 잘 미끄러지도록 도와주는 역할을 합니다. 따라서 섬유질이 부족한 음식을 먹거나 수분 섭취가 부족하다면 변은 단단해지고, 이로 인해 변을 볼 때 통증을 느끼는 변비가 생깁니다. 간혹 유제품을 지나치게 많이 먹어도

Part 2

아이가 열이 나요

아이의 복통

아이의 호흡기

피부 및 전염병

아이가 다쳤어요

변비가 올 수 있는데, 유제품이 변비를 직접적으로 유발한다기보다는 유제품을 지나치게 많이 먹을 경우 섬유질이 풍부한 음식이나 수분을 상대적으로 덜 먹게 되기 때문입니다.

배변을 참는 습관 때문에 변비가 생겼다면

배변을 반복적으로 참으면 변비가 시작되고 악화될 수 있습니다. 아이가 변보기를 참는 경우는 아직 준비되지 않았는데 대소변 훈련을 해야 할 때, 항문 주위의 질병 등으로 변을 보기 어려울 때, 장시간 외출할 때입니다.

이 경우에 아이는 배변을 참지만 변은 정상적인 장운동으로 이미 직장까지 내려와 있습니다. 하지만 배변을 참아 변이 오랫동안 직장에 머물러 있게 되면 변의 수분을 장에 더 많이 빼앗겨 결국 변이 딱딱해집니다. 딱딱해진 변 때문에 배변을 할 때 통증이 있거나 항문 주위가 찢어지면 변을 보기가 더 싫어집니다. 그래서 배변을 더 참게 됩니다.

또한 배변을 참으면 쌓인 변 때문에 직장의 근육이 늘어나서 어느 정도 변이 모이면 배출하는 감각이 무뎌집니다. 이와 같은 요인 때문에 변을 보기 싫어지고, 배변을 참는 일이 반복되며, 결국 변을 보려는 감각이 무뎌져서 이후에 다른 요인이 없어도 계속 변비가 심해지는 악순환이 이어집니다.

변비의 악순환

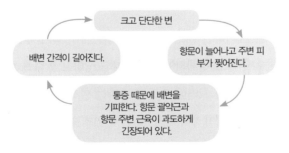

신체 질환 때문에 변비가 생겼다면

선천적인 신체적 이상 때문에 변비가 나타나는 경우도 있습니다. 대표적인 질병이 '선천성 거대 결장'으로, 직장 주위의 신경이 선천적으로 일부 혹은 전체가 없는 병입니다. 이 병이 의심된다면 큰 병원에서 항문압력검사와 바륨관장 조영술을 시행해서 확인합니다. 선천성 거대 결장이나 항문 협착 등이 있으면 태변이 48시간 이내에 배출되지 않고 치약 같은 얇은 대변만 보는 등 어려서부터 증상이 나타나는 경우가 많습니다.

이 외에도 내과적인 치료가 필요한 원인들로는 갑상선기능저하증, 저칼륨혈증, 고칼슘혈증, 신생아 보툴리즘 등이 있습니다. 야뇨증 치료에 많이 쓰이는 이미프라민, 심한 기침에 처방되는 코데인, 설사 치료제 성분인 비스무스, 철분제 등의 약물들도 변비를 유발할 수 있습니다.

⋮ 변비가 심할 땐 긴급 처방이 필요해요

가벼운 변비는 섬유질과 수분을 충분히 섭취하면 괜찮아지지만, 오래됐거나 증상이 심한 변비는 긴급 처방이 필요합니다.

관장

장에 정체된 변을 제거하는 가장 확실한 방법은 관장입니다. 오랜 시간 동안 변이 장에서 나오지 않고 정체되어서 아이가 고생하고 있다면 한 번 정도 관장을 하는 것이 좋습니다. 그러나 관장의 효과는 일시적입니다. 또한 반복적으로 관장을 하거나 자극적인 변비약을 자꾸 먹으면 오히려 변비는 악화됩니다.

Part 2

아이가 열이 나요

아이의 복통

아이의 호흡기

피부 및 전염병

아이가 다쳤어요

직장에서 변의를 느껴서 변을 스스로 보는 능력을 약화시키기 때문입니다.

관장을 하려면 가장 먼저, 부러지지 않는 플라스틱 면봉 끝에 바셀린 등을 발라서 먼저 항문을 자극해줍니다. 이런 자극만으로도 막힌 변이 나올 수 있어서 관장의 효과를 볼 수 있습니다. 그다음에는 흘러나올 변을 받을 준비를 미리 해둔 뒤에 관장약을 넣고 최소 2분에서 10분까지 항문을 막고 기다립니다. 그래야 효과적으로 장을 자극해서 변이 깨끗하게 나올 수 있습니다.

처방을 받은 변비약

변비약은 의사의 처방대로 사용한다면 관장하는 것보다 더 효과가 좋습니다. 가벼운 변비라면 식습관을 개선함으로써 어느 정도 호전되지만 병원을 방문할 정도의 심한 변비라면 의사의 처방대로 변비약을 충분한 기간 동안 사용해야 합니다. 그러나 부적절하게 사용하면 동반되었을지도 모르는 다른 질환을 발견할 수 없거나 악화시킬 수도 있습니다.

───────────────── ✦ ─────────────────

✪ 변비약의 종류 ✪

병원에서 처방하는 변비약은 크게 두 가지입니다. 변을 연화시키는 삼투성 변비약과 자극성 변비약입니다. 삼투성 변비약은 주위의 수분을 흡수해 변을 부드럽게 만들어 쉽게 배출되도록 합니다. '듀파락', '마그밀', '마이락스산', '락티톨산' 등이 있습니다. 이들은 자극성 변비약처럼 습관성이 되거나 심한 부작용은 없지만 효과가 2~3일 정도 후에야 나타나기 시작해 지속적으로 3~6개월간 사용해야 효과가 유지됩니다. 또한 용량을 급속히 줄이면 다시 변비가 생길 수 있기 때문에 변비 증상이 좋아지는 것을 확인하면서 1~2주 간격으로 용량을 1/3씩 서서히 줄여야 합니다.

자극성 변비약은 장운동을 자극해서 변을 배출시키는데 주로 어른들이 사용합니다. '아락실', '둘코락스'가 있습니다.

───────────────── ✦ ─────────────────

: 먹는 것만 잘해도 변비가 없어요

어른들의 변비 치료에는 3가지 큰 원칙이 있습니다. 섬유질이 풍부한 식사, 충분한 수분 섭취, 육체적 활동량의 증가입니다. 이 원칙은 아이들의 변비 치료에도 똑같이 적용됩니다. 정체된 변이 일단 제거되면 그다음에는 식습관을 개선해서 변비를 치료하고 예방하는 것이 중요합니다.

식습관 개선하기

쾌변을 위한 식습관 개선의 핵심은 섬유질과 수분을 충분히 섭취하는 것입니다. 변비가 생기면 우선, 프룬 주스나 과일의 섭취량을 늘려보고 큰 반응이 없다면 안전한 삼투성 변비약을 처방받아서 복용합니다. 아이들에게 사용하는 변비약은 큰 부작용이 없어서 장기간 사용할 수 있습니다. 변비약을 먹어서 증상이 호전된다면 2~3개월 이상 이어서 복용합니다.

이런 방법들과 함께 활동량을 늘리면 예방 효과까지 볼 수 있습니다.

채소는 수프로, 과일은 주스로 만들어 먹이기

과일이나 채소에 많이 들어 있는 섬유질은 변을 부드럽고 덩어리지게 만들어서 배변을 쉽게 해줍니다. 이유식을 하는 아이라면 하루에 2회, 만 1세 이상의 아이들은 하루 3회 이상 과일과 채소를 먹이는 것이 좋습니다.

섬유질이 풍부하다고 알려진 채소로는 브로콜리, 양배추, 콜리플라워, 시금치, 주키니호박, 콩, 완두, 고구마, 감자, 토마토, 옥수수, 당근, 아스파라거스, 비트, 상추, 셀러리 등이 있습니다. 이 채소들은 날로 먹는 것도 좋지만 수프로 만들어 먹는다면 수분까지 섭취할 수 있어 더욱 좋습니다. 만 4세 이상의 아이들에게는 팝콘도 좋은 섬유질 공급원이 될 수 있습니다.

섬유질이 풍부하다고 알려진 과일로는 서양자두, 무화과, 대추야자, 건포도, 복숭아, 배, 자두, 살구 등이 있습니다. 이 과일들을 주스로 만들어 먹을 때는 강판에 갈아야 섬유질의 손실을 막을 수 있습니다. 변비를 예방하는 데 자주 쓰이는 주스로는 사과 주스와 프룬(말린 서양 자두) 주스가 있고, 오렌지 주스는 변비를 호전시키는 데 별 효과는 없습니다.

이 중에서 프룬 주스는 수용성 섬유소가 풍부하고, 장운동을 향상시키는 칼륨과 비타민A도 많이 들어 있습니다. 만 7세 이상에서는 성인과 같은 용량인 200ml를 하루 2회 정도로 나누어서 복용하고, 만 2세는 100ml를 하루 2회로 나누어서, 만 1세는 50ml를 하루 2회로 나누어서 복용할 수 있습니다. 생후 6개월 미만의 수유 중인 아이들은 10ml 정도부터 시작할 수 있는데, 맛이 강해서 아이가 거부한다면 우유에 타서 먹이거나 물에 희석해서 먹입니다.

'펙틴'이 많이 들어 있는 과일 골라 먹이기

대부분의 과일에 들어 있으면서 변을 부드럽게 만들어주는 대표적인 성분이 '펙틴'입니다. 펙틴은 수용성 섬유소로서 장내 수분을 끌어당겨서 변을 크게 만들어 배변을 용이하게 합니다. 사과의 경우 껍질에 펙틴이 많이 들어 있어서 껍질째 먹는 것이 도움이 되고, 검은 점이 보일 만큼 잘 익은 바나나에도 펙틴이 풍부해서 변비 치료에 도움이 됩니다. 감은 변비를 일으킨다고 알려져 있는데, 충분히 익은 홍시에는 펙틴이 풍부해서 변비 증상을 완화시켜줍니다.

그러나 덜 익은 바나나와 덜 익은 홍시는 변비 증상을 악화시킬 수 있습니다. '탄닌산'이 원인으로, 장내에서 단백질을 단단하게 만들어서 소장의

Part 2

아이가 열이 나요

아이의 복통

아이의 호흡기

피부 및 점염병

아이가 다쳤어요

분비 작용을 감소시키고 장운동을 억제합니다. 그 결과 변비가 악화되니 피하는 것이 좋습니다. 특히 덜 익은 바나나에는 소화하기 어려운 저항성 전분resistant starch(신체에 흡수되지 않고 대장에서 세균에 의해 분해돼 영양을 공급하는 물질)이 포함되어 있어서 소화 시간이 오래 걸리고 변비를 악화시킬 수 있습니다. 반면 설사 증상을 완화하는 데는 도움이 됩니다. 참고로, 단감에는 탄닌산이 적어서 변비 증상의 악화와는 큰 연관이 없습니다.

흰밥보다는 잡곡밥 먹이기

정제되지 않은 곡물도 섬유질을 보충하는 데 도움이 됩니다. 섬유질이 풍부한 겨bran는 변을 부드럽게 만드는 효과가 있는데, 국내에서도 겨로 만든 브랜 시리얼이나 크래커 등을 구입할 수 있습니다.

밥은 흰밥 대신 현미밥을 먹이는 것이 좋습니다. 다만 만 2~3세 이전의 아이들은 정제되지 않은 곡물을 많이 먹으면 가스가 차고 소화가 어려우니 흰밥에 조금만 섞어주세요.

섬유소가 부족해 변비를 악화시키는 음식은 피하기

변비를 악화시키는 음식들의 공통점은 섬유소가 부족하다는 것입니다. 유제품(우유, 요구르트, 치즈, 아이스크림)과 단 음식(케이크, 쿠키, 페이스트리, 크래커, 사탕, 탄산음료)은 지방이 풍부하지만 섬유소가 부족하고, 육류(특히 붉은색 고기)는 단백질이 풍부하지만 섬유소가 부족해서 너무 많이 먹으면 변비가 생길 수 있습니다. 가공식품(피자, 파스타, 튀긴 음식, 햄버거, 옥수수칩 등)은 가공 과정에서 섬유소가 소실되어서 변비를 유발할 수 있습니다. 이 외에도 조리된 당근, 덜 익은 바나나도 변비를 유발시킬 수 있습니다.

우유를 지나치게 많이 마시는 것도 아이들에게는 변비의 원인이 됩니다. 우유가 아이들의 발달에 꼭 필요한 단백질과 칼슘을 공급하는 중요한 식품이지만 변비가 없더라도 만 6세 이전이라면 하루 500ml 이하로, 만 6세 이후라면 1,000ml 이하로 섭취량을 제한하는 것이 좋습니다. 변비가 있을 때는 더 적은 양을 섭취하거나, 우유 대신 섬유소가 좀 더 많은 두유를 먹이는 것도 변을 부드럽게 하는 방법입니다.

수분을 충분히 섭취시키기

수분은 변을 부드럽게 만들고 장내에서 이동하기 쉽게 만들어줍니다. 그래서 변비가 있을 때는 평소보다 수분을 많이 섭취해야 합니다. 식사를 할 때 물을 충분히 마시게 하고, 최소 하루 2회 정도는 60~120ml의 물이나 사과 혹은 프룬 주스를 추가로 마시게 하는 것이 좋습니다. 분유나 우유를 콩 분유나 두유로 바꾸는 것도 괜찮은 방법입니다. 다만, 카페인이 함유된 음료는 장을 마르게 하니 피하는 것이 좋습니다.

: 생활습관을 조금만 고쳐도 쾌변이 유지돼요

음식이 쾌변을 하는 데 가장 중요한 요소라면 운동과 배 마사지, 배변 자세와 배변 습관의 교정은 쾌변을 유도하고 유지하게 해주는 수단입니다.

함께 운동하기

운동을 규칙적으로 하면 장운동에 도움이 됩니다. 변비 증상을 완화하려면

Part 2

아이가 열이 나요

아이의 복통

아이의 호흡기

피부 및 전염병

아이가 다쳤어요

심한 운동보다 하루 20~30분 정도 부모와 같이 산책하거나, 충분히 뛰어놀게 하는 것이 좋습니다.

신생아는 운동 대신 부분 마사지 해주기

변비가 있는 신생아들은 직접 몸을 움직여 운동할 수 없으니 부모가 간접적으로 운동을 시켜주어야 합니다. 대표적인 방법은 따뜻한 손으로 배 부분을 마사지해주는 것입니다. 마사지를 해주면 경직된 복부 근육이 이완되고, 장 운동이 촉진됩니다.

우선, 아이를 편안하게 눕힌 뒤에 배꼽 주변부터 시계 방향으로 원을 그리면서 부드럽게 배를 전체적으로 쓰다듬습니다. 한 번에 10~15분 정도 마사지하는 것이 적당합니다.

아이의 다리를 부드럽게 잡고 자전거 타듯이 다리를 움직여주는 것도 좋은 방법입니다. 다리를 앞뒤로 움직이는 과정이 장운동을 자극합니다.

이 외에 따뜻한 물에서 아이를 놀게 하면서 역시 부드럽게 배를 마사지하는 방법도 추천합니다.

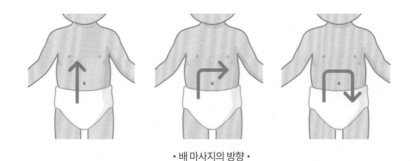

• 배 마사지의 방향 •

변의를 느낄 때 제대로 변 보는 습관 들이기

변의가 있는데 변을 보지 않고 참는 일이 반복되면 변이 장내에 정체되어 변비가 시작되는 악순환으로 접어듭니다. 따라서 변의가 있는 것 같으면 아이를 반드시 화장실 변기에 앉혀야 합니다. 하루 1~2회는 식사 후, 특히 아침 식사 후에 변기에 최소 10분 정도는 앉혀둡니다. 식사 후에는 '위 결장 반사'에 의해서 위운동과 더불어 대장운동도 촉진되어 변을 보기가 더 쉽기 때문입니다.

만약 아이가 대소변 가리기 훈련을 하는 시기에 변비가 생겼다면 변비가 좋아질 때까지 대소변 가리기 훈련은 잠시 연기하는 것이 좋습니다. 그리고 아이가 딱딱한 변을 보는 과정에서 항문이 찢어졌거나 심한 통증을 호소한다면 그 문제부터 해결해주어야 합니다. 통증 때문에 배변하기를 꺼리다 보면 변비가 더 심해질 수 있습니다. 이때는 따뜻한 물에 좌욕을 해서 항문 주위의 근육을 이완시켜주면 통증 완화에 도움이 됩니다. 플라스틱 면봉에 바셀린을 발라서 항문으로 부드럽게 10초간 넣었다가 빼는 방법도 항문 주위의 근육을 자극해 원활한 배변을 돕습니다.

배변 자세 바로잡기

변비를 예방하고 치료하는 방법 중 하나는 규칙적으로(특히 아침 식사 10분 후) 변을 보고, 변의를 느낄 때 변기에 앉는 것이지만 정확한 배변 자세도 중요합니다.

가장 좋은 자세는 변기에 쭈그려 앉는 자세입니다. 이렇게 앉으면 항문의 내외 괄약근과 항문직장각이 배변을 보기에 적합한 상태가 됩니다. 이때 발바닥은 편안하게 힘이 분산되도록 위치를 잡습니다. 아이의 발이 지면에 닿을 수 있을 만큼의 아이 변기를 이용하거나, 어른 변기에 아이용 의자를 놓았다면 발받침대를 준비해 아이가 발을 올려놓게 하면 자세 잡기가 훨씬 수월합니다. 이렇게 준비시킨 뒤에 5~10분 정도 편안하고 방해받지 않는 분위기를 만들어주면 배변에 도움이 됩니다. 아이가 긴장하고 있다면 변기에 앉은 상태로 장난감, 책, 퍼즐 등을 가지고 놀게 해서 긴장을 풀어줍니다.

올바른 배변 자세

- 무릎이 엉덩이보다 높아야 한다.
- 허리는 편다.
- 배는 안으로 누르고, 팔꿈치는 무릎 위에 올린다.

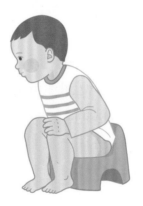

• 올바른 배변 자세 •

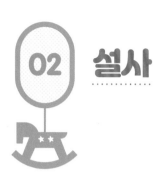

02 설사

Part 2

아이가 열이 나요

아이의 복통

아이의 호흡기

피부 및 전염병

아이가 다쳤어요

: 아이들의 설사 기준은 이렇습니다

설사는 배변의 횟수와 양이 평소보다 늘어나고, 변의 냄새가 심하거나 너무 묽어져서 거의 물처럼 나오는 변을 말합니다. 첫돌 이전의 아이들은 하루에 체중 1kg당 10g 이상의 변을 보면 설사라고 할 수 있고, 어른과 배변 습관이 비슷해지는 만 3~4세 이상의 아이들은 하루 200g 이상의 대변량 혹은 하루 3회 이상의 묽은 변을 보면 설사라고 정의합니다. 참고로, 소아의 평균 대변량은 하루에 체중 1kg당 5g 정도이며, 성인은 체중 1kg당 200g 정도입니다.

수유아들의 설사 진단 기준

만 3~4세부터는 어른과 배변 양상이 비슷해지기 때문에 설사를 진단하기가 쉽습니다. 그러나 수유를 하는 첫돌 이전의 아이들은 설사를 판단하기가 쉽지 않습니다. 만약 변이 물처럼 묽고, 배변 횟수가 수유 횟수보다 잦고 총 대변량도 많다면 설사로 보는 것이 맞지만 변의 양상과 횟수가 이 정도까지는 아닌 데다 체중 증가가 적절히 이루어지고 소변 양도 충분하다면, 게다가 아이가 아파 보이지 않고 잘 놀며 수유도 잘한다면 설사로 보기 어렵습니다.

특히 모유 수유아들은 분유 수유아보다 변이 묽고 배변 횟수도 많습니다. 그래서 모유 수유만 하는 생후 6개월 미만의 아이가 하루 20~30g씩 체중이 늘거나, 생후 6개월에서 12개월까지의 아이가 하루 10~20g씩 체중이 증가한다면 2~3주에 1회 변을 봐도, 하루에 12회까지 변을 봐도 모두 정상 범주에 포함됩니다. 하지만 최근 들어 배변 횟수가 평소보다 잦고 변이 더 묽어졌다면 설사 증상을 의심할 수 있습니다.

⋮ 설사의 가장 흔한 원인은 감염이에요

설사는 위, 소장, 대장에 염증을 일으키는 장염에 의해 생깁니다. 장염은 바이러스, 세균, 기생충에 감염되면서 증상이 나타나는데 주변 사람들에게도 감염이 전해질 위험이 있기 때문에 장염 증상이 있는 사람은 다른 사람들과의 접촉을 제한해야 합니다.

이 중에서 바이러스성 장염은 세균성 장염에 비해서 좀 더 흔하게 나타나지만 상대적으로 합병증은 덜한 편이고, 주로 소장에 감염되어서 물 같은 설사인 수양성 설사를 하는 경향이 있습니다.

반면에 세균성 장염은 바이러스성 장염에 비해서 좀 드물게 나타나지만, 일단 감염되면 합병증이 생길 위험이 큽니다. 주로 대장에 감염되어서 점액변이나 혈변이 나타날 수 있습니다. 만약 세균성 장염이 의심된다면 입원 치료가 필요할 수 있고, 항생제 사용도 고려해야 합니다.

바이러스성 장염

아이들이 설사하는 가장 흔한 원인은 바이러스성 위장관염입니다. 대표적인 원인 바이러스로 로타바이러스, 노로바이러스, 아데노바이러스, 애스트로바이러스 등이 있습니다. 이 중에서 로타바이러스와 노로바이러스는 유행 가능성이 높습니다.

과거에는 바이러스 장염이 10월부터 4월까지, 주로 겨울철에 유행했지만 최근에는 연중 유행하는 경향이 있습니다. 증상은 흔히 구토와 복통으로 시작되는데, 구토는 2~3일 만에 가라앉지만 설사는 1~2주 이상 지속될 수 있습니다.

대표적인 바이러스성 장염 1 - 로타바이러스 감염증

로타바이러스는 영유아의 바이러스성 장염 원인 중에서 전 세계적으로 가장 흔한 바이러스입니다. 우리나라의 경우, 과거에는 고열과 심한 구토, 설사를 동반해 영유아가 입원해야 하는 중요한 원인이었지만 최근에는 예방접종이 권장되면서 거의 사라졌습니다. 그래도 접종을 하지 않은 아이들이나 아직 예방접종을 하지 못한 생후 2개월 이전의 아이들에서 간간이 유행하고 있습니다. 로타바이러스에 의한 장염은 전염력이 강해서 환자가 발생하면 해당 신생아실이나 조리원은 폐쇄하고 소독을 합니다.

증상은 원인 바이러스에 노출된 지 1~3일 만에 나타나 3~7일 정도 이어집니다. 증상이 나아진 뒤에도 전염력이 2주 정도 이어지니 사람들과 접촉할 땐 신경을 써야 합니다.

대표적인 바이러스성 장염 2 - 노로바이러스 감염증

노로바이러스에 의한 장염은 큰 아이나 어른들에게 좀 더 자주 생기는 편입니다. 대표적인 증상으로 구토, 설사, 복통, 발열 등이 있는데 원인 바이러스에 노출된 지 1~2일 후부터 증상이 나타나 1~3일 정도만 짧게 진행되는 특징이 있습니다. 다만 노로바이러스는 음식이나 물건의 겉면에서 수개월까지 생존할 만큼 전염력이 강해서 학교나 어린이집 등에서 집단 유행할 수 있습니다.

노로바이러스는 단순히 물로 헹구는 정도로는 없어지지 않고, 증상이 사라진 뒤에도 3일 정도까지 전염력이 있습니다. 경우에 따라서는 증상이 사라지더라도 2주까지 전염력이 남을 수 있어서 주변에 장염 환자가 있다면 손 씻기를 열심히 해야 합니다.

세균성 장염

세균이 원인인 세균성 장염은 살모넬라균, 이질균, 대장균 등에 의해 발생하며 점액질이 많은 변이나 혈변을 동반하는 경우가 많습니다.

세균성 장염의 50% 이상은 음식에 의한 식중독과 연관이 있습니다. 특히 감염된 요리사나 음식 재료에 의해서 전염될 수 있으니 요리사 중 살모넬라균 보균자에 대한 관리가 중요하고, 요리사 자신뿐만 아니라 음식 재료와 요리 도구의 위생도 철저히 관리해야 합니다.

세균성 장염에 걸리면 초기에는 증상이 심해 보이지만 저절로 회복되는 경우가 많아서 입원하거나 장기간 항생제 치료를 받아야 하는 경우는 많지 않습니다. 다만 O-157 대장균에 의한 세균성 장염은 신장과 장의 출혈을 유발하는 '용혈성 요독 증후군'처럼 위험한 합병증을 일으킬 수 있으니 조심해야 합니다.

최근에 한 아이가 햄버거를 먹고 난 후에 O-157 대장균에 감염되어서 용혈성 요독 증후군에 걸린 일이 있었습니다. 용혈성 요독 증후군의 특징은 급성신부전 증상입니다. 만약 설사, 발열 등의 장염 증상이 있는 아이가 8시간 이상 소변을 보지 못하고 몸이 처져 보인다면 빨리 병원으로 가서 진료를 받아야 합니다.

기생충 감염

바이러스나 세균에 의한 장염보다 드물지만 기생충에 의해서도 장염이 생길 수 있습니다. 아이들에게 설사를 일으킬 수 있는 대표적인 기생충으로는 '람블편모충'과 '와포자충'이 있습니다.

람블편모충은 오염된 물을 먹거나 오염된 물을 만진 손을 입에 댔을 때 감염되며 복통, 심한 물 설사, 체중 감소 등의 증상을 보입니다. 특히 이 기생충은 관리가 안 된 호수나 연못에서 수영을 하다가 물을 마시고 감염될 수 있으며, 일반적인 염소 소독으로는 죽지 않기 때문에 많은 사람이 모이는 수영장에서 물을 마시면 감염될 수도 있습니다. 또한 아쿠아리움이나 박물관에서 탱크를 만지기만 해도 손을 통해서 입으로 감염될 수 있기 때문에 주의해야 합니다.

와포자충도 물을 통해 전파될 수 있지만, 더 흔하게는 가정 내 애완동물이나 가축을 통해서 옮겨집니다. 그러니 애완동물이나 가축의 위생에 신경을 쓰고, 애완동물을 만진 뒤에는 반드시 손을 깨끗이 씻게 해야 합니다.

: 다른 병을 치료하다가 설사가 생길 수 있어요

기침이나 콧물 등의 감기 증상으로 치료를 받다가 설사가 동반되는 경우가 있습니다. 그 이유는 세 가지 입니다.

Part 2

아이가 열이 나요
아이의 복통
아이의 호흡기
피부 및 전염병
아이가 다쳤어요

호흡기 증상의 원인균이 설사를 일으킨 경우

호흡기 증상을 일으키는 바이러스나 세균이 설사 증상까지 동반할 수 있습니다.

컨디션 저하로 장운동이 저하된 경우

감기로 컨디션이 떨어져서 장운동에 영향을 주는 경우도 있습니다. 우리 몸의 소화기관은 아주 예민해서 스트레스나 환경의 변화에 민감하게 반응합니다. 그러니 어떤 원인으로든 설사 증상이 심해졌다면 탈수가 되지 않게 수분을 공급하거나 음식에 변화를 주는 등 치료를 해주어야 합니다. 하지만 감기약까지 의사의 지시 없이 중단해서는 안 됩니다.

항생제를 복용하는 경우

병원에서 처방된 약이나 임의로 복용한 약들이 설사 증상을 유발하는 경우도 있습니다. 특히 중이염이나 폐렴 등으로 항생제를 복용하고 있다면 설사하는 횟수가 늘어날 수 있습니다.

항생제는 말 그대로 세균을 죽이는 약입니다. 정상적으로 장에 존재하면서 이로운 역할을 하는 유익균까지 동시에 죽이기 때문에 설사가 나타나는 것입니다. 하지만 보호자가 임의로 약을 중단해서는 안 되고, 의사에게 얘기해서 다른 종류의 항생제로 바꾸거나, 항생제는 그대로 먹이면서 지사제나 정장제를 같이 복용할 수는 있습니다.

최근의 여러 연구들에 따르면, 항생제에 의한 설사는 정장제 성분(특히 효모균인 사카로미세스 성분, 상품명은 '비오플')에 의해서 예방되거나 치료될 수 있습니다. 그러니 항생제 때문에 설사를 한다면 발효 유산균이 포함된 정장제나 요구르트를 함께 먹이는 것이 낫습니다.

⦂ 걱정되는 만성설사, 이런 원인으로 생겨요

설사가 2주 이상 이어지는 것을 만성설사라고 합니다. 만성설사를 일으키는 원인으로는 '유당 불내성', '만성 비특이성 설사'가 있습니다.

유당 불내성

유당 불내성이란 탄수화물의 일종인 유당을 분해하지 못하는 것으로(참고로 알레르기는 단백질 성분에 대한 반응), 락타아제라는 유당 분해 효소가 선천적 혹은 후천적인 이유로 모자란 것이 원인입니다. 후천적인 이유로는 장염 이후에 일시적으로 락타아제가 존재하는 장 점막 제일 윗부분이 손실되는 경우가 대표적입니다.

유당 불내성이 생기면 설사와 함께 복통, 배에 가스가 찬 느낌, 체중 감소 등의 증상이 나타납니다. 유당이 없는 분유나 두유로 교체하면 증상이 호전됩니다.

만성 비특이성 설사

만 1~3세의 유아에서 주로 나타나는 만성 비특이성 설사는 원인을 알 수 없는 활동적이고 정상적으로 성장하고 있는데 설사를 할 때 의심할 수 있습니다. 설사를 하루 5~10회나 하고, 변에는 소화가 안 된 음식찌꺼기가 포함되

Part 2

아이가 열이 나요

아이의 복통

아이의 호흡기

피부 및 전염병

아이가 다쳤어요

어 있습니다. 원인은 대개 과일 주스를 비롯한 수분 섭취가 지나치게 많기 때문입니다. 그래서 섭취하는 주스의 양을 줄이고, 하루 수분 섭취량도 몸무게 1kg당 90ml 정도로 줄여야 합니다. 지방이 풍부한 음식을 먹는 것도 도움이 될 수 있으며, 같은 과일을 먹더라도 설사의 원인이 되는 솔비톨이 많은 사과, 배 대신 오렌지, 포도가 더 좋습니다.

⋮ 설사가 탈수로 이어지면 위험합니다

설사는 원인에 따라 지속 시간이나 정도가 달라지지만, 대개는 특별한 치료 없이 호전되는 경우가 많습니다. 하지만 회복되기 전에 수분과 전해질이 손실되어서 탈수나 전해질의 이상이 나타날 수 있습니다. 체내 수분과 전해질의 균형은 세포나 장기가 제대로 기능을 발휘하기 위한 기본 요건이기 때문에 스스로 조절 능력이 미숙한 영유아나 만성질환을 가지고 있는 경우에는 탈수만으로도 심각한 문제를 야기할 수 있습니다.

탈수 의심 증상 읽기

설사하는 아이에게 다음과 같은 증상이 나타나면 탈수가 시작된 것으로 봅니다.

- 평소보다 더 갈증을 호소한다.
- 혀와 입술이 마르고, 눈이 퀭해 보인다.
- 피부가 건조하고 거칠어 보인다.
- 피부를 잡아 당겼다 놓았을 때 정상 상태로 되돌아가는 속도가 느리다.

- 우는 소리에 비해 눈물이 적어 보인다.
- 아이가 처져 있거나, 자극에 과민하게 반응한다.
- 소변을 보기는 하지만 소변 양이 줄어들고 소변 색깔이 진해진다.

응급실로 가야 할 심각한 탈수 증상

설사를 하는 아이가 다음과 같은 증상을 보이면 신체 수분의 10% 이상이 손실된 심각한 탈수를 의미하므로 지체 없이 응급실로 달려가야 합니다.

- 아이가 축 처져서 어떤 자극에도 반응하지 않는다.
- 몸은 차고, 땀이 많이 나 있다.
- 호흡과 맥박이 빠르고 불규칙적이다.
- 아이가 우는데 눈물이 없다.
- 기저귀를 찬 경우 3시간 이상 소변이 없고, 큰 아이의 경우 8시간 이상 소변을 보지 않는다.
- 복부, 눈, 뺨이 퀭하고, 신생아의 경우 머리 앞쪽에 있는 대천문이 심하게 함몰되어 있다.

병원 진찰이 필요한 증상

설사하는 아이에게 다음의 증상이 동반되면 반드시 병원에 가서 진찰을 받아야 합니다.

- 탈수 증상이 나타난다.
- 변에서 피가 보이거나 검은색 변을 본다.

- 구토가 심해서 입으로 수분을 섭취하지 못한다.
- 심한 복통이 있다.
- 고열이 있다.
- 24시간이 지나도 설사가 호전되지 않거나, 호전이 되더라도 3~4일 이상 지속된다.

☆ 설사 시 처방되는 약들 ☆

설사 치료에 처방되는 약들은 설사의 경과와 정도를 줄여주는 효과가 있습니다. 하지만 의사의 진단과 처방 없이 임의로 약을 복용할 경우 설사를 오히려 악화시키거나 동반된 다른 질병을 악화시킬 수 있으니 조심해야 합니다.

설사 치료에 처방되는 약으로는 항생제, 장운동을 감소시키는 약, 항분비제, 흡착제, 정장제 등이 있습니다. 이 중 항분비제, 흡착제, 정장제 정도가 비교적 안전하게 처방되는 약이고, 세균성 장염이 의심될 때는 항생제가 사용되기도 합니다.

아이들에게 가장 많이 처방되는 약은 '스멕타' 혹은 '포타겔'이라는 상품명으로 알려진 지사제입니다. 이 약은 장 표면을 코팅하고 점막 벽을 회복시키며, 로타바이러스 같은 병원체와 결합하는 장점이 있습니다. 다른 약들과도 흡착할 수 있기 때문에 다른 약들과는 시간 간격을 두고 복용하는 것이 좋습니다. 지사제와 함께 정장제도 설사를 치료하기 위해 처방되기도 합니다. 정장제는 장내 병원균의 증식과 부착을 막는 효과가 있고, 장내 세균의 균형을 이룸으로써 항생제 관련 설사, 로타바이러스 감염에 효과적입니다. 최근에는 기존에 주로 처방되던 스멕타 등의 지사제가 안정성의 이유로 2세 미만에서는 사용이 제한되고 있습니다. 그 대용으로 '하이드라섹산'이라는 약을 처방하기도 합니다. 이 약은 2세 이하에서도 사용 허가를 받은 제품으로, 급성 설사 시 동반되는 과분비를 억제시켜 증상을 완화하는 항분비제입니다. 이 외에도 큰 아이나 어른들에게 주로 처방되는 '로페린'이 있습니다. 이 약은 장운동을 감소시키는 작용을 하지만, 간혹 심각한 부작용을 일으킬 수 있기 때문에 소아에게는 특별한 경우가 아니라면 처방하지 않습니다.

Part 2

아이가 열이 나요

아이의 복통

아이의 호흡기

피부 및 전염병

아이가 다쳤어요

아이가 설사할 땐 어떻게 먹일까요?

1980년대 이전에는 금식이 설사 치료법의 하나였습니다. 설사하는 도중에 음식을 먹으면 증상이 더 심해질 수 있기 때문에 장을 쉬게 해주어야 한다는 인식이 퍼져 있었습니다. 하지만 최근의 연구 결과에 따르면, 설사를 하더라도 빨리 평소대로 먹는 것이 적절한 영양 공급과 손상된 장 세포의 회복에 유리합니다. 따라서 탈수가 없는 가벼운 설사라면 식사를 바꿀 필요가 없고, 탈수가 있더라도 경구 수액제제로 4~6시간 탈수를 바로잡은 뒤에 원래대로 식사하는 것을 원칙으로 삼습니다. 모유나 분유를 수유하는 경우에도, 이유식이나 일반 식사를 하는 경우에도 원래대로 식사를 하면서 치료하는 것을 추천합니다.

지사제와 설사 분유는 나중으로 미루기

대부분의 급성 설사는 시간이 지나면 서서히 멈추기 때문에 설사의 치료에서 지사제를 우선으로 여기지 않습니다. 아이들에게 처방하는 지사제는 장 운동에 직접적으로 영향을 주는 어른의 약과는 달리 큰 부작용이 없고 제대로만 먹는다면 효과가 좋지만, 다른 처방약들에 비해 많은 양을 먹어야 하고 맛도 썩 유쾌하지 않아 먹이기가 쉽지 않습니다. 그러니 설사가 아주 심하지 않다면 1~2일 정도는 저절로 호전되기를 기다려보는 것이 좋습니다.

분유를 먹어야 하는 첫돌 이전의 아이들은 설사 분유를 먹으면 증상이 빠르게 호전됩니다. 설사가 진행되면서 분유의 유당을 분해하는 락타아제가 부족해지는데, 설사 분유는 유당을 줄이거나 다른 성분으로 대체해서 설사가 심해지는 것을 막아주기 때문입니다. 다만 설사 분유가 맛이 없고 장기적으로 먹으면 영양가가 부족해질 수 있어서 분유를 먹는 아이도 설사가 심하지 않다면 3~4일 정도는 지사제를 먹으면서 기다려보기를 권장합니다.

탈수를 잡는 것이 중요

설사 치료에서 설사를 멈추게 하는 것보다 중요한 것이 있습니다. 설사로 빠져나가는 수분과 전해질을 설사가 끝날 때까지 보충하는 것입니다. 수분과 전해질은 우리 몸이 제대로 움직이기 위한 기본 요소이기 때문에 아이가 갈증을 호소하고 소변 양이 줄어드는 등 탈수 증상을 보이기 시작하면 빨리 보충해주어야 합니다.

탈수를 바로잡는 가장 좋은 방법은 이론적으로는 경구 수액제제(탈수 시 손실되는 전해질의 구성비에 맞춰 만든 것)를 먹이는 것이지만, 실제로는 아이들이 먹기 꺼려하기 때문에 많이 사용되지는 않습니다. 그래서 수분이 풍부하고 소화하기 쉬운 쌀죽, 채소죽으로 영양과 수분을 함께 보충하거나, 아직 수유 중이라면 수유를 좀 더 하는 것이 좋습니다. 그리고 중간 중간 미지근한 물이나 이온음료 등으로 수분을 추가로 보충해줍니다.

이런 조치에도 탈수 증상이 심해지는 것 같다면 병원에서 기본적인 혈액 검사를 한 후에 수액 주사로 탈수를 잡아야 합니다.

모유 수유아가 설사를 할 때는 이렇게

모유 수유아가 설사를 할 때는 탈수를 예방하기 위해 더 자주 먹여야 합니다. 모유의 성분 중 아미노산, 디펩타이드, 육탄당 등은 장내에서 수분과 전해질의 흡수를 촉진해서 탈수 치료와 함께 대변의 횟수와 양을 감소시키고, 분비성 항체인 면역글로불린A가 감염성 설사의 치료에 도움이 되기 때문입니다.

Part 2

아이가 열이 나요

아이의 복통

아이의 호흡기

피부 및 전염병

아이가 다쳤어요

만약 설사를 하면서 구토까지 한다면 모유는 짧게 자주 먹입니다. 한 번 구토를 했다면 평소대로 먹이지만, 두 번 연속 구토를 하면 1~2시간 간 격으로 한쪽 젖으로만 10분 정도 먹입니다. 즉 평소의 수유 시간과 간격을 절반으로 줄입니다. 만약 3회 연속 구토를 했다면 30~60분 간격으로 4~5분 씩만 먹입니다. 이렇게 해서 구토 없이 8시간을 유지했다면 다시 평소대로 수유를 하면 됩니다.

수유하는 엄마도 먹는 것을 조심해야 합니다. 장운동을 촉진시키는 커피·콜라·녹차 등 카페인이 함유된 음료, 양배추, 조미료, 딸기, 토마토, 초콜릿, 양파 등은 아이가 설사를 하는 동안에는 피하는 것이 좋습니다. 또한 아이가 심한 탈수로 정맥으로 수액 주사를 맞고 있어서 수유를 할 수 없을 때는 모유를 짜둠으로써 모유의 양을 유지해야 합니다.

이유식을 먹는 아이라면 전분이 포함된 음식이 소화하기 쉬우니 쌀, 밀, 삶거나 으깬 감자, 강판에 걸러낸 당근, 으깬 바나나를 이유식으로 줍니다. 주스나 기름진 음식은 피해야 합니다.

분유 수유아가 설사를 할 때는 이렇게

최근에 이루어진 연구에서 급성 설사를 하는 아이들에게 원래 농도대로 분유를 먹였더니 80~90%에서 설사가 심해지지 않았다고 합니다. 그래서 설사 초기에는 분유를 줄 때 희석시키지 않고 원래 농도대로 주기를 추천합니다. 아이가 이유식을 먹는다면 모유 수유아와 마찬가지로 기름기가 없고 전분이 많은 재료를 중심으로 먹입니다.

만약 분유 수유 중 3일 이상 설사가 심하다면 유당 분해 효소(락타아제)가 있는 장 점막이 손상받았을 가능성이 있습니다. 이런 상황에서 유당 성분이 있는 일반 분유를 계속 먹으면 설사가 더 심해지니 소아과 전문의와 상의해서 설사 분유(무유당 분유)나 콩 분유로 교체하면 증상이 호전됩니다. 하지만 설사 분유는 일반 분유보다 영양가가 적으니 설사가 2주 이상 지속되고 복통과 가스가 찬 느낌이 있어서 유당 불내성이 의심되는 경우에만 사용해야 합니다.

만 1세 이상 아이들이 설사를 할 때는 이렇게

설사에 탈수까지 있을 때는 경구 수액제제가 가장 좋은 음료입니다. 경구 수액제제에는 당, 염분, 칼륨 등이 적당량 함유되어 있어서 탈수 증상으로 생길 수 있는 수분 손실과 전해질 이상을 바로잡을 수 있습니다. 그러나 설사를 하더라도 탈수가 심하지 않고 평소대로 식사할 수 있다면 물이나 이온음료로 식사 중간에 수분을 보충하는 것도 괜찮습니다.

영양분과 수분을 같이 공급하려면 식사는 부드러운 쌀죽, 채소죽을 먹이는 것이 좋습니다.

만 1세 이상 아이들의 설사에 도움이 되는 음식들

탈수를 바로잡고 나면 첫돌 이후의 아이들에게는 최소한 1~2일은 부드러운 음식을 먹이고, 소화기관에 부담을 주거나 설사를 유발시키는 음식은 피하는 것이 좋습니다.

경구 수액제제: 경구 수액제제는 짠맛이 나는데, 그 짠맛이 거슬리면 레몬 맛음료 등 맛좋은 음료를 한두 방울 떨어뜨려도 괜찮습니다. 하지만 경구 수액제제는 탈수를 바로잡아도 설사 기간은 단축시키지 못합니다. 최근에는 포도당으로 만든 경구 수액제제를 대신해서 전분으로 만든 경구 수액제제

가 만들어지고 있습니다. 전분을 소화시키는 효소는 장 점막의 하단부에 있기 때문에 설사로 장 점막이 손상받더라도 소화 능력은 괜찮습니다. 특히 영유아에게 영양을 공급하고, 설사 기간도 단축시키는 것으로 밝혀졌습니다. 현재 이런 제제가 국내에서는 시판되지 않지만, 일반 경구 수액제제 1ℓ에 양념하지 않은 쌀미음이나 집에서 만든 식혜를 100~200ml 정도 섞으면 비슷한 효과를 낼 수 있습니다.

브랫 식단: 설사, 소화불량, 구토, 장염 증상이 있을 때 자극적이지 않은 음식들을 조합해 먹는 브랫 식단BRAT Diet도 추천합니다. 바나나, 쌀, 애플소스, 토스트로 구성되는데, 이 음식들은 설사로 손실된 영양분과 미네랄을 보충하고, 변을 뭉치게 해주며, 위산이 과도하게 분비되는 것을 막아주는 효과가 있습니다.

플레인 요구르트: 설사 기간이 길어질 때 추천되는 음식으로 플레인 요구르트도 있습니다. 장에 이로운 균이 감소하고, 해로운 균이 증가하면 설사가 심하고 오래가는데, 플레인 요구르트는 장에 이로운 유산균을 많이 제공합니다. 다만 당 성분이 첨가된 플레인 요구르트는 오히려 설사를 악화시킬 수 있으니 피하는 것이 좋습니다.

------------------------------ ☆ ------------------------------

☆ 설사하는 동안 먹을 수 있는 것 ☆

1. **전분이 함유된 음식:** 쌀, 밀, 삶아서 으깬 감자, 부드러운 식빵
2. **동물성 단백질:** 영양 공급에 중요한 소고기, 돼지고기, 닭고기, 생선, 삶은 달걀, 고기와 생선은 껍질을 벗기고 기름기를 제거한 뒤 찌거나 삶아서 줍니다.
3. **과일:** 바나나
4. **채소:** 당근, 녹색 콩, 버섯, 비트, 아스파라거스, 주키니오이. 씨는 제거하고 껍질은 벗긴 다음 조리해서 줍니다.

------------------------------ ☆ ------------------------------

설사를 악화시키는 음식들

설사를 하는 동안에는 기름진 음식이나 설탕을 많이 함유한 음료, 과일 주스 등은 피해야 합니다.

기름기가 많은 페이스트리, 도넛, 햄버거 등의 즉석식품이나 소시지 등의 가공식품은 장에 부담을 줘서 설사를 더 심하게 만듭니다. 우유와 유제품도 설사를 심하게 만들거나 장에 가스를 차게 할 수 있기 때문에 2~3일간은 섭취량을 최소한으로 줄이거나 아예 먹지 않는 것이 좋습니다. 장운동을 활발히 하는 과일(바나나 제외), 장에 가스를 많이 만들거나 매운맛이 나는 채소(브로콜리, 고추, 옥수수, 녹색 잎채소 등)도 피하는 것이 좋습니다.

붉은 고기도 먹지 않는 것이 좋은데, 붉은 고기는 우리 몸에 좋은 음식이지만 장염이 있을 때는 소화가 잘 안 되어서 설사를 더 심하게 만들 수 있습니다. 설사를 며칠 연달아 해서 단백질 공급을 해야 한다면 닭고기 같은 흰색 고기나 생선을 먹입니다.

음료는 탄산음료나 과일 주스 등은 전해질 성분이 거의 없고 당 성분이 많아서 삼투압이 매우 높아 탈수 치료에 도움이 되지 않고, 오히려 설사를 악화시킬 수 있습니다. 그러니 가급적 먹이지 않아야 합니다. 카페인이 들어간 제품(초콜릿, 과자, 아이스크림, 탄산음료, 에너지드링크 등)은 그 자체로 장에 자극이 되고, 이뇨 작용을 유발해서 탈수 증상을 더욱 악화시킬 수 있으니 먹이지 않는 것이 좋습니다.

견과류(특히 아몬드)도 설사를 악화시킬 수 있습니다. 견과류를 먹으면 장에 가스가 많이 차고, 섬유소와 수분을 흡수해 장운동을 촉진합니다. 이러한 현상은 견과류에 다량 포함된 마그네슘이 변을 배출하는 작용을 하는 데다 비타민 B_5, 비타민 B_{12}, 엽산 등이 장 근육의 수축 작용을 유발해서 장운동을 활발하게 만들기 때문에 생깁니다.

✿ 설사를 하는 동안 피해야 할 음식 ✿

- **섬유소가 풍부한 채소**: 브로콜리, 양배추, 고구마, 콜리플라워, 양파
- **섬유소가 풍부한 과일**: 아보카도, 구아바, 키위(바나나 제외)
- **신맛 나는 과일**: 오렌지, 레몬, 라임, 포도
- **우유와 유제품**: 우유, 치즈, 아이스크림, 푸딩
- **기름기가 많은 음식**: 치즈, 기름기 있는 고기, 버터, 튀긴 음식, 페이스트리, 도넛, 소시지
- **음료**: 과일 주스, 탄산음료, 카페인 함유 음료, 알코올
- **견과류**: 땅콩, 호두, 캐슈너트

설사 치료 후 영양 보충하기

설사가 치료된 다음에는 기름기를 제거한 닭고기, 소고기, 생선 요리로 영양을 보충해줍니다. 소화하기 편하고 전분이 많이 들어 있는 삶은 감자, 껍질을 벗긴 채소(대표적으로 당근, 녹색 콩, 버섯, 비트, 아스파라거스, 주키니, 오이 등), 부드러운 식빵도 좋습니다.

{ 장염 예방하는 법 }

● 장염을 예방하는 첫걸음은 철저한 손 씻기

장염은 바이러스, 세균, 기생충 등에 의한 전염성 질환이 원인인 경우가 많습니다. 그래서 개인위생 관리에 주의해야 하는데 철저한 손 씻기가 그 시작입니다. 특히 사람이 많이 모이는 놀이터나 어린이집, 동물원, 수족관 등에서 무언가를 만졌다면 그 손을 입에 대기 전에 반드시 손을 씻게 합니다.

부모도 손을 잘 씻어야 아이에게 장염을 옮기지 않을 수 있습니다. 손에 묻어 있는 바이러스나 세균이 아이를 만질 때 옮겨질 수 있고, 지저분한 손으로 음식을 하거나 아이에게 먹을 것을 집어준다면 아이가 장염으로 고생할 수도 있습니다. 그러니 화장실에 다녀오거나 기저귀를 간 뒤에는 손을 깨끗이 씻고, 음식을 하거나 만지기 전에도 손을 잘 씻어야 합니다. 또한 음식 재료가 상하게 않게 위생적으로 관리하는 것도 잊지 말아야 합니다.

● 모유 수유하기

손 씻기와 더불어 생후 6개월간 모유 수유를 하는 것도 장염 예방의 시작이라고 할 수 있습니다. 분유는 타는 과정에서 여러 가지 세균이나 바이러스가 포함될 수 있지만, 모유는 무균 상태인 데다 장염 예방과 치료에 도움이 되는 영양소와 면역글로블린이 함유되어 있기 때문입니다.

모유 수유 중인 수유모가 장염에 걸렸다고 수유 자체를 중단할 필요는 없습니다. 모유를 통해서 장염을 일으키는 바이러스나 세균이 아이에게 전해지지는 않기 때문입니다. 그러나 수유 과정에서 접촉을 통해 장염 바이러스나 세균이 전해질 수 있으니 수유 전에 철저히 손을 씻고, 모유를 짜서 젖병에 담아 다른 사람이 대신 수유시키는 것이 안전할 수 있습니다.

● 비타민A, 아연이 도움이 될 수 있어요

생후 6개월 이후에는 적절하고 안전한 이유식을 제공하는 것도 중요합니다. 영양이 결핍되면 설사가 더 심해지고, 오염된 음식은 설사의 직접적인 원인이 되기 때문입니다. 특히 비타민A는 장 점막에서 감염에 대한 방어 항체로서의 역할을 하기 때문에 비타민A가 결핍되면 설사의 강도가 심해질 수 있습니다. 비타민A가 많이 들어 있는 음식으로 멜론, 망고, 노란 호박, 딸기 등이 있습니다.

비타민A와 함께 장염의 예방과 치료에 있어 주목받고 있는 영양소는 아연입니다. WHO(세계보건기구)와 유니세프 같은 권위 있는 건강관리 단체에서는 영양 상태가 좋지 못한 개발도상국 환자들을 대상으로 장염의 치료 및 예방법으로 아연을 권장하고 있습니다. 아연을 10~14일간 투여하면 최소 3개월간 그 농도가 유지되어 장염을 예방할 수 있고, 장염에 걸렸을 때 설사 치료 기간을 25% 단축시키고, 장염으로 인한 사망 위험을 40%까지 감소시킨다는 보고도 있습니다.

따라서 이유식을 잘 먹지 못하는 아이가 장염에 걸린다면 아연 보충제를 먹고, 이유식을 잘 먹는 아이라면 아연이 많이 들어 있는 음식(닭고기, 소고기, 돼지고기, 갑각류, 굴, 우유, 현미 등)을 골고루 섭취하는 것이 좋습니다.

● 로타바이러스 백신 접종

6개월 이전의 신생아라면 소아장염을 예방하기 위해서 로타바이러스 백신을 접종하는 것이 좋습니다. 로타바이러스에 의한 장염은 바이러스성 장염의 가장 흔한 원인으로, 감염되면 전염력이 강한 데다 탈수 증상까지 생겨서 입원해야 하는 경우가 많습니다. 최근 들어서 로타바이러스에 의한 장염이 감소 추세에 있는데, 백신 접종이 가장 큰 공헌을 하고 있다고 볼 수 있습니다.

로타바이러스 백신은 1차 접종은 생후 15주 이전에 하고, 마지막 접종은 생후 35주(8개월) 이전에 해야 합니다. 가격에 큰 부담이 없다면 접종 시기를 놓치지 말고 꼭 접종하기를 추천합니다.

● 아이가 장염에 걸렸다면 전염되지 않게 주의하기

만약 우리 아이가 설사를 한다면 가족, 친구 등 다른 사람들에게 전염시키지 않도록 조심해야 합니다. 사용한 기저귀는 깨끗이 정리해서 버리고, 공동으로 사용하는 장난감은 장염이 나을 때까지는 가지고 놀지 않게 하고, 가지고 놀았다면 깨끗하게 닦아줍니다.

특히 아이가 설사를 하거나 설사 치료 후 2주가 채 지나지 않았다면 수영장에 가지 않는 것이 좋습니다. 설사가 멈추고 나서 2주 후에도 균은 나올 수 있기 때문입니다. 아이가 방수 기저귀를 차더라도 소량은 새어나와서 물속에 유입될 수 있고, 수영장 근처에서 기저귀를 갈 경우 역시 균이 물속으로 퍼질 수 있습니다.

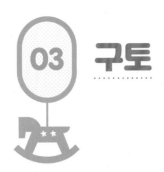

03 구토

: 게워내는 것과 구토는 다릅니다

신생아가 분유나 모유를 먹은 후 게워내는 것을 의학 용어로 '위식도 역류'라고 하는데, 일반적인 구토와는 다릅니다.

게워내는 것은 수유 중에 공기를 많이 마시거나 위가 소화시킬 수 있는 양 이상으로 먹었을 때 위 내용물이 자연스럽게 올라오는 증상입니다. 특히 생후 8~9개월 이전의 아이들에게 자주 생기는데, 어린 아이들은 위와 식도의 경계 부위가 어른처럼 잘 조여지지 않아서 일단 내려간 음식물이 올라오는 일이 많습니다. 특히 수유 중에 공기를 많이 마시면 배가 불러서 게워내는 일이 더 쉽게 일어납니다. 이런 모습을 보면 부모는 마음이 아프지만, 정작 아이들은 크게 힘들어하지 않습니다.

한편 구토는 강력한 위의 수축 작용으로 위 내용물이 올라오는 증상이며, 고통을 동반합니다.

Part 2

아이가 열이 나요

아이의 복통

아이의 호흡기

피부 및 전염병

아이가 다쳤어요

신생아들에게 위험한 '비후성 유문협착증'

'비후성 유문협착증'은 주로 생후 4~6주의 아이들에게서 생깁니다. 외국에서 이뤄진 연구에 따르면, 신생아 1,000명당 3명 정도에서 발생하는데 위에서 십이지장으로 이어지는 출구인 유문 부위가 두꺼워져 음식물이 통과하지 못하는 질환입니다. 병원에서 초음파로 진단할 수 있고, 두꺼워져서 좁아진 유문 부위를 수술로 넓히는 것만이 유일한 치료법입니다. 만약 제때 발견을 못 해서 탈수가 진행되면 전해질 불균형이 심해져 심각한 위험을 초래할 수 있습니다. 그래서 생후 4~6주 된 아이들이 심하게 반복적으로 구토를 하면 빨리 병원을 찾아야 합니다.

주요 증상은 발작적이고 반복적인 구토입니다. 이때의 구토는 단순히 수유 후 게워내는 정도가 아니라, 수유를 할 때마다 수유 후 15~30분이 지나면서부터 심하게 구토를 합니다. 또한 분유를 바꾸거나 경구 수액제제를 주더라도 탈수가 심해지고 몸무게도 늘지 않습니다. 만약 심하게 구토를 하더라도 다음 수유를 할 때 잘 먹고 체중도 잘 는다면 비후성 유문협착증일 가능성은 적습니다.

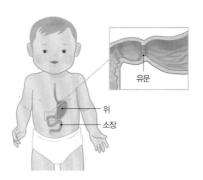

유문

위

소장

· 유문의 위치 ·

구토 자체의 위험성

구토는 매우 불쾌한 일이지만, 위험하고 없애야 하는 증상은 아닙니다. 물론 어린 신생아가 자주 구토를 하면 폐렴과 같은 합병증이나 흡인의 위험이 있고, 구토가 너무 심하면 약을 복용해야 할 수도 있습니다. 그러나 구토를 진정시키는 약들은 소아에게는 여러 가지 부작용을 일으킬 수 있기 때문에 조심스럽게 사용해야 합니다.

사실 위장염에 의한 구토는 아주 심한 경우가 아니라면 대부분 24시간 이내에 저절로 호전됩니다. 오히려 구토 증상을 완화시키는 것보다 구토를 일으킨 원인을 파악하는 것이 더 중요합니다. 구토는 단순히 위의 염증 외에 두뇌 손상, 뇌수막염, 급성충수염(맹장염), 호흡기 감염, 요로 감염 등에 의해서도 나타날 수 있기 때문에 다른 동반 증상이 있는지 확인합니다.

⦂ 구토를 하는 데는 다양한 원인이 있어요

구토를 하는 가장 흔한 원인은 위 점막의 바이러스 감염입니다. 구토는 위의 강력한 수축 작용으로 위 내용물이 식도를 거쳐 입으로 나오기 때문에 불쾌함을 느끼게 합니다.

위장염이 있을 때는 장 점막이 부어오르면서 과도하게 자극을 받아 구토를 유발할 수 있습니다. 혈액 내의 화학물질이 구토의 원인이 될 수도 있고, 불쾌한 시각 자극이나 불쾌한 후각 자극도 구토의 원인이 될 수 있습니다. 또한 멀미를 일으킬 때처럼 중이의 자극으로 구토를 하기도 합니다. 마지막으로, 머리가 손상돼도 구토 중추에 영향을 주어서 구토를 하게 됩니다.

∶ 이런 경우에는 빨리 병원 진찰을 받아야 해요

아이가 구토를 하면서 다음과 같은 증상을 보이면 빨리 병원에서 진찰을 받아야 합니다.

- 수 시간 동안 구토가 지속되면서 설사와 열(생후 6개월 이하는 38℃ 이상, 생후 6개월 이상은 38.9℃ 이상)이 동반될 때
- 토사물 중에 피나 담즙(녹색을 띤 액체)이 섞여 있을 때
- 심한 복통이 동반될 때
- 심한 구토를 반복적으로 할 때
- 배가 부어오를 때
- 아이가 축 처져 있거나 지나치게 예민할 때
- 경련을 할 때
- 최근 2~3일 이내에 머리를 다친 적이 있을 때
- 탈수의 증거가 보일 때: 입술이 마르거나, 울 때 눈물이 흐르지 않거나, 신생아에게 만져지는 대천문이 함몰된 것처럼 느껴지거나, 6시간 이상 동안 소변을 보지 않고 소변 양이 감소한 것 같을 때
- 적당한 양의 수분을 섭취할 수 없을 때
- 구토가 24시간 이상 지속될 때

⦂ 구토하는 아이는 이렇게 도와주세요

구토가 반복되면 아이도 부모도 힘들어집니다. 아이가 구토를 할 때 조금이라도 아이를 편하게 해줄 수 있는 방법은 다음과 같습니다.

구토 증상이 심하지 않을 때

아이가 구토를 하는 것이 아니라 단순히 게워낸다면 수유 양을 조절하거나 수유 방법을 일시적으로 바꾸는 것이 도움이 될 수 있습니다. 단순한 구토 증상이라면 집에서 위를 쉬게 해준 뒤 서서히 평소의 식사로 돌아오는 과정을 거칩니다. 약은 구토 후 8시간 이내에 먹으면 위의 점막을 자극해서 구토가 지속될 수 있으니 의사의 처방이나 지시가 있을 때에만 약을 복용합니다.

흔히 구토를 하고 나면 매실 주스를 먹이는 경우가 있는데, 주스를 마시다가 더 토하는 일이 많습니다. 뭔가 먹이는 것보다는 구토 후 최소 1~2시간은 아무것도 먹이지 않는 것이 좋습니다.

아이의 자세도 중요합니다. 배를 바닥에 대고 누워 있거나, 옆으로 누워 있는 자세에서는 구토를 하더라도 토사물이 호흡기로 들어갈 가능성이 줄어듭니다.

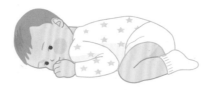

• 구토 시 아이의 자세 •

Part 2

아이가 열이 나요

아이의 복통

아이의 호흡기

피부 및 전염병

아이가 다쳤어요

분유 수유아나 모유 수유아가 구토할 때

분유 수유를 하는 아이들은 구토 후 1~2시간은 공복 상태로 있다가 5~10분 간격으로 10~20ml 정도씩 수유를 해보고, 이후에 3~4시간 동안 구토 증상이 없으면 원래 먹던 대로 수유합니다. 만약 중간에 구토를 하면 다시 1시간 정도 공복을 유지한 뒤에 마찬가지로 서서히 수유 양을 늘립니다.

반면 모유 수유를 하는 아이들은 구토하고 1~2시간 후부터 1회 수유시간은 줄이고 수유 간격도 줄여서 자주 수유를 합니다. 한 번 구토를 한 경우는 그대로 먹이지만, 2회 연속 구토를 하면 한쪽 젖으로만 1~2시간 간격으로 10분 정도 먹이고, 3회 연속 구토를 했다면 30~60분 간격으로 4~5분간만 먹입니다. 이런 방식으로 수유를 해서 3~4시간 동안 구토를 하지 않으면 평소의 수유 시간과 간격대로 먹여도 좋습니다.

이유식을 먹는 아이가 구토할 때

이유식을 먹는 아이가 구토를 하면 최소 1시간은 위를 쉬게 해주어야 합니다. 아이의 나이에 따라 차이는 있지만, 1시간 동안 공복을 유지한 다음에 처음 3~4시간은 깨끗한 액체류만 줍니다. 그래도 구토가 없다면 부드러운 고형식을 함께 먹이기 시작해서 24시간의 여유를 두고 평소대로 먹입니다.

이때 처음에 주게 되는 깨끗한 액체류는 만 1세 이하의 아이나 설사가 동반되어서 탈수의 위험이 있는 아이의 경우에는 맹물보다는 경구 수액제제가 적절합니다. 만약 아이가 경구 수액제제의 맛을 싫어한다면 먹일 때마다 사과 주스를 섞는 것이 도움이 될 수 있습니다. 그러나 만 1세 이후의 아이들은 구토만으로는 탈수가 일어나는 일이 드물기 때문에 오히려 위 점막에 빨리 흡수되는 물이 더 좋습니다.

구토 이후에는 먹는 양을 단계적으로 늘리기

구토 후 처음 물이나 경구 수액제제를 줄 때는 적은 양을 여러 번 나누어서 마시게 합니다. 처음 1~2시간 동안은 구토가 심하거나 만 1세 미만의 아이라면 5ml를 5분 간격으로, 만 1~6세의 아이들은 10~15ml를 10~15분 간격으로, 만 6세 이상의 아이들은 30ml를 20~30분 간격으로 줍니다. 이때 1~2시간 동안 구토가 없다면 다음 2시간 동안은 양을 2배로 늘려서 같은 간격으로 마시게 합니다. 이 과정에서 구토를 다시 한다면 최소 1시간은 위를 쉬게 해준 뒤에 이전보다 적은 양으로 다시 시도합니다. 이 과정에서 구토가 반복되면서 24시간 이상 지속된다면 병원에서 진찰을 받는 것이 좋습니다.

만약 3~4시간 동안 구토를 하지 않았다면 '부드러운 식사'를 시도합니다. 분유 수유라면 평소에 먹던 1회 양에서 30~60ml 줄인 양부터 천천히 먹여보고, 식사를 하던 아이라면 바나나, 으깬 감자, 부드러운 식빵, 짭짤한 크래커, 부드러운 수프, 우동같이 소화하기 편한 음식을 평소 먹던 양보다 적게 먹입니다. 그 후 24시간 동안 구토가 없다면 평소 식사로 돌아가도 좋습니다.

⋮ 구토, 줄이거나 예방할 수 있어요

어린 아이들이 구토를 가끔 하는 정도라면 크게 염려하지 않아도 됩니다. 구토는 강도보다는 얼마나 오래 지속되는지가 중요합니다.

한 번의 구토는 큰 문제를 일으키지 않지만, 구토가 지속되면 다른 질환을 원인으로 의심할 수 있습니다. 게다가 탈수, 고열, 식도 부위 손상, 흡인성 폐렴, 성장 장애 등 합병증을 유발할 수 있으니 병원에서 다른 문제가

Part 2

아이가 열이 나요

아이의 복통

아이의 호흡기

피부 및 전염병

아이가 다쳤어요

없는지 진료를 받아보아야 합니다. 진찰 결과 특별한 문제가 없다는 진단을 받았다면 다음과 같은 예방적 조치로 구토를 줄여줍니다.

식사 후 위의 압력 낮추기

이유식이나 밥을 먹는 아이의 경우 식사 중이나 식사 후 20분 정도는 아이를 안아주거나 카시트와 같은 경사진 곳에 눕혀둡니다. 수유하는 아이는 수유 중이나 직후에는 부드럽게 등을 마사지해줍니다. 이때 아이가 트림을 하면 더 좋습니다. 이런 행동은 위의 압력을 낮춰주어서 구토의 가능성을 줄여줍니다. 다만 마사지를 강하게 하거나 오래 하면 오히려 구토를 유발하거나 아이를 힘들게 할 수 있으니 10~20분 이내로 부드럽게 해줍니다.

　　수유나 식사 후에는 과도한 신체 활동을 자제시키고, 신생아의 경우 식사 후 머리를 상체보다 30도 정도 높여서 눕히는 것이 좋습니다.

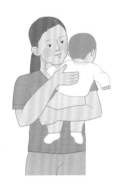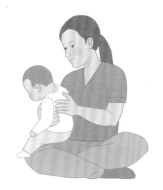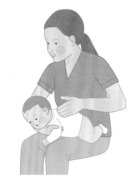

• 트림시키는 자세 •

{ 멀미 예방하는 법 }

● 멀미가 나는 이유

멀미는 몸의 균형을 잡는 내이에 이상이 생기고 그 상황이 중이를 통해 구토를 일으키는 중추로 전달되면서 나타나는 증상입니다. 장시간 차나 비행기로 이동할 때 아이들이 멀미를 하는 경우가 많은데, 시각이나 청각 등의 감각은 우리가 움직이고 있다고 신호를 보내는데 실제로 우리 몸은 움직이지 않는 부조화가 원인이라고 볼 수 있습니다. 그래서 차를 탈 때는 차의 움직임과 같은 방향으로 앉는 것이 옆이나 뒤를 보는 것보다 멀미가 덜 납니다.

● 출발 전에 간단한 식사를 마치기

멀미를 예방하려면 출발하기 30분에서 1시간 전에 간단한 식사를 하는 것이 도움이 됩니다. 지방이 없는 살코기를 조금 먹거나 치즈 같은 단백질 성분을 먹는 것이 좋고, 음료수는 당 성분이 포함된 것이나 과일 주스가 위를 진정시키는 데 좋습니다. 탄산 음료나 신맛이 나는 오렌지 주스, 포도 주스는 위에 자극을 줄 수 있으니 피해야 합니다. 하지만 많이 먹으면 오히려 구토를 유발할 수 있습니다. 짭짤한 크래커나 식빵 등을 준비해서 여행 중에 조금씩만 먹는 것도 도움이 됩니다.

● 멀미가 나지 않는 여행법

차 안에서 책을 읽거나 핸드폰을 보는 것은 구토를 유발할 수 있으니 피해야 합니다. 아이가 구토를 느낄 때는 창문을 열어서 환기를 시키고, 옆 창문으로 고개를 돌려 쳐다보는 것은 앞으로 달리는 차에서는 오히려 구토를 유발할 수 있으니 시선은 정면을 향하는 것이 좋습니다. 아이의 좌석이 창문 밖을 쳐다볼 수 있도록 카시트를 높여주는 것도 도움이 됩니다.

교통수단별로 멀미를 덜 일으키는 자리가 있습니다. 자동차는 조수석에 앉아서 정면을 쳐다보는 것이 좋고, 비행기에서는 날개 쪽 창가 좌석을, 배는 배 전체의 중간 자리에 앉는 것이 멀미가 덜 납니다. 기차에서는 진행 방향과 같은 방향의 자리가 역방향 자리보다 낫습니다.

만약 차로 이동하는 시간을 조절할 수 있다면 이른 아침이나 밤에 이동하기를 추천합니다. 이 시간은 아이들이 잠들 시간이니 멀미가 유발될 가능성이 줄어듭니다.

● 유아에게는 멀미 패치 사용하지 않기

평소 멀미를 자주 하는 아이라면 약을 준비합니다. 과거에 많이 사용했던 귀에 붙이는 멀미 패치는 구토, 어지럼증 등의 부작용으로 만 7세 이전의 아이들에게는 사용하지 않습니다.

간혹 출발하기 30~60분 전에 알레르기나 콧물에 사용하는 항히스타민제를 복용하면 도움이 되지만, 졸리지 않은 항히스타민제는 도움이 되지 않습니다. 항히스타민제를 이런 용도로 사용하는 것은 원칙적으로 권장하지 않지만, 제가 판단하기에는 어린 아이들에게는 용량을 지켜 사용한다면 멀미 패치보다는 좀 더 안전합니다.

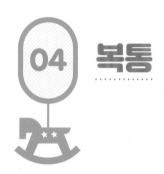

04 복통

: 복통은 여러 가지 원인으로 생겨요

아이들이 배가 아프다고 하는 데는 음식을 잘못 먹어서, 장운동에 문제가 생겨서, 어떤 신체 질환이 있어서, 마음이 불편해서 등 다양한 이유가 있습니다.

음식에 의한 복통

복통의 원인은 여러 가지가 있지만, 아이들이 호소하는 복통은 음식과 관련있는 경우가 많습니다. 예를 들어 과식을 하거나, 가스를 일으키는 탄산음료를 많이 마시거나, 알레르기 반응이 있는 음식을 먹으면 배가 아플 수 있습니다.

장운동 문제에 의한 복통

장운동에 문제가 생겨도 복통이 생길 수 있습니다. 예를 들어 영유아들은

Part 2

아이가 열이 나요

아이의 복통

아이의 호흡기

피부 및 전염병

아이가 다쳤어요

변비가 있으면 복통이 더 반복적으로 심하게 나타납니다. 청소년들은 어른들의 과민대장증후군처럼 변비와 설사가 반복적으로 나타나면서 복통을 동반하기도 합니다.

복통의 위치에 따라 추정되는 원인 질환들

어떤 질환에 의해 복통이 있을 경우, 복통이 느껴지는 위치에 따라서 원인이 되는 질환을 추정할 수 있습니다. 반복적으로 배꼽 주위가 아프다고 하면 스트레스에 의한 복통이거나 장염 증상에 의한 경우가 많습니다. 요로감염이나 방광에 염증이 있을 경우에는 아랫배가 아플 수 있습니다. 신장에 염증이 있을 때는 주로 옆구리에 통증이 있습니다.

심리적 요인에 의한 복통

신경 쓰이는 일 때문에 복통을 호소하는 경우도 많습니다. 이런 아이들의 행동을 단순히 꾀병으로 오해해서는 안 되고 실제로 배가 아프다고 받아들여야 합니다.

신경 쓰이는 일이 생길 때마다 배가 아픈 아이들은 전학이나 이사와 같은 변화를 가급적 겪지 않는 것이 좋습니다. 또한 아이가 스트레스를 받는 상황이 발생한다면 차분하고 진솔하게 대화를 해서 마음을 편하게 해주어야 합니다. 함께 조용한 음악을 듣고, 눈을 감고 천천히 심호흡을 하는 이완요법을 병행하면 더욱 효과가 좋습니다.

하지만 배가 아프다는 이유로 수업을 빠지려 하거나, 평소 갖고 싶어 하던 것을 사달라고 할 때는 과감히 거부해야 합니다. 한 번 아이의 요구를 들어주면 같은 상황이 반복될 수 있고, 일부 아이들은 꾀병을 부려서 마음

약한 부모들을 시험하기도 합니다.

⋮ 이럴 땐 응급실에 가야 해요

아이들의 복통은 대부분 저절로 회복됩니다. 특히 음식이나 스트레스로 생긴 복통은 안정을 취하면 1~2시간 이내로 사라집니다. 그러나 복통의 증상이 점점 심해지고 다음과 같은 증상이 나타나면 위험 신호로 보고 전문의의 진료를 받아야 합니다.

- 심한 복통이 1시간 이상 지속될 때
- 복통이 2시간 이상 이어질 때
- 복통이 사라졌다가 나타났다가 하며 24시간 이상 지속될 때
- 남자 아이의 경우 고환 주위에 통증이 동반될 때
- 아이가 축 처져 있거나 창백해 보이는 등 심하게 아파 보일 때
- 복부 중앙부 이외의 부위에 통증이 국한되어 나타날 때
- 밤에 잠에서 깰 정도로 통증이 심할 때
- 열, 식욕 감퇴, 무기력 등을 동반할 때
- 반복적이고 심한 구토, 혈변 등의 증상이 동반될 때

⋮ 이럴 땐 복통을 일으킨 질환을 치료해요

소화 불량이나 가벼운 장염 증상으로 배가 아픈 것이라면 특별히 치료하지 않아도 서서히 증상이 좋아집니다. 그러나 위험한 질환이 원인이라면

가능한 빨리 병원에서 진료를 받아야 합니다. 대표적인 복통의 원인 질환과 그 증상을 알고 있다면 판단하는 데 도움이 될 것입니다.

응급 질환

생후 12개월부터 만 2세 사이의 장 중첩증: 어린 아이들에게 주로 나타납니다(자세한 내용은 344쪽 참고).무릎을 배 쪽으로 웅크릴 정도로 복통이 심했다가 괜찮아지는 증상이 반복되며, 건포도색 혈변을 보고, 구토를 하면 노란색 담즙이 보일 수도 있습니다.

급성충수염(급성맹장염): 만 5~6세 이후 학동기 어린이에게 주로 나타납니다. 미열이 있으며, 주로 복통 후에 구토를 합니다. 복통의 진행이 독특한데, 처음에는 배꼽 주위에서 시작된 복통이 배의 오른쪽 아래 부분으로 국한되어 나타납니다.

고환 염전증: 남자 아이들에서 갑작스럽게 나타나는데, 고환이 커지면서 부어오르는 증상이 보입니다.

난소 염전증: 주로 만 10세 이상의 여자아이들에게서 나타납니다. 갑작스럽고 날카로운 통증이 한쪽 배에 국한되어 나타나며, 구토가 동반되고, 열이 있을 수도 있습니다.

탈장: 사타구니 부위가 부어오릅니다. 탈장 부위로 빠져나온 장 점막이 괴사할 수 있으니 빨리 처치해야 합니다.

병원 진료가 필요한 질환

멕켈 게실 Meckel's diverticulum: 다량의 혈변을 보는데, 통증은 없습니다. 수술이 필요한 질환입니다.

Part 2

아이가 열이 나요

아이의 복통

아이의 호흡기

피부 및 전염병

아이가 다쳤어요

헤노흐 - 쇤라인 자반병 (Henöch-Sch'nlein purpura, HSP): 붉은색 큰 발진이 다리, 엉덩이, 팔 등에 나타나면서 복통이 동반됩니다. 무릎과 발목이 부을 수 있으며, 혈뇨와 단백뇨가 있을 수 있습니다. 입원 치료를 해야 합니다.

요로 감염 (방광염): 아랫배 부위에 통증이 있고, 열이 납니다.

폐렴: 폐의 하부에 폐렴이 있으면 복통을 동반할 수 있습니다. 열, 심한 기침, 호흡 증가 증상이 있다면 폐렴을 의심할 수 있습니다.

외상: 복부를 다쳤거나 수술한 적이 있다면 이와 연관된 복통이 있을 수 있습니다.

급성신우신염: 열과 함께 옆구리 부위 통증이 있다면 콩팥의 염증을 의심할 수 있습니다.

췌장염: 갑자기 나타난 왼쪽 상복부의 통증이 등으로 이어집니다. 지속적으로 예리한 통증이 있으며, 구토가 동반될 수 있습니다.

요로 결석: 갑작스럽고 극심한 통증이 옆구리 부위에서 시작되어 사타구니로 이어집니다. 혈뇨가 있을 수 있고, 예리한 경련성 통증이 반복적으로 나타납니다.

⦂ 아이가 배가 아플 때 이렇게 도와주세요

어떤 원인으로든 배가 아플 때는 누워서 쉬는 것이 가장 좋습니다. 이 때 따뜻한 수건이나 팩을 20분가량 배에 얹어두거나, 손으로 배를 문질러주면 도움이 됩니다. 딱딱한 고형식은 주지 말고, 변비가 원인인 경우가 많으니 변기에 앉혀서 변을 보도록 유도합니다.

복통을 줄이려고 집에 있는 진통제를 먹이는 경우도 있는데, 의사 처방 없이 진통제를 먹여서는 안 됩니다. 장 중첩증이나 급성충수염, 난소낭종의 염전증(꼬임) 등 응급 조치가 필요한 경우도 처음에는 배가 아픈 증상으로 나타나기 때문에 초기에 약을 복용하면 병이 진행되는 것을 알아차릴 수 없습니다.

Part 2

아이가 열이 나요

아이의 복통

아이의 호흡기

피부 및 전염병

아이가 다쳤어요

{ 장 중첩증 }

● 영유아들의 응급 질환, 장 중첩증

만 1세 전후의 아이들이 복통을 호소 할 때 걱정해야 할 응
급 질환으로 '장 중첩증'이 있습니다. 이 질환은 안테나가 작
게 접힐 때처럼 장의 한 부분이 다른 부분으로 말려 들어가
서 장의 겹쳐진 부위가 괴사에 이르는 무서운 질환입니다.
장 중첩증은 자연치유가 불가능하며, 치료하지 않으면 생
명이 위태로워집니다. 빨리 발견하면 수술하지 않고도 치
료할 수 있지만 증상이 발생한 지 2일이 지나면 사망률이
증가하기 때문에 조기에 병원을 찾는 것이 중요합니다.

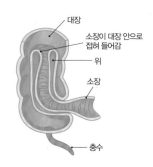

● 장 중첩증은 왜 발생하나?

장 중첩증은 만 2세 미만의 아이들, 특히 생후 5~11개월의 아이들에게서 흔하게 나타나는
데, 아직까지 뚜렷한 원인은 밝혀지지 않았습니다. 가장 흔히 발생하는 위치는 소장에서
대장으로 넘어가는 부위로 장 림프절이 커진 곳이나 용종, 종양 등이 있는 장에서 시작되
는 것으로 추정됩니다.

현재까지의 연구에 의하면, 영유아에서는 커진 장 림프절이 중요한 원인인데 이에 대해서
는 바이러스 감염과 새로운 음식을 접하기 때문이라는 가설이 있습니다. 봄과 가을에 잘
발생하고 급성장염 이후에 생기는 경우로 봐서 봄, 가을에 흔한 아데노바이러스에 감염되
면서 장 주변의 림프조직이 커진 것으로 추정합니다. 또한 이유식을 시작하는 시기에 잘
발생하는 것으로 보아서 새로운 음식물에 대해서 장 림프절이 반응해서 커지는 것으로도
추정하고 있습니다.

● 어떤 증상이 있을 때 장 중첩증을 의심할까?

반복적으로 나타나는 극심한 복통, 구토, 혈변이 장 중첩증의 대표적인 증상입니다.

우선, 복통은 다리를 오므리고 자지러지게 울 정도로 심하게 아프다가 멀쩡히 잘 노는 시
기가 5~15분마다 반복됩니다. 장이 말려 들어가는 순간만 아프기 때문이지만, 아이에 따
라서는 가끔 보채는 정도로만 나타나서 진단하기가 쉽지 않습니다. 금빛 나는 갈색과 녹색
사이의 색깔을 띠는 구토를 하고, 겹쳐진 장에서 떨어진 피가 변에 섞이기 때문에 딸기잼

이나 포도잼처럼 보이는 혈변도 나타납니다.

이런 초기 증상들이 시간이 지날수록 심해지면 장이 괴사되어서 출혈이 지속될 수 있습니다. 이 정도까지 진행되면 아이는 축 늘어지거나 호흡이 곤란해지고, 쇼크에 빠져 위험해질 수도 있습니다.

● 장 중첩증의 진단 기준

장 중첩증은 만 1세 전후의 영아에서 중요한 응급 질환입니다. 하지만 애매한 1~2가지 증상만 나타나는 경우가 있어 진단하기는 쉽지 않습니다. 장 중첩증이 의심되지만 혈변을 보지 않을 때는 관장을 해서 특징적인 혈변을 확인하는데, 60% 정도의 환자에서 혈변이 확인됩니다. 정확한 진단을 위해서 영상 검사를 할 수 있는데 복부 엑스선 사진으로 장 가스형태를 확인하거나 복부 초음파로 장이 말려 들어간 부위를 확인한다면 진단할 수 있습니다.

● 장 중첩증의 치료법

장 중첩증이 의심되면 바륨이라는 조영제를 항문을 통해서 장으로 주입하면서 장의 꼬인 부분이 발견되면 압력으로 푸는 시도를 합니다. 이 시술은 방사선과 전문의에 의해서 진행되는데, 대체로 안전하고 시간은 10~15분 정도밖에 걸리지 않습니다. 하지만 꼬인 장을 푸는 과정에서 심한 통증이 있을 수 있고, 아주 드물지만 장이 압력으로 터질 수도 있습니다. 이 시술은 빨리 시도할수록 효과가 있습니다. 증상이 나타난 지 48시간 이내에 시행하면 성공률이 75~80%이고, 48시간 이후에 시술하면 50%의 성공률을 보입니다. 만약 이 시술로 꼬였던 장을 푸는 데 실패했다면 개복 수술을 시행합니다. 수술을 할 때는 전신 마취를 하는데, 꼬인 장을 우선 손으로 풀어보다가 실패하거나 괴사가 심한 경우에는 그 부위를 절제할 수도 있습니다.

꼬인 장을 풀었더라도 다시 재발할 수 있기 때문에 24시간 정도는 병원에 머무르거나 집에서 관찰을 합니다. 재발은 48~72시간 이내에 일어나는데, 장 중첩증이 풀릴 때까지 시간이 걸릴수록 재발률이 증가합니다. 재발률은 치료 방법에 따라 다릅니다. 즉 꼬인 장을 바륨으로 풀었을 경우는 10%, 수술 시 손으로 푼 경우는 2~5%의 재발률이 있으며, 장을 절제한 경우에는 재발이 거의 없습니다. 증상이 발생하고 24시간 이내에 장을 풀었다면 재발이나 합병증 없이 회복되는 경우가 많습니다.

{ 급성충수염(급성맹장염) }

● 맹장은 우리 몸의 어디에 있나?

맹장염이라고 알려진 '급성충수염'은 큰 아이나 어른들에서 좀 더 흔하게 나타나지만, 소아에서도 드물지 않게 발견됩니다. 이 질환이 발생하는 장소인 맹장은 대장의 오른쪽 끝에 연필심 같은 모양의 자루처럼 붙어 있는데 아주 오랜 옛날에는 중요한 역할을 했을 것으로 추정하지만 현재는 쓸모없는 조직으로 여겨지고 있습니다. 급성 충수염은 이 자루 같은 곳에 이물질이 쌓이거나 감염되어서 부풀어 오를 때 생깁니다. 만약 증상이 나타난 지 48~72시간 이내에 제거되지 않으면 압력에 의해 터져서 복막 전체로 감염이 퍼져 위험해질 수 있습니다.

급성충수염을 진단할 때 흔히 맥버니점McBurney point이 언급되는데, 배꼽과 오른쪽 골반뼈가 튀어나온 부위를 선으로 이어서 3등분을 했을 때 골반뼈에 가까운 1/3 지점을 가리킵니다. 맹장이 일반적인 위치에 있을 때는 이 지점에서 특징적인 통증이 감지되지만, 맹장이 대장 뒤로 돌아가 있는 것처럼 특이한 위치에 있을 경우에는 여기서 통증이 감지되지 않습니다.

● 급성충수염은 어떤 증상으로 나타날까?

대표적인 증상으로는 복통, 구토, 미열, 식욕 감소가 있습니다.

복통은 배꼽 주위에서 처음 느껴지고, 수 시간 후 염증이 진행되면 오른쪽 아랫부분인 맥버니점으로 통증이 이동합니다. 이때 다리로 이어지는 근육을 자극하기 때문에 아이는 다리를 절거나 구부리고 앉아 있으며, 통증은 기침할 때 더 심해집니다. 하지만 맹장이 정상적인 위치에 없다면 등 쪽에서 통증이 느껴지기도 하고, 소변 횟수가 증가하고 소변 볼 때 따끔거리는 증상으로 이어질 수 있습니다.

구토 증세는 복통이 있고 수 시간 후에 나타나는데 장염일 때는 구토가 주로 복통 이전에 나타난다는 점이 다릅니다. 이 외에 복통이 있고부터 식욕을 느끼지 못하고, 38~38.5℃의 미열이 나타날 수 있습니다.

이 증상들을 모든 환자가 똑같이 겪지는 않지만 시간이 지날수록 복통이 심해지고, 복통이 있은 이후에 구토가 있다면 급성충수염을 의심하고 빨리 병원을 찾아야 합니다.

소아에서 급성충수염 진단이 어려운 이유

급성충수염은 아주 유능한 외과 의사도 전형적인 증상이 나타나지 않으면 100% 진단을 확신할 수 없습니다. 특히 복통이 시작될 때 임의로 약을 복용해서 복통 증상이 감춰지거나, 바이러스나 세균성 장염이 먼저 나타나면 진단이 더 어렵습니다.

복통이 있는 7세 이상의 아이에게서 일어나는 급성충수염은 어른의 경우보다 진단하기가 더 어려워서 천공되어 복막염 등의 합병증이 발생할 확률이 높습니다. 이는 급성충수염의 전형적인 증상(배꼽 주위에서 복통이 먼저 나타나고 3~7시간 뒤에는 오른쪽 하복부에 국한된 통증으로 이어지는 증상)이 어른의 경우처럼 잘 나타나지 않기 때문이에요. 또한 점액성의 설사를 하거나 변비와 유사한 증상이 나타나서 다른 질환으로 오해하고 치료를 하느라 시간을 허비하기도 합니다.

어린 아이들은 제대로 통증을 표현하지 못해 진단을 더 어렵게 만들 수 있으니 아이가 어릴수록 부모가 옆에서 세심히 관찰해야 합니다.

급성충수염의 치료는 수술

특징적인 증상이 나타나고, 의사의 진찰 소견상 급성충수염으로 의심된다면 초음파나 CT로 확진할 수 있습니다. 이렇게 진단되면 전신 마취를 하고 감염된 충수돌기(맹장)를 가능한 빨리 제거해야 합니다. 맹장이 터져서 복막염으로 진행되지 않았다면 3.8cm 정도로 작게 째서 복강경을 이용해 제거하지만, 탈수가 심하고 고열이 있다면 내과적 치료로 증상이 호전된 후 수술을 하기도 합니다. 바로 절제가 어려운 경우에는 2~3개월 후에 절제합니다. 만약 진단이 늦어져서 복막염으로 진행되었다면 항생제를 투여하고 수액을 공급하면서 4~6시간 기다려봅니다. 증세가 좋아지지 않을 경우 바로 수술할 수도 있고, 증세가 호전되면 6~8주 후에 수술하기도 합니다.

복막염이 없어도 수술 부위의 감염을 예방하기 위해서 항생제를 투여할 수 있습니다. 이후 열이 더 이상 나지 않고, 수술 부위에 넣어두었던 관으로 더 이상 배액되지 않고, 식사도 정상적으로 하게 되면 퇴원을 결정하는데 복강경 수술의 경우 2~3일 정도 소요되고, 일반 개복 수술의 경우에는 1주일 정도 소요됩니다. 맹장을 제거한 경우 재발은 없겠지만 수술 후 퇴원을 하더라도 1주일 정도는 집에서 쉬고, 정상적인 활동이나 운동은 2~3주 이후로 미루어야 합니다.

8장

아이의 호흡기: 기침, 호흡기 질환

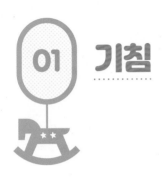

기침

⋮ 왜 기침을 할까요?

기침은 호흡기를 보호하는 자동 경비 시스템이라고 할 수 있습니다. 외부에서 호흡기로 이물질(자극적인 냄새, 매연, 담배 연기도 포함)이나 바이러스, 세균이 들어오면 우리 몸에서는 반사적으로 재채기 혹은 기침이 나오는데 이때 기침은 기도와 폐의 기관지를 깨끗하게 청소해주고, 호흡기가 감염에 노출되는 것을 막아주는 중요한 역할을 합니다. 특히 바이러스, 세균이 기침에 의해서 충분히 제거되지 못하면 심한 호흡기 감염으로 이어질 수 있습니다.

반복되는 기침

한두 번의 기침은 반사적인 증상으로 이해할 수 있지만 반복되는 기침은 빨리 병원에 가야 한다는 경고일 수 있습니다. 실제 호흡기 감염으로 진행된 뒤에도 기침을 통해서 가래를 열심히 제거해주어야 더 심한 감염으로 진행되는 것을 막을 수 있습니다. 호흡기 질환이 있을 때 무조건 기침을 억제하는 것이 좋다고 볼 수만은 없는 이유입니다.

습관적 기침

아이들은 특별한 원인 질환 없이 습관적으로 기침을 하는 경우가 많습니다. 이 경우 밤에는 기침을 거의 하지 않고 스트레스 상황에서 기침이 더 심해지는 특징이 있습니다.

: 아이가 기침을 하면 이런 질병을 의심해요

기침이 경고하는 대표적인 질병들로는 알레르기성 비염, 만성기침을 유발하는 알레르기 질환(천식이 대표적), 감기, 폐렴, 축농증, 기관지염, 결핵과 같은 감염성 질환이 있습니다. 어린 아이들에게 흔히 올 수 있는 모세기관지염, 크룹(후두염), 이물 흡인, 위식도 역류 등도 기침을 유발합니다.

감기, 독감

전 연령대에서 기침을 일으키는 대표적인 질병은 감기와 독감입니다.

축농증

아이들의 경우 부비동염(축농증)이 있으면 목 뒤로 콧물이 많이 넘어가면서 기침이 납니다.

Part 2

아이가 열이 나요

아이의 복통

아이의 호흡기

피부 및 전염병

아이가 다쳤어요

호흡기 질환

한두 번의 재채기나 기침은 우리 몸에서 호흡기를 방어하는 반사 행동이지만, 기침을 여러 번 계속 하거나 며칠 동안 지속된다면, 그리고 다른 증상들도 동반된다면 이미 호흡기 질환으로 진행되고 있다는 신호입니다.

상기도염, 하기도염

가래 섞인 기침은 하기도의 염증(후두염, 기관지염)을 의미하고, 마른기침은 상기도의 염증이 있을 때 나타나는 증상입니다. 상기도의 염증은 감기, 비염, 편도염 등을 의미합니다.

⦂ 기침 소리로 원인을 추정할 수 있어요

앞서 얘기했듯, 기침은 특정 질병에 의해서 유발되기도 합니다. 그러면 특정 질병이 있는지는 어떻게 알까요? 아이들의 기침 소리를 통해 질병을 추정할 수 있습니다.

만 3세 미만 아이가 컹컹하고 기침하는 경우

만 3세 미만의 아이들에게 잘 걸리는 '크룹(바이러스에 의해 생기는 후두염)'은 개가 짖는 것 같은 '컹컹'거리는 기침 소리가 특징입니다. 여기에 쉰 목소리까지 들린다면 성대 주변에 염증이 있다는 것을 의미합니다. 어린 아이들의 경우 호흡 곤란을 동반할 수 있으니 꼭 병원 진찰을 받아야 합니다.

연속 기침 후 홉 하고 숨을 깊게 들이마시는 경우

2개월부터 접종하는 DTaP 백신으로 예방하는 '백일해'도 기침 소리가 특이합니다. 기침을 여러 번 이어서 한 후에 홉 하는, 숨을 깊게 들이 마시는 소리가 납니다. 어린 영아의 경우 홉 소리 없이 발작적인 기침만 계속하다가 숨 쉬기가 곤란한 증상으로 이어질 수도 있습니다. DTaP 백신을 아직 접종하지 않은 아이들이 이런 기침을 하면 더욱 의심해봐야 합니다.

기침과 함께 숨을 내쉴 때 고음의 삑삑 소리가 나는 경우

어린 영아에서는 '모세기관지염', 큰 아이들에서는 '천식' 때 들리는 천명음도 독특한 기침 소리로 원인을 추정할 수 있습니다. 천명음이란 기침과 함께 숨을 내쉴 때 나는 고음의 삑삑 소리입니다.

　　우리 몸의 기관지는 숨을 내쉴 때 길어지면서 좁아지는데 이때 폐렴이나 모세기관지염처럼 가래나 염증성 물질로 기관지가 좁아졌거나, 기도에 이물질이 들어와서 기관지를 일부 막고 있는 경우, 기관지가 수축되거나 천식이 있어서 기관지의 직경이 좁아져 있다면 숨을 들이마실 때는 나지 않다가 내쉴 때만 삑삑 소리가 납니다. 대개는 청진기로 소리가 확인되지만, 심할 경우 옆 사람에게 들릴 수도 있습니다.

헛기침을 자주 하는 경우

콧물, 코막힘, 가래 등의 호흡기 질환을 의심할 만한 증상이 없고 아이의 컨디션도 양호한데 기침만 하루에 1~2회 하는 경우가 있습니다. 이런 경우는 외부에서 자극적인 물질이 호흡기로 들어왔을 때 나타나는 반사적인 반응으로 봐야 합니다. 아이가 이렇게 기침을 하면 일단 집에서 담배 연기, 화장품 냄새, 찬 공기, 다양한 알레르기 유발 요인 등 자극적인 물질에 노출되지 않게 주의하면서 경과를 지켜봅니다.

그래도 기침 횟수가 늘어나거나 2~3주 이상 기침이 지속된다면 콧물이나 가래와 같은 다른 증상이 없어도 호흡기 질환의 일부로 판단하고 병원에서 진료를 받아야 합니다.

⁝ 특정 환경에서 기침이 심해질 수 있어요

낮에 잘 놀다가 잠자기 전에만 기침을 하고, 집에서만 기침을 하는 등 특정 시간, 특정 장소에서만 기침을 하는 경우가 있습니다. 그 이유는 다음과 같습니다.

밤에 자려고 누울 때 기침이 심해진다면

밤에 자려고 누우면 기침이 심해지는 경우에는 비염과 부비동염을 예상할 수 있습니다. 누우면 비염으로 많아진 콧물과 부비동 내의 염증 물질이 목 뒤를 지나 후두로 넘어가서 자극하기 때문입니다.

찬 공기나 찬 음식을 먹을 때 기침이 난다면

기침을 하는 대부분의 호흡기 질환에서는 찬 공기에 노출될 때 기침이 심해집니다. 특히 천식이 있으면 경미한 호흡 곤란과 함께 기침이 심해집니다. 직접 찬 공기를 쐬는 것도 문제지만, 찬 음료나 아이스크림과 같이 차가운 음식이 식도를 지나가는 것도 찬 공기를 마시는 것과 같은 증상을 나타냅니다. 땀을 흘리면서 체온이 변하는 것도 찬 공기를 마시는 것과 유사한 효과를 낼 수 있습니다.

낮에만 기침을 한다면

밤에는 전혀 기침을 하지 않는데 낮에만 기침을 한다면 습관성 기침이 원인일 수도 있습니다. 때에 따라서는 부모에 대한 무의식적인 불만의 표시로 습관적인 기침을 하기도 합니다.

특정 장소에서 기침한다면

집에만 들어오면 기침을 시작하는 아이라면 집 안에 사는 집먼지진드기, 담배 연기, 애완동물의 털 등이 기침의 원인일 수 있습니다.

: 이럴 땐 병원에 가야 해요

기침을 일으키는 원인은 대부분 시간이 지나면 저절로 호전되는 경우가 많습니다. 그래서 한두 번 기침을 하는 것으로는 병원에 갈 필요가 없지만, 다음과 같은 증상이 있다면 병원에서 진찰을 받아야 합니다.

응급실로 가야 할 때

아래의 4가지 증상은 호흡기로 이물질이 들어갔거나, 위험한 두드러기, 위험한 호흡기 감염이 빠르게 진행되고 있음을 의미하므로 빨리 응급실로 가야 합니다.

- 호흡이 가쁘고, 숨쉬기가 힘들어 보일 때
- 얼굴이 부어오르고 두드러기가 생기면서 숨을 쉬기가 힘이 들 때
- 입술, 얼굴, 혀의 색깔이 푸르스름하게 변할 때
- 아이가 힘없이 축 늘어질 때

급하진 않지만 병원에서 진찰받아야 하는 경우

아이가 아래의 증상을 보이면 위급한 상황은 아니지만 병원에서 진찰을 받아야 합니다.

- 3일 이상 열이 동반될 때
- 기침이 3주 이상 지속될 때
- 어린 영아(특히 생후 3개월 미만의 아이)가 수 시간 동안 기침을 계속 하거나 고열, 구토 등의 증상이 함께 나타날 때
- 연속적으로 기침을 한 후에 숨을 들이마시는데 훕 하는 소리가 들릴 때
- 숨을 들이마실 때 찢어지는 소리가 날 때
- 숨을 내쉴 때 고음의 삑삑 소리가 들릴 때
- 코피가 난 적이 없는 아이가 기침을 했는데 피가 섞여 나올 때
- 최근 결핵 환자와 접촉을 한 일이 있을 때

: 호흡기 질환이 있는 아이는 이렇게 도와주세요

Part 2

아이가 열이 나요

아이의 복통

아이의 호흡기

피부 및 전염병

아이가 다쳤어요

콧물, 코막힘처럼 가벼운 증상을 일으키는 감기에서부터 심한 기침, 호흡 곤란 등을 초래할 수 있는 모세기관지염, 후두염, 폐렴에 이르기까지 다양한 호흡기 질환에 걸리면 아이들은 무척 힘들어합니다. 이때는 병원에서 처방받은 약을 먹이면서 다음과 같은 조치들을 해주면 아이가 좀 더 편안하게 질환을 이겨낼 수 있습니다.

충분히 쉬게 하기

충분히 쉼으로써 에너지를 비축하는 것은 아이가 질환을 이기는 힘이 됩니다. 충분히 자고, 원하는 만큼 TV도 보고 책도 읽으면서 여유 있게 쉬게 해줍니다. 특히 기침을 하는 아이가 너무 뛰어다니거나 과격한 운동을 하면서 땀을 흘리면 이로 인한 체온 변화로 기침이 더 심해질 수 있으니 태권도 학원이나 농구 학원 등 체육 학원은 증상이 좋아질 때까지 쉬게 해줍니다.

수분을 충분히 공급하기

충분한 수분 공급은 가래를 묽게 만들고, 호흡기 상피세포에 있는 섬모의 활동을 원활하게 만들어서 가래의 배출을 돕습니다. 특히 따뜻한 레모네이드나 사과 주스는 기관지를 이완시켜 기침을 완화하는 효과가 있습니다. 이때 과일 주스는 신맛이 나지 않는 것이 좋고, 아이에게 먹이기 전에 미리 맛을 봐서 먹기 좋은 온도로 맞춰줍니다.

생후 6개월 이전의 아이처럼 모유나 분유를 수유 중이라면 이런 음료보다는 수유의 횟수를 늘리는 것이 영양과 수분 공급에 더 효과적입니다.

그보다 큰 아이들에게는 찬물보다는 따뜻한 물을 먹입니다. 우리 몸에서 기도와 식도는 인접해 있기 때문에 식도로 찬 음식이 지나가면 기도로 찬 공기가 들어오는 것과 유사한 효과를 낼 수 있기 때문입니다.

방 안의 습도 높이기

건조한 공기는 기침을 심하게 하고 가래 배출을 어렵게 만들기 때문에 방 안의 습도를 높이는 게 좋습니다. 특히 겨울철에는 난방을 해 방 안이 더욱 건조하기 때문에 일부러라도 습도를 높입니다. 방 안의 습도를 높이는 방법으로는 찬바람이 나오는 가습기를 사용하는 것이 가장 좋습니다.

가습기는 몇 가지 사항만 지켜주면 건강하게 사용할 수 있습니다. 첫째, 방 안 창문에 물방울이 맺힐 정도로 습도가 높으면 곰팡이가 자랄 수 있으니 가끔 환기를 시킵니다. 둘째, 가습기 내부를 자주 청소합니다. 가습기 내부가 더러우면 세균이나 곰팡이를 키워서 오히려 기침을 악화시킬 수 있습니다. 셋째, 아이의 코나 입 쪽으로는 가습기의 바람을 쏘이지 않습니다. 가습기의 바람은 아이의 호흡기에 자극이 될 수 있고 아이의 몸에 물방울이 맺히게 만들어서 체온을 떨어뜨리므로 기침이 심해집니다.

가습기를 사용하는 대신 젖은 수건을 널어놓거나 대야에 물을 받아놓는 것도 방 안 습도 조절에 도움이 됩니다.

따뜻하고 습한 공기를 마시게 하기

따뜻하고 습한 공기를 마시면 성대가 이완되고, 좁아진 기도가 일시적으로 풀리며, 코막힘 증상도 완화됩니다.

가장 좋은 방법은 욕실 안을 뜨거운 증기로 가득 채운 뒤에 아이와 함께

10~15분간 머무르는 것입니다. 그냥 앉아 있으면 아이가 심심해하니 아이를 무릎 위에 앉히고 아이와 함께 노래를 부르거나 재미있는 얘기를 해줍니다.

주전자에 물을 넣고 끓이다가 주전자 주둥이로 나오는 증기를 마시게 하는 것도 좋은 방법입니다. 이때 티트리 오일이나 유칼립투스 오일, 세이지 에센셜 오일을 몇 방울 넣어서 흡입하는 것도 도움이 됩니다. 하지만 증기의 열기에 아이가 화상을 입지 않도록 조심스럽게 해야 합니다.

찬바람과 알레르기 유발 요인 차단하기

찬바람, 담배 연기, 먼지, 꽃가루, 동물의 털 등 알레르기를 유발하는 물질은 기관지가 예민해진 아이들을 더욱 괴롭힐 수 있습니다. 따라서 찬바람이 불거나 환절기일 때, 공해가 심한 곳으로 외출할 때는 반드시 마스크를 씌웁니다. 심지어 냉장고 문을 자주 여닫는 것만으로도 기침이 심해질 수 있으니 아이가 냉장고를 자주 여닫지 않도록 주의시킵니다.

담배 연기를 멀리하기

담배 연기는 호흡기 증상을 악화시킬 수 있기 때문에 반드시 아이들이 멀리해야 합니다. 몸으로 들어온 담배 연기의 독성 물질은 쉽게 배출이 안 됩니다. 그렇게 몸에 축적된 담배 연기는 호흡기의 상피세포에서 가래를 배출하는 섬모의 기능을 일시적으로 마비시키거나 상피세포 자체를 파괴시킵니다. 게다가 모세기관지염이나 천식으로 기관지가 좁아져 있을 때는 기관지를 더욱 수축시키고, 평소보다 많아진 가래를 배출하는 데 장애가 됩니다. 그리고 그 자체가 호흡기를 자극해서 기침이 더 심해질 수 있습니다.

따라서 호흡기 질환이 있는 아이는 흡연자를 멀리해야 합니다. 혹시 부모가 흡연자라면 아이가 호흡기 질환으로 아픈 동안만이라도 금연하시기 바랍니다.

막힌 코 뚫어주기

생후 6개월이 안 된 아이들은 콧구멍이 작아서 콧물이나 코딱지가 조금만 있어도 쉽게 코가 막혀서 호흡 곤란을 겪는 일이 많습니다. 만일 아이의 코 막힘이 심하다면 생리식염수를 코에 넣고 3~5분 뒤에 고무 흡입기로 뽑아주는 것이 도움이 됩니다. 이때 생리식염수는 코딱지를 묽게 만드는 역할을 합니다.

아이의 몸을 세워 호흡 돕기

누워 있는 자세보다 몸을 세우면 아이가 숨을 쉬기가 더 편합니다. 특히 후두염이 있을 때 누워 있으면 기도가 더 좁아져서 숨쉬기가 더 힘드니 가능하면 아이를 세우거나 아이용 의자나 카시트에 앉혀둡니다. 이때 카시트에서 아이가 잠이 들면 머리가 앞이나 옆으로 떨어져서 위험할 수 있으니 머리가 고정되게 양 옆에 베개 같은 것으로 지지해주는 것이 중요합니다.

등을 통통 두들겨주기

기관지염이나 폐렴 등으로 가래가 많을 때는 가래가 잘 빠져나와야 증상이 좋아집니다. 하지만 아이들은 가래를 뱉어내는 능력이 아직은 부족합니다. 아이의 기관지에서 가래가 잘 빠져나오게 하려면 기관지벽에 붙어 있는 가래를 잘 털어주어야 합니다. 가장 좋은 방법이 아이의 등을 두들겨주는 것입니다. 이때 손을 오목하게 만든 뒤에 북을 치듯이 통통 쳐주어야 아이가 아프지 않으면서 가래를 기관지벽에서 떨어뜨리는 데 효과가 있습니다. 손으로 두들기는 대신 의료기를 파는 곳에서 전용 컵을 사서 이용해도 괜찮습니다. 이때도 아이가 아프지 않게 통통 두들겨주어야 합니다.

처방을 받은 약을 충분히 복용시키기

의사의 지시대로 약을 충분한 기간 동안 복용하는 것이 아이의 병을 빨리 낫게 하는 방법입니다. 약을 복용하고 2~3일 후에 증상이 좋아지면 약을 임의로 중단하는 경우가 많은데, 그러면 충분히 치료되지 못한 세균이나 바이러스가 다시 재발해서 아이만 더 힘들어집니다.

약국에서 종합감기약을 사서 먹이는 것도 조심해야 합니다. 이런 경우 일시적으로 증상은 나아지지만, 오히려 병은 더 진행되어서 전체적인 치료 기간이 길어질 수 있습니다. 미국에서는 만 4세, 국내에서는 만 2세 이전에는 약국에서 파는 감기약을 먹이지 말도록 권고하고 있습니다.

호흡기 질환을 예방하는 독감, 폐구균 예방접종하기

아이가 면역 기능이 떨어진 경우, 천식이나 선천성 심장병이 있는 경우, 감기에 자주 걸리는 경우에는 매년 독감 접종과 폐구균 접종을 시행해 호흡기 질환을 예방해야 합니다. 인플루엔자 바이러스와 폐구균에 의한 감염은 호흡기 질환에 예민한 아이들에게 쉽게 발생할 수 있고, 이런 아이들에게 감염되면 심각한 증상과 합병증이 생길 수 있습니다.

Part 2

아이가 열이 나요

아이의 복통

아이의 호흡기

피부 및 전염병

아이가 다쳤어요

민간요법은 적절히 활용하기

최근 기침에 관한 연구논문들에 따르면, 밤에 기침이 심한 만 2세 이상의 아이에게 자기 전에 꿀 1~2스푼을 먹이면 기침약을 먹이는 것과 거의 동일한 효과가 있다고 합니다. 꿀이 호흡기 점막을 코팅해서 자극적인 요인에 대한 노출을 줄이기 때문입니다. 참고로, 연구논문에 사용된 꿀은 메밀꿀buckwheat honey입니다.

뉴질랜드에서 생산되는 마누카꿀manuka honey은 치료 효과로 이미 유명합니다. 따뜻한 물에 레몬 주스와 꿀을 섞어 마시는 것은 서양의 오래된 기침 처방입니다. 다만 첫돌이 안 된 아이들에게 꿀은 금기 식품인데, 꿀이 알레르기 반응이나 영아 보툴리즘의 원인이 될 수 있기 때문입니다.

꿀처럼 연구논문이 있는 것은 아니지만, 호흡기 질환에 좋은 우리나라의 민간요법도 있습니다. 배를 달인 물을 마시게 하는 방법으로, 돌 이전의 아이들에게도 사용할 수 있습니다. 이 두 가지 방법을 합쳐서 배를 꿀에 절인 뒤에 끓여서 즙을 만드는 레시피도 여러 가지 알려져 있습니다. 이 외에 사과 주스, 홀리 바질holy basil, 아몬드, 생강, 강황 등도 도움이 됩니다.

✿ 기침에 좋지 않은 음식 ✿

우유 같은 유제품은 가래를 진하게 만들 수 있어서 기침에는 좋지 않으며 바나나, 토마토, 검은 콩, 땅콩, 초콜릿도 기침할 때는 피할 것을 권장합니다.

02 호흡 곤란: 급성후두염, 천식, 두드러기

: 호흡 곤란이란 이런 상태입니다

어린 아이들은 의사 표현에 서투르기 때문에 겉으로 봐서는 정말 숨을 쉬기 힘든 것인지를 판단하기 어렵습니다. 코막힘 정도의 증상만으로 아이가 숨을 쉬기 힘든 것처럼 보일 수 있고, 심한 호흡 곤란 상태인데도 그저 보채는 정도로 보일 수도 있습니다. 아이가 숨을 쉬기 힘들어하는 건 집에서 조치를 취하기보다 응급실로 가야 하는 문제이므로 어떤 경우가 호흡 곤란 상태인지 객관적인 지표를 알아두면 도움이 됩니다.

눈으로 진단하는 법

아이의 호흡 상태를 눈으로 지켜보고 다음의 증상이 나타난다면 숨을 쉬기 어렵다고 판단합니다.

• 호흡수가 증가한다.

- 심박수가 증가한다.
- 피부색이 변한다. 특히 입술, 손톱 주변이 창백해지거나 파랗게 변한다 (호흡 곤란 시 나중에 나타나는 증상).
- 숨을 내쉴 때 그르렁 소리가 난다(기관지가 좁아져서 나는 소리).
- 숨을 쉴 때 콧구멍이 벌렁거린다.
- 숨을 쉴 때 목 밑, 흉골 부위, 갈비뼈 사이 등 흉부가 함몰된다.
- 땀 분비량이 증가한다.
- 숨을 내쉴 때 삑삑 소리가 난다(하부 기관지가 좁아져서 나는 천명음).
- 숨을 들이쉴 때 꺽꺽 소리가 난다(기관지가 좁아져서 나는 천명음).
- 숨을 쉴 때 갈비뼈 주위 근육이 과도하게 움직인다.
- 목을 뒤로 젖히고, 코를 위로 올리는 자세를 한다.

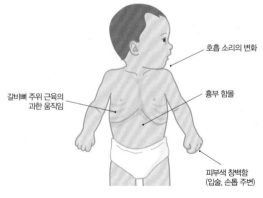

호흡 소리의 변화

흉부 함몰

갈비뼈 주위 근육의 과한 움직임

피부색 창백함 (입술, 손톱 주변)

· 호흡 곤란 특징 ·

수치로 알아보는 법

아이의 호흡수나 맥박이 지나치게 빠른지 알아보는 것도 도움이 됩니다.

다음은 아이들의 호흡수와 맥박수에 관한 정상 범위입니다. 아이의 호흡수와 맥박수가 이보다 심하게 많을 때는 빨리 병원으로 데려가야 합니다.

간단하게는 15~30초간 측정한 뒤 4 혹은 2를 곱해 1분 호흡수와 맥박수를 계산하고, 정확하게 하려면 평상시 아이들의 호흡수와 맥박수를 확인해서 비교하는 것이 좋습니다.

나이	분당 호흡수	분당 맥박수	수축기 혈압
신생아	30~60회	100~160회	50~70mmHg
1~6주	30~60회	100~160회	70~95mmHg
6개월	25~40회	90~120회	80~100mmHg
만 1세	20~40회	90~120회	80~100mmHg
만 3세	20~30회	80~120회	80~110mmHg
만 6세	12~25회	70~110회	80~110mmHg
만 10세	12~20회	60~90회	90~120mmHg

출처: Berkowitz's Pediatrics a primary care approach 5th Ed., p.354

호흡 곤란을 유발하는 대표 질환을 알아두세요

코가 막혀서 숨 쉬기 힘든 정도를 넘어 호흡 곤란으로 보이는 증상이 갑자기 생겼다면 급성후두염, 모세기관지염, 천식, 두드러기가 원인일 수 있습니다. 이 중에서 급성후두염은 호흡기 중에서 비교적 상기도에 가까운 성대 주변이 부어오르는 질환이고, 모세기관지염이나 천식은 하기도가 좁아지는 질환입니다. 두드러기 중에서 호흡기로 증상이 심하게 나올 경우에도 호흡 곤란이 나타날 수 있습니다.

이 질환들을 집에서 완화시킬 방법은 없습니다. 따라서 이런 호흡 곤란 증상이 나타나면 가까운 종합병원이나 응급실로 빨리 달려가야 합니다.

Part 2

아이가 열이 나요

아이의 복통

아이의 호흡기

피부 및 전염병

아이가 다쳤어요

급성후두염

후두에는 목소리를 내게 하는 '성대'라는 소리 상자가 있기 때문에 후두에 염증이 있어서 부어오르면 쉰 목소리가 나고, 마치 개가 짖는 것 같은 컹컹 소리가 납니다. 특히 아직 기관지가 발달하지 않은 만 3세 미만의 아이에게 후두염이 생기면 그보다 큰 아이들에 비해서 후두가 더 쉽게 좁아지기 때문에 호흡 곤란과 같은 위급한 상황이 올 수 있습니다. 이 외에도 아이가 숨을 들이 마실 때 호흡 곤란이 심해지면서 흡기성 천명이라는 특이한 잡음이 청진기를 통해 들리는데 심할 경우에는 옆 사람에게 들리기도 합니다.

후두염은 코감기나 목감기와 같은 상기도 감염을 일으키는 바이러스와 세균이 일으킵니다. 이 중에서 파라인플루엔자바이러스가 가장 흔하고, 아데노바이러스, RS 바이러스(호흡기세포융합바이러스), 인플루엔자바이러스, 홍역바이러스가 원인이 되기도 합니다.

후두염의 여러 원인 중에서 바이러스에 의한 경우를 '크룹'이라고 부릅니다. 바이러스의 유행 시기에 따라서 10월에서 3월 사이가 가장 흔하지만, 1년 중 아무 때나 발생할 수 있습니다. 그리고 기관지가 상대적으로 미숙하고 좁아서 쉽게 호흡 곤란을 일으킬 수 있는 생후 6개월에서 만 3세 사이가 증상이 심하고, 이후에는 기관지가 커지기 때문에 후두염에 걸리더라도 호흡 곤란과 같이 위험한 증상 없이 가볍게 지나갑니다.

모세기관지염

모세기관지염은 기관지가 더 작고 가늘게 나뉜 모세기관지가 바이러스에 감염된 상태를 의미합니다. 아이들의 기관지는 어른에 비해서 가늘기 때문에 가래나 염증에 의해 조직이 부어오르면 쉽게 막힙니다. 마찬가지로, 기관

Part 2

아이가 열이 나요

아이의 복통

아이의 호흡기

피부 및 전염병

아이가 다쳤어요

지가 갈라져서 생긴 모세기관지 역시 아이들이 더 쉽게 막히고, 그 영향으로 공기가 지나가는 통로를 막을 수 있습니다. 따라서 큰 아이나 어른은 가벼운 감기 증상으로 끝나는 모세기관지염이 어린 아이에게는 심한 증상으로 나타납니다.

모세기관지염은 만 2세 미만, 특히 생후 3~6개월의 영아들에게서 흔하고 남자 아이에게 더 자주 나타나는 경향이 있습니다. 모세기관지염도 감기나 폐렴과 같은 바이러스의 감염으로 나타나는데, RS바이러스는 전체 원인의 50% 이상을 차지할 정도로 가장 흔한 원인 바이러스입니다. 이 바이러스는 겨울과 초봄에 유행하기 때문에 이 시기에 모세기관지염이 더 흔하게 나타납니다.

첫돌이 안 된 아이들이 감기에 걸리면 모세기관지염으로 진행될 수 있기 때문에 특히 조심해야 합니다. 첫 2~3일은 콧물, 미열과 같은 가벼운 감기 증상만 있지만, 이후 2~3일간 모세기관지염으로 진행되면 가래가 많아지고 염증으로 기관지가 좁아집니다. 이로 인해 기침이 시작되고, 호흡수가 빨라지며, 천식이 있을 때처럼 숨을 내쉴 때 높은 음의 쌕쌕 소리가 들립니다. 하지만 평소에 건강한 아이라면 이 과정을 거쳐 대개 7~10일이면 회복됩니다. 일반적으로 천명음은 7일간, 기침은 14일간 지속됩니다.

천식

나뭇가지처럼 뻗어 있는 폐의 가지인 기관지가 좁아져서 폐포를 통한 산소와 이산화탄소의 교환이 어려워지는, 즉 숨을 제대로 쉬기 어려운 상태를 천식이라고 합니다.

기관지가 좁아지는 이유는 2가지인데, 외부에서 기관지를 누르는 경우와 기관지 내부가 좁아지는 경우가 있습니다. 기관지를 둘러싼 근육이 수축하면서 기관지를 누르는 경우는 기관지 확장제로 기관지를 둘러싼 근육을 풀어주면 호전됩니다. 기관지 내부가 좁아지는 경우는 기관지 내부의 기관지 점막이 염증으로 부어오르거나, 기관지 분비물인 가래가 많아져서 기관지 내부 직경이 좁아지는 것을 의미합니다.

알레르기 유발 물질을 비롯한 천식의 원인 물질과 접촉한 후 20~30분 이내에 나타나는 초기 반응은 기관지의 근육이 수축하면서 나타나고, 3~12시간 이후에 나타나는 후기 반응은 주로 기관지 점막이 염증으로 부어오르고 기관지가 예민해진 상태에서 2차적으로 다른 원인 물질에 지속적으로 노출되어 나타납니다. 어린 아이들의 기관지 근육은 아직 덜 발달되어 있기 때문에 기관지 근육이 수축되어 증상이 나타나기보다는 기관지 내부의 염증이나 분비물에 의해 기관지 내부 직경이 좁아지면서 증상이 나타나는 경우가 많습니다.

기관지가 좁아져서 호흡이 곤란해지는 천식은 기침과 천명음, 호흡 곤란, 가슴 답답함 등이 주요 증상입니다. 천식이 있을 때 기침이 많이 나오는데 한번 시작되면 연달아 하는 경우가 많고, 밤에 기침 때문에 잠을 깨거나, 운동 후에 심해지는 경향이 있습니다. 그리고 천명음은 처음에는 숨을 내쉴 때 기관지가 더 좁아지기 때문에 호기 시에만 나타납니다. 이 소리는 청진기로만 들을 수 있지만, 천식이 심해져서 기도가 더 좁아지면 숨을 들이쉴 때도 들리고, 옆 사람에게도 들릴 수 있습니다. 응급조치를 해야 할 정도로 천식 발작이 심할 땐 아예 호흡음이 들리지 않습니다.

아이가 어릴수록 증상을 말로 표현하는 능력이 부족하기 때문에 가슴이 답답한 것처럼 흉내 내거나, 기분이 이상하다고만 말할 수 있습니다. 따라서 기침이 심한 아이들이 호흡 곤란 증상을 보인다면 천식을 의심하고 병원으로 데려가야 합니다.

두드러기: 아나필락시스 반응

두드러기(피부 증상)와 같은 일반적인 알레르기 증상은 아이들을 괴롭히긴 하지만, 큰 위험을 주지는 않습니다. 그러나 알레르기 반응이 호흡기 상피 세포에서 일어난다면 호흡 곤란과 같은 위험한 증상을 초래할 수 있습니다. 이러한 반응을 전문 용어로 '아나필락시스anaphylaxis' 반응이라고 합니다. 일반적인 알레르기 반응보다 갑작스럽게 나타나고 증상이 더 심합니다. 대개는 원인 물질과 접촉한 지 30분 이내에 몸의 혈압을 급작스럽게 떨어뜨리는 등 생명에 위협을 초래할 수 있는 무서운 증상으로 나타납니다.

이러한 반응을 일으키는 대표적인 음식은 땅콩과 메밀입니다. 땅콩에 의한 알레르기는 주로 외국에서 흔하고, 메밀에 의한 알레르기는 우리나라에서 흔한 편인데, 심한 메밀 알레르기 환자들은 메밀밭을 지날 때 쇼크를 일으키기도 합니다.

또한 예방접종이나 조영제를 사용하는 검사를 할 때처럼 우리 몸에 이물질이 들어오는 경우에도 아나필락시스 반응이 일어날 수 있습니다. 하지만 이러한 반응은 극소수의 아이들에게서 일어나고, 에피네프린과 같은 치료제를 투여하면 쉽게 회복될 수 있습니다. 그러니 병원에서 검사 혹은 치료를 하거나, 원인 물질에 노출될 것을 대비해 치료제를 가지고 있다면 예방할 수 있습니다. 특히 메밀이나 땅콩에 의한 아나필락시스 반응을 경험했거나 진단을 받은 아이들은 에피네프린 주사기를 항상 휴대하고, 주위 친구들이나 교사에게도 사용법을 알려주는 것이 좋습니다.

장기적인 관리가 필요

지금까지 살펴본 호흡 곤란 유발 질환들은 장기적인 관리가 필요할 수 있

Part 2

아이가 열이 나요

아이의 복통

아이의 호흡기

피부 및 전염병

아이가 다쳤어요

습니다. 급성후두염이나 모세기관지염의 경우에는 감기처럼 증상만 호전된다면 앞으로 따로 관리할 필요는 없습니다. 그러나 모세기관지염이 반복적으로 나타나거나 천식으로 진단받는다면 자세한 검사나 예방 조치를 주치의와 상의해 숙지하고 있어야 합니다. 호흡 곤란을 동반할 정도의 두드러기 증상이라면 원인 물질을 파악하기 위해서 혈액 검사를 꼭 하고, 반복적으로 발생한다면 예방약을 휴대하는 것이 좋습니다.

: 아이가 호흡 곤란으로 힘들어하면 이렇게 도와주세요

호흡 곤란 증상이 응급실을 가야 할 정도로 심하지 않을 때, 응급실에 다녀온 뒤에 다시 증상이 있을 때는 집에서 증상을 일시적으로 완화시킬 수 있습니다.

따뜻하고 습한 공기를 마시게 하기

따뜻하고 습한 공기를 마시면 성대가 이완되고, 좁아진 기도도 일시적으로 이완됩니다. 끓는 물의 증기를 입과 코 주위로 쐬어서 마시게 하거나, 따뜻한 수건에서 올라오는 증기를 마시게 하는 방법이 좋습니다. 물론 이때 아이가 화상을 입지 않도록 각별히 주의해야 합니다. 또한 욕실을 따뜻한 증기로 가득 채운 뒤에 아이를 무릎에 안고 15~20분 동안 욕실에 있으면서 아이가 좋아하는 노래나 얘기를 들려주는 것도 좋은 방법입니다.

바깥의 찬 공기를 마시게 하기

위의 방법과 반대되는 방법이지만, 찬 공기를 마시는 것도 일시적으로 증상을 완화시키는 데 도움이 됩니다. 급한 마음에 아이를 업고 병원으로 가는 동안 찬 공기를 마셔서 정작 병원에 도착해서는 증상이 완화되는 일은 비교적 자주 있습니다. 하지만 날씨가 지나치게 추울 때는 아이가 춥지 않게 잘 감싸고 외출해야 합니다. 매연이 심한 곳에서는 오히려 해로울 수 있으니 이 방법은 피하는 것이 좋습니다.

방 안의 습도를 높게 유지하기

밤에 갑자기 증상이 나타나서 위와 같은 조치들을 했더니 일시적으로 안정이 됐다면 가습기를 틀어서 실내 습도를 높게 유지합니다. 건조한 공기는 기침을 유발하니 증상이 나타난 후 3일간은 가습기를 계속 틀어놓는 것이 좋습니다. 만약 가습기가 없다면 젖은 빨래나 수건을 방 안에 널어놓는 것도 도움이 됩니다.

따뜻한 음료로 수분 보충시키기

따뜻한 사과 주스나 레모네이드를 자주 마시면 성대가 부드러워지고 끈적끈적한 가래가 묽어지는 효과가 있습니다. 편도가 심하게 부어 있다면 아이스크림과 같은 차가운 음식을 먹여 일시적으로 증상을 완화할 수 있지만, 기침이 심할 때 차가운 음식을 먹으면 오히려 기침이 심해집니다.

Part 2

아이가 열이 나요

아이의 복통

아이의 호흡기

피부 및 전염병

아이가 다쳤어요

가능하면 아이를 세우거나 앉혀두기

후두염이 있을 때 누워 있으면 기도가 좁아져서 숨 쉬기가 더 힘들어집니다. 그러니 가능하면 아이를 세우거나 앉혀두어야 합니다. 어린 아이라면 아이용 의자나 카시트를 가져와서 앉히는 것도 좋습니다.

아이 옆에서 잠자기

후두염의 증상이 완전히 사라질 때까지는 밤에 아이의 상태가 갑자기 나빠질 가능성이 있으니 같이 자면서 아이의 상태를 자주 체크합니다. 아이가 호흡 곤란이 있던 당일이나 다음날 정도는 엄마, 아빠가 번갈아가면서 아이를 지켜보는 것도 안전한 방법입니다.

담배 냄새 없애기

담배 연기는 증상을 악화시킬 수 있기 때문에 반드시 아이들 근처에서는 담배 냄새가 나지 않도록 주의합니다.

{ 그르렁 소리를 낼 때 }

단지 호흡할 때만 그르렁 소리가 나는 것은 어린 아이들에게서 비교적 흔히 보이는 증상입니다. 찬 공기를 쐬거나 가벼운 감기 증상으로 코가 막혀도 그르렁 소리가 날 수 있고, 침이 많을 때나 방금 전 먹었던 모유나 분유가 일부 역류할 때도 이런 소리가 날 수 있습니다. 그래서 아이가 잘 놀고 잘 먹고 전반적으로 컨디션이 양호한데 그르렁 소리가 약하게 난다면 가습기를 틀어주는 정도로 증상을 완화할 수 있습니다.

● 진찰을 받아야 할 때

그르렁 소리가 2~3일 이상 나거나 다른 호흡기 질환의 증상이 함께 나타나기 시작하면 일단 소아과 진찰을 받아야 합니다. 아이가 약간의 호흡 곤란을 겪고 있는데도 보호자는 잘 모를 수 있고, 청진기로 청진해보면 기관지가 좁아져 있거나 심한 가래로 호흡기 질환이 나타나는 상황에서도 단순히 그르렁 소리만 날 수 있기 때문입니다.

● 생후 4~6주 된 신생아가 그르렁댈 때

만약 아이가 생후 4~6주 이후부터 지속적으로 그르렁 소리를 낸다면 '후두연화증'의 증상일 수 있습니다. 이것은 성대 주변의 기관지 연골이 아직 여물지 않아서 숨을 들이마실 때 기관지가 좁아지는 것인데 아이가 불안해하거나 울 때, 수유할 때, 누워 있는 자세에서 숨을 들이마실 때 그르렁 소리가 커지면 후두연화증을 의심할 수 있습니다. 후두연화증은 다소 무서워 보이는 진단명과는 달리 생후 12~18개월이 지나 기관지를 둘러싸는 연골이 단단해지면서 증상이 사라집니다.

9장

피부 및 전염병: 피부 질환, 감염성 질환

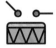

01 수두, 수족구병, 독감, 홍역, 볼거리

: 수두는 전염력이 강해요

수두는 백신 접종으로 예방을 하는데도 비교적 흔하게 발생합니다. 게다가 전염력이 강해 주위에 환자가 한 사람만 있어도 항체가 약하거나 없는 사람은 여지없이 감염됩니다. 주로 호흡기를 통해 전염되기 때문에 수두 환자와 같은 공간에서 생활하는 형제나 면역력이 약한 신생아, 노인들은 더욱 조심해야 합니다. 임산부도 조심해야 합니다. 임신 초기의 임산부가 감염되면 기형아를 출산할 수 있고, 출산 시기에 감염되면 태아에게 더욱 위험할 수 있습니다. 그래서 임신 전에 미리 항체 유무를 확인하고 백신을 접종하는 것이 좋습니다.

수두의 특징적인 증상

처음에는 호흡기 감염으로 시작하지만 고열, 두통, 식욕 부진 등의 증상과 함께 발진이 나타납니다.

발진은 반점이나 구진(피부에서 뽀루지처럼 약간 튀어 나온 모양)에서 수포(안에 액체가 차 있는 피부 병변)로 진행되고, 이어서 딱지가 생기는 양상으로 변화합니다. 여기서 수포와 딱지가 생기는 것이 진단의 핵심입니다. 만약 수두가 호전되는 과정에서 딱지가 생기지 않으면 수두가 맞는지 의심해야 합니다. 발진이 발생하는 위치도 특징적인데, 처음에는 주로 몸통에서 나타나고 이후에 얼굴과 사지로 2~3일 이내에 퍼집니다.

만약 수두 접종을 한 뒤에 감염된 경우라면 피부 발진만 나타나는 등 가볍게 지나갑니다. 하지만 전염력은 동일하기 때문에 주위의 다른 사람들에게 전염시키지 않도록 주의해야 합니다.

수두 환자에 대한 적절한 처치법

만약 아이가 수두 진단을 받으면 증상이 발현된 지 24시간 이내에 수두바이러스의 증식을 억제하는 항바이러스제를 먹어야 합니다. 이 약은 수두바이러스가 더 번지는 것을 막아주고 합병증을 경감시켜주는 효과가 있습니다.

수두는 발진 부분이 상당히 가렵습니다. 그럴 땐 수포가 생긴 부위에 칼라민 로션을 바르거나, 시원한 물로 샤워를 해주면 가려움증을 진정시키는 데 도움이 됩니다. 또한 딱지가 생긴 부위를 긁으면 2차 감염이 생겨서 흉터가 생길 수 있으니 아이가 긁어도 흉터가 생기지 않도록 손톱을 짧게 잘라주거나, 딱지 부위에 항생제 연고를 발라주면 긁어서 생기는 2차 감염을 예방할 수 있습니다.

수두의 진행과 격리 기간

수두는 다른 감염성 질환과 마찬가지로 증상이 심할 때 전염력이 높습니다.

구체적으로 발진이 나타나기 1~2일 전부터 모든 발진에 가피(딱지)가 생기고, 24시간 동안 새로운 피부 병변이 나타나지 않을 때(발진 발생 후 최소 5일 후)까지 전염력이 있습니다. 그래서 이 시기까지는 아이를 격리해야 합니다.

'발진이 나타나기 1~2일 전부터'란 아이에게 발진이 나타나기 전부터 이미 주위에 수두바이러스를 퍼트리고 있었다는 의미입니다. 그래서 이미 발진이 나타난 뒤에 아이를 격리한다고 해도 발진이 나타나기 1~2일 전에 아이와 접촉한 주변 아이들은 어느 정도 전염되었을 가능성이 있습니다.

예방접종을 한 아이가 감염되면 증상이 약하게 나타나서 가피가 생기지 않을 수도 있습니다. 이런 경우에는 발진이 발생한 지 5일이 지나고 24시간 동안 새로운 피부 병변이 생기지 않는다면 격리를 해제합니다.

수두에 면역력을 가진 아이(특히 첫돌에 접종을 한 아이)라면 전염의 위험성이 대략 1주일 정도 가기 때문에 그만큼 학교를 쉬어야 합니다. 만약 접종을 하지 않아서 수두에 대한 면역력이 없는 첫돌 이전의 아이가 감염된다면 발진이 250~500개 정도 생길 정도로 증상이 심하고 폐렴, 뇌염 등 합병증이 생길 위험도 높습니다. 따라서 집에 첫돌 이전의 아이가 있고 그 손위 형제가 수두에 걸렸다면 반드시 둘의 활동 공간을 분리해주어야 합니다.

수두 환자와 접촉했을 때의 대처법

첫돌에 수두 접종을 했어도 수두 환자와 접촉을 했다면 접촉한 지 72시간 이내에 수두 백신을 재접종하기를 권장합니다. 이럴 경우에는 추가적인 예방 효과와 함께 수두 증상을 어느 정도 완화시킬 수 있습니다. 그러나 만 4~6세에 2차 접종까지 한 아이라면 더 이상 접종하지는 않습니다.

연구 결과에 따르면 수두 접종을 1회만 했을 경우에는 심한 감염으로 진행되는 것을 90% 이상 예방하지만, 수두 증상이 아예 나타나지 않게 하는 예방 효과는 80% 정도입니다. 하지만 수두 백신을 2회 접종하게 되면 1회 접종했을 때보다 수두 증상이 나타날 위험이 3배나 줄어듭니다. 따라서 미국에서는 2006년부터 수두 접종을 만 1세와 만 4~6세에, 총 2회 접종하는 것을 기본으로 하고 있습니다. 우리나라에서도 최근 들어 학령기 전후의 아이들에서 수두 환자가 심심치 않게 나타나는 것을 고려해 만 4~6세에 추가 접종하는 것을 권장하고 있습니다.

: 수족구병은 원인 바이러스에 따라 위험할 수도 있어요

우리나라에서 수족구병을 일으키는 주원인 바이러스는 콕사키바이러스 A16입니다. 이 바이러스에 의한 수족구병은 큰 합병증 없이 저절로 좋아지는 경우가 대부분입니다. 하지만 중국, 대만 등지와 국내 일부에서 발견되는 장바이러스71에 의한 수족구병은 뇌염 등 심각한 신경학적 합병증을 동반하면서 사망하는 일도 있어서 주의해야 합니다. 이에 국내에서도 2009년부터는 수족구병을 법정전염병으로 지정하고, 발병 추이를 감시하고 있습니다.

수족구병의 특징적 증상들

피부 발진이나 구진(뾰루지처럼 피부 위로 튀어난 조직)이 손바닥, 발바닥, 엉덩이에도 생기며, 발보다는 손에 더 많이 나고, 손바닥이나 발바닥보다는 손등과 발등에 더 많이 납니다. 엉덩이 부위의 발진에는 수포가 잘 생기지 않는 특징이 있습니다.

수족구병을 일으키는 바이러스에 노출되면 3~7일의 잠복기를 거쳐서 증상이 나타나는데, 처음에는 편도염의 증상으로 고열과 인후통 등이 나타

Part 2

아이가 열이 나요

아이의 복통

아이의 호흡기

피부 및 전염병

아이가 다쳤어요

나고, 1~2일 후부터는 혀, 잇몸, 입안 점막에 1~2mm가량의 빨간 점이 보이기 시작합니다. 이 빨간 점은 이후 수포나 궤양으로 변할 수 있습니다.

수족구병에 걸렸을 때 수분 섭취에 신경 쓰기

손바닥, 발바닥처럼 특이한 위치에 나타나는 발진이 수족구병의 특징이지만, 아이들이 가장 힘들어하는 것은 입안에 난 발진 때문에 잘 먹지 못해서 탈수 증상이 나타나는 것입니다. 그래서 아이가 수족구병에 걸리면 수분을 보충하기 위해 자주 수유를 해줘야 합니다. 찬 음료를 마시게 하거나, 찬 분유나 모유를 주는 것도 입안의 발진을 진정시키는 데 도움이 됩니다.

　일반적으로 수족구병은 대개 1주일 정도 지나면 증상이 저절로 좋아지는데, 장바이러스71에 의한 수족구병은 증상이 심해지면 의식이 혼미해지는 신경학적 증상이 나타날 수 있습니다. 그래서 수족구병 증상이 있는 아이가 잘 먹지 못하고 많이 늘어져 보인다면 빨리 병원에서 진찰과 치료를 받아야 합니다.

전염 예방에 신경 쓰기

수족구병은 전염력이 비교적 강해서 어린이집 생활을 한다면 집단 발병을 할 수 있습니다. 그래서 앞에서 설명한 수족구병의 증상이 나타나면 아이가 편하게 이겨낼 수 있도록 도와주면서 다른 사람에게 전염되지 않도록 주의해야 합니다. 수족구병은 호흡기를 통하거나, 바이러스가 묻어 있는 매개물을 접촉하면서 전해지므로 증상이 있는 아이는 격리시키고, 그 가족을 비롯한 주변 사람들은 손 씻기를 철저히 하는 것이 중요합니다.

　과거에는 발병 후 1주일간 격리하는 것이 일반적인 지침이었지만 최근에는 '열이 내리고 입안의 물집이 나을 때까지'로 지침이 바뀌었습니다. 아이마다 호전되는 정도가 다르고, 손발의 발진은 비교적 오래 지속되는 경향이 있어서 심한 증상인 입안의 발진을 기준으로 정한 것입니다.

: 독감은 아이와 어른 모두 조심해야 할 질병입니다

인플루엔자바이러스에 의한 독감은 1~4일간의 잠복기를 거쳐서 주로 호흡기 증상으로 나타나 갑작스런 고열과 오한, 두통, 근육통, 기침 등의 증상이 동반됩니다. 폐렴, 크룹, 천명, 모세기관지염 등의 합병증이 유발되는 경우도 있고, 노약자들은 드물게 사망에 이르기도 합니다.

인플루엔자의 강한 전염력

대부분의 바이러스성, 세균성 질환이 그렇듯 독감도 증상이 겉으로 드러나기 전부터 전염력이 있습니다. 대개 증상이 나타나기 하루 전부터 발병 후 5~7일까지 전염되기 때문에 환자로 진단되었을 때는 이미 주변에 바이러스를 전해준 뒤입니다. 인플루엔자바이러스는 주로 기침이나 재채기 시 분비되는 호흡기 비말을 통해 전파됩니다. 밀폐된 공간에서 전염되기 쉽고, 건조한 공간에서는 바이러스가 몇 시간 동안 생존하며, 접촉을 통해서도 직접 감염될 수 있으니 사람이 많은 장소에 갈 때는 특히 주의해야 합니다.

백신을 접종하면 70~90%는 예방되지만, 바이러스 유행 시기에는 가능하면 사람이 많이 모이는 곳을 피하고, 외출 후에는 부모도 아이도 손발을 깨끗이 씻어주어야 감염률을 줄일 수 있습니다. 가족 중에 독감 환자가 있거나, 주변에서 독감 환자와 접촉한 적이 있다면 감염의 가능성은 더 높아집니다.

Part 2

아이가 열이 나요

아이의 복통

아이의 호흡기

피부 및 전염병

아이가 다쳤어요

정확한 실험이나 통계는 찾기 힘들지만, 독감과 수두는 가족 내 전염력이 90% 이상으로 바이러스 질환 중에서 가장 전염력이 높습니다. 즉 독감 환자는 일단 가족들에게 바이러스를 다 전해준 셈입니다. 바이러스를 전해받은 가족이 독감에 대한 항체가 있거나 면역 상태가 양호하다면 증상으로 발현되지 않겠지만, 항체가 없다면 거의 독감 증상이 나타납니다.

감기와 독감의 다른 점

여러 가지 바이러스에 의해서 생긴 감기Colds는 대개 증상이 가볍지만, 인플루엔자바이러스에 의해서 생긴 독감Flu은 증상이 갑자기 심하게 나타나는 경향이 있습니다. 둘 다 정도는 다르지만 증상이 비슷합니다. 만약 코막힘, 콧물, 목의 통증이 주로 나타나면 감기일 가능성이 큽니다. 피곤함, 두통, 고열 등의 증상이 주로 나타나면 독감이라고 할 수 있습니다. 기침은 양쪽에서 다 나타나지만 심한 기침이라면 독감이 원인일 수 있습니다.

둘을 구분하는 가장 정확한 방법은 바이러스의 배양이지만, 현실적으로는 다음과 같이 증상을 보고 구분합니다.

감기와 독감의 차이점

증상	감기Cold	독감Flu
증상 발현 정도	서서히 나타난다.	갑자기 나타난다.
열	드물거나 미열이 있다.	고열이 3~4일간 지속된다.
두통	거의 없다.	대개 동반된다.
근육통, 몸살	약간 나타날 수 있다.	심하다.
피곤함, 전신 쇠약	아주 가볍게 겪는다.	2~3주간 심하게 지속된다.

코막힘, 목의 통증	흔하게 나타난다.	가끔 나타난다.
기침	마른기침을 가끔 한다.	심하게 한다.
식욕	평소와 같다.	평소보다 떨어진다.
합병증	부비동염, 중이염	기관지염, 폐렴
예방법	없다.	매년 백신 접종을 한다.
치료법	증상을 치료한다.	항바이러스제를 쓴다.

독감의 증상

독감에 걸린 아이나 어른이 겪는 증상은 대개 비슷합니다. 일단 심한 몸살, 고열이 있습니다. 만약 평소에 열이 많지 않은 청소년이나 어른이 오한이나 고열이 있다면 독감일 가능성이 높습니다. 미열과 몸살만 있어도 검사에서 발견되기도 합니다.

어린 아이들은 배가 아프거나 구토하는 등 소화기 증상이 함께 나타나는 경우가 많습니다.

독감의 진단 및 치료

독감은 그냥 앓고 지나가기엔 아주 힘든 질환입니다. 특히 어린 아이일수록 폐렴과 같은 호흡기 합병증이나 경련, 뇌염 등의 신경계 합병증이 생길 수 있기 때문에 효과 좋은 치료제를 복용하지 않고 저절로 낫기만 기다리는 것은 부모로서 다소 무책임한 행동입니다. 누구보다 가장 힘든 건 아이이지만, 주변 사람들에게 독감 바이러스를 퍼뜨릴 수 있다는 점을 중요하게 생각해야 합니다.

요즘에는 독감 증상으로 병원을 찾으면 독감 신속 항원 검사를 하게됩

Part 2

아이가 열이 나요

아이의 복통

아이의 호흡기

피부 및 전염병

아이가 다쳤어요

니다. 그러면 5~10분 이내에 독감 여부를 알 수 있고, 독감 판정을 받게 되면 독감 치료제인 '타미플루'를 처방받습니다. 물론 독감 검사가 다소 불편하기는 하지만 검사 시간이 길지 않고 치료제를 복용하면 뚜렷하게 호전되는 만큼 굳이 검사를 기피하거나 독감인 것을 확인하고도 치료제를 사용하지 않을 이유는 없습니다.

독감 발병 후 최대 7일 또는 증상 호전 후 24시간 격리하기

미국 질병관리본부에 따르면 독감 격리 기간을 증상 발현 후 7일 혹은 증상 호전(열이 떨어지고 호흡기 증상 호전) 후 24시간까지로 지정하고 있습니다. 이와 유사하게 국내 질병관리본부도 2019~2020 독감 시즌 격리 기간에 대해서 "증상 발생 후 감염력이 소실될 때(해열 후 24시간 경과)까지 최소 격리할 것"을 추천하고 있습니다.

독감 치료제를 복용하면 대개 1~2일 이내에 열이 떨어집니다. 그러나 기침 같은 호흡기 증상이 남아 있다면, 전염의 위험이 있기 때문에 사람이 많은 곳은 가지 말고, 집에서도 마스크를 착용하는 것이 좋습니다. 만약 치료가 잘 듣지 않거나, 적절한 치료를 하지 않았다면 1주일 이상 격리해야 할 수 있습니다.

⠸ 홍역은 무서운 전염력을 가진 위험한 질환입니다

홍역은 우리나라에서 2000년에 대유행했고, 이후 산발적으로 발생하다가 2019년에는 해외에서 유입되기도 했습니다. 감염률이 90% 이상이라 항체가 없으면 홍역 환자와 접촉했을 때 증상이 나타날 확률이 아주 높습니다. 그러나 홍역이 포함된 MMR 백신을 1회 접종하면 95~98%, 2회 접종 시 99% 이상의 예방 효과가 있습니다.

홍역의 주요 증상

홍역바이러스에 노출되면 8~12일의 잠복기를 거쳐서 고열, 기침, 콧물 등의 호흡기 증세와 결막염, 특징적인 발진이 나타납니다. 이전에 백신을 접종했지만 항체가 약하게 있으면 증상이 약하게 나타나지만, 전형적인 발진은 첫 24시간 이내에 얼굴, 목, 팔과 몸통 위쪽에, 2일째에는 대퇴부에, 3일째에는 발까지 퍼진 뒤 그 순서대로 색소 침착이 되면서 사라집니다.

최소 4일간 격리하기

간혹 면역력이 없는 영아는 기관지 폐렴, 중이염, 크룹, 설사 등의 합병증이 올 수 있고, 드물게는 뇌에 장애를 입기도 합니다. 만약 홍역에 걸리면 발진이 나타난 지 4일 후까지는 격리를 시키고, 환자와 접촉했을 땐 3일 이내에 백신을 접종하는 것이 좋지만, 이후에는 면역글로불린 주사만 효과를 볼 수 있습니다.

: 볼거리는 다양한 합병증을 유발해요

적극적인 백신 접종에도 불구하고 매년 1,000~2,000명의 환자가 보고되고 있는 볼거리는 홍역보다는 약하지만 역시 전염력이 강한 질환입니다. 증상으로 아래턱 주변의 이하선이 부어오르며, 처음에는 한쪽이 붓지만 2~3일 후에는 양쪽이 다 붓기도 합니다.

볼거리는 대체로 예후가 좋습니다. 하지만 중추신경계에 침범하는 경우도 있고, 사춘기 이후에는 고환염, 부고환염, 난소염, 심근염, 난청, 췌장염 등의 다양한 합병증을 유발합니다.

증상 발현 후 5일간 격리하기

볼거리가 전염될 수 있는 기간은 증상이 나타나기 3일 전부터 증상 발현 후 5일까지입니다. 얼마 전까지도 발병 후 9일간 격리할 것을 권장했는데 최근에는 건강한 아이의 경우 5일간 격리하면 충분하다고 바뀌었습니다. 다만 5일이 지나서도 증상이 남아 있다면 여전히 격리해야 합니다.

⋮ 격리가 필요한 기타 전염병들

질병관리본부에 따르면, 위에서 언급한 감염성 질환 이외에 다음의 질환들도 격리 기간이 필요합니다.

- **디프테리아**: 항생제 치료를 마친 후 24시간이 경과하고, 2회 검사에서 음성으로 판정될 때까지
- **백일해**: 항생제 치료 기간 5일까지. 치료받지 않은 경우 기침이 멈추는 최소 3주 이상
- **풍진**: 발진 발생 후 7일까지
- **선천성 풍진증후군**: 태어나서 1년이 지나고, 3개월 이후 2회의 검사에서 음성으로 판정될 때까지
- **설사**: 설사가 끝나고 24시간까지

- **구토**: 증상이 호전될 때까지
- **머릿니**: 첫 치료 시작 후 24시간까지
- **A형 간염**: 황달이 시작되고 7일 동안
- **농가진, 옴, 성홍열**: 항생제 사용 후 24시간까지
- **폐렴, 뇌막염, 결핵**: 의료진이 문제없다고 판정할 때까지
- **바이러스 결막염**: 완치될 때까지 자가 격리 추천

(자료 출처: 질병관리본부)

Part 2

아이가 열이 나요

아이의 복통

아이의 호흡기

피부 및 전염병

아이가 다쳤어요

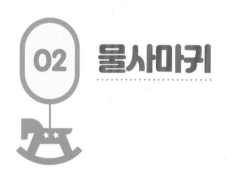

02 물사마귀

: 바이러스성 질환으로, 치료는 고통스러워요

아이들에게서 흔히 나타나는 물사마귀는 의학 용어로 '전염성 연속종'
이라 불리는 바이러스성 질환입니다. 전염성이 강하며, 치료할 때 아이에게
큰 고통을 주는 것으로 유명합니다.

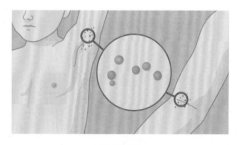

· 물 사마귀 ·

접촉을 통해 전염

물사마귀는 바이러스에 노출된 뒤에 2~7주 정도의 잠복기를 거쳐서 증상

이 나타납니다. 접촉을 통해서 타인에게 전염되기 때문에 아이의 피부에 물사마귀가 생기면 다른 식구들과 베개, 침구류, 수건 등을 분리해서 써야 합니다. 그리고 아이가 물사마귀를 긁지 않도록 그 자리에 밴드라도 붙여주는 것이 좋습니다. 병변을 긁게 되면 다른 부위로 자가 전염되기 때문입니다.

면역력 저하가 원인

물사마귀는 중심 부위가 함몰된 2~5mm 크기의 돔 모양으로 살색 뾰루지 같은 형태입니다. 주로 면역력이 떨어져 있거나, 아토피 피부염처럼 피부 면역력이 떨어졌을 때 잘 생깁니다. 물사마귀는 피부 어디에나 생길 수 있는데 얼굴, 눈꺼풀, 목, 겨드랑이, 허벅지, 몸통 등에 더 잘 생깁니다.

： 가려워지면 사라져요

처음에는 가렵지도 않고 통증도 없어서 신체 검진을 받다가 우연히 발견되는 경우가 많습니다. 하지만 우리 몸이 바이러스와 싸우기 시작하면 부풀어 오르는데, 이때는 가렵습니다. 그러나 이즈음이면 물사마귀가 사라질 때가 됐다고 볼 수 있습니다.

물사마귀는 드물게 2~3년 이상 지속될 수 있지만 대부분 6~9개월 이내에 저절로 사라지고, 피부의 가장 위층인 표피에만 존재하기 때문에 흉터를 남기지 않습니다.

Part 2

아이가 열이 나요

아이의 복통

아이의 호흡기

피부 및 전염병

아이가 다쳤어요

: 어떻게 치료하나요?

외과적 치료 결정은 신중하게

외과적인 치료는 오히려 흉터를 남길 수 있어서 신중하게 결정해야 합니다. 대표적인 외과적 치료법은 병원에서 큐렛으로 제거하는 것입니다. 치료 시 통증이 심하기 때문에 신체의 다른 부위로 전염 가능성이 클 때 사용합니다. 이 외에 레이저 치료나 냉동 치료로도 제거할 수 있습니다.

연고 사용하기

직접 제거하는 것보다 효과는 떨어지지만 사마귀나 여드름 치료에 사용하는 연고를 바를 수도 있습니다. 가려움증에는 약한 스테로이드 연고를, 통증이 있을 때는 진통 효과가 있는 연고를 사용합니다.

약과 영양제 먹기

먹는 약으로 항바이러스제(제품명: 발트렉스)나 위염약(제품명: 시메티딘), 율무 성분의 영양제가 일부에서는 효과를 보고 있습니다. 외국에서는 민간요법으로 사과 식초, 티트리 오일, 알코올, 요오드액, 과산화수소수, 엘더베리 추출액 등을 사용합니다.

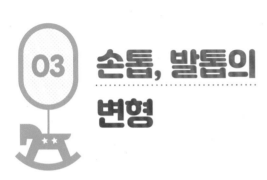

03 손톱, 발톱의 변형

Part 2

아이가 열이 나요

아이의 복통

아이의 호흡기

피부 및 전염병

아이가 다쳤어요

: 손톱, 발톱 증세도 피부 질환 중 하나예요

손톱, 발톱의 색깔이 변하거나, 부서지거나, 손톱 주변의 피부가 일어나는 것은 아이들에게 흔하게 나타나는 증상입니다. 부모는 이런 증상을 몸의 어딘가가 건강하지 않다는 위험 신호로 생각하거나 심각한 영양 결핍, 위중한 병의 전조 증상으로 생각하지만 실제로는 외상, 사소한 감염, 건조한 피부 등이 원인인 경우가 대부분입니다. 손톱, 발톱도 결국에는 피부의 특수한 형태이며, 이런 증상들은 피부에서 흔히 생기는 감염이나 습진의 한 유형으로 이해할 수 있습니다.

: 손톱, 발톱이 부서지거나 갈라져요

손톱이나 발톱이 물과 접촉한 뒤 건조해질 때 부서지거나 갈라지는데, 이런 증상은 아이들에게 비교적 흔하게 나타납니다. 특히 피부가 건조한 아이들의 경우 습도가 낮고 날씨가 추우면 이 증상이 악화될 수 있고, 어린 아이라면 손톱을 자주 빠는 것도 원인이 될 수 있습니다. 드물게는 갑상선 질환과 같은 전신 질환이나 철 결핍성 빈혈과 같은 질환이 있을 때도 손톱이 잘 벗겨지거나 갈라질 수 있습니다. 이런 경우에는 대개 다른 증상이 동반됩니다. 하지만 다른 증상이 없고 손톱만 벗겨진다면 심각한 질병이 원인일 가능성은 낮습니다.

앞서 설명했듯이 피부가 건조하면 증상이 악화될 수 있기 때문에 손톱이 갈라지면 보습제를 손톱 주위에 발라줍니다. 갈라지는 정도가 심하다면 스테로이드 연고를 바르면 좋고, 주변에 상처가 심하다면 항생제 연고를 쓸 수도 있습니다. 가족 중에 무좀 환자가 있다면 무좀일 가능성도 있습니다. 그러나 그런 판단은 의사가 해야 정확하므로 집에 있는 아무 연고나 바르지 말고 꼭 진료를 통해 약을 처방받길 바랍니다.

⋮ 손톱 색깔이 변했어요

손톱 안에 하얗게 반점이 보이거나 선이 보이는 경우가 있습니다. 이것은 외상, 진균 감염이 원인일 수 있는데 정도가 심하거나 수개월 이상 지속된 게 아니라면 굳이 검사하지 않아도 됩니다. 특히 하얀 선이 수직으로 생겼다면 손톱이 자라는 속도가 차이나서 나타났을 뿐 문제없는 증상입니다. 일반적으로 손톱은 매일 0.1mm씩, 발톱은 0.3mm씩 자랍니다.

그러나 하얀 선이 수평으로 나 있는 경우는 간혹 원인 질환이 있을 수 있습니다. 어른에게 이런 증상이 있다면 당뇨병, 심혈관 질환을 의심하기도 하지만, 아이들에게는 잘 나타나지 않습니다.

손톱 안이 까맣거나 갈색으로 보이는 경우도 있습니다. 이것은 대부분 외상 후에 피멍 든 것이 원인인 경우가 많고, 염증성 피부 반응의 결과로 멜라닌세포에서 멜라닌이 일시적으로 과잉 생성되어 생겼을 수도 있습니다. 이런 경우에는 다른 2차적인 변화가 없다면 나아질 때까지 지켜봐도 좋습니다.

손톱, 발톱 주변이 감염된 것 같아요

손톱, 발톱 주변에 염증성 변화가 보이는 등 감염이 의심된다면 빨리 병원에서 진찰을 받아야 합니다. 손톱, 발톱 주변이 감염되면 손톱, 발톱이 벌어지거나, 손톱과 피부면 사이에 균열이 생기거나 손톱과 발톱이 빠지는 등 다양한 손상이 나타납니다. 손톱, 발톱이 빠지고 새 손톱이 다시 자라나서 교체되기까지는 3~6개월 정도의 시간이 필요한데, 그동안 벌어진 피부 사이로 2차 감염이 생길 수 있으니 손상 부위를 밴드로 잘 고정시키고 항생제 등을 사용해 치료해주어야 합니다.

발톱이 피부 안쪽으로 파고 들어갔어요

발톱(특히 엄지발가락 발톱)이 피부 안쪽으로 파고 들어가는 것을 '내향성 발톱'이라고 합니다. 이 증상은 어른에게도 생기지만 아이들에게 더 흔히 나타날 수 있습니다. 발톱을 잘못 자르는 경우, 선천적으로 발가락에 비해 발톱이 큰 경우, 외상을 입은 경우에도 생길 수 있습니다. 큰 아이들은 발에 끼는 양말이나 신발을 신으면 나타나기도 합니다.

내향성 발톱이 되면 대개는 발톱 주변부로 감염을 의심할 정도의 염증

Part 2

아이가 열이 나요

아이의 복통

아이의 호흡기

피부 및 전염병

아이가 다쳤어요

이 보입니다. 발톱의 모서리 주변이 빨갛게 부어오르
거나 통증이 있고, 심한 경우 고름이 날 수 있습
니다. 이 정도의 증상이 있다면 병원에서 치료
를 받아야 합니다.

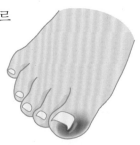

• 내향성 발톱 •

그리고 치료와 함께 추정되는 원인에 대한
예방 조치도 마련해야 합니다. 아이들이라면 손
톱이나 발톱을 너무 짧게 자르지 말고 수평으로
잘라주는 것이 중요하고, 아이의 신발을 고를 때는 길이 못지않게 폭도 중
요하게 고려해야 합니다. 즉 발의 가장 넓은 부분을 기준으로 신발을 골라
신겨야 합니다.

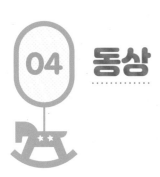

04 동상

Part 2

아이가 열이 나요

아이의 복통

아이의 호흡기

피부 및 전염병

아이가 다쳤어요

: 아이들은 추위에 취약해요

추운 겨울에 야외에서 아이들이 신나게 놀면 부모는 아이가 추위로 입을 손상에 대비해야 합니다. 추위 때문에 입을 수 있는 손상으로는 동상, 저체온증 등 다양합니다.

특히 신생아와 영아들은 큰 아이들에 비해서 주위의 온도 변화에 더 민감합니다. 우리 몸에서 열을 생산하는 갈색지방과 보온 역할을 하는 피하지방이 상대적으로 적고, 추울 때 떠는 동작을 통해서 능동적으로 열을 만드는 능력도 부족합니다. 또 아이들은 어른들에 비해서 체중 1kg당 체표면적이 넓어서 피부를 통해 열이 많이 손실됩니다. 열이 주로 발산되는 부위가 머리인데, 다른 신체 부위에 비해서 큰 것도 원인입니다. 아이들에게 열 손실이 있을 때 전체 열 손실의 30%가 머리에서 이루어지는 만큼 아이들을 데리고 외출할 때는 머리에 모자를 씌워야 합니다.

: 동상과 저체온증에 대해 알아봅시다

추위에 오랫동안 노출되었을 때 나타날 수 있는 대표적인 손상으로 동상과 저체온증이 있습니다.

동상과 저체온증의 원인과 차이점

추위에 의한 신체 손상은 지나치게 낮은 외부 온도 때문에 체온이 떨어지고, 세포 사이나 세포 안의 수분이 결빙되면서 문제가 일어납니다. 즉 세포벽이 파괴되고, 혈관 안에 혈전이 생겨서 다양한 장기에 문제를 일으킵니다.

이러한 문제가 중심 체온이 35℃ 미만으로 떨어지면서 나타나면 저체온증, 신체 일부 부위에 국한되어서 나타난다면 동상이라고 합니다.

저체온증은 응급 상황

저체온은 중심 체온(고막 혹은 직장 체온)이 35℃ 미만인 경우를 말합니다. 저체온증은 아주 추운 환경에 노출되거나, 해열제를 과량 복용하는 경우에 나타날 수 있는데, 평소 건강한 아이가 저체온증에 빠지는 것은 흔한 일이 아니므로 증상이 나타나면 응급실로 빨리 이동해야 합니다.

저체온증에 빠지면 몸을 떨거나, 손발이 차거나, 의식이 없어 보이는 등의 증상이 나타납니다. 만약 이런 증상이 없는데 체온만 낮게 측정된다면 측정 오류일 수 있으니 체온을 정확하게 다시 재봐야 합니다. 이때 다른 사람의 체온도 같이 재봐서 체온계가 정상적으로 작동하는지 꼭 확인하면 정확한 체온 측정에 도움이 됩니다.

: 동상은 병원으로, 저체온증은 응급실로

동상은 병원에서 진료를 받고 적절한 치료를 받으면 낫지만, 저체온증은 시각을 다투는 응급 상황입니다. 각각의 특징적 증상을 알아두면 판단에 도움이 될 것 입니다.

동상의 증상

동상은 추운 환경에 쉽게 노출되는 코, 귀, 뺨, 턱, 손가락, 발가락 등에 주로 생깁니다. 처음에는 피부에 문제를 일으키지만 점차 진행되어서 피부 가장 깊은 근육이나 뼈에도 손상을 준다면 해당 부위가 괴사해서 제거해야 하는 상황이 올 수 있으니 초기에 치료하는 것이 중요합니다.

동상의 초기에는 해당 피부 부위가 빨갛게 변하거나 통증이 느껴집니다. 여기서 더 진행되면 다음과 같은 증상이 나타납니다.

- 피부가 창백해지거나, 회색 혹은 누런 빛깔로 피부색이 변한다.
- 피부가 단단하게 느껴지고 반짝거려 보인다(waxy).
- 해당 부위의 감각이 무뎌지고 얼얼하게 느껴진다.

동상에 걸리면 감각이 무뎌져서 주변에서 말해줘야 비로소 증상을 인지한다고 하니, 겨울철엔 아이들의 피부 상태를 세심히 잘 관찰해야 합니다.

저체온증 증상

다음과 같은 증상이 나타나면서 체온이 35℃ 이하라면 바로 응급실로 갑니다.

어른의 경우

- 몸을 심하게 떨거나 아주 지쳐 보인다.
- 의식이 혼미하거나 손을 지나치게 떤다.
- 기억력이 떨어지거나 말이 어눌하다.
- 의식이 몽롱하고 계속 잠을 자려고 한다.

아이의 경우

- 피부가 아주 빨갛게 달아오르고 만지면 냉기가 느껴진다.
- 기운이 없어 보인다.

바로 병원에 갈 수 없다면 이렇게 하세요

아이에게서 저체온증이나 동상의 증상이 보이면 바로 응급실이나 병원으로 가야 합니다. 그러나 그렇게 할 수 없는 상황이라면 현장에서 응급조치를 해야 합니다. 부모가 직접 할 수 있는 응급조치는 다음과 같습니다.

저체온증이라면

저체온증이지만 아직 아이의 의식이 명료하다면, 혹은 바로 응급실로 이동할 수 없거나 구급차가 오기까지 기다려야 한다면 다음과 같은 방법으로 아이를 도와줍니다.

- 아이를 따뜻한 방 안이나 대피소로 데려간다.
- 옷이 젖어 있다면 벗긴다.

- 전기담요와 같이 보온성이 있는 물건으로 신체의 중심 부위(가슴, 목, 머리, 사타구니 등)를 감싸서 보온시킨다. 전기담요가 없다면 마른 수건이나 천으로 몸을 느슨하게 감싼 뒤에 그 안으로 부모의 손을 넣어서 보온을 돕는다.
- 따뜻한 음료를 마시게 한다. 당 성분이 있는 핫 초콜릿 등이 좋고, 알코올 성분이 있는 것은 피한다. 다만 의식이 명료한 상태에서 마시게 해야 한다.
- 체온이 어느 정도 올라가면 따뜻한 이불 등으로 머리와 목을 포함해 몸을 감싸서 보온을 유지한다.
- 의식이 없는 상태에서 호흡과 맥박이 느껴지지 않는다면 심폐소생술을 진행한다.
- 이동시킬 때 과도하게 흔들리거나 갑작스럽게 움직이지 않게 한다. 이런 움직임은 저체온증으로 불안정한 심장에 자극을 주어서 부정맥을 유발할 수 있다.

동상이 의심된다면

동상이 의심되면 병원에서 진료를 받아야 합니다. 그러나 저체온증이 동반된 경우가 아니라면 아주 응급한 상황은 아니라고 볼 수 있으니 다음과 같은 조치를 취한 뒤에 병원으로 이동해도 괜찮습니다.

- 따뜻한 실내로 간다. 추운 외부 환경에서 보온을 시도하면 동상 부위가 다시 얼면서 더 심각한 손상을 입을 수 있다.
- 아주 불가피한 경우가 아니라면 동상을 입은 다리나 발가락을 사용하지 않고 이동한다.
- 동상을 입은 부위를 따뜻한 물(38~42℃)에 30분간 담근다.

- 따뜻한 물이나 보온 도구가 없다면 체온으로 보온을 시도한다. 예를 들어 동상에 걸린 손가락, 발가락을 부모의 겨드랑이에 넣는다.
- 동상 입은 부위를 문지르거나 마사지하는 것은 손상을 악화시킬 수 있으니 하지 않는다.
- 히터나 전기스토브와 같이 아주 뜨거워지는 전열 기구로는 보온하지 않는다. 동상 부위는 감각이 무뎌져서 화상을 입어도 모를 수 있다. 또한 모닥불이나 오븐, 열 패드와 같은 건조한 발열 기구나 드라이어 등에 의한 보온도 피한다.
- 수포를 발견하더라도 터뜨리지 않는다.
- 손가락, 발가락 부위를 따뜻하게 만든 뒤에는 면봉이나 거즈를 손가락, 발가락 사이에 채워 넣어 건조한 상태를 유지한다.
- 다시 어는 것을 방지하기 위해 깨끗한 붕대로 해당 부위를 약간 느슨하게 감싸서 보온한다. 움직이지 않게 부목을 대주는 것도 도움이 된다.

⠇ 동상과 저체온증을 예방해요

추운 날씨에 외출하거나 놀러 나갈 때는 다음과 같은 주의사항을 숙지해 동상과 저체온증을 예방합니다.

보온에 신경 쓰기

외출 전에 일기예보를 확인해서 기온이 낮은 날이라면 보온이 잘되는 옷을 겹겹이 입힙니다. 아이들은 머리와 목 부위의 보온이 중요하니 모자를 씌우고 목을 보호할 수 있는 목도리를 두르고 마스크도 착용해서 얼굴을 최대한 보호합니다. 손은 장갑으로 보호하는데, 손모아장갑이 좋습니다. 외투와 신발은 방수가 잘되는 것으로 준비하고, 내복은 땀이 잘 흡수되는 재질로 입힙니다. 아이가 장시간 야외에서 놀 때는 30분에서 1시간 간격으로 실내로 데리고 와 보온을 해주어야 합니다.

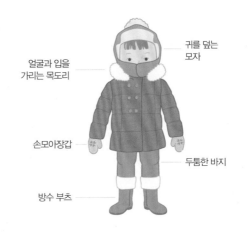

귀를 덮는 모자

얼굴과 입을 가리는 목도리

손모아장갑

두툼한 바지

방수 부츠

당과 수분 보충시키기

날씨가 추울수록 충분한 탄수화물(당 성분)과 따뜻한 수분을 준비해서 틈틈이 섭취하게 합니다.

부모의 체온으로 보온시키기

아이의 피부가 빨갛게 변하기 시작한다면 부모의 체온으로 보온을 해줍니다. 차가워진 아이의 손가락을 부모의 겨드랑이나 가슴에 넣고, 따뜻한 손을 차가워진 볼이나 뺨에 갖다 댑니다. 문지르지 말고 갖다 대는 것이 좋습니다.

몸을 자주 움직이게 하기

추운 곳에서는 몸을 자주 움직이게 해줍니다. 팔, 다리, 발가락, 손가락도 자주 움직여서 혈액 순환을 유지하는 것이 동상과 저체온증을 예방합니다. 만약 아이가 지쳐 있다면 움직이기보다는 편히 쉬게 해줍니다.

Part 2

아이가 열이 나요

아이의 부종

아이의 호흡기

피부 및 전염병

아이가 다쳤어요

10장

아이가 다쳤어요: 안전사고

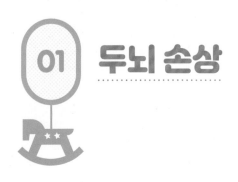

두뇌 손상

: 다양한 원인으로 두뇌가 손상될 수 있어요

아이들이 걸음마를 하기 전까지는 높은 곳에서 떨어져 머리를 다치는 일이 비교적 흔히 일어납니다. 특히 뒤집기를 시작한 아이들이 침대에서 몸을 뒤집다가 떨어지는 경우가 많습니다.

가장 흔한 이유 '낙상'

인터넷 육아 상담에서 부모들이 가장 많이 하는 질문이 '낙상'과 관련된 내용입니다. 모든 신경이 아이에게 집중돼 있어 그런 일이 자주 있을까 싶겠지만, 아이를 키우는 집이라면 한 번쯤 경험하는 일입니다.

발달이 빠른 아이들은 생후 4~5개월부터 뒤집기를 시도하기 때문에 대부분 이 시기부터 침대에서 굴러 떨어지는 일이 생깁니다. 이 외에도 아이가 보채다가 높은 곳에서 떨어지거나, 다른 물건이나 사람과 부딪히는 일도 비교적 흔하게 일어납니다.

조심했어도 아이가 아래로 떨어지면 높이가 낮은 경우 비교적 약한 두뇌 손상이 있을 수 있습니다. 두통으로 인한 보챔, 1~2회 미만의 구토, 머리가 부어오르는 정도의 증상입니다. 응급실로 가야 할 정도는 아니지만 낮은 높이에서의 낙상도 반복적으로 일어나면 큰 손상으로 이어질 수 있습니다.

낙상을 방지하기 위해서라도 평소에 아이는 바닥에서 재우는 것이 좋습니다.

그 외의 두뇌 손상

교통사고, 아동학대로 추정되는 '흔들린 아이 증후군', 높은 곳에서의 추락은 물론이고, 강하게 움직이는 물체(야구 배트, 골프채)에 머리를 부딪히거나 날카로운 물체에 머리가 찔리면 머리가 크게 다칠 수 있습니다. 이런 경우에는 응급실에 가서 두뇌 손상 여부를 자세히 검사해야 합니다.

흔들린 아이 증후군이란?

흔들린 아이 증후군(SBS; Shaken baby syndrome)은 아동학대로 발생한 두뇌 손상의 한 유형입니다. 이런 일이 생기는 가장 흔한 원인은, 아이가 심하게 보채거나 울 때 보호자가 아이를 달래려고 극도로 심하게 흔들기 때문입니다. 신생아의 두뇌는 아주 부드럽고 연해서 사소한 충격에도 손상을 입기 쉽습니다. 또한 머리가 상대적으로 큰 데 비해서 이를 받쳐주는 목의 근육과 인대는 아직 덜 발달되어 있습니다. 이로 인해 두뇌가 손상되면 실명, 뇌성마비, 심하면 사망에 이를 수 있습니다. 따라서 아이를 돌보는 사람은 아이를 달래다 감정이 격해지면 아이는 안전한 곳에 두고 자신의 감정을 먼저 돌봐야 합니다.

한편으로, 최근 흔들린 아이 증후군에 대해서 많이 알려지다 보니 작은 흔들림에도 아이 두뇌에 손상을 입히지 않을까 지나치게 걱정하는 일도 많습니다. 그러나 아이를 달래려고 부드럽게 흔들어주거나, 비포장도로에서 유모차나 차가 흔들리는 정도로는 두뇌에 손상을 주지는 않습니다. 그렇지만 아이의 머리가 심하게 흔들리는 상황에서는 잘 잡거나 안고 있는 것이 안전합니다.

⦂ 가벼운 두뇌 손상은 이렇게 처치해요

아이가 넘어지거나 높은 곳에서 떨어져 머리를 다쳤어도 만 2세 이상이고, 의식을 잃지 않았으며, 구토나 어지럼증 등의 증상 없이 잘 논다면 다음과 같이 조치를 하면서 지켜봅니다.

Step 1. 지혈하기

머리에 상처가 나서 출혈이 있다면 10분 정도 깨끗한 거즈로 눌러서 지혈을 해줍니다. 10분이 지나도 피가 멈추지 않으면 출혈 부위를 계속 누르면서 병원으로 이동합니다. 만약 거즈 사이로 피가 새어 나오면 거즈를 교체하지 말고 그 위에 거즈를 겹쳐서 덮습니다.

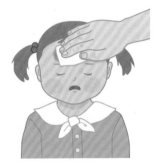

• 거즈로 눌러 지혈하기 •

Step 2. 진단하기

지혈이 되었다면 상처와 주위 피부를 흐르는 물에 씻거나 물을 적신 깨끗한 거즈로 닦습니다. 이때 상처가 얼마나 깊은지 확인해봅니다. 상처가 1cm 미만으로 깨끗하게 약간 벌어진 정도라면 봉합이 필요 없지만, 크거나 불규칙하게 상처가 나 있다면 봉합해야 할 수 있습니다. 봉합 여부는 진찰 후 의사가 판단해야 정확합니다.

Part 2

아이가 열이 나요

아이의 복통

아이의 호흡기

피부 및 전염병

아이가 다쳤어요

Step 3. 냉찜질하기

머리에는 혈관이 많이 분포되어 있기 때문에 머리에 충격이 가해졌을 경우 출혈로 인해서 달걀처럼 부풀어 오를 수 있습니다. 대개는 시간이 지나면 천천히 피가 흡수되면서 가라앉지만, 다치고 나서 20분 정도 냉찜질을 해주면 더 빨리 가라앉습니다. 다만 냉찜질을 하더라도 얼음이 직접 피부에 닿으면 동상을 입을 수 있으니 랩이나 수건으로 얼음을 감싼 뒤에 찜질을 하는 것이 안전합니다.

⫶ 이럴 때는 병원에 가야 해요

부모의 걱정과는 달리 대부분의 두뇌 손상은 후유증 없이 좋아집니다. 머리를 다친 뒤에 의식이 명료하고, 피부 색깔도 평소와 다름이 없다면 걱정할 부상이 아니지만 다음과 같은 증상이 나타나면 심각한 증상일 수 있으니 빨리 응급실로 가야 합니다.

응급실로 가야 하는 경우

- 두피의 상처가 심하게 벌어져서 봉합을 해야 할 때
- 두통이 지속적인 데다 점점 더 심해질 때
- 머리를 다친 뒤에 구토를 3회 이상 할 때
- 사물이 2개로 보이거나 흔들려 보인다고 할 때
- 아이가 잠에서 잘 깨지 않고, 의식이 혼미해 보이고, 호흡이 불규칙할 때
- 걸음걸이나 말투가 이상할 때

- 어지럼증이 사라지지 않고 반복될 때
- 아이가 10분 이상 울고, 달랠 수 없을 정도로 심하게 보챌 때
- 코나 귀로 피나 맑은 액체가 흘러나올 때
- 양쪽 동공의 크기가 달라 보일 때
- 아이의 얼굴이 갑자기 창백해지고, 그 상태가 1시간 이상 지속될 때
- 경기를 할 때
- 잠깐이라도 의식을 잃었을 때
- 대소변 조절을 하지 못할 때

판단하기 어려울 때는 일단 소아과로 가기

아이가 교통사고나 아주 높은 곳에서 떨어져 머리를 다치면 종합병원 응급실로 달려가게 됩니다. 하지만 그다지 높지 않은 곳에서 떨어졌거나 걷다가 머리를 부딪히거나 넘어진 경우라면 꼭 병원에 가야 할지 고민하게 됩니다. 이럴 때는 일단 가까운 소아과로 가서 의사의 의견을 듣고 종합병원으로 가야 할지 기다려도 좋을지 결정하는 것이 가장 좋습니다.

: 두뇌 손상이 크지 않다면 집에서 돌봐주세요

당장 응급실로 가야 할 만큼 심한 머리 부상이 아니라면 집에서 아이를 관찰하면서 다음의 방법으로 아이를 돌봐줍니다.

최소 48시간 동안 세심히 지켜보기

최소 48시간 동안은 아이의 행동과 호흡 상태, 피부 색깔의 변화를 잘 살펴봐야 합니다. 겉으로는 아무런 이상이 없어 보여도 머리 안에서 출혈이 조금씩 진행되어 고이는 피의 양이 많아진다면 시간이 지나면서 증상이 나타날 수 있기 때문입니다. 또한 아이들의 두뇌는 아직 미숙해서 뇌부종이 어른의 두뇌보다 더 쉽게 진행될 수 있기 때문에 뇌부종이 생기면 증상이 나타날 수 있습니다.

2시간은 쉬게 하고, 4시간 간격으로 깨우기

만약 아이가 잠잘 시간이 다 되어서 사고가 났는데 의식에 이상이 없거나 다친 뒤에 졸려한다면 억지로 못 자게 할 필요는 없습니다. 또한 잘 시간이 아니어도 다친 뒤에는 2시간 정도 누워서 쉬게 하는 것이 좋습니다. 이때 부모가 아이 옆에서 같이 있어주어야 합니다. 아이의 호흡 상태나 피부 빛깔의 변화를 잘 살펴보고, 밤이라면 최소한 4시간 간격으로 아이를 깨워서 의식이 있는지도 확인합니다.

펜라이트로 동공 관찰하기

집에 펜라이트 같은 것이 있다면 아이의 동공이 검은자의 절반 이상을 차지할 정도로 지나치게 커져 있지는 않은지 확인하는 게 좋습니다. 이때 아이의 호흡이 불규칙해지거나 아무리 흔들어 깨워도 아이가 반응이 없다면 빨리 병원에 가야 합니다.

Part 2

아이가 열이 나요

아이의 복통

아이의 호흡기

피부 및 전염병

아이가 다쳤어요

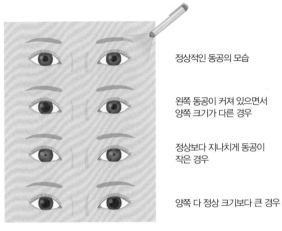

정상적인 동공의 모습

왼쪽 동공이 커져 있으면서
양쪽 크기가 다른 경우

정상보다 지나치게 동공이
작은 경우

양쪽 다 정상 크기보다 큰 경우

▲ 2~4번째 소견으로 뇌출혈을 의심합니다

• 펜라이트로 비췄을 때 동공 비교 •

일반식이나 약보다는 물이나 맑은 수프 주기

아이들은 머리를 다치고 나면 구토 증상이 있을 수 있습니다. 만약 구토를
하지 않으면 2시간 정도는 물이나 맑은 수프 정도만 주는 것이 좋습니다. 아
이가 머리가 아프다고 하더라도 의사의 처방 없이 타이레놀이나 부루펜 같은
진통제를 주어서도 안 됩니다. 진통제를 먹으면 머리의 출혈량이 늘어나거나
머리가 부어올라서 드러나야 하는 증상이 나타나지 않거나 그 증상을 가볍게
보게 만들어 진찰을 받아야 하는 시간을 늦춰버리기 때문입니다.

⠶ 조금만 신경 쓰면 두뇌 손상을 예방할 수 있어요

가벼운 두뇌 손상은 후유증 없이 회복되지만 두뇌 손상이 심하면 평생
후유증을 남길 수 있으며 당장 생명을 위협할 수도 있습니다. 이러한 불행

을 예방하는 방법은 다음과 같습니다.

차를 탈 때는 반드시 카시트에 앉히기

만약 아이가 커서 카시트의 기준치를 넘어서더라도 키 148cm, 앉은키 74cm, 몸무게 36kg을 넘지 않는다면 일반 성인용 안전벨트로는 아이를 감싸지 못합니다. 그러니 반드시 보조의자를 사서 앉힙니다. 안전벨트를 착용하는 것만으로도 교통사고 시 두뇌 손상을 80~90% 예방할 수 있습니다.

만 10세가 되기 전까지는 건널목을 건널 때 주의시키기

아이가 만 10세가 되기 전(초등학교 저학년)까지는 길을 건너거나 좁은 골목길의 교차로를 지날 때 반드시 좌우를 살피게 해야 합니다. 조심성이 없거나 산만한 아이에게는 더욱 건널목을 건널 때의 주의사항을 자주 얘기해줍니다.

차량 근처에서 놀지 않게 주의시키기

좁은 골목길에 주차되어 있는 차량의 주위나 주차장 근처에서는 놀지 못하게 해야 합니다. 아이들의 키가 차체보다 낮아서 운전자가 후진을 할 때 못봐서 사고가 나는 경우가 많습니다.

어린 아이를 높은 곳에 두면 잠시라도 눈을 떼지 않기

어린 아이를 침대나 소파, 식탁이나 책상과 같은 높은 곳에 두고서 전화를 받는 등 부주의한 행동을 해서는 안 됩니다. 부모가 전혀 생각지도 못한 순간에 아이가 몸을 움직여서 밑으로 떨어질 수 있습니다.

어린이 침대에 안전 가드 설치하기

아이가 침대를 이용한다면 최소 만 6세까지는 침대에 안전 가드를 설치합니다. 아이가 보호대를 짚고 일어선다면 안전 가드를 더 높이 설치합니다.

보행기, 쇼핑 카트 사용 시 주의하기

보행기는 아이들을 전기스토브나 물웅덩이, 계단 등으로 추락하게 만들 수 있는 물건입니다. 그래서 미국 소아과학회에서는 사용하지 말 것을 권유하고 있어요. 특히 보행기 사고는 어른이 지켜보고 있는 순간에도 일어날 만큼 쉽게 일어날 수 있습니다.

아이를 데리고 쇼핑을 할 때는 안전장치가 있는 유모차에 아이를 태웁니다. 쇼핑 카트 위에 아이를 태우면 부모가 물건을 고르는 사이에 아이가 물건을 만지느라 몸을 움직이다가 떨어질 수 있습니다.

문은 이중 잠금 방식으로 잠그기

차 안의 창문이나 집 안의 창문은 아이들이 열지 못하는 이중 잠금 방식으로 잠그고, 아이가 올라설 수 있는 의자나 짐은 창문 주위에 두어선 안 됩니다.

미끄러지기 쉬운 바닥을 찾아 정리하기

바닥에 기름기가 떨어져 있으면 아이가 다니다가 미끄러지기 쉬우니 바닥에 떨어진 기름기는 바로 닦습니다. 종이, 신문지, 양탄자에 밀려 넘어지는 일도 있으니 바닥에 떨어져 있는 종이와 신문지는 바로 줍고, 양탄자나 매트는 미끄럼방지가 되어 있는 것을 구입합니다.

만 5세까지는 야외 활동 시 주시하기

아이가 만 4~5세가 되기 전까지는 항상 아이를 주시해야 합니다. 특히 겁이 없는 아이들은 떨어진 장난감이나 공을 잡으려고 무작정 달리다가 지나가는 자전거나 사람과 부딪혀 크게 넘어질 수 있습니다.

자전거나 인라인은 가급적 만 7~8세부터 허용하기

아이가 만 7~8세가 되기 전까지는 가급적이면 자전거나 인라인 스케이트를 타지 않는 것이 좋습니다. 만 7~8세는 되어야 교통 신호를 이해하고, 갑작스런 상황에서 급정거를 하거나, 브레이크가 고장 났을 때 대처할 수 있는 능력을 어느 정도 갖출 수 있습니다. 만약 만 7~8세 이전의 아이가 너무 타고 싶어한다면 반드시 어른이 지켜보는 곳에서 헬멧과 팔다리 보호대를 다 갖춘 뒤에 평지에서 타게 해줍니다. 헬멧을 제대로 쓰면 자전거나 인라인 스케이트를 타다가 사고가 나도 머리 손상을 85%나 예방할 수 있습니다.

트램펄린이나 침대에서 과격하게 놀지 못하게 하기

아이가 재미있어한다고 침대에서 뛰게 하거나 트램펄린에서 놀게 하는 것은 아주 위험합니다. 이런 곳에서 아이들이 노는 것은 아무리 어른이 바로 옆에서 지켜보고 있어도 위험한 사고가 일어날 수 있습니다.

Part 2

아이가 열이 나요

아이의 특징

아이의 호흡기

피부 및 전염병

아이가 다쳤어요

{ 병원으로 옮길 때 필수 지식 }

● 의식이 없는 아이를 병원으로 옮길 때

NO! 아이를 둘러업고 병원으로 달리면 안 돼요~

머리를 다친 아이가 의식이 없거나 사지가 마비된 것처럼 보이면 급한 마음에 아이를 둘러업게 됩니다. 그 마음은 이해하지만 아이를 둘러업는 것은 아이에게 좋지 않습니다. 그렇게 하면 척수가 손상될 수 있고, 척수가 관장하는 사지 부위가 마비 혹은 손상되는 합병증이 생길 수 있습니다.

이럴 땐 무엇보다 아이의 몸을 고정시키는 것이 안전하니 우선 119로 전화해서 구급차를 부르고 아이의 머리와 목이 움직이지 않도록 베게 등으로 양쪽을 고정시켜줍니다. 만약 아이가 구토를 한다면 머리와 목은 가만히 두고 몸만 옆으로 틀어주어서 구토물이 기도로 들어가지 않게 합니다. 아이가 숨까지 쉬지 않으면 구조대원이 올 때까지 구강 대 구강 인공소생술로 인공호흡을 실시합니다.

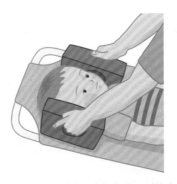

• 머리와 목이 흔들리지 않도록 고정하기 •

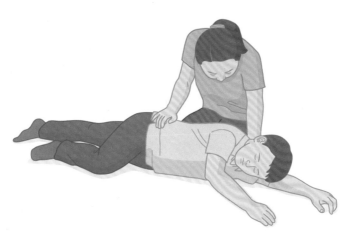

• 머리와 목이 움직이지 않게 몸 전체를 들어주기 •

● 의식 있는 아이를 병원으로 옮길 때

NO! 출혈이 심하다면 상처 부위를 물로 씻으면 안 돼요~

두뇌 손상이 병원에 가야 할 만큼 심각해 보이지만 의식은 괜찮고 마비 증세와 같은 척수 손상의 증거가 보이지 않는다면 상처 부위를 확인하고 간단한 조치를 취한 뒤 병원 응급실로 아이를 데려갑니다.

응급실로 가는 도중에 아이가 구토를 한다면 아이의 몸을 숙이게 해서 구토물이 기도로 들어가는 것을 막고, 경기를 한다면 구강 주위를 깨끗하게 닦아주면서 지켜봅니다. 또한 부어오른 머리 부위는 얼음을 싼 수건으로 누르면서 이동하는 것이 좋습니다.

아이의 머리에 출혈이 매우 심할 때 상처 부위를 깨끗하게 닦거나 물로 씻는 것은 오히려 출혈을 악화시킬 수 있으니 상처 위를 깨끗한 거즈로 가볍게만 누르고 이동합니다. 만약 두개골 골절이 동반되었다면 누르는 것만으로도 골절이 심해질 수 있으니 심한 상처라면 살며시 누르고 있어야 합니다.

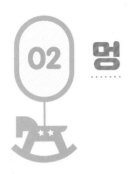

02 멍

﹕ 아이들 몸에는 늘 한두 개의 멍이 있어요

피부 연조직이 외부로부터 충격을 받으면 그곳을 지나는 혈관(작은 정맥이나 모세혈관)이 손상을 받고, 이때 혈관 안의 적혈구가 피부 조직으로 흘러들어가 모이는 것이 바로 '멍'입니다. 피부 바깥 조직이 찢어지면 적혈구가 몸 밖으로 유출되는 출혈이 생기는데, 멍은 적혈구가 외부로 빠져나가지 못하고 피부 조직 안에 쌓이면서 뭉친 것입니다.

멍이 사라지기까지 걸리는 시간은 보통 2주

단순히 피부 안의 혈관이 손상되어서 생기는 멍은 2주 안에 특징적인 색깔 변화를 보이면서 사라집니다. 특징적인 색깔 변화란 적혈구가 주변 세포들에 의해 분해되면서 다시 혈관 안으로 흡수되는 과정에서 나타납니다. 멍이 생기는 당시에는 빨간색 혹은 자주색을 띠고, 1~2일 후에는 파란색 혹은 보라색을, 심한 경우에는 검은색을 띠다가 5~10일 후에는 녹색을 띤 노란색이나 갈색을 띠며, 10~14일 후에는 노란색을 띤 갈색이나 옅은 갈색을 띠다가 사라집니다.

이럴 때는 병원에 가요

멍이 다음의 양상을 보이면 병원에 가서 진찰을 받아야 합니다.

- 멍이 생기고 2주가 지나도 남아 있을 때(근육이나 뼈 혹은 다른 내부 장기의 손상처럼 좀 더 심각한 손상이 있다는 것을 의미할 수 있습니다).
- 멍이 생긴 부위가 통증이 심해지면서 부어오를 때
- 관절 부위를 움직일 수 없을 정도로 이상이 있을 때
- 눈 주위에 멍이 있을 때
- 특별한 원인 없이 멍이 잘 생길 때

집에서 이렇게 돌봐주세요

병원 치료를 받을 정도로 심각한 멍이 아니라면 집에서 돌봐주는 것만으로도 충분합니다. 하루라도 빨리 멍을 없애고 싶다면 다음의 방법이 도움이 됩니다.

날달걀보다는 삶은 달걀로 마사지하기

다쳐서 멍이 생겼을 때 제일 흔하게 하는 처치가 날달걀로 해당 부위를 마

Part 2

아이가 열이 나요

아이의 복통

아이의 호흡기

피부 및 전염병

아이가 다쳤어요

사지하는 것입니다. 외국에서도 다친 곳을 달걀로 마사지하는데, 껍데기를
깐 삶은 달걀을 냉장고에 넣어두었다가 사용합니다. 껍질을 까서 마사지를
하면 달걀의 흰자 부분이 피부에 직접 닿아 달걀의 단백질, 비타민 성분이
상처 회복에 도움이 된다고 합니다. 차가운 달걀을 이용하기 때문에 냉찜질
의 효과도 볼 수 있습니다.

냉찜질은 1시간에 1회 미만으로 해주기

멍이 생겼을 때 할 수 있는 가장 적절한 조치는
첫 2~3일 동안 15~20분간의 냉찜질을 하루에
여러 번 집중적으로 하는 것입니다. 냉찜질은 손
상된 혈관을 수축시켜서 더 이상 적혈구가 혈관
밖으로 새어나오는 것을 막아줍니다.

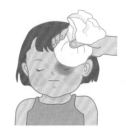
• 멍이 들었을 때는 냉찜질 •

냉찜질을 할 때는 얼음에 의한 피부 손상을
막기 위해 얼음을 수건이나 거즈로 감싸서 멍이 생긴 부위에 1시간에 1회
미만으로 대주는 것이 좋습니다. 그리고 차가운 얼음이 직접 피부에 닿는
것을 싫어하는 아이에게는 아이가 좋아하는 채소나 과일을 얼려놓은 뒤 면
주머니에 넣어서 상처 부위에 대주면 거부감이 줄어듭니다.

멍이 생긴 지 2~3일 뒤에는 이미 적혈구가 다 빠져나오고 내부 혈관은
봉합된 상태라 냉찜질의 효과는 거의 없습니다.

다친 부위를 심장보다 높이 올리기

다친 부위를 심장보다 높이 올리면 혈관 밖으로 나온 적혈구가 다시 혈관으
로 흡수되는 데 도움이 됩니다.

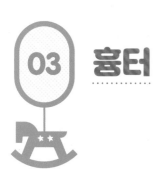

03 흉터

Part 2

아이가 열이 나요

아이의 복통

아이의 호흡기

피부 및 전염병

아이가 다쳤어요

: 흉터는 어떻게 생길까요?

흉터는 피부 조직이 손상된 이후에 우리 몸이 손상된 조직을 재생하는 과정에서 생기는 부산물입니다. 그 과정은 다음과 같습니다.

상처로 출혈이 생기면 혈관 내의 혈소판이 모여 접착제처럼 엉겨 붙어서 더 이상 출혈되는 것을 막고 상처 위에는 딱지가 생깁니다. 이 딱지 밑에서 피부 재생이 진행되면 1~2주 이내에 딱지는 떨어지고 손상된 피부 조직은 일단 융합됩니다.

흉터가 사라지는 기간

이후 3개월간은 정상적인 피부 조직으로 재생되기 위해서 혈관이 모이는데 이 때문에 피부가 융합된 곳 주위가 빨개지면서 튀어나왔다가 대략 7~8개월 사이에 희미해집니다.

이렇게 피부에 생긴 흉터는 길게는 12~18개월 지나면 사라집니다. 그러나 흉터가 잘 생기는 특이 체질이거나, 피부가 손상됐을 때 관리를 제대로 하지 않아서 염증이나 감염이 생긴다면 영구적으로 흉터가 남을 수도 있습니다.

⠿ 이렇게 하면 상처가 나도 흉터를 예방할 수 있어요

무엇보다 상처가 날 일을 만들지 않아야 합니다. 피부를 벨 수 있는 날카로운 물건들은 아이가 자주 다니는 곳에서 치우고, 뛰거나 자전거, 인라인 스케이트 등을 탈 때는 안전 장비를 반드시 착용하게 해 피부가 까질 일을 미리 예방합니다.

이러한 예방 조치를 하더라도 활동량이 많고, 호기심이 왕성하며, 겁이 없는 아이들이 다치는 것을 완전히 막지는 못합니다. 다친 뒤에 흉터가 덜 생기게 하려면 상처 관리에 신경을 써야 합니다.

상처가 난 직후의 처치

상처는 처음 10일 혹은 2주 이내에 제대로 치유되어야 합니다. 베인 상처라면 봉합이 필요한지 아닌지를 정확하게 판단하고, 찰과상이 있다면 상처에 묻은 이물질을 신속하고 확실하게 제거해줍니다.

딱지(가피)가 생긴 뒤의 처치

딱지, 즉 가피는 상처 치유를 돕습니다. 가피가 생겼다면 아이가 긁어서 떼어내거나 더러운 손으로 상처 주위를 만지지 않도록 해야 합니다. 병원에서는 스테로이드와 항생제가 포함된 연고를 처방하거나, 상처의 효과적인 회

Part 2

아이가 열이 나요

아이의 복통

아이의 호흡기

피부 및 전염병

아이가 다쳤어요

복을 위해서 습윤 드레싱 제제를 상처 부위에 붙이기도 합니다.

상처 회복에 도움이 되는 것

오렌지 주스나 포도 주스에 포함된 비타민C를 먹으면 새로운 세포의 생성과 낡은 세포의 탈락에 도움이 되고, 딱지가 생긴 뒤에 비타민E를 상처에 바르는 것도 회복에 도움이 됩니다.

상처가 생기고 3~4개월 동안은 외출을 할 때 손상된 부위에 자외선 차단제를 발라줍니다. 손상된 부위는 자외선에 더 민감하게 반응해서 영구적인 색소침착이 생길 수 있기 때문입니다.

: 이미 흉터가 생겼다면 이렇게 해보세요

흉터를 예방하는 시기를 놓쳤거나, 상처를 대수롭지 않게 생각해 치료를 소홀히 했거나, 상처가 난 줄 몰랐다면 흉터가 남을 수 밖에 없습니다. 흉터를 볼 때마다 마음이 편치 않다면 다음의 방법을 써서 흉터의 흔적을 줄일 수 있습니다.

3~6개월 된 흉터에 좋은 약들

상처가 나고 3~6개월은 피부가 두꺼워지고 붉어지는 등 보기 싫은 흉터가 생기는 시기입니다. 이것은 상처 부위의 피부가 표면적으로 복구된 후 그 밑에서 결합조직이 증가하기 때문인데, 이 시기가 지나면 흉터는 점점 옅어집니다.

이때 절개한 상처나 베인 상처에는 '스테리스트립' 같은 반창고를 붙여

두고, '콘투락투벡스'나 '더마틱스'를 바르면 흉터 생성을 억제하거나 이미 만들어진 흉터를 엷게 하는 효과가 있습니다.

6개월 이후에도 흉터가 심하다면 좋은 약들

보통은 상처가 난 지 6개월 정도 지나면 흉터가 엷어지고 줄어들지만, 오히려 외부로 더 튀어 오르게 보이는 '비후성 반흔'을 형성하는 경우도 있습니다. 이때는 스테로이드 성분이 포함된 '케날로그 주사'나 '트리시놀크림'이 도움이 되고, '시카케어'나 '스카클리닉' 같은 실리콘 겔을 흉터에 붙여도 효과를 볼 수 있습니다.

흉터 수술은 1년 이후에 판단하기

흉터가 쉽게 없어지지 않을 때는 수술이 필요할 수 있습니다. 상처가 난 지 6개월 이후부터는 대개 흉터도 엷어지기 때문에 성형 수술은 6개월에서 1년 후부터 전문의와 상담하는 것이 좋습니다. 너무 빨리 수술하면 상처가 악화될 수 있고, 나중에 조직이 더 필요한 수술을 못 하게 될 수도 있습니다. 일반적으로 흉터 교정 수술은 성장이 멈춘 사춘기 이후에 하는 것이 원칙입니다.

그 외의 민간요법들

이미 생긴 흉터를 호전시키는 민간요법은 치료 효과가 있는 물질을 직접 바르는 것입니다. 알려진 것으로는 과일(레몬, 토마토, 바나나)이나 오이, 꿀, 샌들우드 오일, 허브(알로에베라 주스, 마늘, 민트 잎), 비타민E 오일, 식물성 오일(올리브 오일, 티트리 오일)이 있습니다.

{ 켈로이드란? }

피부에 상처가 나면 우리 몸에서는 상처 난 부위를 메울 새로운 세포들을 만드는데, 주로 섬유성 결합조직에 해당하는 섬유아세포fibroblast가 만들어집니다. 그런데 상처 난 조직이 회복되고도 이 세포들이 계속 만들어져서 과도한 세포 덩어리를 형성하는 것을 켈로이드keloid라고 합니다. 켈로이드는 유전적인 요인이 있다

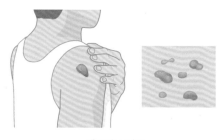

• 켈로이드 피부 •

고 합니다. 유색인종인 경우 임신 중이나 청소년기에 더 잘 생기고, 대략 인구의 10%에서 생길 수 있기 때문에 가족 중에 환자가 있거나 본인이 이런 경험이 있다면 외과 수술을 할 때, 상처가 날 때, 특히 귀걸이나 피어싱을 할 때 더욱 조심해야 합니다. 켈로이드는 몸 어느 부위에도 생길 수 있으나 어깨, 가슴 상부, 등 상부, 귀볼 등에 더 잘 생깁니다.

켈로이드 조직은 상처 난 뒤 바로 생기지는 않고 상처가 난 뒤 3개월에서 1년 사이에 서서히 커집니다. 이때 가려움증을 동반할 수 있고, 피부색이 붉게 변하지만, 다행히 악성으로 변하는 일은 없습니다.

이와 비슷하지만 구별되는 증상으로 '비후성 반흔hypertrophic scar'이 있습니다. 비후성 반흔은 손상 부위에 국한되어 나타나고, 시간이 지날수록 평평해지면서 부드러워집니다. 반면 켈로이드는 손상 부위를 넘어서 갈고리처럼 번지고, 시간이 지날수록 크기가 커집니다.

켈로이드 체질인 아이에게 상처가 나면 켈로이드 생성을 예방하기 위한 조치를 해주어야 합니다. 좋은 방법은 실리콘 겔이나 스테리스트립과 같은 종이 테이프로 눌러줌으로써 해당 부위에 압력을 가하는 것입니다. 일단 켈로이드가 된 뒤에는 치료가 어려울 수 있습니다. 최근에는 스테로이드 주사를 해당 부위에 주사하거나, 레이저 치료나 냉동 치료를 하고, 외과적으로 해당 부위를 제거하기도 합니다.

04 찢어진 상처

: 놀라지 말고 지혈부터 해요

아이의 몸에 상처가 나서 피가 날 때 부모가 의연하게 대처해야 아이가 놀라지 않고, 효과적으로 상처에 대한 처치를 할 수 있습니다. 몸 어딘가에 상처가 나서 나오는 피는 상처를 깨끗하게 만드는 효과가 있습니다. 얼굴, 머리, 입 주위의 피부 표면에는 혈관이 많아서 출혈이 더 심할 수 있습니다. 가벼운 상처는 특별한 처치를 하지 않아도 피가 저절로 멈추는데, 만약 피가 금방 멈추지 않으면 지혈을 합니다.

최소 5분 이상 상처 부위를 지그시 누르기

피가 나오는 부위를 깨끗한 천으로 최소 5분, 길게는 10분 정도 지그시 누릅니다. 이때 지저분한 천이나 종이로 지혈을 하면 감염될 수 있고, 나중에 떼어낼 때 정상 조직에 상처를 줄 수 있기 때문에 깨끗한 천이나 종이를 사용해야 합니다. 상처 부위를 심장 높이보다 올리는 것도 지혈에 도움이 됩니다. 이렇게 해도 출혈이 멈추지 않으면 계속 그 부위를 누른 채 병원으로 이동합니다.

가장 흔히 저지르는 실수는 충분히 지혈이 되지 않은 상태에서 상처를 누르고 있던 손을 떼고 상처를 살펴보는 것입니다. 그러면 이미 생긴 혈소판 덩어리가 손상되면서 더 두꺼운 혈소판 덩어리가 만들어지고, 나중에 심한 흉터가 남을 수 있으며, 출혈이 더 심해질 수도 있습니다.

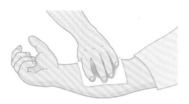

· 깨끗한 거즈로 꽉 눌러 지혈하기 ·

지혈 중에 거즈를 갈거나 환부를 묶는 건 위험한 행동

만약 출혈이 심해서 누르고 있는 천 사이로 피가 새어 나온다면 그 위에 다른 깨끗한 천을 덮어서 눌러줍니다. 기존의 천을 교체하고 새로운 천을 대면 출혈이 심해집니다. 또한 피가 많이 나온다고 팔이나 다리를 고무줄로 묶으면 손상이 더 심해질 수 있으니 절대 그렇게 해서는 안 됩니다.

⠿ 지혈 후엔 상처를 제대로 살펴요

지혈이 된 상처 부위는 감염이 되지 않고, 흉터가 남지 않도록, 관리해야 합니다.

환부를 깨끗하게 하기

지혈 후에는 상처를 생리식염수나 흐르는 물에 씻으면서 상처가 얼마나 심한지 살펴봅니다. 겉으로 봐서는 정확히 알 수 없으니 병원 검진을 받는 것이 가장 좋습니다. 상처가 대수롭지 않다면 집에서도 처치할 수 있습니다.

얕게 베인 상처 처치하기

베인 상처는 얼마나 길고 깊게 베었는지가 중요합니다. 이때 베인 상처의 주변 피부에 감각이 있는지를 확인합니다. 상처가 심하지 않다면 항생제 연고를 바르면 충분합니다. 더러운 것이 닿는 손, 옷과 접촉이 많은 무릎 부위에 생긴 상처가 아니라면 밴드를 붙이는 것보다 공기가 통하는 것이 좋습니다.

찰과상 처치 시 소독약은 사용하지 말 것

더러운 곳에서 넘어져 찰과상이 생겼다면 상처에 묻은 이물질을 제거하는 것부터가 중요합니다. 흐르는 물(가능한 찬물)에 5분간 이물질을 제거합니다. 상처 주변부를 비누나 알코올로 조심스럽게 닦아주는 정도는 좋지만, 상처 부위에 직접적으로 사용해서는 안 됩니다. 과거에는 과산화수소수, 요오드, 알코올, 머큐리크롬(일명 빨간약) 등으로 상처를 소독했으나, 최근에는 이런 소독약들이 세포를 더 손상시키고, 회복을 지연시키기에 사용하지 말 것을 권합니다.

경미해 보여도 병원에 가야 할 때

경미한 상처라도 동물이나 사람에게 물렸거나 칼이나 못 같은 것에 찔렸다면 감염의 위험이 높기 때문에 병원에서 진료를 봐야 합니다.

- 얼굴에 상처가 난 경우
- 상처가 벌어지거나, 0.5cm 이상 깊은 경우
- 상처의 이물질을 물로 제거하기 어려운 경우
- 오염된 물질에 손상을 입은 경우
- 사람이나 동물에 물린 경우
- 다친 부위의 감각이 약해지거나 얼얼한 경우

: 연고를 잘못 바르면 감염돼요

지저분한 상처에 연고를 바르면 연고와 상처 조직 사이에서 세균이 더 자랄 수 있고, 두껍게 바르면 연고로 인해 습한 환경이 조성되어 세균의 성장을 촉진시킬 수 있습니다. 그러니 상처가 생기고 처음 1~2주 정도는 감염을 예방하고 상처 회복을 돕기 위해 항생제 성분이 포함된 연고를 바르는 것이 좋습니다. 이런 연고들이 상처의 회복 속도를 앞당기는 것은 아니니 최대 하루 3회 정도, 1~2주 동안 바르는 것이 가장 적당합니다.

연고를 바르게 바르는 법

- 연고를 바르기 전에 손을 깨끗이 씻는다.
- 상처 부위를 생리식염수나 흐르는 물에 깨끗이 닦는다.
- 깨끗한 면봉이나 거즈로 상처 부위에 연고를 아주 얇게 바른다.
- 연고는 하루 3회, 1~2주 동안 발라준다.

Part 2

아이가 열이 나요

아이의 복통

아이의 호흡기

피부 및 전염병

아이가 다쳤어요

{ 습윤 드레싱 제제 고르는 법 }

● **습윤 드레싱의 치료 원리와 장점**

거즈를 사용해서 딱지를 만드는 치료는 여러 가지 문제점이 있었습니다. 우선, 상처에서 분비되는 상처 치유 인자들의 작용을 억제시키고, 거즈를 교체하거나 제거할 때 조직을 손상시키며, 주변 조직과의 경계면에 짓무름 현상이 생겨서 흉터가 심해지는 요인이 되었습니다.

그래서 새로운 상처 처치의 개념으로 '습윤 드레싱'이 개발되었습니다. 사실 이 방법은 요즘에 처음 나온 개념이 아닙니다. 1962년 동물학자인 윈터가 상처를 촉촉하게 유지할 때 치유 속도가 2배 이상 빠르고 흉터도 적게 남는다는 내용을 발표한 이후로 여러 실험에서 증명되었습니다. 특히 1979년에 발표된 '수술 후 상처 치유 인자가 풍부한 양수에 다시 집어넣은 태아에서 흉터가 생기지 않았다'는 보고는 습윤 환경에서의 치료 효과가 우수하다는 사실을 입증하는 증거가 되었습니다. 상처에서 분비되는 체액에는 다양한 피부 재생 세포와 재생 촉진 인자들이 있는데, 체액이 건조하지 않아야 이 인자들이 제 역할을 한다는 것이 이 치료의 기본 개념입니다.

습윤 드레싱의 장점은 많습니다. 우선, 감염으로부터 상처를 보호하는 역할을 합니다. 흡습성과 통기성이 우수하며, 교체할 때 주변 조직에 손상을 주지 않습니다. 습윤 드레싱 제제는 크게 하이드로 콜로이드 제제, 폼 드레싱 제제, 액상 필름 제제가 있습니다.

● **습윤 드레싱 제제의 올바른 사용법**

습윤 드레싱 제제를 사용할 때는 상처를 깨끗이 씻은 뒤 공기 중에 말리고, 연고를 바르지 말고 붙여야 합니다. 상처에 연고를 바르면 드레싱 제제의 통기성을 방해할 수 있기 때문입니다.

습윤 드레싱 제제를 상처 부위에 붙이면 1~2일 이내에 진물이 생기면서 부풀어 오르므로 상처 부위보다 가장자리로 2~3cm 정도 넓게 붙이고, 진물이 많아서 떨어질 정도가 아니라면 3~7일마다 갈아주면서 상처를 확인해보는 것이 좋습니다.

만약 상처가 호전되고 있다면 다시 갈아만 줘도 괜찮지만, 염증이 심하다면 병원에서 진료를 봐야 합니다.

- **진물 많이 나는 상처**

  진물이 많이 나는 상처에는 부착력이 뛰어난 '듀오덤', '하이맘밴드', '솔솔플러스', '하이드
  케어'와 같은 하이드로 콜로이드 제제를 사용합니다.

- **진물이 나지 않는 상처**

  진물이 나지 않는 상처에는 '메디폼A', '하이맘 폼'과 같은 폼 드레싱 제제를 사용합
  니다.

- **경미한 상처**

  경미한 상처에 바르는 액상 필름 제제로 '메디폼 리퀴드', '유고 크레바스', '도다나겔'이 있
  습니다. 그러나 액상 필름 제제는 사용하기는 편리하지만 따가워서 아이들이 사용하기에
  는 적합하지 않습니다. 상대적으로 가격도 비쌉니다.

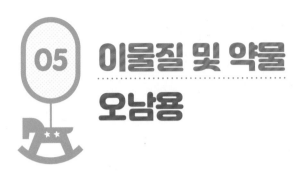

05 이물질 및 약물 오남용

: 아이들은 무엇이든 입으로 가져가요

아이를 키우다 보면 무엇이든 입으로 가져가는 행동을 참 많이 봅니다. 그럴 때마다 부모는 당황하지만, 입으로 무엇인가 가져가는 행동은 아이의 발달 과정상 지극히 정상적인 행동이고, 어떻게 보면 생존 욕구이자 호기심의 표현이라고 할 수 있습니다.

하지만 위험한 것을 입으로 가져갈 수 있으니 항상 주의해야 합니다. 아이들이 입으로 가져가는 것 중에는 음식 이외의 것들도 많습니다. 그중에서 몇몇은 발견하자마자 아이를 응급실로 데려가야 하는 경우도 있습니다. 대표적인 유해 물질은 원반형 전지, 담배, 알코올 등입니다.

: 유해 물질을 삼켰다면 즉각 응급실로 데려가요

이물질을 먹고 있는 아이를 발견했거나, 아이 주변에 이물질을 먹은 흔적이 있다면 당황하지 말고 무엇을 먹었는지, 아이가 먹은 이물질이 유해한 것인지 무해한 것인지를 알아봅니다.

대표적인 유해 물질

아이 주변에서 볼 수 있는 유해 물질은 다음과 같습니다.

- **물건**: 원반형 전지, 자석, 담배, 알코올
- **강알칼리성 물질**: 양잿물
- **강산성 물질**: 황산, 염산, 휘발유, 각종 살충제나 표백제, 염색약, 파마약
- **메틸알코올 함유 제품**: 세정제, 연료용 알코올, 윈도 워셔액, 페인트 제거제

유해성을 판단하기 어렵다면 병원이나 응급 콜센터에 문의해보고, 낮이라면 해당 이물질을 제조한 회사에 문의해보는 것도 좋습니다. 만약 유해한 것을 먹었다면 증상이 나타날 때까지 기다리지 말고 바로 종합병원 응급실로 가야 합니다.

무조건 토하게 하는 건 NO!

예전에는 아이가 이물질을 먹으면 무엇을 먹었는지 따지지 않고 무조건 우유를 마시게 하거나 구토를 유발시켜 이물질을 제거했습니다. 하지만 많은 연구 결과 이러한 응급조치의 효과는 상황에 따라 다르고, 오히려 더 심각한 피해를 불러올 수 있다고 밝혀졌습니다. 즉 강한 산성이나 알칼리성을 띠는 물질, 부식성이 강한 물질은 이미 식도를 지나면서 화학적인 화상을 입혀놓은 상태이기 때문에 구토를 시키는 건 식도에 화상을 한 번 더 입히

는 결과를 낳습니다.

따라서 요즘은 무엇을 먹었는지 모를 땐 물은 마시게 하지만 구토를 억지로 시키지는 않습니다. 그 대신 응급실로 데려가는 것을 추천합니다. 특히 아이가 의식이 없거나 생후 6개월 미만일 때, 뾰족한 것을 삼켰을 때는 절대 구토를 시키면 안 됩니다.

- - - - - - - - - - - - - - - - - ✦ - - - - - - - - - - - - - - - - -

✿ 구토하는 게 더 위험한 물질 ✿

변기 세정제, 배수관 세정제, 양잿물, 식기 세척제, 표백제, 등유, 가솔린, 벤젠, 시너, 가구 닦는 액체, 염산, 황산, 제초제, 가성소다, 살충제 등

- - - - - - - - - - - - - - - - - ✦ - - - - - - - - - - - - - - - - -

알칼리성 물질, 약산성 물질을 먹었을 때 물이나 우유는 YES!

알칼리성이나 약산성 물질을 마셨을 경우 물이나 우유 같은 차가운 액체를 마시면 농도 높은 부식제들이 희석되면서 구강, 식도, 위 점막과 만나는 시간이 줄어들어 덜 손상될 수 있습니다. 즉 알칼리성이나 약산성 물질이 점막에 닿았을 때 생기는 열을 수화와 중화의 화학적 반응으로 줄일 수 있기 때문입니다. 특히 세정제나 세제를 먹었을 때 우유를 마시면 우유에 포함된 단백질 성분이 양이온 계면활성제의 작용을 억제하는 길항제로서의 역할을 하기 때문에 유용합니다.

그러나 물도 우유도 너무 많은 양을 마시면 위 팽만으로 구토를 할 수 있습니다. 어른의 경우 250ml가 적당하기 때문에 아이의 몸무게가 10kg 정도면 100ml, 20kg 정도면 200ml, 30kg 이상이면 250ml가 적당합니다. 그러

Part 2

아이가 열이 나요

아이의 복통

아이의 호흡기

피부 및 전염병

아이가 다쳤어요

나 아이가 의식이 없거나, 너무 어려서 삼키지 못하거나, 호흡 곤란이나 복통을 호소한다면 우유나 물을 먹이지 말고 응급실로 갑니다.

--------------------------------✦--------------------------------

✪ 물이나 우유를 마셔도 괜찮은 경우 ✪

계면활성제 성분이 들어간 '홈스타', '옥시크린', '테크' 같은 세정제와 세제

--------------------------------✦--------------------------------

정제나 캡슐 형태의 약, 나프탈렌, 간장을 먹었을 때 우유는 NO!

만약 아이가 강산성 물질을 마셨을 때 물을 마시게 하면 열과 증기가 발생합니다. 그래서 병원에서는 비위관 튜브로 가능한 많이 물질을 제거한 뒤에 충분한 양의 우유나 찬물을 먹입니다.

부식제가 아닌 일반 약물인 정제나 캡슐을 아이가 먹었을 때 물이나 우유를 마시면 위 배출 속도가 증가하고(이 수치가 증가한다는 것은 소화 흡수가 주로 이루어지는 십이지장까지 이동이 증가한다는 의미), 약물의 분해가 촉진되면서 체내 흡수가 빨라져 독성이 증가하기 때문에 오히려 아이에게 해롭습니다.

나프탈렌이나 간장을 먹은 경우에는 우유를 먹으면 위에서 화학반응이 일어날 수 있기 때문에 물이나 소금물을 마시는 것이 더 좋습니다.

⠇ 어떤 것을 먹었는지 모를 때는 이렇게 해요

아이가 이물질을 먹은 것 같은데 유해 물질인지, 무해한 이물질인지 판단이 서지 않을 땐 다음의 방법으로 무엇을 먹었는지, 얼마나 먹었는지를 판단합니다.

아이 주변에 있는 용기, 봉지 등을 챙기기

어떤 것을 먹었는지 모르겠지만 아이가 뭔가 먹은 흔적이 있다면 주변에 있는 용기, 봉지 등을 잘 살펴보고 보관해둡니다. 만약 성분이 표시된 라벨이 있다면 유해 여부를 판단하는 데 큰 도움이 될 수 있습니다.

언제, 얼마나 먹었는지 파악하기

얼마나 먹었는지, 언제 먹었는지도 파악해야 합니다. 얼마나 먹었는지에 대해서는 가능한 최대량을 추정하는 것이 안전합니다. 아이가 먹기 전에 용기에 얼마나 보관되어 있었는지를 기억한다면 도움이 됩니다. 처방된 약을 먹었다면 처방 날짜와 용량이 적힌 처방전을 챙겨서 의사와 상의합니다.

또한 언제 먹었는지 아는 것도 중요합니다. 이물질을 먹고 얼마나 시간이 경과했는지에 따라 치료가 달라질 수 있기 때문입니다.

섭취 후 증상 파악하기

약이나 이물질을 먹은 뒤 나타난 증상을 알고 있어야 합니다. 구토를 했는지, 경기와 같은 이상한 행동을 했는지, 사람을 일시적으로 알아보지 못했

Part 2

아이가 열이 나요

아이의 복통

아이의 호흡기

피부 및 전염병

아이가 다쳤어요

는지를 진찰 시에 설명할 수 있다면 원인 물질을 파악하고 치료를 하는 데 도움이 됩니다. 만약 구토를 하려고 한다면 위의 해부학적 위치를 고려해서 왼쪽으로 눕혀놓는 것이 좀 더 안전합니다.

⦂ 이런 증상을 보이면 응급실로 가야 해요

무엇을 먹었는지 알아내기 어렵거나, 무해한 것을 먹었다고 판단해서 집에서 지켜보는 경우에도 다음과 같은 증상이 나타나면 응급실로 가야 합니다. 유해한 음식을 먹었거나, 무해하더라도 딱딱한 이물질이 소화기나 호흡기 일부를 막으면 이런 증상들이 나타납니다.

- 숨 막혀 하고, 숨 쉬기 힘들어한다.
- 먹는 것을 거부한다.
- 구토를 한다.
- 침을 흘린다.
- 쌕쌕거리는 호흡음이 들린다.
- 침에 피가 섞여 있다.
- 가슴 통증을 호소한다(식도에 이물질이 정체될 때 나타날 수 있다).

⦂ 응급실에서는 이렇게 치료가 진행됩니다

이물질을 먹고 응급실로 오는 아이들의 나이는 대개 생후 6개월에서 만 6세 사이입니다. 아이들의 특성을 고려해 다음과 같은 치료가 이루어집니다.

액상이나 녹는 성질의 이물질을 먹었다면 위세척 또는 수액 치료

아이가 액상이나 자연스럽게 녹는 이물질을 먹은 경우에는 먹은 시간과 양을 고려해서 위세척을 할 수 있습니다. 중화제를 투여하거나, 수액 치료와 혈액 검사도 이루어집니다.

딱딱한 이물질을 먹었다면 움직임 추적 및 수술

아이가 딱딱한 이물질을 먹었다면 제거해야 할지, 저절로 변으로 나오기를 기다려야 할지를 결정합니다. 먹은 이물질의 종류나 크기에 따라 다르겠지만, 다행스럽게도 거의 대부분은 변으로 나오고(어른의 경우 지름 2.5cm 이상의 고체는 위를 통과하기 어려워요), 10~20% 정도는 내시경으로 제거하고, 1% 미만에서는 수술을 해서 이물질을 제거합니다.

이런 결정을 하려면 시간을 두고 엑스선 촬영을 하면서 이물질이 한 곳에 얼마나 머무르는지를 파악하는 것이 중요합니다. 만약 식도에서 24시간 이상 머물러 있거나 3~4주 이상 위에 머물러 있다면 내시경으로 제거를 시도합니다.

이물질이 식도를 거쳐서 위만 잘 통과한다면 평균적으로 4~6일 이내, 길면 4주 이내에 변으로 나옵니다. 이 과정이 지체될 경우 이물질이 위를 지나면 수술로 제거합니다. 일반적으로 위를 통과한 이물질이 같은 장소에 1주일 이상 머물러 있거나 열, 구토, 복통과 같은 합병증 의심 증상이 나타나면 수술로 제거할지를 결정합니다.

위험한 물질은 곧바로 수술

여러 이물질 중에서도 원반형 전지나 날카로운 물건은 식도에 머무는 동안 천공의 위험이 있기 때문에 빨리 제거합니다. 특히 원반형 전지는 식도에 2시간 이상 머물러 있으면 화학적 화상으로 천공의 위험이 큽니다. 그리고 닭뼈, 생선뼈, 이쑤시개, 바늘과 같은 날카로운 것을 먹었다면 엑스선 촬영으로 쉽게 발견하기 어렵고 합병증 가능성이 35% 정도로 높기 때문에 할 수 있다면 내시경으로 제거합니다. 위를 통과한 경우에도 3일 이상 같은 장소에 머물러 있다면 다른 이물질보다 좀 더 빨리 수술을 결정합니다.

⦂ 아이들이 삼키지 않게 보관에 신경 써요

사고는 미리 예방하는 것이 중요합니다. 다음은 어른들이 복용하는 약, 세제, 술, 화장품 등의 유해 물질로부터 아이들을 보호하기 위해 안전 수칙입니다.

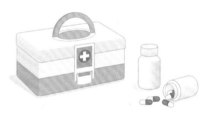

· 잠금 장치가 된 구급함 ·

• 모든 종류의 약은 잠금 장치가 있는 상자 안에 담아 아이 손이 미치지 않는 곳에 보관한다.

Part 2

아이가 열이 나요

아이의 복통

아이의 호흡기

피부 및 전염병

아이가 다쳤어요

- 어른이 먹는 혈압약, 비타민도 아이들의 손이 닿지 않는 곳에 보관한다.
- 아이들에게 약을 먹일 때는 밝은 곳에서 정확한 양을 먹이고, 맛있는 사탕이라며 속이지 않는다.
- 원래의 보관 용기가 아닌 다른 용기에 약을 보관하면 약을 잘못 먹이는 실수를 할 수 있다.
- 청소용 세제는 아이들의 손이 닿지 않는 높은 선반에 보관한다. 싱크대 밑에 보관하는 일이 많은데, 아이들이 발견하기 쉬운 장소라 위험하다.
- 청소용 세제를 음료수 병이나 음식 담는 통에 보관하지 않는다.
- 세제를 사용하는 도중이나 사용한 뒤에는 항상 뚜껑을 꽉 닫아둔다.
- 바퀴벌레약이나 쥐약 등을 바닥이나 가구 밑에 두지 않는다.
- 알코올류 역시 아이들의 손이 닿지 않는 곳에 보관한다. 특히 손님이 왔을 때 더 보관에 신경 쓴다.
- 구강 청결제에는 상당량의 알코올이 포함되어 있으니 아이의 손에 닿지 않게 보관한다.
- 오래된 페인트도 보관에 주의한다. 페인트에 납 성분이 과다하게 들어 있을 경우 납 중독의 위험이 있으니 도색된 낡은 침대나 장난감을 사용할 때 페인트 조각을 먹지 않도록 주의한다.
- 향수, 염색약, 구두약 등은 아이들의 손이 닿지 않는 곳에 보관한다.
- 집 주변에 있는 식물은 가능한 이름을 알고 있는 것이 좋다. 특히 독 성분은 없는지 확인한다.
- 폐건전지는 모두 위험하다. 특히 버튼 형태의 원반형 전지는 먹으면 위험할 수 있으니 보관에 더욱 주의한다.

{ 응급실로 가야 하는 유해 물질 }

- **원반형 전지**

  아이가 카메라나 손목시계에 포함된 원반형 전지를 먹었다면 빨리 응급실로 가서 내시경으로 제거해야 합니다. 원반형 전지는 부식성이 있어서 식도나 위에 구멍을 뚫을 수 있고, 중금속이 누출될 수 있습니다.

  원반형 전지는 식도에 있을 때 가장 위험합니다. 그래서 일단 위로 넘어갔다면 토하게 해서는 안 됩니다. 토하다가 식도에 걸려 2시간 이상 머무르게 되면 천공의 가능성이 있기 때문입니다. 그러니 원반형 전지가 식도에 머물러 있으면 빨리 병원에 가야 하며, 원반형 전지가 이미 위까지 내려왔다면 48시간(다른 이물질의 경우에는 3~4주)이 지나기 전에 내시경으로 제거해야 합니다. 다행히 위를 지나갔다면 약 85%에서는 72시간 이내에 변으로 나옵니다.

  원반형 전지는 시계나 각종 전자 기구에 흔하게 사용됩니다. 지름이 약 20mm 정도 되고, '3-volt lithium coin'이나 'CR 2032', 'CR 2025', 'CR2016' 등의 라벨이 원반 위에 적혀 있습니다.

• 원반형 전지와 원형 자석 •

- **자석**

  원반형 전지만큼이나 위험한 이물질로는 냉장고에 붙이는 자석이 있습니다. 자석을 1개만 먹은 경우에는 그나마 덜 위험하지만, 2개 이상 먹었거나 다른 금속 성분의 이물질과 같이 먹으면 서로 붙어버려 문제가 커집니다. 식도나 위에서 점막을 사이에 두고 강력하게 붙으면 그 사이에 끼인 점막이 괴사될 수도 있습니다.

● 담배

담배는 아이들에게 위험한 이물질 중에서 대표적인 이물질입니다. 우리나라 성인 남성의 흡연율은 39% 정도로, 미국의 18~20%보다 높습니다. 아빠들 중에도 흡연하는 분들이 많은데, 아이의 행동반경이 커질수록 아빠가 집 안에 남긴 담배와 담배꽁초는 더 위험한 물건이 되어버립니다.

아이가 집 안에서 담배를 발견하고 먹으면 반사적으로 구토가 일어납니다. 담뱃재에는 니코틴이 없기 때문에 큰 문제로 발전하는 경우는 많지 않지만, 니코틴은 금연을 위해 사용하는 니코틴 패치, 니코틴 검, 전자담배 등에도 들어 있으므로 아이의 눈에 띄지 않게 보관해야 합니다. 전자담배도 일반 담배만큼 위험합니다.

니코틴의 치사량은 성인의 경우 40~60mg 정도이고, 아이의 경우 1mg/kg입니다. 만약 0.2mg/kg 이상을 먹은 것으로 추정된다면 의학적으로 주의 깊게 관찰해야 합니다. 일반 담배 1개비에는 0.4~0.5mg의 니코틴이 들어 있고, 액상 전자담배에는 10mg/ml 이상 고농도로 농축되어 있어서 아이들 주변에 두면 위험합니다.

니코틴이 우리 몸에 들어오면 뇌로 전해져서 증상이 나타납니다. 가벼운 증상으로는 구토, 오심, 어지럼증, 진전(온몸을 요동하며 떠는 증상), 발한, 혈압 상승 등이 있고 섭취 20~30분 이내에 경기를 할 수도 있습니다. 아이가 원인 모를 이물질을 먹었는데 이런 증상이 있다면 니코틴 중독을 의심해볼 수 있습니다.

아이가 담배를 2cm 이상 삼키거나 재떨이로 사용한 주스 캔을 마셨을 경우에는 물에 녹으면 흡수가 빨라지는 니코틴의 특성을 고려해 바로 응급실로 가야 합니다. 보통 담배 1개비를 삼키면 침을 흘리고 토하는 증상을 보이는데, 특별한 증상이 없어도 1/2개비 이상 먹었다면 병원에 입원한 뒤 경과를 지켜봐야 합니다.

응급실로 가기 전에 가장 먼저 할 일은 입안에 남아 있는 담배를 제거한 뒤 엄마 무릎 위에 배를 대고 엎드리게 해서 토하게 하는 것입니다. 우유나 물은 마시지 않는 것이 좋습니다. 물이나 우유를 마시면 담배를 소장으로 밀어내서 담배의 흡수가 빨라질 수 있고, 그 결과 혈중 니코틴의 농도를 급격히 올리기 때문에 위험할 수 있습니다. 간혹 병원에서는 너무 많은 양을 섭취했을 때 소량(5~10ml/kg)의 물을 약간 먹인 뒤 손가락을 목구멍에 넣어서 구토를 유발합니다.

알코올

술의 주성분인 에틸알코올은 많이 먹으면 어른도 여러 가지 부작용을 겪습니다. 아이들은 특히 저혈당의 위험이 큽니다. 우리 두뇌에서 1차적으로 사용하는 성분이 당인데, 저혈당이 갑자기 생기거나 지속된다면 두뇌 손상이나 경련, 혼수, 무호흡, 저체온증 등과 같은 치명적인 상황으로 이어질 수 있습니다.

아이들에게 위험한 알코올의 섭취량은 100% 알코올의 경우 1시간 안에 3ml를 섭취하는 것입니다. 참고로, 어른의 치사량은 5~8ml/kg 정도입니다. 에틸알코올은 일반 소독용 알코올에는 70%, 맥주에는 4~5%, 막걸리에는 6%, 포도주에는 12~14%, 소주에는 25%, 위스키에는 40%, 구강 청결제에는 15~25%가 들어 있습니다. 이것을 거꾸로 계산해보면, 소주의 경우 10kg의 아이가 1시간 내에 120ml 이상을 먹으면 위험하다고 할 수 있습니다. 알코올은 흡수가 빠르기 때문에 아이가 위험할 정도로 마셨다면 빨리 병원에 데려가 위 세척이나 구토를 시켜야 합니다.

세정제, 연료용 알코올, 윈도 워셔액, 페인트 제거제 등에는 메틸알코올이 들어 있는데 누구든 먹어선 안 되지만, 아이들이 주스로 잘못 알고 먹는 경우가 많기 때문에 관리에 신경 써야 합니다. 1g/kg 정도만 먹어도 치명적입니다. 대개 1g이 1.5ml이기 때문에, 몸무게가 10kg인 아이가 윈도 워셔액을 15ml 이상 먹는다면 위험합니다.

알코올은 흡수가 빠르기 때문에 아주 빨리 위 세척이나 구토를 시키지 않으면 큰 효과가 없습니다. 그래서 급할 때는 응급 처치로 위 세척을 하는 대신 에틸알코올을 먹이기도 하는데, 먹을 수 있는 알코올인 에틸알코올을 먹이는 것이 메틸알코올의 분해를 억제시키기 때문입니다.

강산성, 강알칼리성 물질

알칼리성이 강한 양잿물이나 산성이 강한 황산, 염산, 휘발유, 각종 살충제, 표백제, 염색약, 파마약은 아이들이 먹으면 식도 점막에 심한 화상을 입힐 수 있습니다. 이때 구토를 시키면 오히려 2차 손상을 입힐 수 있으니 물이나 우유를 조금 마시게 한 뒤 바로 응급실로 가는 것이 좋습니다.

● 해열제

가정 상비약의 하나인 해열제도 아이들이 과량 복용할 수 있는 대표적인 약으로, 필요량 이상으로 먹으면 위험합니다.

'타이레놀'이라는 상품명으로 알려진 아세트아미노펜은 24시간 이내에 200mg/kg 이상 (혹은 10,000mg 이상) 복용했을 땐 응급실로 가야 합니다. 이 정도의 양은 10kg인 아이라고 가정할 때 32mg/ml인 타이레놀 시럽을 62.5ml 이상 먹은 경우입니다. 주스 60ml를 먹는다고 생각하면 충분히 먹을 수 있는 양이며, 외국에서 판매되는 농축 시럽(80mg/0.8ml)이라면 20ml 정도밖에 안 되는 양으로, 쉽게 독성 용량에 도달할 수 있으니 조심해야 합니다.

'부루펜'의 경우 하루 3,200mg, 1회 800mg의 용량이면 용량 초과로 판단합니다. 800mg의 용량이라면 일반 시럽 40ml, 농축 시럽은 20ml에 해당되는 양으로 많은 양은 아닙니다.

{ 먹어도 될까? 먹으면 안 될까? }

먹어도 괜찮은지, 먹으면 절대 안 되는 건지 헷갈리는 가정용품들이 많습니다. 아이들은 어른들이 생각하지 못하는 것들을 섭취하곤 하는데 가정 내에 비치된 용품 중 먹어도 괜찮은 것과 절대 안 되는 것을 구분해보았습니다.

● 학용품

일부 잉크(청색과 흑색), 연필, 크레용, 분필, 풀(어린이용), 지우개 등은 먹어도 해가 없습니다. 잉크는 청색이나 흑색은 독성이 없지만 적색, 초록색, 자주색은 아닐린 염료를 포함하고 있어 위험합니다. 볼펜의 잉크는 30g이 치사량이기 때문에 대량으로 먹지 않는 한 비교적 안전합니다.

크레용도 공인 검증이 된 것이라면 안전하지만, 검인이 없는 크레용은 납, 비소와 같은 독성 물질이 기준치 이상으로 들어가 있을 수 있습니다. 특히 적색과 오렌지색은 청색증을 유발시킬 수 있는 메트헤모글로빈혈증을 생기게 할 수 있습니다.

분필은 색깔이 있는 것도 무독성입니다. 어린이용 풀이나 수용성 접착제는 안전하지만, 전문가용 미술용품이나 고무, 플라스틱 등에 쓰이는 가정용 접착제는 톨루엔, 벤젠 등이 포함되어 있어 많은 양을 먹으면 위험합니다.

연필, 공인된 크레용, 분필, 어린이용 풀, 지우개, 수용성 접착제, 일부 잉크(청색, 흑색), 볼펜 잉크(소량)

일부 잉크(적색, 초록색, 자주색), 검인이 없는 크레용(특히 적색, 오렌지색), 전문가용 미술용품, 고무, 플라스틱

화장품

헤어스프레이, 샴푸, 면도용 크림, 선탠 크림, 베이비 로션, 핸드 크림, 립스틱, 3% 과산화
수소, 향수, 바셀린, 비누, 탈취제, 치약 등은 대량으로 먹지 않는다면 문제가 되지 않습니
다. 하지만 손톱 매니큐어 제거제와 염색약은 적은 양으로도 독성을 나타낼 수 있습니다.

(대량 복용만 아니면 가능) 헤어스프레이, 샴푸, 면도용 크림, 선탠 크림, 베이비 로션, 핸드 크림, 립스틱, 3% 과산화수소, 향수, 바셀린, 비누, 탈취제, 치약

손톱 매니큐어 제거제, 염색약

세제

계면활성제가 포함된 '옥시크린', '홈스타', '테크'와 같은 주방용 혹은 세탁용 세제와 비
누는 먹어도 독성이 거의 나타나지 않는 저독성이지만 섬유 유연제, 정전기 방지제는 독
성은 약하지만 많이 먹었을 때는 독성이 나타날 수 있습니다. 반면에 살균 소독제인 '락
스'나 배수관을 뚫는 '트래펑', '펑크린' 등과 같은 제품에는 차아염소산나트륨이 포함되
어 있는데 구강, 식도, 위 점막에 닿으면 염산을 만들어 위험합니다.

계면활성제가 포함된 옥시크린, 홈스타, 주방용 혹은 세탁용 세제, 비누

섬유 유연제와 정전기방지제(다량 흡입 시 위험), 락스, 트래펑, 펑크린

기타 가정용품

집에서 흔히 볼 수 있는 머리카락, 신문지, 실리카겔, 양초, 윤활유, 개나 고양이 먹이, 모래, 스티로폼 등은 무독성으로 보고 있습니다. 살충제에 포함된 피레스린 성분은 제충국이라는 식물에서 추출한 천연 살충제인데, 포유류에서는 신속하게 대사되기 때문에 알레르기 반응만 없다면 비교적 안전합니다.

머리카락, 신문지, 실리카겔, 양초, 윤활유, 개나 고양이 먹이, 모래, 스티로폼

약

피임약, 제산제, 변비약, 변 완화제 등은 비교적 무해합니다. 철분 성분이 포함되어 있지 않은 비타민제도 안전합니다. 그 외의 약들은 용량에 따라서 독성이 다르게 나타날 수 있습니다.

피임약, 제산제, 변비약, 변 완화제, 철분 성분이 포함되지 않은 비타민제

치료 용량 이상을 먹으면 독성을 유발할 수 있는 용량의 약

석유류의 탄화수소

- **독성이 낮아 위 세척이 불필요한 경우**: 윤활유, 그리스, 디젤유, 타르, 파라핀
- **중등도의 독성이 있어서 다량 섭취 시 위 세척이 필요한 경우**: 가솔린, 테레빈유, 라이터유, 등유, 석유 에테르
- **독성이 높아 위 세척이 필요한 경우**: 벤젠, 톨루엔, 크실렌, 살충제, 중금속, 염화비닐 성분의 비닐 제품, 사염화탄소 성분의 드라이클리닝 약품, 소화제消火劑

{ 엑스레이와 CT, 방사선에 안전할까? }

● 영상 검사할 때 방사선에 얼마나 노출될까?

일반적으로 폐렴인지를 확인하기 위해 찍는 가슴 엑스선(x-ray) 정도는 방사선 노출량이 아주 낮습니다. 그러나 CT 촬영 시에는 원통형의 기계 안에서 360도로 방사선에 노출되기 때문에 그보다는 200배 이상 많은 방사선에 노출된다고 볼 수 있습니다. 핵의학 검사 시에도 약간의 방사선 노출은 있습니다. 반면 영상 검사 중에서 초음파 검사와 MRI 촬영은 방사선 노출이 없습니다.

우리는 방사선 촬영을 전혀 하지 않더라도 매년 3mSv의 방사선에 노출됩니다. 고도가 높은 곳에서 생활하는 사람일수록 더 많이 노출되고, 해외여행을 하느라 비행기를 탈 때도 방사선에 노출됩니다. 그래서 유럽항공연합회에서는 승무원들에게 매년 6mSv 이상 방사선에 노출되지 않도록 비행 스케줄을 조정할 것을 권고합니다.

방사선의 종류	노출량(mSv)
일상생활 속 자연 방사선 노출	3mSv/yr
비행기 여행(해외여행)	0.04mSv
핵의학 검사	0.04mSv
가슴 x-ray(chest x-ray, single view)	최대 0.01mSv
가슴 x-ray 2면(chest x-ray, 2 view)	최대 0.1mSv
머리 CT	최대 2mSv
가슴 CT	최대 3mSv
복부 CT	최대 5mSv

출처: 미국소아과학회

● 방사선에 노출되면 얼마나 위험할까?

보통 방사선 노출이라고 하면 후쿠시마 원전 폭발과 같은 대참사를 떠올리고 병원에서 하는 영상 검사를 두려워하는 분들이 많습니다. 그런데 방사선의 위험성에 대해 알아둔다면 막연한 두려움을 어느 정도 줄일 수 있습니다.

일반적인 위험 수치의 기준은 1년 노출량이 20mSv, 5년 동안 100mSv 이상입니다. 그러나 이 정도의 방사선에 노출되려면 상당 기간 병원에 입원해야 합니다. 아이들에 관한 연구에서는 2~3회의 CT 검사를 한 아이가 첫 검사 후 10년 이내에 두부종양이나 백혈병에 걸릴 확률이 3배 정도로 높아진다는 보고가 있습니다. 하지만 이런 종양은 발생 확률이 적고, 단 1회의 CT 검사로 종양이 발생하는 경우는 0.03~0.05%에 불과합니다. 1만 회의 CT 촬영을 해야 종양이 1회 더 발생한다는 조사도 있습니다.

영상 검사 시 방사선 노출을 최소화하는 방법

앞서 언급한 자료들을 종합해보면, 아이가 아파서 가끔 검사하는 정도로는 문제될 가능성은 드물다고 할 수 있습니다. 하지만 성장기 아이일수록 방사선 노출에 대한 위험성은 커지기 때문에 꼭 필요한 경우에만 검사하는 것이 좋습니다. CT 검사를 비롯한 방사선 검사는 건강을 지키는 아주 유용한 무기임에는 틀림없으며, 공포를 느낄 만큼 위험하지 않지만 방사선에 노출되는 위험성은 누적되는 경향이 있기 때문에 앞으로 살아갈 날이 많은 아이들은 더욱 조심해야 합니다.
전문가들이 조언한 방사선 노출을 최소화하는 방법은 다음과 같습니다.

꼭 필요할 때만 검사하기
꼭 필요한 검진에 대해서는 의료진이 신중하게 판단할 문제입니다. 그러니 부모의 판단으로 무조건 검사해달라고 해서는 안 됩니다. 머리를 다쳐서 응급실을 갔을 때 바로 검사하기보다는 응급실에서 3~4시간 경과만 지켜보는 것이 더 나을 수도 있습니다.

다른 검사 방법은 없는지 물어보기
CT 촬영보다는 방사선 노출이 없는 초음파 검사나 MRI 검사로 대체할 수 있는지 확인해봅니다. CT 검사는 빨리 검사할 수 있고 결과도 바로 확인할 수 있기 때문에 응급 상황에서는 더 유용합니다. 그러나 응급 상황이 아니고 비용에 부담이 없다면 상황에 따라 MRI 검사가 나을 수도 있고, 초음파 검사가 더 유용할 수도 있습니다.

방사선 노출 이력을 기록해두기
방사선 노출로 생기는 문제는 누적되는 경향이 있기 때문에 검사가 중복되지 않도록 기록해두는 것이 좋습니다.

아이에게 적합한 검사 기계가 있는 병원으로 가기

동네 병원에서 쓰는 검사 기계들은 어른 기준으로 세팅되어 있기 때문에 아이들을 검사할 때는 방사선에 더 노출될 수 있습니다. 물론 방사선 기사들의 영역이기는 하지만, 아이 기준으로 세팅할 수 없는 기계일 수도 있습니다. 그러니 가능하다면 어린이용 검사 기계가 따로 있는 종합병원에서 검사하는 것이 나을 수 있습니다.

치과 검진 시에도 방사선 노출을 최소화하기

미국소아치과협회에서는 아이들에게 방사선 노출을 최소화하기 위해서 엑스선 검사 지침을 발표했습니다. 충치가 있으면 1년에 2회, 충치가 없으면 단순 검진을 위해서 1회 정도만 엑스선 검사를 추천하고, 입안 전체를 찍는 것보다 가능하면 증상이 있는 부위만 이어서 찍어볼 것을 권장합니다.

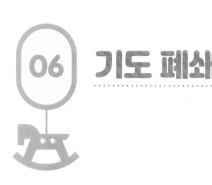

06 기도 폐쇄

Part 2

아이가 열이 나요

아이의 복통

아이의 호흡기

피부 및 접염병

아이가 다쳤어요

: 기도 폐쇄는 언제든 일어날 수 있습니다

아이가 눈에 보이는 물건을 입으로 가져가는 것은 호기심이 강해지는 시기에 나타나는 자연스런 행동입니다. 이때 먹은 것이 제대로 위로 간다면 그래도 덜 위험하지만, 식도로 가야 할 것이 옆에 있는 기도로 들어가 사레에 들리면 문제는 심각해집니다.

특히 기도로 들어간 이물질로 인해 기도 폐쇄가 일어나면 우리 몸에 산소가 공급되지 않는 상황이 지속되어 결국에는 두뇌에까지 산소가 공급되지 않고 생명에도 위험을 줄 수 있습니다. 그렇기에 우리 아이에게 기도 폐쇄라는 무서운 상황을 일으킬 수 있는 음식이나 장난감 등의 작은 물건을 부모는 항상 경계해야 합니다.

: 이런 음식을 먹고 사레가 들리면 위험해요

물 이외의 음식은 대부분 사레가 들리면 기도 폐쇄를 유발할 수 있습니다. 그중에서도 특히 위험한 음식은 다음과 같습니다.

단단한 음식

단단한 음식은 만 4세 이하의 아이가 먹으면 기도의 부분적 폐쇄 혹은 완전 폐쇄를 유발할 수 있습니다. 호두 같은 견과류, 해바라기씨, 수박씨, 포도씨, 완두, 팝콘, 단단한 사탕 등이 있습니다.

부드러운 음식

부드러운 음식도 모양에 따라 기도 폐쇄를 유발할 수 있습니다. 대표적으로 치즈 큐브, 핫도그, 소시지, 포도, 캐러멜 등이 있습니다. 이 외에도 땅콩버터를 스푼으로 떠먹을 때, 먹던 껌을 삼킬 때도 기도 폐쇄를 일으킬 수 있습니다. 초코 시럽이나 팬케이크 시럽도 점도가 높아 먹다가 사레가 들릴 수 있으니 꼭 뚜껑을 닫아놓고 어른이 있을 때만 먹게 합니다.

덜 갈아진 이유식 재료

이유식을 만들 땐 재료를 충분히 갈아주어야 합니다. 이유식을 이제 막 시작한 아이의 경우 덜 갈아진 사과나 배를 씹지 못해서 덩어리 상태로 먹다가 사레가 들리면 기도 폐쇄를 유발할 수 있습니다.

풍선껌

아이들이 좋아하는 풍선껌은 만 8세 이전의 아이들에게는 위험합니다. 물론 껌을 씹다가 사레가 들리는 경우는 드물지만, 부풀려진 풍선껌이 기도 내에서 터지면 심각한 위험을 초래할 수 있으니 주의해야 합니다.

바른 식습관으로 기도 폐쇄 예방하기

앉아서 먹고, 끝까지 꼭꼭 씹어 먹고, 하고 싶은 말은 씹던 음식을 삼킨 다음에 하면 사레에 들릴 가능성이 줄어듭니다. 또 껌이나 사탕을 입에 물고 활동하지 않도록 주의시킵니다.

⦂ 이런 이물질을 삼키면 기도 폐쇄를 일으킬 수 있어요

유해 물질은 물론 유해성이 적은 이물질이라도 삼켰을 때 기도를 막으면 위험한 상황에 처할 수 있습니다. 아이가 삼키지 않도록 항상 관리에 신경 써야 하는 이물질은 다음과 같습니다.

장난감의 작은 부속품

조립식 장난감의 작은 부속품은 삼키면 기도 폐쇄를 일으킬 수 있습니다. 그런 일이 생기지 않게 하려면 사용 연령에 맞게 장난감을 사주는 것이 좋습니다. 장난감마다 표시되어 있는 사용 연령은 아이의 인지 발달은 물론 장난감의 부속품을 안전하게 가지고 놀 수 있는지를 따져서 결정됩니다. 그러므로 우리 아이가 또래 아이들보다 똑똑하다고 해서 제 나이보다 높은 나이대의 아이들이 가지고 노는 장난감을 사주는 것은 적절하지 않습니다.

우리 아이보다 나이가 많은 아이들이 갖고 놀던 장난감은 아이의 손이 미치지 않는 곳에 둡니다. 오래된 장난감은 느슨하거나 손상된 부위가 없는지 자주 확인하고, 동물 장난감의 눈이나 블록 장난감의 작은 부속품 등은 사용하지 않을 땐 상자에 잘 담아서 보관합니다.

버튼, 원형 배터리, 동전 등

동전 모양의 배터리는 사레가 들리지 않더라도 삼키면 위험할 수 있으니 아이들이 입으로 가져가는 일이 없도록 합니다. 버튼과 동전 역시 안전사고의 빌미가 될 수 있습니다.

연필, 크레용, 지우개 등은 먹어서 위로 들어가도 큰 해는 없지만, 날카롭게 잘린 부분이나 볼펜에 달린 스프링을 먹고 사레가 들리면 위험합니다.

: 이물질에 의해 질식했을 때의 응급조치입니다

아이가 갑작스럽게 입술이 파래지면서 쓰러지거나 말을 하지 못하거나 숨을 쉬기 어려워한다면 응급 상황임을 인지하고 조치를 취해야 합니다. 이런 경우 이물질을 삼킨 것이 원인으로 판단되면 우선 복부를 압박해서 이물질을 제거하는 시도를 합니다. 인공호흡법과 심장 마사지는 그 이후에 시행합니다.

Part 2

아이가 열이 나요

아이의 복통

아이의 호흡기

피부 및 전염병

아이가 다쳤어요

첫돌 이전의 영아

첫돌 이전의 영아에게 이런 일이 생겼다면 아이를 어른의 아래팔에 엎드려 올려놓고 머리를 아래로 60도 정도 향하게 한 뒤에 손바닥 뒤쪽으로 양측 견갑골 사이를 5회 정도 아주 빠르게 칩니다.

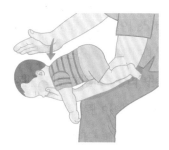

• 첫돌이 안 된 영아 질식 시 •

이 방법으로 이물질을 토해내지 못하면 아이를 딱딱한 바닥에 바로 눕히고, 심폐소생술처럼 두 손가락을 이용해 흉골 부위를 5회 압박합니다(458쪽 참고). 이 방법도 효과가 없으면 119에 연락하고, 119 대원이 올 때까지 등을 치고 심장 압박을 하면서 기다립니다.

아이가 의식이 없거나 덩치가 작을 때

첫돌이 안 된 아이의 경우 등을 강하게 5회 두드리거나 복부 압박으로 기도에 있는 이물질을 제거하는 시도를 할 수 있는데, 복부 압박은 아이의 몸집과 상태에 따라 다르게 시행해야 합니다.

우선 작은 아이가 의식이 없다면 누워서 시행하는 것이 낫습니다. 즉 아이를 바닥에 바로 눕히고 아이의 발쪽에 무릎을 꿇고 앉습니다. 그리고 한쪽 손바닥 뒤꿈치를 배꼽과 흉곽 사이의 한가운데에 놓고, 다른 손을 그

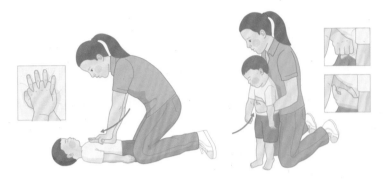

• 첫돌이 지난 아이의 질식 시 •

손 위에 얹은 다음 복부를 쳐올리듯이 압박합니다.

아이가 비교적 의식이 있다면 하임리히법을 시도합니다. 아이 뒤에 무릎 꿇고 선 다음 아이의 배꼽과 명치 사이에 주먹의 옆 부분을 놓습니다(엄지손가락이 배 쪽으로 향하도록). 이제 다른 손으로 주먹을 감싼 뒤에 두 팔로 아이를 감싸 안는 것처럼 위쪽으로 힘을 줍니다. 이 방법은 이물질이 나올 때까지 6~10회 정도 실시합니다. 아이가 작으면 강도는 아이의 발이 땅에서 떨어질 만큼 강해서는 안 됩니다.

의식이 있는 아이나 성인의 경우

아이가 초등학생 이상이고 비교적 의식이 있다면 하임리히법을 시도합니다. 우선 아이의 뒤에 선 다음에 아이의 배꼽과 명치 사이에 주먹의 옆 부분을 놓습니다(엄지손가락이 배 쪽으로 향하도록). 이제 다른 손으로 주먹을 감싼 뒤에 두 팔로 아이를 감싸 안는 것처럼 위쪽으로 힘을 줍니다. 이물질이 나올 때까지 6~10회 정도 실시합니다. 강도는 아이의 발이 바닥에서 떨어질 정도로 강해야 합니다.

이런 방법들로 호흡이 돌아오지 않으면 심폐소생술을 시행하면서 응급실로 옮깁니다.

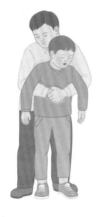

• 초등학생부터 성인까지 질식 시 •

Part 2

아이가 열이 나요

아이의 복통

아이의 호흡기

피부 및 전염병

아이가 다쳤어요

{ 심폐소생술 하는 법 }

● 생명을 살리는 심폐소생술

사람이 살아 있다는 것은 심장이 뛰어 각종 장기에 피를 공급해줌으로써 두뇌를 비롯한 신체기관들이 제 역할을 하는 것을 뜻합니다. 심장이 제 역할을 하기 위해서는 반드시 호흡기를 통해서 적절한 산소가 공급되어야 합니다. 그런데 만약 호흡기가 막혀서 숨을 쉴 수 없거나, 감염이나 다른 이유로 혈압이 갑자기 떨어져 심장이 멈춘다면 우리 몸의 모든 기능은 일시적으로 정지하고, 이 상태가 지속되면 사망에 이를 수 있습니다.

심장과 호흡기가 일시적으로 손상이 온 경우 빨리 조치를 취해야 회복 확률이 높아지고 후유증이 적게 남습니다. 사람마다 차이는 있지만, 이후에 두뇌에 산소가 5분 이상 공급되지 못하면 심장과 호흡기가 다시 회복되더라도 영구적인 손상이 남을 수 있습니다. 따라서 119로 구조 요청을 했더라도 전문가가 오기 전까지 다음의 조치를 취해야 합니다.

반응 확인(의식 유무, 호흡 유무 확인)
흉부 압박(30회) → 기도 유지 → 인공호흡(2회): 2분간 지속

● 심폐소생술이 필요한지 확인하기

아이가 의식이 없거나 입술이 파래지면서 쓰러진다면 가장 먼저 119에 연락하고 주위 사람들에게 도움을 요청합니다. 또한 심폐소생술이 필요한 응급 상황인지 확인합니다.

1단계: 자는지 확인하기

낮에 쓰러져 있거나 사고를 당한 경우라면 그나마 판단하기 쉽지만, 아파서 자고 있다면 의식이 없는 경우와 구분하기 어렵습니다. 이런 경우에는 아이의 발바닥을 손가락으로 튕기면서 자극을 주거나, 큰 아이라면 어깨를 가볍게 흔들면서 이름을 불러 반응이 있는지 확인합니다. 경추 손상이 있다면 지나치게 흔들 경우 증상이 악화될 수 있으니 주의해야 합니다.

2단계: 호흡 확인하기

만약 아이가 반응이 없다면 숨을 잘 쉬고 있는지 확인합니다. 아이의 코나 입에 얼굴이나 손을 대보아서 공기가 드나드는지(호흡이 이루어지는지) 확인하고, 호흡 운동으로 가슴이 움직이는지, 미세한 움직임이라도 있는지 확인합니다. 또한 가슴의 왼쪽, 정중앙의 심장 부위, 큰 동맥이 지나가는 사타구니, 팔꿈치 안쪽을 만져보아서 맥박이 느껴지는지(심장이 뛰고 있는지) 확인합니다.

3단계: 심폐소생술 시행하기

만약 호흡이나 맥박이 느껴지지 않아서 심폐 정지라고 판단되거나 어떤 상황인지 애매할 때는 우선 응급구조사들이 오기 전까지 심폐소생술을 시작합니다. 다만 어떤 이물질에 의해서 기도가 막힌 것이 확실하다면 앞서 설명한 복부를 압박하는 방법으로 이물질을 제거하는 시도를 먼저 하고, 높은 곳에서 떨어진 뒤에 생긴 일이라면 목 부위가 손상되었을 가능성이 있으니 기도를 확보하기 위해서 무리하게 목을 움직이는 일은 피해야 합니다.

● 열성 경련과 구분하기

아이들의 증상을 흔히 오해하고 심폐소생술을 시행하는 대표적인 경우는 열성 경련입니다. 아이가 열성 경련으로 의식이 없어 보이는 경우에는 침착하게 확인해보면 심장이 잘 뛰고 호흡도 하는 경우가 대부분입니다. 이런 경우에는 심폐소생술을 하는 것이 아이에게 해가 될 수도 있습니다.

● 심폐소생술 3단계

1단계: 흉부 압박하기

과거에는 기도를 확보하고 인공호흡을 한 뒤에 심장 마사지를 하는 순서로 진행했는데, 2010년 이후부터 심장 마사지를 가장 먼저 실시하도록 지침이 바뀌었습니다. 이를 위해서는 먼저 아이를 밝은 장소로 데려가 단단한 바닥에 조심스럽게 눕힙니다.

이제 심장 마사지를 실시합니다. 심장 마사지는 누르는 위치와 강도가 연령별로 조금씩 다릅니다. 압박하는 가슴 부위는 심장 위치가 아니라 정중앙인 흉골 부위입니다. 젖꼭지를 이은 선의 아래 부위로, 흉골 하부를 누릅니다. 압박의 강도는 영유아의 경우에는 대개 가슴 깊이의 1/3 정도(약 4cm)는 들어갈 정도, 큰 아이들은 5cm 이상은 들어갈 정도가 적당합니다.

- **첫돌 이전**: 어른의 집게손가락과 가운
  뎃손가락으로 아이의 흉골 중간 부위
  를 척추를 향해 누릅니다.
- **만 1~5세**: 어른의 오른손바닥으로 아
  이의 흉골 하부 약간 위쪽에 대고 척추
  를 향해 누릅니다.
- **만 5세 이상**: 힘을 더 주기 위해 오른손
  을 왼손 위에 엎고 어른의 체중을 이용
  해 누릅니다.

속도는 적당히 빨라야 합니다. 가슴 압박
의 속도는 분당 100~120회 정도로, 대개
1초에 2회 정도 빠르게 30회를 하고 1회
압박 후에는 가슴이 완전히 이완되게 합
니다.

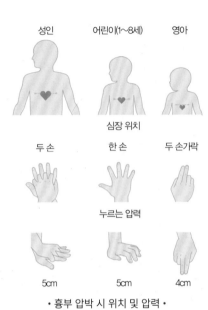

• 흉부 압박 시 위치 및 압력 •

2단계: 기도 열기

심폐소생술이 필요한 아이나 어른은 대개 혀의 뒤쪽 부분이 목구멍 안쪽으로 넘어가서 공
기가 지나는 통로인 기도를 막거나, 쓰러진 자세에 따라 기도가 휘었을 수 있습니다. 따라
서 인공호흡 전에 공기가 지나가는 통로를 일직선으로 만들어주는 것이 중요합니다.
아이를 바닥에 눕히면 공기의 통로인 구강(O)-인후(P)-기관(T)은 각각 다른 축을 이루는데

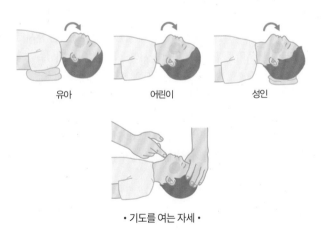

• 기도를 여는 자세 •

신생아는 접은 시트나 수건을 어깨 부위에 대주고, 큰 아이나 어른은 후두부에 대주면 인후와 기관은 일직선을 이룹니다(만 1~5세 정도의 아이는 대주지 않아도 좋습니다).

그다음으로는 구강-인후-기관이 일직선으로 놓이게 만들어야 하는데 이를 '두부후굴-하악거상법'이라고 합니다. 한 손으로는 이마를 눌러서 머리를 뒤로 젖히거나 목 밑으로 베개 등을 넣어서 숨 쉬기 편한 자세를 만들고, 턱을 앞쪽으로 당겨서 공기가 드나드는 통로를 일직선으로 만드는 것입니다. 이를 위해서는 아래턱 양쪽 가장자리를 손으로 잡고, 아래턱을 위턱보다 앞쪽으로 내밀어줍니다.

만약 첫돌이 안 된 아이라면 입안에 손가락을 넣어서 아래턱을 앞쪽으로 내밀게 하고, 가능하다면 혀도 앞쪽으로 내밀게 하는 것이 좋습니다. 아이가 구토를 한 직후라면 기도를 유지한 뒤에 얼굴을 옆으로 돌려서 입안의 구토물이 흘러나오게 하는 것이 좋습니다.

3단계: 인공호흡하기

할 수 있는 인공호흡법은 구강 대 구강 호흡mouth-to-mouth breathing입니다. 우선, 아이의 입을 크게 벌리고 어른이 아이의 입을 덮으면서 천천히 입김을 불어넣습니다. 이때 아이의 콧구멍을 어른의 볼로 눌러서 막거나 손으로 막아야 합니다. 하지만 입을 다친 경우라면 이와는 반대로 코를 통해서 공기를 넣어야 합니다.

첫돌이 안 된 아이는 어른의 입으로 입과 코를 다 덮어서 하고, 만 1~8세 아이는 코를 막고 입으로만 공기를 불어넣습니다.

인공호흡이 제대로 되고 있는지 확인하려면 숨을 불어넣을 때 아이의 가슴이 부풀어 오르는지를 보고, 입 부근에 볼이나 손을 대서 아이가 숨을 내쉬는지를 봅니다.

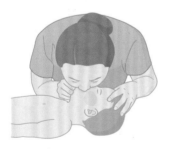

• 첫돌 이전(입과 코 덮기) •

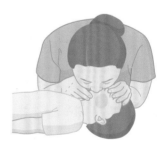

• 만 1 ~ 8세(손으로 코 막기) •

07 화상, 화재, 감전

： 화상의 정도에 따라 치료 방향도 달라요

화상은 상처의 범위와 정도에 따라 1도, 2도, 3도로 구분합니다.

- **1도 화상**: 화상이 표피에만 국한된 경우
- **2도 화상**: 화상이 표피와 진피에 국한된 경우로 물집이 생긴다.
- **3도 화상**: 화상이 표피와 진피의 파괴, 상처의 수축과 흉터가 생겨서 피부 이식이 필요하다.

1도 화상과 2도 화상 중에서 폭이 5~7.5cm 미만인 경우는 경한 화상minor burn입니다. 폭이 5~7.5cm 이상인 2도 이상 화상과 얼굴, 다리, 손, 사타구니, 엉덩이 부위의 화상은 적극적인 치료가 필요한 중한 화상major burn으로 분류합니다.

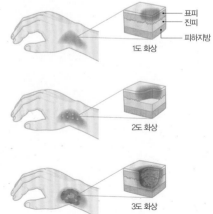

표피
진피
피하지방
1도 화상

2도 화상

3도 화상

1도 화상: 진통제 복용만으로 회복 가능

물집이 잡히지 않고 발갛게 변하기만 한 1도 화상은 화상 부위를 찬물에 담그고 진통제만 먹어도 4~5일이 지나면 흉터 없이 저절로 회복됩니다.

2도 화상, 3도 화상: 적극적인 병원 치료가 필요

물집이 생긴 2도나 3도 화상은 통증이 가볍지 않고 흉터가 생길 위험도 있으니 반드시 병원 치료를 해야 합니다. 물집이 생기더라도 얕은 2도 화상은 흉터 없이 7~10일 후에 호전되지만, 깊은 2도나 3도 화상은 흉터가 남을 가능성이 높습니다. 아이들이 흔히 입는 다리미, 난로, 밥솥의 증기, 뜨거운 국물, 정수기의 온수 등에 의한 화상은 2도나 3도 화상인 경우가 많기 때문에 뒤늦게 물집이 생길 수 있으니 반드시 병원에서 처치받아야 합니다.

반드시 병원에 가야 하는 화상

- 3도 화상
- 체표면적의 10% 이상에 생긴 화상
- 얼굴, 손, 발, 생식기 주변, 관절 주변의 화상
- 화재나 전기기구, 화학물질에 의한 화상
- 아이가 아주 어리거나, 화상 후 심하게 보채는 경우

집에서 하는 화상 응급 처치 3단계

화재 현장처럼 급박한 상황에서 발생한 화상이 아니라면 아이를 병원으로 데리고 가기 전 집에서 하는 첫 조치가 더 중요합니다. 냉정하고 침착하게

다음의 순서대로 처치하고, 그 후에 병원으로 이동합니다.

1단계 처치: 화상의 원인 물질(불 등)을 아이에게서 떨어뜨립니다. 불이 붙은 옷을 입고 있다면 벗기지만, 억지로 벗기지는 않습니다.

2단계 처치: 흐르는 미지근한(10~25℃) 물에 10~15분 정도(최소 5분, 최대 30분) 화상 부위를 식힙니다. 부위가 넓다면 미지근한 물에 담그는 것도 좋습니다. 이때 너무 차가운 물이나 얼음은 오히려 피부 조직을 손상시킬 수 있으니 주의합니다. 화학물질이 옷 위에 떨어져서 화상을 입었다면 옷을 입은 채 미지근한 물에 담급니다.

3단계 처치: 화상 부위를 깨끗한 마른 수건이나 밴드 등으로 감싸줍니다. 손가락이나 발가락 부위의 화상이라면 깨끗한 거즈 등을 손가락과 발가락 사이에 끼워서 분리시키는 것이 좋습니다.

4단계 처치: 파상풍 접종을 완료하지 않았다면 화상 처치 후 의사와 상의해서 접종합니다. 손상된 피부로 '파상풍균'이 들어올 가능성이 있기 때문입니다.

✿ NO! 화상을 입었을 때 이건 하지 마세요 ✿

민간요법 중에는 화상 상처에 간장이나 된장, 밀가루 반죽을 바르거나 술을 뿌리는 방법이 있지만 추천하지 않습니다. 그렇게 하면 손상된 피부로 감염이 진행될 수 있고, 알코올 성분이 아이의 몸에 흡수되어 알코올 중독의 위험성도 있습니다.

의사의 지시 없이 항생제 연고나 스테로이드 연고, 로션 등도 발라서는 안 됩니다. 물론 병원을 바로 방문할 수 없는 상황이거나 화상이 확실하다면 항생제 연고를 사용해도 좋습니다. 그러나 연고를 바르고 병원을 방문한다면 상처 부위를 제대로 확인하기 곤란할 수 있습니다. 이 외에 스테로이드 연고는 상처를 악화시킬 수 있으니 사용하지 않습니다.

바셀린이나 알로에 베라는 도움이 될 수 있다고 하지만 적극 추천하지는 않습니다. 이 역시 상처 부위를 확인하는 데 방해가 될 수 있으니 병원을 바로 방문할 수 없을 경우에만 사용합니다.

유독성 물질이나 유독 가스가 옷이나 피부에 닿은 경우의 처치법

유독성 물질이 닿은 옷을 벗기고(벗기기 어렵다면 옷 위로) 흐르는 미지근한 물로 피부를 15~20분간 씻은 뒤 병원으로 향합니다. 다만 화학물질의 성분에 따라 물과 접촉했을 때 침전 반응이나 과민 반응을 일으킬 수 있으니 다량의 물을 해당 부위에 붓기보다는 처음에는 소량씩 뿌려보아서 반응을 확인한 뒤에 처치합니다.

유독성 물질이 눈에 닿은 경우: 눈을 비비지 않게 주의시킨 뒤에 한 사람은 붙잡고, 다른 사람은 아이의 눈을 뜨게 해서 씻깁니다.

유독 가스를 마신 경우: 빨리 환기가 잘되는 곳으로 이동해서 신선한 공기를 마시게 하고, 병원으로 이동하면서도 신선한 공기를 마시게 합니다.

화상 예방법

조금만 신경을 쓰면 화상은 충분히 예방할 수 있습니다.

- 주방에서 요리를 할 때는 아이를 안지 않는다.
- 불이 붙을 수 있는 긴 소매 옷은 요리할 때 가능한 입지 않는다.
- 가스레인지 위에 냄비를 둘 경우 손잡이는 항상 뒤쪽을 향하게 해서 잠시 자리를 비운 사이에 아이가 만지는 일이 없게 한다.
- 주방에서 뜨거운 음료나 국물을 운반할 때는 항상 아이의 위치를 확인한 뒤 아이를 피해 옮긴다.
- 아이를 무릎에 앉힌 상태에서는 뜨거운 음료나 국물을 마시지 않는다.
- 식탁보를 사용하지 않는다. 아이가 식탁보 끝을 잡고 당기면 식탁보 위

Part 2

아이가 열이 나요

아이의 복통

아이의 호흡기

피부 및 전염병

아이가 다쳤어요

의 뜨거운 음식을 엎지를 수 있다.

- 가스레인지, 스토브, 화로 주위에는 아이들이 접근하지 못하도록 한다.
- 전자레인지로 우유를 데우지 않는다. 전자레인지로는 음식이 불균형하게 데워지기 때문에 아이의 혀에 화상을 입을 수 있다.
- 아이들의 목욕물은 49℃ 이하로 유지한다. 목욕시키기 전에 팔등에 물을 떨어뜨려서 온도를 미리 확인한다.
- 목욕 도중에 자리를 비우지 않는다. 얕은 물에도 익사의 위험이 있지만, 아이가 온수 밸브를 만져서 화상을 입을 수도 있다.
- 전기로 된 주방 기구나 프라이팬은 긴 코드를 쓰지 않는다.
- 난방기구 근처에서는 보행기를 사용하지 않는다.
- 전기밥솥, 커피포트, 주전자 등 뜨거운 증기가 배출되는 주방기구는 아이의 손이 닿을 수 없는 높이에서 사용한다.
- 온수 매트나 전기장판은 지속적으로 높은(아주 뜨겁지 않은) 온도에 노출되어 저온 화상이 생길 수 있어 아이에게 위험하다.

⋮ 화재가 나더라도 우왕좌왕하지 마세요

집 안에서 일어날 수 있는 안전사고 중 가장 위험한 사고가 화재입니다. 미국의 경우에는 만 5세 이하의 아이들이 집에 있을 때 벌어지는 안전사고에 의한 사망 원인 중 1위가 화재이며, 매년 만 9세 이하의 어린이 1,000명이 집 안의 화재로 사망한다고 알려져 있습니다.

화재가 발생하면 워낙 상황이 급박하므로 우왕좌왕하기 일쑤인데, 평소에 화재가 났을 때의 상황에서 어떻게 대처할지를 수시로 연습해두면 비교적 차분하게 대응할 수 있습니다.

Part 2

아이가 열이 나요

아이의 복통

아이의 호흡기

피부 및 전염병

아이가 다쳤어요

자신의 몸에 불이 붙었을 때

멈추고(Stop), 즉시 바닥에 눕고(Drop), 손으로 얼굴을 가리고 굴러서(Roll) 몸에 붙은 불길을 줄입니다. 그다음엔 119에 구조 요청을 합니다.

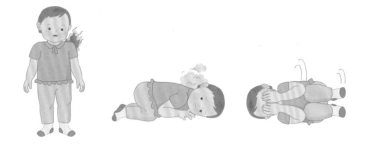

· 몸에 불이 붙었을 때 ·

다른 사람의 몸에 불이 붙었다면

외투나 타월 등 두꺼운 천으로 몸을 덮어서 불길을 줄인 뒤 물을 뿌리고 119에 구조 요청을 합니다. 불이 붙었던 옷은 억지로 벗기지 않습니다.

숨을 쉬는지 확인해서 숨을 쉬지 않는다면 심폐소생술을 실시합니다. 손발에 불이 붙었다면 손가락, 발가락 사이마다 건조하고 깨끗한 거즈를 끼워 분리시키고, 119가 오는 동안 화상 입은 신체 부위는 심장보다 높게 올립니다.

인명 피해가 없으면 대피하기

화재가 발생하고 피해를 입지 않았다면 안전한 장소로 대피해야 합니다. 이에 대해서는 평소에 아이들의 눈높이에 맞춰 반복적으로 가르쳐주면 위급 상황에서 대처하기가 비교적 수월합니다.

자세 낮추기: 화재 시에는 불 자체보다는 연기가 더 위험합니다. 연기를 피하기 위해서는 반드시 출구까지 기어서라도 가야 합니다. 아이들에게는 개나 고양이처럼 네발로 기어서 출구까지 가야 한다고 알려줍니다.

문을 열기 전에 문틈 살피기: 방문이 닫혀 있다면 화재 시 성급히 문을 열어선 안 됩니다. 만약 문틈으로 연기가 새어 들어오면 문을 열지 말고 창문 쪽으로 가서 도움을 요청합니다.

손가락 끝으로 문고리 만져보기: 문틈으로 연기가 새어 들어오지 않는다면 문고리를 만져봅니다. 문고리가 따뜻하다면 역시 문을 열지 말고 창문으로 가서 도움을 요청합니다. 만약 문고리가 차갑다면 천천히 문을 엽니다.

절대로 뒤돌아보지 않기: 이것은 아이들에게 제일 중요한 행동 지침입니다. 아이들은 화재가 난 상황에서도 아끼는 장난감이나 인형, 애완동물을 구하려고 화재 현장으로 다시 들어가곤 합니다. 하지만 위험에 빠질 수 있으니 아이들에게 화재 현장에서 가능한 빨리 벗어나고 절대 되돌아가지 말라고 일러두어야 합니다.

화재 예방하기

가정에서 다음과 같은 안전 수칙을 지키면 화재를 예방할 수 있습니다.

- 전기 콘센트에 과다하게 많은 전기 제품을 동시에 꽂지 말고, 가능하면 각 콘센트별로 on/off 스위치가 있는 콘센트를 사용한다.
- 스탠드나 야간 조명등을 침대보, 천, 옷 등으로 덮어두지 않는다. 조명등에 의해 데워진 천에 불이 날 수 있다.
- 전기난로나 히터 주위에는 침대보, 천, 옷, 수건 등을 놓지 않는다.
- 아이가 주방에서 요리를 하거나 불을 이용한 미술도구나 전기기구로 실

험을 할 때는 반드시 어른이 옆에 있어야 한다.

- 아이들의 잠옷은 내연제flame-retardant 표시가 있는 것을 구입한다.
- 담배꽁초, 쓰다 남은 초, 성냥, 라이터 등은 아이들의 손이 닿지 않는 곳에 보관한다.
- 양탄자 밑에 전기선이 포함된 물건을 보관하지 않는다.
- 불꽃이 튀거나, 이상한 냄새가 나거나, 금방 과열이 되는 전열기는 반드시 전문가의 점검을 받은 뒤 사용한다.
- 연기 탐지기를 주기적으로 점검한다. 집 안의 연기 탐지기는 한 달에 한 번은 점검하고, 6개월마다 배터리를 교환하고, 10년에 한 번은 교체한다.
- 소화기를 준비하고 평소 사용법을 숙지한다. 각 건물의 층마다 최소 1개씩 준비하고, 주방, 지하실, 차고 등에도 반드시 1개씩 둔다.

감전 사고 시에는 응급실로 가요

아이가 전선줄을 씹은 경우 입가에 약간의 상처 말고는 아무런 상처도 없는 것처럼 보일 수 있습니다. 그러나 감전 사고는 겉으로는 특별한 문제가 없어 보여도 내부 장기는 치명적인 손상을 입었을 가능성이 있으니 우선 구급차를 불러서 병원으로 가는 것이 좋습니다.

구급차가 올 때까지 할 일

감전 사고를 당한 아이에게 접근하려면 우선 전원부터 꺼야 합니다. 그렇지 않으면 구조자도 감전될 수 있습니다.

Part 2

아이가 열이 나요

아이의 복통

아이의 호흡기

피부 및 전염병

아이가 다쳤어요

- 집 안의 전기 전원을 내린다. 이때 반드시 손에 물기가 없어야 하고, 젖은 물건이나 금속 제품은 감전의 위험이 있으니 만지지 않는다.
- 전원을 끄기가 어렵다면 널빤지나 빗자루 같은 마른 물체를 이용해서 아이를 전원에서 떼어놓는다. 이때 어른도 플라스틱이나 고무와 같은 절연체 위에 서 있는 것이 안전하다.
- 전원이 제거되면 플러그를 잡아당기거나 스위치를 끄고, 아이가 숨은 쉬는지 맥박이 뛰는지 확인한다. 필요하면 심폐소생술을 시행한다.
- 헐렁하고 마른 옷가지로 화상 부위를 덮어준다.
- 위의 5가지 처치를 한 후에는 반드시 병원 응급실로 아이를 데려간다.

감전 사고 예방법

감전 사고는 언제나 일어날 수 있는 일입니다. 아이뿐만 아니라 온 가족의 안전을 위해서 다음의 예방 지침을 숙지하기 바랍니다.

- 사용하지 않는 전기 콘센트는 안전 캡을 씌워놓는다.
- 쓰지 않는 주방기구나 헤어드라이어 같은 전열기구는 반드시 전기 코드를 뽑아둔다.
- 아이들은 무엇인가를 잘 입에 갖다 대니 집 안에 절연되지 않은 전기선이 있는지 꼭 점검한다.
- 복잡하게 얽혀 있거나 길게 늘어진 전선은 집게 등으로 정리한다.
- 텔레비전이나 오디오와 같은 각종 전자 제품의 전선이나 플러그는 아이들의 손이 쉽게 닿을 수 없도록 벽에 설치한다.
- 전기로 작동되는 장난감은 헤진 곳은 없는지, 작동 중에 불꽃이 튀지는 않는지, 지나치게 뜨거워지지는 않는지, 타는 냄새와 같이 이상한 냄새가

나지 않는지 주기적으로 점검한다.

- 크리스마스트리처럼 가끔 사용하는 물건을 다시 사용할 때는 역시 전열화가 되지 않은 부위는 없는지, 지나치게 선이 얽힌 곳은 없는지, 깨진 전구나 조각은 없는지를 전원을 연결하기 전에 확인한다.

- 너무 많은 어댑터를 사용하면 전선에 과부하가 걸려서 화재가 발생할 수 있으니 1개의 콘센트에 너무 많은 플러그를 꽂지 않는다.

- 전기 기구가 닿을 수 있는 곳에서는 물을 사용하지 말고, 아이가 목욕 후나 손에 물이 젖어 있을 때는 더욱 전기기구나 콘센트 주위로 접근하지 못하도록 한다.

- 집 안의 전원이 꺼지는 등의 전선 이상이 자주 발생한다면 반드시 전기 기술자를 불러서 이상이 없는지 확인한다.

--------------------------- ☆ ---------------------------

✿ 평소에 화재 예방 훈련을 해요 ✿

화재 예방 행동 지침은 모든 가족 구성원이 모여 1년에 2회 정도 훈련을 통해 숙지합니다. 아이의 나이가 만 5세 이상이라면 반드시 훈련에 동참시킵니다.

집이나 아파트의 모든 길, 특히 비상구를 직접 확인합니다. 각 방에서 출구까지의 길을 아이 손을 잡고 같이 걸어보고 창문, 출입구, 발코니, 현관, 그리고 집 주변의 모임 장소 등을 같이 확인합니다.

아이들에게는, 불이 났을 때 옷장이나 침대 밑으로 숨기보다는 창문 쪽으로 가서 도움을 청하는 것이 좋다고 알려줍니다. 만약 아파트에서 살고 있다면 반드시 비상구로 탈출해야 하며, 엘리베이터를 이용해서는 안 된다는 사실 역시 강조해 말해줍니다.

집 안에서 탈출한 뒤에 가족이 만날 장소를 미리 정해둡니다. 간혹 불이 난 현장에서 가족이 빠져나왔음에도 불구하고, 집 안에 남아 있는 가족을 구하러 다시 화재 현장으로 들어가는 경우도 있습니다.

--------------------------- ☆ ---------------------------

Part 2

아이가 열이 나요

아이의 복통

아이의 호흡기

피부 및 전염병

아이가 다쳤어요

PART 3

신생아
이야기

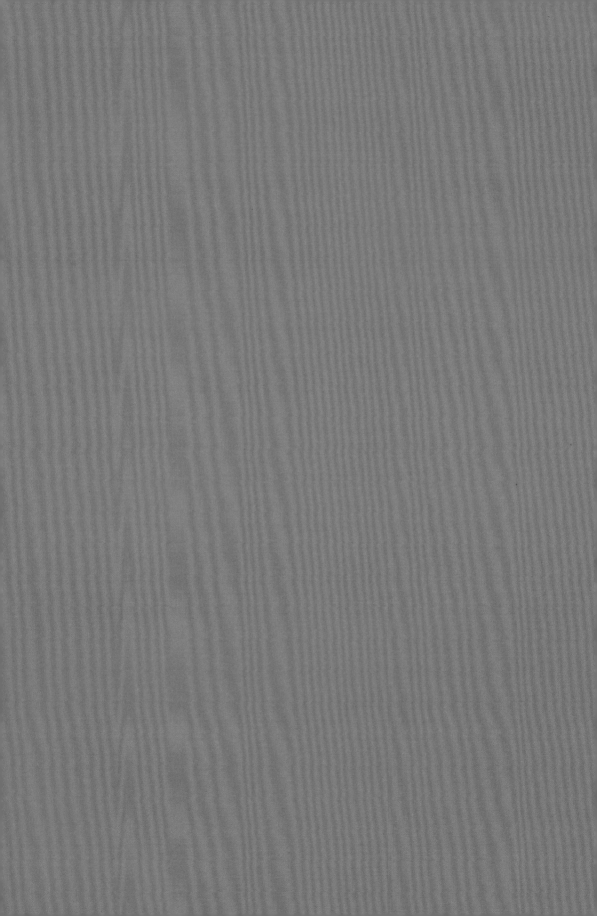

11장

신생아 상식사전

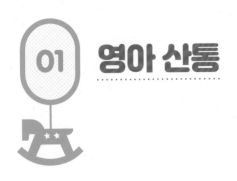

01 영아 산통

도대체 왜 이렇게 우는 걸까요?

갓 태어난 아이가 자지러지게 울기 시작하면 부모로서 겪는 첫 시련과 맞닥뜨렸다고 보면 됩니다. 신생아들이 울거나 보채는 가장 흔한 원인은 배가 고프거나, 기저귀가 젖어서 몸이 불편하거나, 시끄러운 소음과 같이 감당하기 힘든 자극이 한꺼번에 들어오거나, 너무 이불로 꽁꽁 싸두어 답답해서입니다. 이렇듯 아이가 우는 원인이 주변에 있는데, 부모는 울음소리에 당황해 그 원인을 보지 못하고 우왕좌왕하게 됩니다.

그런데 이런 원인이 있어서도 아니고, 울음이 그친 뒤에 잘 놀다가 비슷한 시간이 되면 다시 자지러지게 울기 시작해 어떻게 달래도 울음을 그치지 않을 때가 있습니다. 특히 생후 2~6주 사이에 그런 일이 생기는데, 이를 '영아 산통'이라고 합니다.

영아 산통의 진단 기준 1: 이유 없이 울 때

영아 산통은 아이가 자지러지게 우는 명확한 병적 원인이 발견되지 않을 때 붙일 수 있는 진단명입니다. 태어난 아이의 약 10%에서 나타나며, 대개 생후 2주에 시작돼 생후 6주에 가장 많이 나타나고 생후 2~3개월이면 사라집니다. 생후 4개월 이후에도 나타난다면 영아 산통이 아닌 다른 질병의 증상일 수 있습니다.

다만 미숙아의 경우 빨리 태어난 만큼 영아 산통이 늦게 나타날 수 있어서 생후 2~3개월에 증상이 나타나 생후 4개월이 지나도 증상이 남아 있을 수 있습니다. 미숙아의 경우는 출생 예정일을 기준으로 판단하는 것이 좋습니다.

영아 산통의 진단 기준 2 : 거의 매일 비슷한 시간대에 울 때

울음이 달래지지 않는다고 해서 모두 영아 산통이라고 부르지 않습니다. 배고픔이나 기저귀 문제, 과도한 자극처럼 분명한 원인이 있다면 영아 산통이 아니며, 알 수 없는 이유로 건강한 아이가 반복적으로 비슷한 시간대에 그치지 않는 울음을 우는 경우만 영아 산통이라고 합니다. 이때의 울음소리는 약하거나 힘이 없는 것이 아니라 아주 우렁찹니다.

흔히 영아 산통은 하루 중 흔히 늦은 오후나 저녁에 예측할 수 있는 시간대에 갑자기 나타납니다. 그래서 영아 산통을 시간으로 정의하기도 하는데, 아무리 달래도 1~2시간 이상 그치지 않고 자지러지게 우는 시간이 하루에 총 3시간 이상일 때, 이런 상태가 최소 일주일에 3일 이상, 3주 이상 지속될 때를 말합니다.

✿ 영아 산통의 원인으로 추정되는 것들 ✿

영아 산통의 원인에 대해서는 명확히 밝혀진 바는 없고, 여러 가지 원인이 추정될 뿐입니다. 다음은 아이들이 보채는 원인에 대해서 현재까지 밝혀진 원인입니다.

- 과식해서
- 배고파서
- 아이가 두려움, 놀람, 흥분의 감정을 느껴서
- 우유에 대한 유당불내성 혹은 우유 단백질 알레르기가 있어서
- 소화기 미숙으로 갑작스럽게 장 근육이 수축해서
- 위로 내려왔던 음식물이 식도로 역류해서
- 장내 가스가 증가해서
- 신생아의 호르몬에 변화가 생겨서
- 모유 수유하는 엄마의 식사 내용물 때문에
- 아이의 예민한 성격 때문에
- 엄마의 불안한 성격, 산후 우울증 때문에
- 아이를 수유하거나 달래는 방식 때문에

영아 산통이 있을 때의 특징

영아 산통이 있을 때 아이들은 특이한 자세를 취합니다. 주먹은 꼭 쥐고, 배 근육이 단단해지며, 팔과 다리는 배 쪽으로 오므리고 있어서 혹시 배가 아픈 것은 아닌지 의심이 들 정도입니다. 물론 배가 아픈 것도 영아 산통의 원인일 수 있지만, 다른 원인 때문에 울 때도 복부 근육을 사용하고 팔다리는 오므리는 경향이 있습니다.

영아 산통은 아이의 예민한 성격 때문

영아 산통이 나타나면 많은 부모가 육아가 서투른 자신을 자책하는데, 사실 영아 산통은 그런 이유로 나타나지 않습니다. 첫째 아이이든 둘째 아이이든, 남자 아이이든 여자 아이이든, 모유 수유아든 분유 수유아든 관련이 없습니다. 오히려 영아 산통은 예민한 성격과 연관이 있습니다. 그러니 아이를 잘 달래지 못한다고 자책할 필요가 없습니다. 의사가 건강상 문제가 없다고 진단했다면 늦어도 생후 4개월 이후에는 영아 산통이 사라질 것이니 안심하기 바랍니다. 다만 부모의 노력이나 방법에 따라 아이가 어느 정도 잘 달래질 수는 있습니다.

⠿ 이럴 때는 병원에 가세요

평소에 잘 노는 생후 3~4개월 미만의 아이가 영아 산통으로 어쩌다 자지러지게 울어도 특별히 조치를 할 필요는 없습니다. 하지만 다음과 같은 경우라면 탈장, 위식도 역류, 장중첩증 등의 가능성이 있으니 병원에서 진찰을 받아야 합니다.

빨리 병원에 가야 하는 경우

• 아이가 전혀 달래지지 않고 지속적으로 2시간 이상 울 때
• 생후 1개월이 안 된 아이가 아파 보이면서 지속적으로 울 때
• 아이의 울음소리가 힘이 없고, 목소리가 나오지 않는 것처럼 들릴 때
• 아이가 높은 곳에서 떨어진 직후이거나, 상처가 생겼거나, 지나치게 아이

를 흔들어준 뒤 자지러지는 울음이 그치지 않을 때

• 열, 심한 구토, 설사, 혈변 등의 증상이 나타날 때

울음이 그친 뒤라도 병원에 가야 하는 경우

• 아이를 달랠 방법을 도저히 찾을 수 없을 때
• 건강상 문제가 있어서 우는 건 아닌지 확인하고 싶을 때
• 만삭아의 경우 생후 4개월 이후에도 증상이 계속될 때
• 미숙아의 경우 원래 출생 예정일에서 4개월이 지나도 증상이 계속될 때
• 아이의 몸무게가 잘 늘지 않고, 잘 먹으려고 하지 않을 때

⋮ 먹는 것에 변화를 줘요

아이가 자지러지게 우는 이유 중에는 배고픔이 가장 흔하지만, 아이가 울 때마다 수유를 할 필요는 없습니다. 위에서 음식물을 소화하는 데는 대개 2시간 정도 걸리기 때문에 수유한 지 2시간이 아직 안 됐다면 다른 원인이 있다고 봐야 합니다.

모유 수유 중이라면 엄마의 식사를 바꿔보기

만약 모유 수유 중에 아이가 울면 당황해서 수유하던 가슴을 바꾸는데, 그렇게 하면 아이가 더 자극을 받으니 수유하는 가슴은 바꾸지 않는 게 좋습니다. 다만 엄마가 평소에 먹는 음식 중에서 아이를 자극시킬 만한 것이 있다면 당분간은 자제해봅니다. 커피, 초콜릿, 유제품 등이 대표적인데 카페인이 들

어 있는 커피, 녹차, 콜라는 하루에 2잔 이상은 마시지 않기를 추천합니다. 양배추나 브로콜리 같은 채소와 우유도 일주일 정도 끊어보는 것이 모유 수유 중에 아이가 우는 이유를 찾는 데 도움이 될 수 있습니다.

분유 수유 중이라면 분유를 바꿔보기

분유 수유를 하는데 아이가 설사, 구토, 피부 발진 등의 증상이 있거나 가족 중에 우유 알레르기가 있는 사람이 있다면 우유 단백질에 대한 알레르기 반응 때문에 아이가 보챌 수 있습니다. 이런 경우라면 의사와 상의 후에 일주일 정도 콩 분유나 알레르기 분유인 단백가수분해 분유로 바꿔보는 것이 좋습니다. 만약 분유를 바꾸고 증상이 좋아졌다면 우유 알레르기가 있다는 의미이니 앞으로 분유를 바꿔서 먹여야 할지 의사와 상의합니다.

수유 양을 줄이고 횟수를 늘려보기

수유 도중 공기를 많이 마셔서 위에 가스가 차서 보채는 경우도 자주 있습니다. 이런 경우라면 평소 한 번에 먹는 양을 여러 번으로 나누어서 먹여봅니다. 수유 시에는 아이를 세워서 먹이고, 수유 중에 5~10분 간격으로 트림을 시키는 것이 도움이 될 수 있습니다.

: 영아 산통 중인 아이에게 이렇게 하면 안 돼요

기응환 먹이지 않기

기응환은 과거에 특별한 약이 없었을 때 이 증상 저 증상에 두루뭉술하게 처방했던 진정제, 수면제와 같은 약입니다. 지금처럼 의학이 발달하고 증상별로 약이 개발된 상황에서는 그 효용가치가 없다고 할 수 있습니다.

　　사실 기응환을 먹고 지나치게 진정되어서 '장 마비' 증상으로 응급실에 오는 아이들이 많습니다. 기응환이 아이의 상태를 일시적으로 진정시킬 수 있지만 아이가 우는 근본 원인을 해결해줄 수는 없습니다. 외국에서도 기응환과 유사하게 장운동을 느리게 하는 항콜린성 약이 있는데, 이 약을 복용하고 변비나 열 등의 부작용을 겪는 아이들이 빈번하다고 합니다. 아이가 자주 보챈다고 의사가 이런 약들을 처방하지는 않겠지만, 의사의 지시 없이 임의로 이런 약을 복용해서는 절대 안 됩니다.

달랠 때 세게 흔들지 않기

아이가 보챌 때 안고 살살 달래는 것은 좋지만, 머리가 흔들릴 정도로 세게 흔드는 것은 위험합니다. 아이의 머리가 많이 흔들리면 두뇌가 손상을 입는 '흔들린 아이 증후군'이 생길 수 있습니다.

우는 아이를 달래는 여러 가지 비법들
- 뜨겁지 않은, 아이의 체온 정도의 따뜻한 물을 여러 번에 나누어서 준다.
- 흔들의자나 요람에 앉히고 달랜다.
- 천천히 아이를 안고 살살 흔들어준다.
- 얇은 이불로 감싼다. 이때 다리는 자유롭게 해준다.

- 아이를 카시트에 태워서 드라이브를 하거나 유모차에 태워서 외출을 한다.
- 따뜻한(약간 미지근한) 물로 목욕을 시킨다.
- 아이의 배를 부드럽게 문질러준다.
- 공갈젖꼭지를 물려준다.
- 자장가나 동요를 조용한 목소리로 들려준다.
- 백색소음(일정한 톤의 일상생활 배경음)을 들려준다. 청소기나 헤어드라이어 작동 소리, 부엌의 팬이나 선풍기 돌아가는 소리, 조용한 음악 소리가 대표적인 백색소음이다. 잠이 들고 나서는 배경 소리로 자연의 소리를 계속 들려주는 것도 좋다.
- 조명을 약하게 켠다.
- 약간 진동하는 세탁기나 식기 건조기 위에 아이를 안전하게 올려놓아본다.
- 전화기나 초인종 코드를 뽑아놓는다. 핸드폰 벨 소리는 진동으로 바꾸는 등 자극적인 소리를 아이 주변에서 없앤다.
- 아이를 세워서 앉고 등을 쓰다듬으며 트림을 시킨다.
- 체온계(수은체온계는 제외)나 플라스틱 면봉에 바셀린을 바른 뒤 항문 입구를 부드럽게 자극해서 가스 배출을 유도한다.

------------------------------ ✿ ------------------------------

✿ 울음을 달래준다고 아이 버릇이 나빠지지 않습니다 ✿

일부 부모들은 우는 아이를 매번 달래면 아이 버릇이 나빠진다고 걱정을 합니다. 그런데 생후 4개월이 안 된 아이가 울 때 달래주지 않는 것은 좋은 방법이 아닙니다.

우는데 아무도 달래주지 않으면 아이는 자신의 유일한 보호자라고 여기는 부모로부터 버림을 받았다고 느끼고 불안한 마음에 더 자주 힘차게 울며, 이런 일이 반복되면 건강한 정서 형성에 도움이 되지 않습니다. 울음이 그치지 않는 아이를 안고 달래는 것은 어려운 일이지만, 아이가 편안하게 울음을 그칠 수 있도록 부모로서 노력은 해야 합니다.

------------------------------ ✿ ------------------------------

⋮ 주양육자에게 휴식이 필요합니다

근무 환경이 좋지 못한 직장도 하루에 2~3차례 교대를 하며 노동의 질을 유지합니다. 이것과 비교할 때 밤낮을 가리지 않고 아이를 돌보는 일은 분명 두세 사람 이상이 맡을 일을 혼자 하는 것과 같다고 볼 수 있습니다. 그 영향으로 주양육자가 피곤하고 지치면 결국 돌봄의 질이 저하됩니다.

주양육자는 일주일에 2~3일은 충분히 쉬어야 합니다. 저녁에 퇴근하는 배우자가 육아를 교대하거나, 가끔 친척이나 친지에게 도움을 요청해 쉬는 날을 만듭니다. 육아의 스트레스를 풀 수 있는 친구나 취미를 만드는 것은 주양육자의 정신 건강을 위해 중요하며, 아이들을 제대로 돌보는 데 필수 조건입니다.

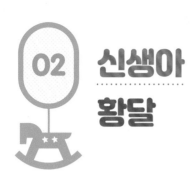

02 신생아 황달

: 아이 피부가 노래요

신생아 황달, 즉 아이의 피부가 노랗게 변하면 간 기능에 문제가 있는 것은 아닌지 걱정하게 됩니다. 그러나 신생아 황달은 정상 신생아의 50%, 미숙아의 80%에 이를 정도로 비교적 흔한 증상입니다.

흔하지만 위험하지 않은 증상

만약 황달이 있는 아이가 흰색 변을 본다면 수술이 필요한 담도 폐쇄증을 의심하고 검사를 해볼 수 있지만, 이런 경우만 아니라면 대부분은 특별한 치료를 하지 않아도 저절로 좋아집니다. 심지어 최근에는 황달 증상을 일으키는 빌리루빈이 항산화물이 부족한 신생아를 보호한다는 주장도 제기되었습니다.

황달인지 알 수 있는 방법

특별한 질환 없이 신생아에게 나타나는 '생리적 황달'은 생후 2~3일이 지나서 나타나기 때문에 집이나 조리원에서 발견되는 경우가 많습니다. 흔히 아이의 피부가 오렌지색에 가까운 노란빛을 띠거나 눈의 흰자가 노랗게 변하는 것을 보고 판단할 수 있습니다. 물론 아이의 혈액을 채취해서 빌리루빈 수치를 측정하면 확실하겠지만, 아이의 피부가 노란 정도를 보고 대충 짐작할 수는 있습니다.

이때는 눈으로 대충 보는 것이 아니라 피부를 살며시 눌러보아야 하는데, 황달이 있다면 눌린 피부 밑으로 노란빛이 남아 있습니다. 원래 피부가 노란빛을 띠었다면 눌린 피부의 아래쪽은 하얗게 보입니다. 밝은 낮에 햇볕 아래에서나 환한 불빛 밑에서 확인을 해야 정확합니다.

황달이 진행되면 얼굴, 몸, 다리의 순서로 피부가 노랗게 변합니다. 얼굴에만 황달이 나타나면 황달 수치(빌리루빈 수치)가 5mg/dl, 배꼽까지 번질 때는 15mg/dl, 팔이나 다리까지 노랗다면 20mg/dl로 추정합니다. 만약 눈의 흰자위에도 노란빛이 많이 보인다면 황달 수치가 높다는 것을 의미하니 병원에 가서 진찰을 받아야 합니다. 생후 2~3주 이후에도 황달이 사라지지 않으면 병원에서 황달 수치를 확인합니다.

황달 수치는 피를 직접 뽑거나, 발끝의 말초 혈관에서 피를 뽑아 확인하는 것이 정확한데, 최근에는 피를 직접 뽑지 않고 알아보는 방법도 있습니다.

황달이 생기는 이유

피부를 노랗게 만드는 황달은 빌리루빈이라는 물질이 피부에 침착되어서 나타납니다. 빌리루빈은 혈액에서 산소를 운반하는 적혈구의 헤모글로빈이 파괴되면서 생기는데, 간으로 운반되어서 독성이 약한 성분으로 변화된 뒤에 소변이나 대변으로 빠져나갑니다. 이 과정에서 신생아들은 빌리루빈이 혈액에 많이 생기기 때문에 황달이 생기는 것입니다.

신생아들의 혈액에 빌리루빈이 많이 생기는 대표적인 원인은 신생아들의 헤모글로빈 수명이 70~90일로, 어른의 120일에 비해서 상대적으로 짧기 때문입니다. 많은 빌리루빈을 처리하는 간 기능이 아직은 미숙하기 때문에 우리 몸에 정체되는 일이 많아집니다. 하지만 원인이 되는 질환이 없다면 특별한 치료 없이 저절로 호전됩니다.

: 신생아 황달은 대부분 생리적 황달입니다

미숙아나 모유 수유를 하는 신생아에게 황달이 생기면 지속 기간이 좀 더 길거나 증상이 조금 더 심할 수 있습니다. 두혈종(출생 시에 머리에 피가 고여서 혹처럼 튀어 나온 것)이 있는 아이는 황달이 더 심할 수 있는데, 고였던 피가 서서히 몸에 흡수되면서 빌리루빈 농도가 높아지기 때문입니다. 하지만 이런 경우는 정상적인 범위에서의 변형으로, 특별한 치료 없이 기다리면 호전됩니다.

이처럼 특별한 원인 질환이 없어서 치료가 필요 없는 경우를 '생리적 황달'이라고 부릅니다. 신생아의 50%에서 나타나고, 대개 생후 2~3일에 시작해서 1~2주 이내에 사라집니다. 미숙아들은 생후 5~7일부터 나타나기 시작합니다.

조기 모유 수유 황달: 생리적 황달이 좀 더 과장된 경우

모유 수유를 하는 아이들은 수유 양이 충분하지 않을 때 생리적 황달이 좀 더 과장되어서 나타날 수 있습니다. 이를 '조기 모유 수유 황달'이라고 부릅니다. 부족한 수유 양 때문에 탈수에 빠지고 열량이 부족해지는 것이 원인입니다. 즉 체내 수분이 부족해 상대적으로 혈액 속의 빌리루빈 농도가 높아져서 생깁니다. 모유 수유아의 5~10%에서 나타납니다.

다음의 경우는 생리적 황달이 과장되어 나타날 수 있습니다.

- 임신 기간 37주 이전에 출생한 미숙아인 경우
- 부적절한 수유로 섭취 칼로리가 적어 탈수 현상이 있을 경우
- 가족이나 형제 중에 신생아 황달이 있었던 경우
- 옥시토신으로 유도 분만을 해서 태어난 경우
- 난산으로 인해서 머리에 혈종이 있는 경우
- 산모가 고령이거나 당뇨병이 있는 경우
- 모유 수유를 하는 경우
- 아시아 종족(한국, 일본, 중국)인 경우

⠿ 이렇게 하면 황달 증상을 완화할 수 있어요

황달은 빌리루빈 수치가 높아도 특별한 문제를 일으키지는 않습니다. 그러나 다음과 같은 방법들을 활용하면 증상을 완화할 수 있습니다.

생리적 황달 또는 조기 모유 수유 황달: 수유 횟수 늘리기

탈수로 인해서 황달이 심해지는 것을 막기 위해 더 자주 수유합니다. 모유수유를 한다면 하루 8~12회 정도로 자주 먹이고, 한 번에 오래 수유하는 것보다는 짧게 자주 수유합니다. 밤에도 4시간마다 수유를 하는 것이 도움이됩니다.

아이가 잘 안 먹어서 탈수가 걱정된다고 물이나 설탕물을 먹이는 것은 큰 도움이 되지 않습니다. 대부분의 빌리루빈은 대변을 통해서 배출되는데, 물을 마신다고 빌리루빈이 더 많이 몸밖으로 빠져나가지 않기 때문입니다. 오히려 물이나 설탕물 때문에 수유 양이 줄어서 황달이 심해질 수 있습니다. 또한 분유를 추가로 먹이는 것도 모유 수유 양을 줄일 수 있으니 피해야합니다.

몸 안의 빌리루빈은 대변으로 빠져나가기 때문에 변을 충분히 만들기위해 수유를 충분히 하는 것이 가장 중요합니다. 출생 후 24시간 이내에 변을 보지 않거나, 배변 횟수가 하루 1회 미만으로 적다면 변을 보도록 항문주위를 자극해주는 것도 도움이 될 수 있습니다.

모유 황달: 수유를 일시적으로 중단하기

황달이 생기면 모유를 중단해보라는 권유를 듣게 됩니다. 그러나 모유 수유를 중단하면 조기 모유 수유 황달이나 생리적 황달에서는 탈수가 심해져 오히려 증상을 악화시킬 수 있습니다.

그렇다면 이 조언은 잘못된 것일까요? 꼭 그렇지는 않습니다. 모유 내의 특정 성분이 원인인 '모유 황달'에서는 적절한 치료법입니다.

모유 황달이란 수유 양이 줄어들면서 생기는 조기 모유 수유 황달과 구분하기 위해 '후기 모유 황달'이라고 부릅니다. 모유 내의 특정 성분으로 인해서 빌리루빈의 배설이 떨어지거나, 일단 장으로 배설된 빌리루빈이 다시 흡수되는 일이 많아질 때 생깁니다. 대개는 생후 4~7일에 시작되어 길게는 3~10주 동안 지속됩니다. 모유 수유아의 1~2%에서 나타납니다.

모유 황달을 치료할 때는 모유를 중단하는 시도를 먼저 하는데, 대개 분유 수유로 1~2일 정도 바꾸면 황달은 현저하게 호전되고 다시 모유 수유를 하더라도 이전처럼 높은 수치까지 황달이 생기지는 않습니다. 다만 주의해야 할 것이 있습니다. 수유를 중단한 기간 동안 모유를 규칙적으로 짜두어야 이후 모유 수유를 다시 시작할 때 어려움이 없습니다.

일부 전문가들은 모유 황달이 아주 심하지 않으면 수유 중단을 적극적으로 추천하지 않습니다. 모유로 인한 황달이 의학적으로 문제가 되는 경우는 드문 데다, 단 1~2일만이라도 모유 수유를 중단하는 것으로도 이후에 모유 수유를 지속하는 데 어려움을 줄 수 있기 때문입니다.

⦂ 이럴 때는 병원에 갑니다

어떤 질병 때문에 황달이 심해지면 빨리 병원에 가서 진료를 받고 광선 치료나 교환수혈(유독 성분이 들어 있는 피를 빼내고 새로운 피를 수혈하는 것)을 시도해야 합니다. 황달 수치가 지나치게 높아지면 빌리루빈이 뇌에 침착되어서 청각 장애, 뇌성마비 등의 뇌 손상을 일으킬 수 있기 때문입니다.

황달 수치가 단기간 높아지는 것도 문제지만, 높지 않더라도 너무 오래 지속되어도 다른 질병이 있는 건 아닌지 살펴보아야 합니다. 특히 모유 수유아는 생후 3주, 분유 수유아는 생후 2주 후에도 황달이 사라지지 않으면 병원에서 진찰을 받아야 합니다. 또한 아이가 열이 있거나, 아파 보이거나,

체중이 늘지 않거나, 수유를 충분히 하지 못한다면(하루 소변 6회, 대변 3회 미만) 역시 진찰을 받아야 합니다.

출생 시 머리에 혹이 생긴 것과 같은 분만 손상이 있거나, 엄마의 혈액형이 O형 또는 Rh(-)형인 경우, 모유 수유를 하는 경우에는 황달이 오래 지속될 수 있습니다.

빨리 응급실로 가야 하는 경우

* 달랠 수 없을 만큼 고음으로 심하게 울며 보챌 때
* 몸을 활처럼 휘면서 뻗칠 때
* 몸이 뻣뻣해지거나 축 처질 때
* 눈동자의 움직임이 비정상적일 때

병원을 찾아야 하는 경우

* 생후 24시간 이내에 황달이 나타날 때
* 황달이 팔이나 다리까지 번질 때
* 37.8℃ 이상의 열이 있을 때
* 아이가 아파 보일 때: 지나치게 보채거나, 잠을 거의 안 자거나, 일어나기 힘들어할 때
* 생후 7일이 지났는데 황달이 더 심해질 때
* 생후 15일이 지났는데 황달이 사라지지 않을 때
* 체중이 충분히 늘지 않을 때
* 황달이 있는 신생아가 변을 하루 3회 미만으로 보거나, 소변을 6회 미만으로 볼 때

{ 황달 수치란? }

● **빌리루빈 수치와 황달 수치는 같은 말**

황달 수치란 혈액 중의 빌리루빈 수치를 의미합니다. 직접 혈관에서 채취하거나 발끝에서 얻은 약간의 혈액으로 검사할 수 있습니다. 최근에는 이마에 대면 수치가 산출되는 기계도 있는데, 간편하고 고통이 없지만 혈액 검사보다 부정확합니다.

혈액 검사로 나온 황달 수치가 아이의 출생 일수와 비교해서 높지 않다면 수유를 더 자주 하면서 집에서 지켜봅니다. 그러나 출생 일수에 비해서 수치가 지나치게 높거나 수치의 상승 속도가 지나치게 빠르면 광선 치료, 교환수혈 같은 특수 치료를 고려할 수 있습니다. 즉 정상적인 빌리루빈 수치가 $1mg/d\ell$ 이하인데, 아이의 수치가 $20mg/d\ell$에 가깝거나 1일 증가 속도가 $5mg/d\ell$ 이상이면 특수 치료를 고려합니다.

이러한 상황은 아이가 감염되거나, 혈액형 부적합증이 있거나, 극소 미숙아일 때나 생기는 극히 드문 경우이지만 지나치게 빌리루빈 농도가 높으면 심각한 합병증을 일으킬 수 있기 때문에 항상 조심해야 합니다.

● **황달 수치가 높을 때 하는 특수 치료: 광선 치료, 교환수혈**

광선 치료는 특수한 청색 빛, 흰색 빛, 녹색 빛을 이용해서 빌리루빈을 효과적으로 감소시키고 무해한 빌리루빈으로 변화시키는 치료법으로, 신생아실 인큐베이터 안에서 이루어집니다. 이때는 광선에 의한 눈의 손상을 막기 위해서 눈을 가리고, 광선이 피부의 빌리루빈에 직접 도달하는 것이 좋기 때문에 옷을 입히지 않습니다.

광선 치료를 하면 변이 묽어지거나, 체온이 변하거나, 탈수가 일어나는 등 여러 가지 부작용이 생길 수 있습니다. 집에서 형광등을 이용하시는 분들도 있는데 자칫 화상을 입히거나 심한 탈수로 진행되어서 황달이 심해질 수 있기 때문에 위험합니다. 그러나 햇볕이 드는 창가에 아이를 누이고 햇볕을 받게 하는 정도는 괜찮습니다. 원래 광선 치료는 같은 신생아실에서도 창가 쪽에 있던 아이들이 햇볕이 잘 들지 않는 쪽에 있던 아이들보다 황달이 더 빨리 사라진 사실에서 고안된 치료법입니다.

광선 치료를 하면 빌리루빈 수치는 감소합니다. 그런데 이 치료에 반응이 없거나, 적혈구가 깨지는 용혈성 혈액 질환으로 앞으로도 더 황달이 심해질 가능성이 많아 보이면 아예 피 전체를 교환하는 교환수혈을 시도합니다.

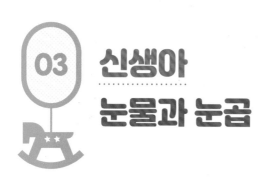

03 신생아 눈물과 눈곱

: 눈물관이 막힐 때 눈물과 눈곱이 낍니다

신생아의 눈에 눈물이 잘 고이거나 눈곱이 끼는 것은 비교적 흔한 일입니다. 정상 신생아의 5~20% 정도에서 나타나고, 90% 이상이 첫돌을 지나면서 자연스럽게 사라집니다. 큰 아이들에게 눈물이 흐르고 눈곱이 끼는 증상이 나타나면 결막염을 먼저 의심하겠지만, 생후 1개월이 안 된 신생아들에게서 이런 증상이 나타나면 눈물관이 막혔을 확률이 높습니다. 여기에 코막힘 증상까지 있으면 증상이 심해질 수 있습니다.

아이의 눈물관이 막혔다면 고인 눈물로 인해서 감염이 생기지 않도록 눈을 잘 관리해주어야 합니다. 만약 감염의 증거(결막 충혈, 눈 주위 부종, 노란 눈곱)가 있다면 항생제 안약을 병원에서 처방받아 사용하고, 마사지로 막힌 눈물관의 소통을 원활하게 해주어야 합니다.

눈물과 눈물관

각막을 깨끗하고 윤기 있게 만들고, 외부 감염에 저항할 수 있는 항체를 포함하고 있는 눈물은 눈 위쪽의 눈물샘에서 만들어져 2개의 조그만 구멍인 눈물 유두를 통해서 눈을 빠져나갑니다. 눈물 유두는 우리가 거울 앞에 서서 눈꺼풀 안쪽을 약간 뒤집으면 위와 아래에서 볼 수 있습니다. 이곳을 지난 눈물은 눈물 소관을 거쳐 눈물주머니에 모이고, 상대적으로 좁고 긴 길인 코 눈물관을 통해 코의 아래 비도(하비갑개)로 내려갑니다. 눈물관이 막히는 곳이 바로 이 '코 눈물관'입니다.

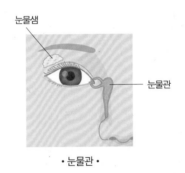

• 눈물관 •

눈물관 마사지

눈물관이 막혔다고 확인되면 막힌 눈물관을 손으로 마사지하거나 따뜻한 물수건으로 마사지하는 것이 도움이 됩니다. 이때 마사지하는 부위는 코허리 부위입니다. 일반적으로 추천하는 마사지 방법은 코 눈물관이 있는 위치인 안경 코걸이 닿는 부분을 강하게 아래로 누르거나 따뜻한 물수건으로 하루 6~7회 마사지하는 것입니다. 마사지 도중에 눈 안쪽이 충혈되고 부어올라서 눈물주머니의 감염이 의심되면 마사지를 중단하고 병원에서 진찰을 받아야 합니다.

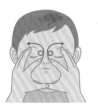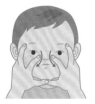

• 눈물관 마사지 •

: 이럴 때는 병원에 갑니다

눈물관이 막히는 것은 신생아들에겐 비교적 가볍고 흔한 증상이지만 '고인 곳은 썩기 마련이다'라는 말이 있듯이, 눈물이 배출되지 못하고 계속 고여 있으면 문제가 생길 수 있습니다. 특히 주로 막히는 부위인 코 눈물관 위쪽에 있는 눈물주머니에 염증이 생기기 쉽습니다.

눈물주머니에 염증이 생겨서 안쪽 눈꺼풀에 발적이 생기며 부풀어 오르거나 고름까지 나오면 감염이 있다고 판단합니다. 이로 인해 면역력이 미숙한 신생아들에서는 자칫 얼굴의 다른 부위로 감염이 번질 우려가 있는데, 상황이 이렇게까지 되면 빨리 병원으로 가서 항생제 치료를 받아야 합니다. 경우에 따라서는 입원 치료를 해야 할 수 있습니다.

병원에 가야 하는 경우

아이에게서 다음과 같은 증상이 보이면 바로 병원에 갑니다.

- 결막이 충혈되고 부어오를 때
- 눈썹의 안쪽 살갗에 빨갛게 덩어리가 생길 때

- 노란 분비물을 동반한 눈곱이 끼기 시작할 때
- 첫돌 이후에도 눈물이 지속적으로 흐를 때

병원에서의 처치법

아이의 눈물관이 막혀 있다고 의심되면 병원에서는 감염의 증거가 있는지 확인하고, 선천성 녹내장과 같은 질환이 증상의 원인은 아닌지도 알아봅니다. 그리고 최종적으로 형광색소를 눈에 넣어서 눈물관을 통해 배출되는지 알아보는 검사를 합니다.

첫돌 이전에는 안연고나 안약 처방

눈물관이 막혔다고 확인되어도 첫돌 이전에는 마사지를 하고 항생제 안약이나 연고로 치료하면서 기다리는 것이 일반적입니다. 이때 투여하는 항생제 안약은 감염만 치료할 뿐 막힌 눈물관을 뚫어주지는 못합니다. 그래서 감염이 치료되어도 매일 눈물관 주위를 마사지해주어야 합니다.

첫돌 이후에는 수술도 고려

첫돌이 지나서도 증상이 남아 있다면 수술을 고려합니다. 전신마취 후에 철사로 눈물관을 뚫고 다시 생리식염수를 통과시키는 시술을 하는데, 비교적 간단한 시술이며 약 10분 정도 소요됩니다.

첫돌 전후에 시술을 하면 85~95%의 성공률을 보이지만 이후에는 성공률이 줄어듭니다. 시술이 성공하더라도 1주일이 지나야 증상이 호전됩니다. 만약 철사로 뚫는 시술로도 증상이 반복되면 눈물관에 실리콘 튜브를 6개월간 삽입하는 시술을 합니다. 최근에는 풍선 카테터를 이용하는데, 카테터를 막힌 눈물관에 삽입한 후 처음에는 풍선을 90초간 부풀렸다가 가라앉히고 이후에는 60초간 2회 다시 부풀리는 시술을 시행합니다.

⋮ 눈물과 상관없이 눈곱이 낄 수 있어요

감기 증상이 있을 때

신생아들은 눈물이 고이기만 해도 눈곱이 생기지만, 감기 증상이 있으면 눈곱이 쉽게 낍니다. 앞서 설명했듯 눈물은 코의 아래 비도인 하비갑개로 배출되는데 감기 증상으로 코 점막, 특히 하비갑개 부위가 부어오르면 눈물이 잘 배출되지 않아서 눈물관이 막혔을 때와 같은 증상이 나타납니다. 또한 감기 바이러스가 결막염까지 일으키면 결막이 충혈되고 눈곱이 낍니다.

이처럼 감기 증상으로 눈곱이 낀다면 감기 치료와 함께 감염이 진행되지 않도록 항생제 안약을 넣는 치료도 이루어져야 합니다. 안약을 넣기 전에는 따뜻한 물에 적신 거즈로 눈곱을 제거하는 것이 도움이 됩니다.

✿ 비갑개란? ✿

코 점막 안에는 혈관과 점액선 조직이 모여 있어서 튀어나온 부위가 있는데, 이를 비갑개라고 합니다. 비갑개는 상비갑개, 중비갑개, 하비갑개로 나뉩니다. 비염 증상으로 혈관이 팽창하고 점액선 조직이 커지면 비갑개가 비대해지는데, 이것이 코막힘을 일으키는 주원인입니다.

눈썹이 눈을 자주 찌를 때

우리 눈은 외부의 먼지, 바이러스, 세균, 그 밖의 이물질에 항상 노출되어 있습니다. 눈썹과 눈꺼풀은 이처럼 소중한 눈을 보호하는 최전방의 역할을 맡고 있습니다. 눈을 깜박이면서 눈물로 각막을 촉촉하게 적셔주는 역할도 하는데, 이런 작용으로 눈물이 막을 형성하고, 이는 외부 자극으로부터 눈이 쉽게 손상되지 않게 도와줍니다.

그런데 일부 신생아들의 경우 눈썹과 눈꺼풀이 눈 안쪽으로 말려들어가서 눈썹이 눈을 찌르는 일이 있습니다. 신생아들의 눈썹은 큰 아이들의 눈썹에 비해 부드럽지 못한데, 그런 눈썹이 눈을 찌르면 각막 손상은 물론 2차적으로 세균 감염을 일으킬 수 있습니다.

눈썹이 눈을 찌르는 원인으로는 속눈썹 중 일부가 안쪽을 향해서 자라나는 첩모난생이 있고, 눈꺼풀 자체가 안구 쪽으로 말려들어서 속눈썹 전부가 각막을 찌르는 안검내반이 있습니다.

첩모난생의 경우 안쪽으로 자란 눈썹을 뽑고 안약으로 염증을 치료합니다. 첩모난생이 반복되고 그때마다 증상이 심하면 고주파, 레이저, 냉동 요법 등으로 속눈썹의 모근까지 파괴시켜야 합니다. 하지만 눈 안쪽으로 말려들어가는 눈썹이 많을 때는 쌍꺼풀 수술 같은 교정 수술을 할 수도 있습니다.

반면 안검내반은 속눈썹 전체를 다 뽑거나 파괴시키기는 어렵기 때문에 염증이 생길 때마다 안약으로 치료를 합니다. 그러다가 아이 얼굴 살이 어느 정도 빠져서 눈꺼풀이 젖혀지고 전신마취에 안전한 나이인 만 3~5세까지 증상이 계속되면 수술을 통해 교정합니다.

{ 아이 눈에 안약을 넣을 때 }

● **안약 및 안연고 넣는 법**

안약을 넣을 때는 안약을 넣는 사람이 손을 깨끗이 씻고 따뜻한 물에 적신 면봉이나 손수건 등으로 눈곱을 조심스럽게 제거하는 것이 중요합니다. 이때 도구는 눈마다 다른 것을 사용하고, 눈곱을 제거할 때는 코 쪽에서 바깥쪽 방향으로 하는 것이 좋습니다.

아이에게 안약을 넣을 때는 2명 이상의 어른이 필요합니다. 한 사람은 아이를 눕힌 상태에서 몸과 이마를 잡아 고정시키고, 다른 한 사람은 아이의 눈꺼풀을 열어서 눈꺼풀 아래쪽에 안약을 1~2방울 떨어뜨리거나, 안연고를 아래 눈꺼풀 안쪽에 짜 넣습니다. 이때 눈과 약병 팁의 거리는 2~3cm 정도가 적당하고, 안약은 코 쪽에 있는 눈물관으로 빠지기 때문에 눈 바깥쪽에서 코 쪽으로 흐르도록 넣는 것을 추천합니다.

안약을 넣을 때 아이가 눈을 뜨지 않으려고 하면 눈의 안쪽에 떨어뜨립니다. 그러면 아이가 눈을 뜰 때 안으로 흘러들어갑니다. 혹은 연고를 아래쪽 눈꺼풀 안쪽에 발라서 서서히 녹아서 안으로 흘러들어가게 하는 방법도 있습니다. 만약 아이가 협조할 수 있다면 안약을 넣은 뒤에 2분간 눈을 감으라고 하거나 눈을 깜박거리게 하는 것이 좋습니다.

다 넣은 뒤에 안약이나 안연고가 눈 밖으로 넘쳐 나온다면 깨끗한 거즈로 부드럽게 닦아줍니다. 안약이나 안연고의 팁 부분이 눈에 닿았다면 흐르는 물에 그 부위를 헹군 뒤 깨끗한 거즈로 닦고 말려서 보관합니다.

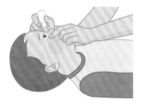

· 안약 넣는 법 ·

● 안약 및 안연고 사용법

아이들은 주로 안약을 사용하지만, 감염이 심하면 연고 제제를 사용합니다. 안약은 아이가 깨어 있는 동안에는 2시간 간격으로, 연고 제제는 효과가 오래 지속되어서 하루 4회 정도 투여하는 것이 일반적입니다.

투여 기간에 대해서는 여러 의견이 있는데, 아침에 일어났을 때 눈곱이 끼지 않는 상황이 이틀 연속 지속될 때까지는 사용하는 것이 좋습니다. 비록 증상이 빨리 없어지더라도 세균이 다 사라진 것은 아니기 때문에 최소 5~7일은 투여할 것을 권장합니다. 사용한 안약은 다음에 사용할 생각으로 남겨두지 말고 감염의 위험이 있으니 버리는 것이 좋습니다.

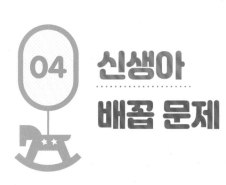

04 신생아 배꼽 문제

: 배꼽은 우리 아이 생명줄의 흔적이에요

사랑스런 우리 아이가 배 속에 있을 때 영양분과 산소를 공급한 유일한 경로가 '탯줄'입니다. 탯줄은 태아의 성장에 없어서는 안 될 생명줄로, 태아에게 영양을 공급하는 1개의 정맥과 노폐물을 배설하는 2개의 동맥, 그리고 이를 둘러싼 끈적끈적한 점성 결합 조직인 '와톤젤리'로 이루어져 있습니다.

생후 10~20일까지는 배꼽 관리가 중요

아이가 태어난 후 탯줄이 떨어져간 흔적이 바로 배꼽입니다. 태아에게 영양분과 산소를 공급하는 고마운 일을 하던 탯줄은 출생 후에는 쓸모없어지는 데다 오히려 감염원을 아이의 몸속으로 침투시킬 수 있는 안내자 역할을 할 수도 있기 때문에 분만한 엄마의 몸

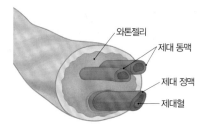

와톤젤리
제대 동맥
제대 정맥
제대혈

• 탯줄의 구조 •

에서 분리되고 최종적으로 아이의 몸에서 떨어져나갈 때까지는 조심스럽게
관리해야 합니다.

그러나 부모들이 걱정하는 것처럼 배꼽 부위의 염증이 아이의 내부 장
기에까지 침투해서 감염이 심각해지는 경우는 극히 드뭅니다. 그렇기에 생
후 1개월이 지난 아이들의 배꼽 주변 피부에 이상이 생기면 일반적인 피부
습진 증상처럼 관리해도 괜찮습니다. 그러나 생후 10~20일까지는 내부 장
기로 이어지는 혈관의 길이 완전히 막힌 것은 아니므로 주의해야 합니다.

⋮ 탯줄은 이렇게 관리해요

탯줄은 출산 직후에 아이의 울음소리가 들리면 잘라냅니다. 탯줄에는
신경이 없어서 마취를 하지 않고 가위로 잘라도 아이가 통증을 느끼지 않습
니다. 잘라내고 남은 조직들은 제대라고 부릅니다. 제대는 빨리 마르고 단단
해지면서 검은색으로 변하는데, 이것을 건조 괴저라고 합니다. 건조 괴저는
공기 중에 적절히 노출시켜주면 빨리 진행됩니다.

탯줄은 언제 떨어질까?

기존의 탯줄에 있던 혈관은 피가 통하지 않더라도 여러 날 남아 있습니다.
그러나 외부 감염균의 침투 경로가 될 수 있으니 탯줄이 떨어질 때까지는
관리를 해주는 것이 좋습니다.

출생 시에 탯줄에 장치한 클램프는 24~48시간 유지하고, 제대가 마르
고 더 이상의 출혈이 없다면 떼어냅니다. 제대가 떨어질 때까지 5~15일 정
도 걸리는데, 소독제를 오래 사용하거나 감염이 동반되면 길게는 3~4주까

지 걸릴 수 있습니다. 특히 소독제를 사용하면 주변 조직의 백혈구가 침투해 탯줄 조직을 소화시키기 때문에 탯줄이 분리되는 정상적인 회복 과정이 늦춰질 수 있습니다. 만약 1개월이 지나도 제대가 떨어지지 않으면 백혈구의 기능 이상이나 심한 세균성 감염이 원인일 수 있으니 병원에서 진료를 받아야 합니다.

제대가 완전히 아물기 전까지의 관리

제대가 떨어지고 완전히 아물기까지는 세심한 관리가 필요합니다. 이곳을 통한 감염은 드물지만, 혹시라도 감염이 되면 전신의 감염으로 이어질 가능성이 있기 때문입니다. 제대를 관리하는 2가지 중요한 원칙은 다음과 같습니다.

깨끗하게 유지하기

과거에는 기저귀를 갈 때마다 제대를 알코올로 소독해주었습니다. 그런데 최근의 연구 결과 자연스럽게 내버려두는 것이 더 빨리 회복된다고 합니다. 만약 지저분한 것이 제대에 묻었다면 비누와 물로 부드럽게 씻어낸 뒤 헤어드라이어의 약한 바람으로 말리는 것이 회복을 돕습니다.

공기 중에 잘 말리기

제대를 건조하게 유지하는 것도 중요합니다. 그러려면 제대의 밑동까지 공기에 노출시켜야 하는데 제대 밑으로 기저귀를 접어두고, 기저귀를 자주 갈아주어서 가급적 자극이 가지 않게 해줍니다. 더운 날에는 기저귀와 티셔츠만 입혀서 공기가 잘 통하게 하고, 제대가 완전히 떨어지기 전까지는 통목욕은 피하고 스펀지로 목욕시킵니다.

제대는 실처럼 달랑달랑 달려 있어도 잡아당기면 출혈이 심할 수 있으니 자연스럽게 떨어질 때까지 기다리는 것이 좋습니다.

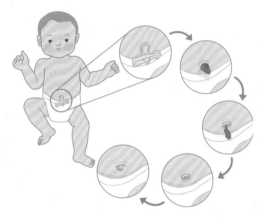

• 제대가 탈락하는 과정 •

제대에 감염이 의심되면

제대가 떨어지기 전에 진물이 나오는 등 감염이 의심되면 병원에서 진료를 보고 의사의 처방에 따라 알코올이나 항생제 연고 등을 사용할 수는 있습니다. 이때 소독약으로 알코올을 주로 사용합니다. 과거에는 '베타딘'을 많이 사용했지만 미숙아에게 사용하면 몸으로 흡수되어 갑상선기능저하증을 일으킬 우려가 있어서 이제는 사용하지 않습니다.

외국에서 안전하다고 판정된 소독약은 '삼중색소(triple dye)'와 '4% 클로로헥시딘'이 있지만 삼중색소는 국내에서 사용되지 않고, 클로로헥시딘은 시중에서 구하기 힘든 상황입니다. 그래서 우리나라에서는 효과 면에서 논란은 있으나 쉽게 구할 수 있는 알코올을 사용합니다. 알코올도 하루 1회 정도 면봉에 묻혀서 이물질을 제거하는 목적으로만 사용해야 합니다.

: 이럴 때는 병원에 가야 해요

제대가 떨어지는 생후 2~3주경에는 배꼽 주위에 약간의 진물이 나와서 작은 딱지가 생길 수 있고, 배꼽이 떨어진 후에 약간의 피가 묻어나올 수 있습니다. 이 정도는 흔히 있는 일입니다. 또한 아이가 울 때 배의 압력이 높아져서 배꼽이 약간 튀어나와 보이는 정도도 정상적인 일입니다. 하지만 다음의 경우라면 병원에서 진찰을 받아야 합니다.

- 배꼽이나 그 주변 피부에서 출혈이 지속될 때
- 배꼽 주위가 부어오르거나 발적이 생겼을 때
- 누런색이나 흰색의 진물이 계속 흘러나올 때
- 배꼽 주변에서 고약한 냄새가 날 때
- 배꼽 주변을 만지면 아이가 아파할 때: 알코올로 소독 시 알코올이 차가워서 보채는 것은 정상적인 반응이지만, 손가락으로 부드럽게 만졌는데 보채면 문제가 있는 것이다.
- 아이가 울지 않을 때도 배꼽이 지나치게 튀어나와 보일 때
- 튀어나온 배꼽에서 소변이나 대변과 유사한 물질이 나올 때

: 제대 탈락 후 이런 질환이 생길 수 있어요

제대가 떨어지면 배꼽이 깔끔하게 유지될 줄 알았는데 그렇지 않은 경우가 많습니다. 그런 질환에는 무엇이 있고 어떻게 치료해야 하는지를 알아두면 우리 아이의 배꼽에 문제가 생겼을 때 당황하지 않고 대처할 수 있습니다.

배꼽에서 장기간 염증 증세가 나타난다면: 배꼽 육아종

제대가 떨어진 뒤에 약간의 분비물이 나올 수 있는데 대개 며칠 내에 사라집니다. 하지만 제대가 떨어진 뒤에도 아직 조직이 남아 있어 배꼽 부위가 튀어나와 보이고 분비물이 계속 나오면서 감염이 반복적으로 생길 수도 있는데 이것을 '배꼽 육아종'이라고 합니다. 이는 제대의 치유 과정 중 가벼운 잡균에 감염되어 생긴 것으로, 맑은 노란색의 점액성 분비물이 나오며 분홍색의 육아 조직이 돌출되기도 합니다. 이것은 배꼽 관리와는 관련이 없습니다. 대개 신생아 500명당 1명꼴로 발생하는데, 아직까지 뚜렷한 원인이 밝혀지지 않습니다.

염증이 보인다면 알코올로 자주 소독하고, 그래도 효과가 없으면 병원에서 10% 질산은을 떨어뜨려서 지지는 치료를 분비물이 없어질 때까지 며칠간 반복합니다. 만약 이 방법도 실패한다면 튀어나온 조직을 실로 묶어서 떨어뜨리는 치료를 합니다.

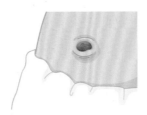

• 배꼽 육아종 •

수술을 해야 하는 경우: 요막관 잔류, 제장관 잔류

단순히 질산은으로 지지거나 실로 묶는 치료로 해결이 안 되는 '요막관 잔류', '제장관 잔류'라는 질환도 있습니다. 이들 질환은 태아 때 탯줄과 방광을 연결하던 요막관이나, 탯줄과 소장을 연결하던 제장관이 정상적으로 없어지지 않고 남아 있어 생깁니다. 이들 연결관이 단순히 풍선처럼 커져서 외부로 튀어나와 보이기도 하고, 연결관이 뚫려 있어서 배꼽으로 소변이나 대변이 흘러나오기도 합니다.

만약 진물이 소변이나 대변과 유사하다면 더욱 이들 질환을 의심하고 의사와 상의해서 외과적인 수술을 고려해야 합니다. 이 질환들은 구조적인 문제로 생기기 때문에 단순히 좋아지기를 기다리다가 합병증만 심해질 수 있습니다.

비교적 흔하게 생기지만 해가 없는 질환: 배꼽 탈장

'배꼽 탈장'은 배꼽 주위의 복벽 근육이 완전히 닫히지 않아서 그 틈으로 내부 조직이 삐져나오는 현상입니다. 정상 신생아의 약 20%에서 있을 수 있는 비교적 흔한 질환으로, 미숙아들에서는 더 흔히 나타납니다. 아이들이 심하게 울 때 배꼽이 불룩 튀어나와 보인다면 이 질환을 의심할 수 있습니다.

배꼽 탈장의 80% 이상은 만 5~6세 이전에 사라지니 이때까지는 증상이 나아지기를 기다리는 것이 좋습니다. 대개 튀어나온 부위의 직경이 1cm 미만이면 첫돌 이전에 거의 사라지고, 5~6cm 정도로 커도 대부분 만 5~6세 이전에 자연히 사라집니다. 아이가 만 5~6세까지 기다리기가 답답한 부모들은 튀어나온 배꼽에 동전 같은 물건을 올려놓고 테이프로 붙여놓기도 하는데 올바른 처치가 아닙니다. 효과가 전혀 없을 뿐더러 동전과 복벽 사이에 탈장된 장이 끼면 위험해질 수 있습니다. 즉 인위적으로 장으로의 혈액 공급을 차단해서 장의 일부를 썩게 만들 수도 있습니다.

배꼽 탈장 시 외과적인 수술이 필요한 경우

- 만 1~2세 이후에도 크기가 커질 때

- 만 4~5세 이후에도 사라지지 않을 때

- 장이 걸려서 괴사 증상이 있을 때

- 장 폐쇄 증상이 있을 때

응급 조치가 필요한 경우

- 아이가 통증을 느낄 때

- 구토가 지속될 때

- 튀어나온 것이 단단하고, 아프게 만져지거나 색깔이 변할 때

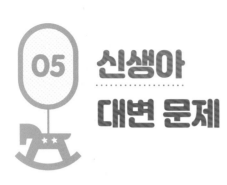

05 신생아 대변 문제

: 장운동이 정상보다 빠를 때 녹변을 볼 수 있어요

변 색깔과 가장 연관이 큰 물질은 담즙입니다. 담즙은 지방을 소화시키기 위해 간에서 만들어지는데, 지방과 지용성 비타민의 흡수에 필요한 효소가 들어 있습니다. 담즙이 음식물과 처음 만나는 장소가 십이지장입니다. 여기에서 담즙에 의해 소화된 음식물은 소장을 지나 대장을 통과합니다. 이때 장내 세균의 활동으로 녹색의 담즙은 노란색으로, 이후 다시 갈색으로 바뀝니다. 이러한 변화가 대변의 색깔을 결정짓습니다.

그런데 소화된 음식물이 대장을 통과할 때 여러 가지 원인에 의해서 정상보다 빠를 수 있습니다. 그러면 담즙이 미처 갈색으로 바뀌지 못해 녹색으로 남고, 이 상태로 변으로 나오면 녹변이 됩니다. 즉 녹변을 보는 것은 장운동이 정상보다 빠름을 의미합니다.

장운동이 정상보다 빨라서 녹변을 보는 것을 문제라고 볼 수는 없습니다. 그러나 다른 증상이 동반되거나, 어떤 특별한 이벤트가 있고 난 뒤에 나타난 최근의 변화라면 그 원인을 찾아볼 필요가 있습니다. 즉 녹변과 함께 설사, 구토, 복통, 열 등이 있다면 바이러스성 장염, 식중독 등을 의심하고 진료를 받아야 합니다.

신생아에서 녹변을 볼 때 주의해야 하는 경우

모유 수유아의 경우 녹변을 보는 아이의 배에 가스가 차거나, 변이 묽거나, 변에서 시큼한 냄새가 심하게 나고 체중도 잘 늘지 않는다면 '전유 후유 불균형'을 의심할 수 있습니다. 이는 수유를 짧게 할 때 탄수화물(유당)이 풍부한 전유를 많이 먹어서 장운동이 빨라지는 것이 원인입니다. 이와 같은 상황이 의심된다면 수유를 더 오래 충분히 하고, 젖 양이 많은 수유모라면 전유의 일부를 짜서 버린 뒤 후유까지 충분히 먹여야 합니다.

분유 수유아의 경우 녹변을 보면서 배에 가스가 차거나, 변이 묽거나, 체중이 늘지 않는 등 모유 수유아의 전유 후유 불균형 증상과 유사한 증상이 나타나면 장염 이후에 나타난 유당 불내성을 의심해볼 수 있습니다. 여기에 혈변이 동반된다면 우유 알레르기 증상일 수 있습니다. 이 경우 의사와 상의한 후 콩 분유나 알레르기 분유(단백가수분해 분유)로 바꿔봅니다. 이외에 녹변과 함께 코 같은 변이나 혈변이 동반되거나 설사를 할 때는 장염을 의심할 수 있습니다.

녹변의 다양한 원인들

음식이나 약 때문에 장이 자극되어 장운동이 빨라지고 이로 인해 녹변을 보는 건 비교적 흔한 일입니다. 이유식과 같이 새로운 음식을 먹을 때, 분유의 단계를 바꿀 때, 아이가 감기 증상으로 약을 먹거나 수유모가 약을 먹을 때도 같은 일이 생길 수 있습니다. 약 중에는 항생제, 철분제, 비타민 등을 복용할 때 이런 증상이 잘 나타납니다. 그렇더라도 아이가 잘 놀고, 체중도 정상적으로 증가하고, 식욕도 좋다면 이유식을 중단하거나 먹는 약을 중단할 필요는 없습니다.

간혹 크게 놀라거나 접종을 한 뒤, 스트레스를 받은 뒤에도 녹변을 볼 수 있습니다. 이는 소화기관이 감정에 예민하게 반응하기 때문입니다. 이 경우에는 시간이 지나면 자연스럽게 회복되니 기응환과 같은 약을 먹이지 않습니다.

녹색을 띠는 음식을 먹은 뒤에도 녹변을 볼 수 있습니다. 특히 몸에서 흡수가 잘되지 않는 녹색 잎채소를 먹거나 철분제를 먹으면 나타날 수 있으니 채소를 못 먹게 하거나 필요한 약을 중단하지 않아도 됩니다.

: 혈변은 병원에 가야 하는 병적 증상입니다

변에 피가 섞여 나오는 것을 '혈변'이라고 합니다. 변은 음식물이 소화기관을 지나는 과정에서 만들어지기 때문에 혈변은 곧 소화기관에서 출혈이 있음을 의미합니다.

혈변의 색깔로 이상 부위 추정하기

피는 소화기관을 지나는 과정에서 붉은색에서 검은색으로 변합니다. 검은색 변을 본다면 피가 소화기관에 오래 머물렀다는 의미이기 때문에 상부 위장관(위나 식도)에 출혈이 있다고 추정할 수 있고, 붉은색을 띤다면 머무른 시간이 짧다는 의미여서 하부 위장관(대장, 항문 등)에 출혈이 있다고 판단할 수 있습니다. 변에 피가 섞여 나오는 것이 건강한 상황은 아니므로 혈변이 있으면 다른 동반 증상(설사, 변비, 복통, 습진, 열 등)이 있는지, 혈변의 색깔이 붉은색인지 검은색인지, 모유 수유를 하는지 분유 수유를 하는지, 나이는 몇 인지, 수유모나 아이가 최근 먹은 음식은 무엇인지 등을 같이 고려해 원인 을 찾아야 합니다.

혈변을 일으키는 대표적인 질환들

영유아가 혈변을 본다면 다음과 같은 질환들이 원인일 수 있습니다. 의사 의 판단이 필요한 부분이므로 아이에게 혈변이 있다면 우선 병원을 방문합 니다.

항문 열상: 변비가 있는 아이의 변에 붉은색 피가 살짝 묻어 나오는 것은 비 교적 흔한 증상입니다. 단단한 변에 의해서 항문 주위의 피부가 찢어졌을 때 피가 묻어 나오는데, 변이 항문을 부드럽게 통과할 수 있도록 바셀린이 나 연고를 항문 주위에 바르거나 변비 치료를 하는 것이 도움이 됩니다.

알레르기: 혈변과 함께 점액 변이 나오고, 구토 혹은 설사 증상이 동반되고, 아토피 피부염이나 두드러기와 유사한 피부 증상까지 있다면 알레르기가 원인일 수 있습니다. 가장 흔한 것이 분유 수유아에게 나타나는 우유 알레 르기 증상입니다. 모유 수유아도 엄마가 무얼 먹었느냐에 따라 알레르기 증 상으로 혈변이 나올 수 있습니다. 알레르기가 혈변의 원인으로 의심된다면 분유 수유아는 알레르기 분유(완전단백가수분해 분유)로 바꾸고, 모유 수유아 는 엄마가 먹는 음식에서 알레르기 유발 음식을 뺍니다.

감염성 설사: 고열, 점액 변, 설사 등이 동반된다면 세균성 장염을 의심할 수 있습니다. 이 경우에 병원에서는 탈수 교정과 함께 해열제, 지사제 등을 처 방하고, 필요에 따라 항생제를 처방합니다.

장 중첩증: 반복되는 심한 복통과 함께 건포도 색의 혈변을 볼 때는 장이 겹 쳐지는 장 중첩증을 의심할 수 있습니다. 이 질환은 특유의 증상이 있는 응 급 질환입니다. 만 1~2세의 아이가 1~2분간 자지러지게 울다가 10~20분간 조용하고 다시 자지러지게 우는 상황이 반복되면서 혈변을 본다면 빨리 응 급실로 가야 합니다.

멕켈 게실: 건강해 보이는 만 2세 이하의 아이가 복통은 없는데 다량의 선홍 색 혈변을 보면 멕켈 게실을 의심할 수 있습니다. 흔한 질환은 아니며, 장에 비정상적인 위 점막 조직이 남아 있어서 출혈이 생기는 것으로 추정합니다. 이 질환은 수술적인 조치가 필요하므로 종합병원에서 진료를 봐야 합니다.

빨간 변이지만 아무 문제가 아닌 경우

붉은색 음식이나 약이 충분히 소화되지 않고 변으로 나올 수 있습니다. 그 런 음식으로는 붉은색 사탕, 주스, 비트, 토마토케첩, 시금치, 블루베리, 감초 등이 있고, 약 중에서는 철분제와 분홍색 시럽이 있습니다. 또한 소화기관의 출혈은 아니지만 코피가 났을 때나 치과 치료, 편도선 수술 등으로 출혈이 있을 때도 피가 변으로 나올 수 있습니다. 이런 경우에는 소화기관을 통과 하는 시간이 길기 때문에 변이 검붉은 색을 띠는 것입니다.

⋮ 변의 변화와 함께 어떤 동반 증상이 있는지가 중요해요

혈변, 녹변, 설사 등 아이의 변 상태가 달라지는 건 다른 신체적 이상이 나 질병의 초기 증상일 수 있습니다. 그러나 큰 의미 없는 일시적인 변화이 거나 정상적인 변인 경우도 많습니다. 하지만 열, 설사, 구토, 복통 등이 함께 나타난다면 주의를 기울여야 합니다.

황달이 있는 아이의 변에서 하얀 몽우리가 보이는 경우

황달이 있는 신생아가 하얀색 변을 보면 주목해야 합니다. 이는 담즙을 만드는 곳인 간에 질환이 있거나 담즙이 지나가는 통로인 담도에 이상이 생겨서 담즙이 제대로 분비되지 않는다는 것을 의미하기 때문입니다.

하지만 담도의 이상으로 하얀색 변을 볼 정도라면 대개는 황달 증상도 심하고 아이가 기운이 없는 등 어딘가 아파 보여서 병원에 가게 됩니다. 따라서 아이가 건강해 보이고 잘 노는데 한두 번 하얀색 몽우리가 있는 변을 본다면 소화되지 않은 모유나 분유가 변으로 나온 것은 아닌지 먼저 살펴봅니다.

변에서 거품이 보이는 경우

모유 수유아가 수유 시간이 짧아서 전유 후유 불균형이 생기면 변에서 거품이 보일 수 있습니다. 유당이 많은 전유를 많이 먹어서라고 추정할 수 있는데, 특히 녹변을 보면서 수유 시간이 짧은 아이에게 이런 증상이 나타난다면 더욱 전유 후유 불균형을 의심할 수 있습니다. 모유 수유아가 아니더라도 다른 동반 증상이 없고 거품 보이는 변이 2~3일 이상 지속되지 않는다면 굳이 병원 진찰을 받을 필요는 없습니다.

변에서 점액이 보이는 경우

장 점막에는 수분을 공급하고 변이 원활하게 장내를 움직이게 하는 부드러운 점액질이 존재하는데 이 점액질이 변과 같이 나올 수 있습니다. 따라서 어느 정도의 점액이 변에 보이는 것은 정상적인 일이고, 이유식을 처음 먹을 때처럼 새로운 음식을 먹게 되면 장이 자극되어 점액 변을 볼 수 있습니다. 그러나 평소와 달리 점액질이 많이 보인다면 장에 자극을 주는 요인이 여러 가지 있다고 추정할 수 있습니다.

대표적으로 점액 변이 있으면서 설사를 하고 열, 구토, 혈변 등의 증상까지 동반된다면 세균성 혹은 바이러스성 장염으로 볼 수 있습니다. 또한 영유아에서 치아가 날 때는 침이 아주 많이 분비되는데 침이 장 점막을 자극해서 점액 변, 녹변, 산성 변의 양상을 보일 수도 있습니다.

그리고 모유 수유아의 경우 엄마가 먹은 음식의 종류에 따라서 점액 변이 나올 수도 있고, 항문 주위 피부가 균열될 수 있으며, 우유 알레르기를 일으킬 수도 있습니다. 그러나 다른 동반 증상 없이 점액 변만 보인다면 일시적인 현상으로 추정하고 일단 기다려보는 것이 좋습니다.

먹은 음식의 일부가 그대로 소화되지 않고 나오는 경우

이유식 초기에 섬유질이 풍부한 채소를 먹으면 전혀 소화되지 않은 채 그대로 변으로 나올 수 있습니다. 예를 들어, 바나나를 먹으면 바나나에 붙어 있는 길쭉한 섬유질이 그대로 변으로 나와서 기생충으로 오해하기도 합니다. 섬유질은 장에서 소화되지 않기 때문에 이런 음식을 처음 접한 미숙한 영유아의 장을 그대로 통과해서 나오는 것이 당연합니다. 이러한 변 양상 역시 다른 동반 증상이 없다면 이상 증상으로 판단하지 않습니다.

⋮ 변에서 시큼한 냄새가 날 수 있어요

신생아, 특히 모유 수유아의 변에서는 냄새가 거의 나지 않습니다. 변에서 냄새가 나는 것은 장내 세균이 자라나기 때문입니다. 따라서 수유하는 아이의 변에서 어느 정도 시큼한 냄새가 나는 것은 정상적인 일이며, 이유식을 시작한 아이의 변에서 큰 아이나 어른의 변처럼 약간의 고약한 냄새가 나는 것도 병적인 문제로 볼 수 없습니다.

모유 수유아의 경우 전유 후유 불균형이 있을 때

수유하는 아이의 변에서는 시큼한 냄새가 날 수 있습니다. 이것은 미처 소화되지 않은 탄수화물(특히 유당)이 대장까지 내려오면 장내 세균에 의해서 젖산이 만들어지기 때문입니다.

특히 모유 수유아가 수유 시간이 짧다면 소화 능력보다 많은 양의 유당(모유 내 탄수화물)을 먹게 되는데, 유당이 미처 소화되지 못하고 대장까지 가면 장내 세균에 의해서 더 많은 산성 성분으로 분해되어 시큼한 냄새가 더 납니다. 따라서 변에서 시큼한 냄새가 많이 나는데 묽고 녹색을 띠며 수유 시간도 짧다면 전유 후유 불균형을 의심할 수 있습니다. 이 경우에는 수유 시간을 좀 더 늘려야 합니다.

시큼한 맛이 나는 과일을 많이 먹었을 때

이유식을 하는 아이라면 오렌지, 포도, 레몬, 라임, 사과, 망고 같은 시큼한 과일을 많이 먹었을 때 변에서 시큼한 냄새가 날 수 있습니다. 시큼한 냄새의 변 자체가 문제는 아니지만, 과일을 너무 많이 먹어 변이 묽어지고 자극적인 산성으로 변하면 항문을 자극해 기저귀 발진이 심해질 수 있습니다. 따라서 과일을 많이 먹어 변 냄새가 시큼해졌다고 판단되면 과일을 줄이거나 당분간 중단해야 합니다.

이유식이 진행된 이후에

본격적으로 이유식을 먹기 시작해서 동물성 식품의 섭취량이 늘어나면 변 냄새가 더 지독해질 수 있습니다. 장내 세균에 의해서 동물성 단백질이 소화될 때 인돌, 스카톨, 황화수소, 메탄가스, 암모니아 등의 가스가 생기면서 지독한 냄새가 나는 것입니다. 그러나 최근 들어 변 냄새가 더 지독해지고 설사, 혈변, 복통 등의 증상이 동반된다면 장염을 원인으로 추정할 수 있습니다.

　우리 몸에 유익한 유산균은 젖당을 먹이로 사용해 지독한 냄새를 만들지 않지만, 대부분의 병원균은 젖당을 먹이로 사용하지 않아 지독한 변 냄새를 풍깁니다.

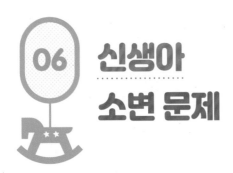

06 신생아 소변 문제

: 이 정도의 소변을 보는 것이 정상적이에요

수유만 하는 생후 3~4개월 미만의 신생아는 하루에 10회 이상 소변을 보기도 합니다. 그러나 고형식(이유식)을 먹는 아이라면 하루에 6회 정도 소변을 보는 것이 적당합니다. 큰 아이들은 소변 횟수가 좀 더 줄어드는데, 방광의 용적을 고려할 때 하루 필요 수분 양을 제대로 섭취하는 아이들은 아침에 일어나서 소변을 보기 시작해 2~4시간마다 소변을 보고, 하루 평균 4~6회의 소변을 봅니다.

수분 섭취량이 적거나 수분 손실이 많을 때는 소변 양 감소

위에서 언급한 횟수보다 소변 횟수가 적거나, 최근 들어 소변 횟수가 줄어들었다면 원인을 찾아봐야 합니다. 소변의 양과 횟수는 아이의 수분 섭취량과 건강 상태를 알아보는 중요한 지표가 될 수 있기 때문입니다. 특히 수유만 하는 아이가 소변의 양과 횟수가 줄었다면 우선 수유 양이 줄지는 않았는지 확인해야 합니다.

수분 섭취량이 줄지 않았더라도 피부(땀)나 폐(숨을 내쉴 때), 대장(대변) 등으로 빠지는 수분이 많아지면 역시 소변의 양과 횟수가 줄어들 수 있습니다. 예를 들어 더운 여름날에 야외 활동을 많이 하거나, 열이 나거나, 호흡곤란을 유발하는 질환이 있거나, 설사나 구토 등 장염 증상이 있을 때 소변의 양과 횟수가 줄어듭니다.

소변 양이 심하게 줄었다면 일단 수분을 더 섭취하게 하기

소변 양과 횟수가 줄어든다는 것은 수분 손실이 많다는 의미이며, 빨리 수분을 섭취하라는 경고와도 같습니다. 특히 소변 양이 현저하게 줄어들면 우리 몸에서는 신장으로 가는 혈류가 감소하는데, 이런 현상이 장시간 지속되면 신장 손상으로 이어질 수 있습니다.

따라서 어떻게든 수분 섭취를 늘려야 합니다. 수유하는 아이라면 수유를 좀 더 자주 하게 하고, 이유식이나 고형식을 하는 아이라면 물을 자주 마시게 합니다. 그러나 수분 섭취를 늘려도 소변 양이 늘지 않거나 구토 등의 증상으로 수분이 더 손실된다면 병원에서 수액주사를 통해서라도 혈액 내 수분 양을 늘리는 것이 중요합니다. 특히 8시간 이상 소변을 보지 않는다면 응급 상황으로 생각하고 병원을 찾아야 합니다.

소변 색깔이 특이해요

정상적인 소변은 옅은 노란색에서 짙은 담황색 사이의 색을 띱니다. 소변의 색깔은 우로크롬이라는 색소에 의해 결정되는데, 우로크롬은 혈액 내의 헤모글로빈이 분해되어서 소변으로 배출됩니다.

신장 기능과 수분 섭취량에 따른 색깔의 변화

소변 색깔의 농도는 우로크롬 외에 신장 기능과 수분 섭취량에 따라서도 달라집니다. 소변을 만드는 신장 기능이 정상일 때는 수분 섭취량에 따라 농축되기도 하고 묽어지기도 하는데 수분을 많이 섭취하면 소변 내 노란 색소가 희석되어서 투명하게 옅은 노란색으로 보이고, 수분 섭취의 감소로 탈수가 생기면 색소가 농축되어 짙은 담황색으로 보입니다.

요로 감염으로 인한 색깔의 변화

아이들의 소변 색깔은 자주 변합니다. 대부분은 음식이나 약물 성분에 의한 일시적인 변화이기 때문에 문제될 것은 없습니다. 하지만 때로 감염이나 심각한 질환이 있을 때도 소변 색깔이 변할 수 있습니다. 대표적인 경우가 '요로 감염'입니다. 신생아나 어린 아이들의 경우 소변 시 통증이 있고, 자주 소변을 보고, 열이 나거나 하복부가 아프다고 하고, 소변에서 냄새가 나는 등 증상이 함께 나타나면 요로 감염을 의심할 수 있습니다. 이때는 병원에서 소변 검사를 비롯한 진찰을 받아야 합니다.

요산의 양에 따른 색깔의 변화

아이의 기저귀에서 핑크색에서 오렌지색 사이의 소변을 발견하면 놀라서 병원을 찾게 됩니다. 이 색깔은 대부분 '요산뇨'가 원인입니다. 요산이란 우리 몸에서 핵산이 대사되는 과정에서 나오는 성분으로 신장을 통해 몸밖으로 배출됩니다. 소변을 통해 배출되는 요산의 양은 출생 시에 가장 많고 영유아기, 학령기, 청소년기를 거치면서 감소합니다.

요산은 소변이 산성일 때 용해도가 떨어져서 결정이 만들어집니다. 어린 아이들의 주식인 모유나 분유의 고함량의 단백질이 소변을 산성으로 만들고, 탈수 증상이 있으면 소변의 농도가 진해져서 산성으로 바뀝니다. 즉 수유를 하는 아이가 오렌지색 소변을 보면 요산뇨라고 생각하면 됩니다. 이런 아이들은 소변 양도 감소하는데, 이런 상황이 확인되면 수유 양이 충분한지부터 확인해야 합니다.

이처럼 신생아에서 요산뇨는 비교적 흔한 상황이니 일시적으로 오렌지색 소변이 나오더라도 크게 염려하지 않아도 됩니다. 그러나 요산뇨가 지속적으로 나타나면 대사 질환(퓨린 대사 장애와 연관이 있는 '레쉬-니한 증후군')이 원인일 수 있으니 혈액 내 요산 농도 검사, 전해질 수치 검사, 신장 기능 검사(크레아티닌), 초음파 검사로 신부전이나 요로결석이 있는지 확인하면 좋습니다.

: 아이 소변에서 냄새가 심하게 나요

소변에서는 특유의 시큼한 냄새가 납니다. 소변 냄새는 소변 양과 신장에서 배출되는 다양한 화학물질의 농도의 영향을 받습니다. 예를 들어, 소변 양이 줄어드는 탈수 상황에서는 소변의 농도가 진해지면서 냄새가 심해질 수 있는데 화학물질 중 암모니아가 신장을 통해 배출되는 양이 영향을 끼칩니다. 암모니아는 단백질에 포함된 질소가 분해되면서 생기는 노폐물입니다. 수유만 하는 아이들은 다른 연령대에 비해서 단백질의 섭취가 높은 편인데, 높은 단백질 섭취량 때문에 소변으로 나오는 암모니아의 양이 증가하면서 소변 냄새가 심해집니다.

탈수 증상

소변 냄새가 심해지는 가장 흔한 원인은 탈수 증상입니다. 수분을 충분히 섭취하지 않으면 상대적으로 암모니아의 농도가 높아져 소변의 색깔과 냄새를 강하게 만듭니다. 반면 수분을 충분히 섭취하면 소변의 농도가 묽어지고 색깔도 희미해지며 냄새도 약하거나 거의 없습니다.

요로 감염

소변 냄새가 심해지는 두 번째 원인은 요로 감염입니다. 요로 감염이 있을 때 소변이 방광에 오래 정체되는데, 이런 상황이 암모니아 냄새를 심하게 만듭니다.

섭취한 음식의 영향

아스파라거스나 일부 비타민에 의해서 소변 냄새가 영향을 받을 수 있습니다. 여자 아이의 경우 질염이 동반되면 생선 비린내와 같은 냄새가 날 수도 있습니다.

질병의 영향

드물게는 간 질환(썩은 달걀 냄새), 단풍뇨증(단풍 당밀 냄새), 당뇨병(과일 냄새), 결핵(맥주 냄새)이 있을 때도 특유의 소변 냄새가 심하게 날 수 있습니다.

⋮ 아이가 소변을 볼 때 자지러지게 울면 이렇게 해요

신생아들이 소변을 볼 때 자지러지게 우는 것은 소변을 보는 과정에서 뭔가 불편한 점이 있기 때문입니다.

요도 주위 피부를 살펴보기

가장 흔한 원인은 요도 주위의 손상된 피부가 소변을 볼 때 자극받기 때문입니다. 장시간 기저귀를 갈아주지 않으면 성기 끝이 소변이나 대변에 의해 자극을 받고, 주위 피부에 기저귀 발진과 같은 접촉성 피부염이 생길 수 있습니다.

따라서 아이가 소변을 볼 때마다 운다면 기저귀를 풀어서 성기 주변부의 피부 상태를 확인해봅니다. 만약 피부가 부어 있다면 물로 헹궈주고 보습제 등을 발라줍니다. 기저귀를 수시로 갈아주고, 방 안이 춥지 않다면 기저귀를 당분간 풀어두는 것도 좋습니다. 염증의 정도가 심하다면 병원에서 진찰한 후에 적절한 연고를 처방받아 발라줍니다. 기저귀 발진이나 설사 등의 증상이 있다면 요도 주변의 피부도 쉽게 손상되는데, 이에 대한 치료를 병행하면 증상 완화에 도움이 됩니다.

요로 감염 의심하기

소변을 볼 때 아이가 아파하는 가장 흔한 병적인 원인은 요로 감염입니다. 아이가 열이 나거나, 소변을 지나치게 자주 보거나, 소변 냄새가 지독해진 것 같다면 병원에서 소변 검사를 통해 요로 감염 여부를 확인하는 것이 좋습니다.

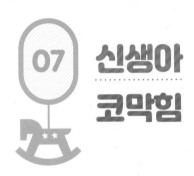

신생아 코막힘

: 신생아들은 코막힘을 힘들어합니다

신생아들은 코가 막히면 큰 아이나 어른들보다 더 힘들어합니다. 코와 입으로 동시에 호흡하는 어른과 달리 주로 코로 호흡하기 때문입니다. 또한 코로 드나드는 공기의 양에 비해서 신생아들의 콧구멍 크기가 상대적으로 작아서 조그마한 코딱지만 있어도 숨쉬기가 힘들어집니다. 특히 수유할 때 코막힘이 있으면 숨쉬기 힘들어져서 충분한 양의 수유가 어려워집니다.

코막힘 증상이 있을 때 자유자재로 움직이지 못해 긴 시간 누워 있는 것도 아이를 더 힘들게 만듭니다. 코 점막 혈관이 부어 있는 상태에서 누우면 피가 밑으로 모여서 코가 더 막히기 때문입니다.

신생아들은 누워서 자는 시간이 많고 수면 특성상 REM 수면이 상대적으로 많은 것도 코막힘을 악화시킵니다. REM 수면 시에 횡격막과 상기도 근육의 부조화로 상기도 폐쇄가 일어나면 코막힘이 심해질 수 있습니다.

⠿ 이런 이유로 신생아들 코가 막힙니다

그러면 신생아들은 왜 코가 막힐까요?

생후 1주일까지: 양수의 일부가 남아 있어서

신생아들은 출생 후 며칠 동안 코가 막힌 것처럼 자주 킁킁거립니다. 태아 시절 자궁 안에서 양수와 접촉하다가 출생 후 공기를 마시는 과정에서 코 안에 양수가 일부 남아 그것을 제거하느라 하는 행동입니다. 이 증상은 대개 1주일 이내에 사라집니다.

생후 1주일 이후: 비염 증상 의심

만약 생후 1주일 이후로도 며칠간 코막힘이 지속된다면 코 점막 혈관이 부었을 가능성이 있습니다. '비염' 증상입니다. 신생아에게 이런 비염 증상이 생기는 요인은 크게 3가지입니다. 건조한 공기, 코를 자극하는 먼지·담배 연기·향수 등 자극성 물질, 감기와 같은 바이러스 질환입니다.

코 점막이 이 요인들에 노출되면 우리 몸의 면역 체계는 히스타민이라는 물질을 분비합니다. 히스타민은 코 점막을 이루는 다수의 혈관에 혈류량을 급속도로 증가시켜서 코막힘 증상을 유발합니다. 이에 자극받은 코 점막 세포들은 다량의 분비물을 내보내는데, 이 분비물이 '콧물'입니다.

⋮ 이렇게 도와주세요

코막힘이 심하고 다른 호흡기 증상이 동반된다면 의사의 진찰을 받고 약물을 복용해야 합니다. 그러나 신생아들의 비염 증상은 항히스타민제나 항울혈제와 같은 비염약에 잘 반응하지 않기 때문에 약물 복용 이외의 다른 방법을 시도해야 합니다.

실내 습도 올리기

코 점막이 건조하지 않게 해주고, 건조한 공기를 흡입하지 않도록 도와줍니다. 그러려면 가습기를 사용해서 실내 습도를 올리고, 생리식염수를 아이의 코에 떨어뜨려서 코 점막에 수분을 직접 공급해줍니다. 주전자에 물을 끓여서 나오는 증기를 마시게 하는 것도 좋은 방법입니다. 이때는 화상을 입지 않도록 각별히 주의해야 합니다.

이를 대신할 방법으로 욕실을 뜨거운 물의 증기로 가득 채운 뒤에 아이와 같이 들어가서 증기를 마시는 방법도 있습니다. 이때는 아이가 심심하지 않게 노래를 불러주거나 이야기를 해주면서 시간을 보냅니다.

콧속 이물질 제거하기

신생아의 조그마한 코를 막고 있는 이물질을 제거해주는 것도 아주 큰 도움이 됩니다. 특히 수유하기 전이나 자기 전에 '코 흡입기'로 제거해줍니다. 그러나 너무 자주 코 흡입기를 사용하면 그 자극으로 코 점막이 더 부어오를 수 있으니 하루에 3~4회 정도 사용하는 것이 적당합니다.

코 흡입기를 사용할 때는 먼저 수유 10~15분 전이나 자기 전에 양쪽 코에 깨끗한 생리식염수를 2~3방울씩 떨어뜨립니다. 3~5분 정도 기다린 뒤에 코 흡입기로 이물질이나 콧물을 제거합니다. 이 과정이 편하게 느껴졌다면 아이가 수유를 좀 더 쉽게 할 수 있고, 잠도 좀 더 편안하게 잘 수 있습니다. 만약 아이가 코 흡입기 사용을 극도로 싫어한다면 생리식염수를 떨어뜨리는 것만 해주어도 괜찮습니다.

하지만 면봉을 사용해서 코 안의 이물질을 제거하는 시도는 코 안에 상처를 내거나 이물질을 코 안으로 더 밀어넣을 수 있어서 좋지 않습니다.

코가 덜 막히게 눕히기

아이를 눕히는 자세도 중요합니다. 누운 자세보다는 세운 자세로 있을 때 코가 덜 막히기 때문에 자주 안아주거나 경사진 카시트에 앉혀두는 것이 좋고, 잘 때는 베개를 이용해서 상체를 약간 올려줍니다.

캐모마일이나 유칼립투스 오일 활용하기

큰 아이나 어른이 코가 막혔을 때는 캐모마일 오일을 뜨거운 물에 타서 그 증기를 코로 마시게 하거나, 유칼립투스 오일을 코에 떨어뜨리거나 베게 주위에 떨어뜨려주는 것도 도움이 됩니다. 큰 아이라면 이런 방법보다는 병원에서 진찰받은 후에 적절한 처방약을 복용하는 것이 더 효과적입니다.

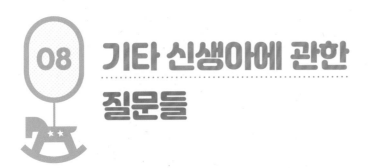

08 기타 신생아에 관한 질문들

: 아이가 자주 깜짝깜짝 놀라요

아이가 사소한 자극에 쉽게 놀라더라도 낮에 수유를 잘하고 발달도 정상적으로 이뤄지고 있다면 걱정할 일이 아닙니다. 다른 증상 없이 그저 외부 자극에 예민하게 한두 번 놀라는 것은 지극히 정상적인 모습입니다.

3개월 이전 신생아는 모로반사

생후 3개월이 지나지 않은 신생아가 자세 변화나 갑작스런 소음에 깜짝 놀라는 것은 원시 반사인 '모로반사'입니다. 모로반사는 태아 적에 발달되기 시작해서 생후 2개월에 가장 활발하게 나타나고, 생후 4~6개월이 지나면 억제되거나 자연스럽게 사라집니다. 생후 4~6개월이 안 된 신생아가 자세 변화나 갑작스런 소음에도 전혀 반응이 없다면 신경계의 이상이나 청력 이상이 있는지 의심해봐야 합니다.

부모들은 모로반사를 보고 '아이가 깜짝 잘 놀란다'고 표현합니다. 특히 아이를 침대에 눕히거나 시끄러운 소음이 있을 때 잘 나타나기 때문에 '놀람반사'라고도 불리며, 1918년 소아과 의사 모로Ernest Moro에 의해 처음 기술되었습니다.

모로반사를 일으키는 자극들

모로반사를 일으키는 자극으로는 갑작스런 위치나 자세의 변화(특히 머리의 위치), 기대하지 않은 갑작스러운 소음과 빛, 불안한 상황입니다.

모로반사의 특징

주로 아이가 소음에 깜짝 놀라거나 떨어지는 느낌을 받을 때 나타납니다. 모로반사가 있으면 등을 활짝 펴고 팔은 쭉 뻗어서 바깥으로 회전하듯이 손가락과 손바닥을 활짝 폅니다. 그 이후에는 팔을 포옹하려는 듯이 움직이는 반응을 보입니다.

신체 일부를 자꾸 떨어요

어린 아이들에게 비교적 흔하게 나타나는 깜짝 놀라거나 신체 일부를 떠는 증상은 경련 증상처럼 보이지만 실제로 경련인 경우는 드물기 때문에 미리 겁먹을 필요는 없습니다. 특히 잘 크고 잘 먹는 아이라면 잠깐씩 몸의 일부나 사지를 떠는 증상은 정상으로 봅니다.

자연스러운 발달 과정인 경우

생후 2주가 안 된 건강한 신생아가 울거나 수유를 하면서 턱이나 다리를 떨거나 몸이 약간 뻣뻣해지는 경우가 있는데, 정상적인 행동입니다. 신생아들이 자는 동안 몸의 일부분이 규칙적으로 움직이다가 잠에서 깨면 사라지는 일도 있는데, 이것은 '양성 수면 근경련'일 확률이 높고 대개 3개월 이후에 사라집니다.

수유 중 아이가 소변을 보면서 몸 전체를 떠는 것은 소변을 보면서 일시적으로 체온이 내려가는 것에 대한 자연스러운 떨림반사입니다. 이 외에 스스로 근육 운동을 통제할 수 없는 아이들이 수유 중에 볼을 약간씩 떤다든지, 다리를 일부 떤다든지, 심하게 울면 턱이 떨리는 등의 증상도 자연스러운 발달 과정으로 볼 수 있습니다.

진찰을 받아야 하는 경우

아이 몸의 떨리는 부위를 잡아도 그 증상이 10~20분 이상 지속되거나, 불러도 아이가 대답을 못 하는 등 의식이 없는 것처럼 보이면 문제 있는 증상으로 판단할 수 있습니다. 특히 수유 양이 감소하거나, 아이의 컨디션이 나쁠 때 몸을 떠는 행동을 보인다면 병원에서 간질 여부에 대한 진찰 및 검사를 받아보아야 합니다.

몸을 떠는 행동을 간질과 구별하기

- 수유 양과 대소변 횟수가 적절하고 아이의 컨디션이 양호한 상태에서 몸을 떠는 것은 정상적인 행동이다.

- 몸을 떠는 아이를 붙잡았더니 더 이상 떨지 않는다면 간질은 아니다.
- 아이가 온몸에 힘을 주거나 떠는 증상을 보이더라도 눈동자의 움직임은 정상적이고 무호흡 증상(얼굴이 파래지거나 창백해짐)이 보이지 않는다면 정상이다.
- 놀라거나 떠는 행동이 하루에 수차례 나타나거나, 생후 3~4개월이 지나서도 나타난다면 병원에서 진찰을 받는다.

------------------------------ ☆ ------------------------------

✿ 왜 아이들은 용을 쓰면서 힘을 줄까? ✿

신생아들은 외부 자극이 있거나 수유하기 전후에 몸에 힘을 주면서 뻗댑니다. 이런 행동을 가리켜 '용을 쓴다'고 표현합니다. 이런 행동은 신생아들이 아직 근육을 자기 의지대로 움직일 만큼 두뇌가 발달하지 않아 몸으로 불편함을 표현하는 방법입니다. 특히 수유 중이나 수유 후에 먹은 우유가 역류할 때 몸을 심하게 비틀거나 뒤로 젖히고 몸에 힘을 주면서 울거든 수유 시에 불편한 점은 없었는지를 살피고 세워 안고 등을 마사지해줍니다.

그렇다고 신생아가 몸에 힘을 주는 것이 모두 정상이라고만 볼 수 없습니다. 드물기는 하지만, 외부 자극이 있을 때마다 몸에 힘을 뻣뻣하게 주면서 의식이 없는 것 같다면 '간질' 증상일 수 있습니다. 황달 증상이 심한 아이나 열이 있는 아이가 머리를 심하게 뒤로 뻗치는 현상이 수 분간 지속된다면 뇌막 자극으로 나타나는 '후궁반장'의 증상일 수 있으니 빨리 응급실로 가야 합니다.

또한 몸에 힘을 주는 증상이 생후 3~4개월이 지나서도 계속되고 그 빈도가 증가한다면 근육이 과도하게 긴장되었다고 판단할 수 있고, 뇌성마비와 같은 뇌의 이상을 나타내는 증거로도 볼 수 있습니다.

------------------------------ ☆ ------------------------------

⋮ 아이가 방귀가 심해요

변을 보려면 항문 주위의 근육과 신경 사이의 조화로운 협력운동이 필요합니다. 그런데 아직 변을 보는 데 익숙하지 않은 신생아들은 적절히 힘을 주는 방법을 터득하지 못해 끙끙댑니다. 그렇더라도 규칙적으로 변을 본다면 괜찮습니다.

배에 가스가 많이 차 있을 때

아주 급하게 수유를 하거나, 불편한 자세로 수유하면 아이 입으로 공기가 많이 들어옵니다. 특히 아이가 심하게 울고 보챌 때는 더 많은 공기가 들어오는데, 트림으로 일부 배출되지만 남아 있는 공기는 장을 지나면서 증상을 일으키거나 항문을 통해 방귀로 배출됩니다. 방귀의 원인 중 최소 50%는 입으로 들어온 공기입니다.

만약 아이 배에 가스가 많이 차 있다면 변을 볼 때 과도하게 힘을 줄 수 있고, 방귀만 나오는 경우도 자주 있습니다. 방귀는 건강한 어른도 하루에 14~23회 정도 배출합니다. 신생아들의 배에 가스가 많이 차는 것은 입으로 지나치게 많은 공기가 들어갔거나, 소화 기능이 덜어져 덜 소화된 음식물이 대장까지 내려오면서 가스가 많이 만들어지기 때문입니다.

이런 원인들을 고려한다면 아이가 급하게 먹지 않도록 도와주고, 울 때 공기가 많이 들어오므로 우는 원인을 찾아서 빨리 달래주어야 합니다. 또한 모유 수유아의 경우 수유를 해주는 엄마가 콩, 우유, 채소, 과일 등 가스를 잘 일으키는 음식의 섭취를 자제해야 합니다.

소화기관이 아직 미숙해서

아이의 미숙한 장이 모유나 분유의 단백질과 탄수화물, 주스와 이유식을 제대로 소화시키지 못해서 가스가 생길 수 있습니다. 신생아들은 소화효소가 부족해 불완전하게 음식물을 소화시키는데 생후 3개월이 안 된 모유 수유아는 과수유로 인한 유당 과잉 때문에, 분유 수유아는 분유 알레르기 때문에 가스가 찹니다. 또한 모유 수유를 하는 엄마가 섭취하는 우유나 다른 음식에 대한 반응으로 가스가 많이 만들어질 수도 있습니다.

방귀는 대개 냄새가 나지 않지만, 어떤 방귀는 장내 세균에 의해서 분해될 때 생기는 황화물 때문에 냄새가 납니다. 황화물은 단백질에서 유래하는데, 아이의 주식인 모유나 분유에 단백질이 풍부하다는 것을 고려한다면 아이의 방귀 냄새가 더 지독한 것은 당연하다고 할 수 있습니다. 따라서 아이가 방귀를 많이 뀌고 냄새가 나는 것을 병적인 증상으로 보기보다는 소화기관이 아직 미숙하기 때문에 나타나는 현상으로 보는 것이 적절합니다.

건강한 소화 과정

위에서 분비된 위산은 소장에서 이자액에 의해 중화되며 이때 부산물로 가스가 만들어집니다. 이들 중 일부는 혈액으로 흡수되거나 폐에 의해서 배출되지만, 나머지는 방귀로 배출됩니다.

공기를 덜 마시게 하는 방법

모유 수유아일 경우: 모유 먹는 모습을 확인해서 아이가 급하게 먹는다면 천천히 수유할 수 있게 조절해줍니다. 만약 아이가 지나치게 수유를 많이 해서 체중이 너무 빨리 느는 것 같다면 당분간 한쪽 젖만 수유합니다. 또한 젖이 너무 많이 나오면 아이가 제대로 젖을 물지 못하거나 지나치게 과식할 수 있는데, 이럴 때는 젖을 먹이기 전에 일부를 짜낸다면 수유의 양이나 속도를 조절하는 데 도움이 됩니다. 짜낸 모유는 버리거나 냉동 보관해둡니다.

분유 수유아일 경우: 아이의 생후 개월수를 고려해서 적절한 간격과 양으로 수유하고 있는지부터 살펴봅니다. 그다음에는 젖병 젖꼭지를 확인해봅니다. 젖꼭지에서 분유가 잘 떨어지는지, 한꺼번에 많이 떨어지는 것은 아닌지 살펴봐야 합니다. 만약 아이가 급하게 먹는다면 중간 중간 쉬면서 천천히 먹도록 유도합니다.

이유식을 먹을 때: 너무 배고플 때는 이유식을 주지 않는 것이 좋습니다. 급하게 먹으면 공기가 더 많이 들어오기 때문입니다. 생후 9개월이 안 된 아이라면 이유식을 먹기 15~20분 전에 수유를 소량 하는 것도 도움이 될 수 있습니다. 생후 9개월이 지난 아이라면 수유를 충분히 하는지도 확인하고, 식사 중간에 간식을 주어서 급하게 이유식을 먹지 않도록 돕습니다.

공갈젖꼭지를 사용할 때: 너무 자주 심하게 빨면 공기도 많이 들이마실 수 있습니다.

울 때: 심하게 울 때 공기를 많이 들이마시게 됩니다. 언어적 표현이 미숙한 아이들은 우는 것으로 원하는 것, 불편한 것을 표현하는 만큼 아이에게 불편한 점은 없는지, 필요한 것은 무엇인지를 살펴서 해결해주면 우는 일이 줄어듭니다.

가스로 인한 증상을 완화시키는 방법

트림을 시키기: 트림은 수유 중간이나 수유 후에 하도록 해줍니다. 2~3분 이내에 트림을 하지 않는다면 일단 트림 시도를 중단하고 이어서 수유를 합니다.

설탕물 먹이기: 아이가 배고파하지 않는다면 15ml 정도(어른 수저로 1숟가락)의 설탕물을 마시게 하면 도움이 됩니다.

목욕시키기: 따뜻한 물에 목욕을 시킵니다.

온찜질을 해주기: 기저귀나 타월을 따뜻하게(뜨겁지 않게) 데워서 배에 얹어줍니다.

배 마사지해주기: 베이비오일을 손에 묻혀서 복부에 올리고 시계 방향으로 크게 원을 그리면서 마사지해줍니다. 마사지 시간과 목욕 시간은 분리하는 것이 좋은데, 생후 5개월 이전의 아이에게 목욕과 마사지를 동시에 하는 것은 너무 많은 자극을 한꺼번에 주는 것과 같기 때문입니다. 딸꾹질을 한 뒤나 수유 직후에는 마사지하지 않는 것이 좋습니다.

아이의 몸을 움직여주기: 아이를 눕히고 다리를 자전거 타듯 돌리며 움직여줍니다.

수유하는 엄마의 식사 조절하기: 채소(양배추, 토마토, 브로콜리, 아스파라거스, 싹양배추 등), 콩, 신맛 나는 과일과 주스(특히 딸기, 사과, 배, 프룬), 유제품, 견과류 등은 가스를 많이 생기게 하니 자제합니다.

⦂ 아이 얼굴이 비딱하게 기울었어요: 사경

사경이란 머리가 한 방향으로 기울어져 있고 턱은 그 반대 방향으로 돌아가 있는 증상입니다. 부모들은 흔히 아이가 한쪽 방향으로만 쳐다보면 사경을 의심하지만, 단지 아이가 흥미 있는 것을 볼 때 반대 방향으로 쳐다본다는 이유로 사경을 의심하기에는 부족합니다.

사경이 의심된다면 진료부터 받기

어떤 상황에서도 아이의 머리가 한쪽 방향으로만 기울어져 있다면 병원에서 진찰을 받습니다. 사경으로 진단된다면 합병증 예방 차원에서 조기에 재활 치료를 시작하는 것이 중요합니다.

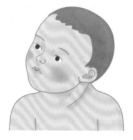

• 사경의 특징 •

사경이 의심될 때 하는 검사들

사경의 가장 흔한 형태는 '선천성 근성 사경'입니다. 목 부위 근육인 흉쇄유돌근이 손상되면서 손상된 쪽으로 근육이 수축되어 머리가 기울여지고 턱은 자연스럽게 반대 방향을 향하게 됩니다. 이러한 사경 증상은 대개 생후 6~8주부터 나타나고, 50% 정도는 생후 1개월경에 목에서 종괴가 만져지면서 발견됩니다. 이런 종괴는 아이가 엄마의 자궁 안에서 불편한 자세를 유지하면서 해당 근육이 손상되고 회복되는 과정에서 만들어지는데, 생후 4~6개월 이내에 자연스럽게 사라집니다.

선천성 근성 사경 환자 중 5~8%에서는 '선천성 고관절 탈구'가 동반되기 때문에 이에 대한 스크리닝 검사가 필요할 수 있습니다. 그래서 생후 1개월에는 고관절의 초음파 검사를, 생후 4~5개월에는 고관절 부위의 엑스선 검사를 시행할 수 있습니다. 그러나 사경 증상이 있는 아이의 목에서 종괴가 만져지지 않으면 다른 원인에 의한 사경일 수도 있으니 엑스선 검사 등으로 원인을 찾아보아야 합니다. 드물게는 경추 부위의 뼈나 관절의 이상이 사경의 원인일 수도 있습니다.

사경으로 진단된다면 재활 치료 시작하기

아이가 선천성 근성 사경으로 진단되면 안면 비대칭이나 목 움직임의 제한과 같은 합병증을 막기 위해서 재활 치료를 시작해야 합니다. 재활 치료로 수축된 근육을 펴는 훈련을 하게 되는데 병원에서 가르쳐준 대로 집에서도 하루에 여러 번 반복하고, 아이가 잘 때는 머리를 기울어진 반대편으로 돌려서 재워야 합니다. 또 낮 동안에는 아이가 흥미 있어 하는 장난감을 환부의 반대편에 두고 아이가 자연스럽게 반대편을 쳐다보도록 유도합니다. 하지만 이러한 재활 치료는 선천성 근성 사경인 경우에만 도움이 되고 다른 원인으로 생긴 사경에는 오히려 해가 될 수 있으니 병원에서 정확한 진단을 받은 뒤에 시도합니다.

재활 치료를 하면 90% 이상에서는 증상이 호전되지만 치료를 시작하고 2~3개월 이내에 큰 호전이 없다면 수축된 근육을 늘리는 수술이 필요할 수도 있습니다. 다만, 수술로 인한 합병증을 최소화하기 위해 생후 12~18개월까지 기다렸다가 수술을 하는 경우가 많습니다.

눈동자의 위치가 이상해요: 사시

두 눈이 하나의 사물을 동시에 쳐다보지 못하는 것을 '사시'라고 합니다. 생후 2~3개월이 안 된 신생아들은 사시와 같은 병적 증상이 없어도 가끔 눈의 위치가 비정상적으로 보일 수 있는데, 이것은 아직 두 눈을 움직이는 근육의 기능이 원활하지 못하기 때문입니다. 이 정도는 정상 발달 과정에서도 나타날 수 있습니다.

사시는 조기 진단이 중요

하지만 생후 2~3개월이 지나도 눈이 한쪽으로 몰려 보인다면 사시의 가능성에 대해 진료를 받아야 합니다. 이런 경우에 진료를 보면 대부분 정상 범위인 '가성 내사시'로 판정받는 경우가 많지만, 일부에서는 실제로 사시가 발견되기도 합니다. 사시가 있는데 조기에 치료를 받지 못하면 한쪽 눈의 시력이 상실될 수 있기 때문에 조기 진단이 중요합니다.

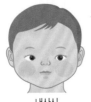

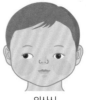

내사시   상사시   외사시   하사시

· 사시의 종류 ·

사시가 의심되는 증상들

두 눈이 같은 방향을 주시하는 기능은 생후 4~6개월 이후에 완성됩니다. 따라서 생후 4~6개월 이후의 아이에게 다음과 같은 증상이 나타난다면 안과에서 검진을 받아야 합니다. 특히 사시는 약시의 중요한 원인이고 미용상 교정이 필요한 질환이므로 부모가 신경을 써주어야 합니다.

- 육안으로 볼 때 아이의 두 눈의 시선 방향이 달라 보이고 눈동자가 돌아가 보일 때
- 아이를 정면에서 찍은 사진에서 두 눈의 방향이 다르거나 동공 위에 비치는 빛의 초점이 서로 다른 위치에서 보일 때
- 밝은 곳으로 나가면 한쪽 눈을 찡그리거나 감을 때
- 평소에는 정상적이지만 피곤하거나 딴 생각을 하면 한쪽 눈이 돌아가 보일 때
- 아이가 사물이 두 개로 보인다고 말할 때
- TV를 볼 때 머리를 기울이거나 얼굴이 좌측 혹은 우측으로 돌아가 있을 때

가성 내사시

생후 4개월이 안 된 아이들의 눈은 아직 미숙해 두 눈이 한 방향을 동시에 쳐다보지 못하기 때문에 눈이 안쪽으로 몰리는 내사시로 보일 수 있습니다. 동양인의 경우 코허리가 낮고 양미간이 벌어져 있으며 눈 안쪽 피부의 주름이 안쪽 흰자위를 가리기 때문에 내사시가 있는 것처럼 보이는 경우가 많습니다. 즉 실제로는 눈동자가 안구 정중앙에 위치하지만, 안쪽 부분이 피부로 가려지기 때문에 내사시처럼 보입니다.

이처럼 눈동자의 위치는 정상이지만 내사시가 있는 것처럼 보이는 것을 '가성 내사시'라고 합니다. 대개는 콧등이 높아지고 눈 안쪽 피부 주름이 콧등으로 당겨지면서 증상은 사라지지만, 가성 내사시 같아도 실제로는 '진성 사시'나 '간헐성 사시'일 수도 있으니 아직 어리다고 무조건 안심하지 말고, 안과 의사의 판단을 따라야 합니다. 생후 4~6개월 이후에도 이런 증상이 지속되면 역시 안과 검진을 해야 합니다.

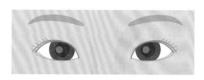
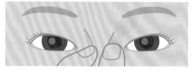

▲ 코허리를 잡아보면 정상적인 눈으로 보인다.

· 가성 내사시 ·

⁚ 딸꾹질을 하는데, 괜찮을까요?

딸꾹질은 횡격막 근육이 갑작스럽게 수축할 때 성대가 닫히면서 하게 됩니다. 신생아들의 경우 수유할 때 늘어난 위가 횡격막을 자극할 수 있어서 더 잘 나타납니다. 하지만 부모들의 걱정과는 달리 아이들은 딸꾹질을 괴로워하거나 힘들어하지 않습니다. 그러니 저절로 사라지기를 기다리거나, 수유를 좀 더 해서 딸꾹질이 멈추게 해주는 정도로 도와주면 충분합니다.

딸꾹질의 원인

딸꾹질은 대개 1분에 4회 정도 하는데 1분에 60회까지 하는 경우도 있습니다. 일반적으로 딸꾹질의 원인을 파악하기는 어렵지만, 신생아들의 경우는 다음과 같은 원인을 추정할 수 있습니다.

공기를 많이 먹어서: 급하게 먹거나 불편한 자세로 수유를 해서 공기를 많이 먹으면 위가 팽창해서 횡격막을 자극할 수 있습니다.

지나치게 수유를 많이 해서: 소화시킬 수 있는 양보다 많이 먹어서 모유나 분유가 소화되지 못한 채 위에 팽창되어 있으면 횡격막을 자극할 수 있습니다.

온도가 갑자기 변해서: 갑자기 차가운 공기에 노출될 때 횡격막을 움직이는 신경이 자극받을 수 있습니다.

딸꾹질을 하는 아이를 도와주는 방법

수유와 관련해서 아이가 딸꾹질을 할 때는 다음과 같은 방법이 도움이 될 수 있습니다.

자세를 바꾸거나 트림 시키기: 아이의 자세를 바꿔주거나, 트림을 시키거나, 편하게 해주는 등 가능하면 딸꾹질을 그친 뒤에 수유를 합니다.

여유 있게 수유하기: 급하게 먹으면 공기가 같이 들어와서 딸꾹질을 할 수 있습니다. 그러니 수유 시에는 천천히 먹을 수 있도록 유도하고, 심하게 배가

고플 때까지 기다리지 않게 해야 합니다.

수유를 소량 하거나 물을 주기: 빨거나 삼키는 동작을 반복하면 근육이 편안하게 이완되어 딸꾹질이 멈추기도 합니다. 외국에서는 딸꾹질을 멈추게 도와주는 물약(그라이프워터gripewater, 아니스워터anisewater)을 판매하지만, 위가 팽창되어서 딸꾹질을 하는 아이라면 수유를 추가하는 것은 오히려 아이를 불편하게 만들 수 있습니다. 따라서 먹이더라도 소량 먹입니다.

젖병 젖꼭지 점검하기: 젖병 젖꼭지의 구멍으로 분유가 떨어지는 속도는 젖병을 뒤집었을 때 분유가 뚝뚝 떨어지다가 서서히 멈추는 정도가 적당합니다. 그러나 분유가 줄줄 흐르거나 전혀 떨어지지 않는다면 젖병 젖꼭지의 구멍 크기에 문제가 있기 때문에 교체해야 합니다.

: 입안이 하얗게 아구창이 생겼어요

신생아의 입안에 크림색의 우유 찌꺼기 같은 것이 발견되면 '아구창'을 의심할 수 있습니다. 아구창은 건강한 신생아의 2~5%에서 발견되는 비교적 흔한 곰팡이(칸디다균) 감염입니다. 신생아의 입안에 존재하는 이 곰팡이균이 과도하게 자랄 때 감염을 일으키는데 면역력이 떨어진 생후 6개월 이전의 아이에게 주로 나타나고, 수유를 하는 엄마나 아이가 항생제를 먹고 있다면 더 잘 생길 수 있습니다.

곰팡이균은 따뜻하고, 축축하고, 당분이 많은 곳에서 잘 번식하기 때문에 엄마의 유두나 아이의 입에 잘 생깁니다. 분유 수유

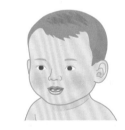

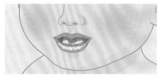

• 아구창 •

중인 경우에는 제대로 소독되지 않은 젖병 젖꼭지나 공갈젖꼭지를 통해서도 감염될 수 있습니다.

분유 찌꺼기와 구분하기

아구창이 생기면 혀, 입천장, 입술, 볼의 안쪽에 하얀색 막이 형성됩니다. 이 막을 거즈로 닦는다고 쉽게 제거되지 않는데, 억지로 제거하면 발적과 출혈이 있을 수 있습니다. 신생아에서는 우유 찌꺼기와 아구창이 비슷해 보이는데 우유 찌꺼기는 물로 헹구는 정도로 쉽게 제거되고 주로 혀에만 남아 있습니다. 따라서 볼 안쪽이나 입천장에 병변이 있거나 쉽게 제거되지 않는다면 아구창을 의심하고 병원에서 진료를 받습니다.

아구창 치료법

아구창은 건강한 신생아에서는 자연적으로 호전되는 일이 많고, 심하게 진행되기 전까지는 아이가 크게 고통을 받지 않습니다. 그러나 수유가 곤란할 정도로 증상이 심해지거나 아이가 심하게 보챈다면 치료를 시작해야 합니다. 치료는 항진균제를 바르거나 먹이는 식으로 시작하는데, 대개 며칠 내에 호전됩니다. 또한 유산균(락토바실러스균 포함)을 복용하면 장내에 유익균이 자라나면서 곰팡이균이 상대적으로 줄어듭니다.

만약 모유 수유라면 엄마의 칸디다균 감염으로 아이에게 아구창 증상이 반복될 수 있습니다. 그래서 엄마에게 유두의 통증, 발진, 하얀색 패치 등 증상이 있다면 엄마의 유두에도 항진균제 크림을 발라야 합니다. 하지만 칸디다균 감염을 치료하더라도 모유 수유는 계속할 수 있습니다.

⁞ 설소대 단축증이 무엇인가요?

아이의 혀 밑에 길게 붙어 있는 조직을 '설소대'라고 합니다. 설소대는 윗입술과 잇몸 사이에 있는 순소대와 함께 구강 구조 발달의 중요한 중심축이며, 유치가 제자리에 나도록 하는 중요한 안내자입니다. 설소대는 시간이 지나면서 대개는 퇴화하지만 일부 아이들의 경우 단단하게 남아 있어서 혀의 움직임을 제한하는 문제를 일으킬 수 있습니다. 이를 '설소대 단축증'이라고 합니다.

혀는 삼키는 데 도움을 줄 뿐만 아니라 말을 하는 데도 도움을 주는데 설소대 단축증이 있으면 신생아에서는 모유 수유 시 문제를 일으킬 수 있고, 성장기에는 언어 장애(혀를 굴리는 발음)를 일으킬 수 있습니다.

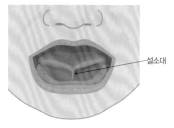

설소대

• 설소대의 위치 •

설소대 단축증의 주요 증상

설소대 단축증은 신생아의 10% 정도에서 생기며, 이 중 절반 정도는 수유할 때 문제를 일으킨다고 합니다. 가족력도 강해서 가족 중에 설소대 단축증으로 수술받은 사람이 있다면 아이도 그럴 가능성이 높습니다. 만약 아이가 다음과 같은 증상을 보이면 설소대 단축증을 의심할 수 있습니다.

- 혀를 내밀 때 혀끝이 V자 모양이 된다.
- 혀끝이 위쪽 잇몸에 닿기 어렵다.
- 혀끝이 입천장에 닿기 어렵다.
- 혀를 좌우로 흔드는 데 제한이 있다.
- 아래쪽 앞니에 치과적인 문제가 자주 생긴다.

설소대 수술에 대한 논란

설소대 수술은 설소대를 잘라주는 외과적 치료법으로, 비교적 간단하고 합병증도 거의 없는 시술입니다. 생후 6주 이전의 신생아라면 외래에서 시행할 수 있고, 큰 아이들은 전신마취 후 시행하지만 아이가 잘 견딜 수 있다면 국소마취로 절제할 수도 있습니다.

비교적 간단한 수술이지만 수술 시기 및 필요성에 대해서는 논란이 있습니다. 우선, 설소대 때문에 수유가 곤란해지면 수술하자는 의견이 있고, 설소대가 대개 첫돌 이전에 퇴화되기 때문에 수유에 큰 지장이 없다면 첫돌까지는 수술하지 말고 기다려보자는 의견도 있습니다. 큰 아이들에서는 발음 장애(특히 'th' 음)와 연관된 언어 장애 여부가 수술을 고려하는 기준이 됩니다. 어떤 전문가는 언어 장애가 나타나기 전에 수술할 것을 권유하고, 어떤 전문가는 만 4세까지 기다렸다가 언어 장애가 생기면 하자고 합니다. 다만 수술을 언어 장애가 있을 때까지 기다린다면 수술 후에도 추가적인 언어 치료가 필요할 수 있습니다.

신생아의 유두, 짜주어야 하나요?

신생아의 유두에서 젖이 나오거나 유두 주변이 부풀어오르는 일이 있습니다. 태아 적에 엄마에게서 받은 호르몬(특히 에스트로겐)의 영향으로, 남자 아이에게도 나타날 수 있는 정상적인 증상입니다. 일부러 짜내서 감염을 일으키지만 않는다면 2주 이내에 사라지지만, 단단하게 만져진다면 사라지기까지 시간이 더 걸릴 수 있습니다. 감염되면 항생제를 사용해야 할 수도 있습니다.

이 외에 엄마 호르몬의 영향으로 신생아에게 여드름이 생기기도 하고, 여아의 경우에는 냉이나 피가 성기에서 보일 수도 있습니다. 이런 현상은 엄마에게서 받은 호르몬이 사라지면서 여드름은 생후 3~4주 이후에, 냉이 비치는 것은 생후 2개월 이후에 대개 사라집니다.

카메라 플래시가 아이의 시력에 영향을 줄까요?

빛이 아이의 시력에 영향을 줄까 봐 걱정하는데, 아주 강한 직사광선을 눈에 장시간 집중적으로 비추지만 않는다면 걱정할 일은 아닙니다. 햇볕 혹은 가로등 불빛을 쳐다보는 정도나 카메라 플래시를 아이 앞에서 터뜨리는 것으로 시력이 손상되지 않습니다. 특히 카메라 플래시는 빛이 터지면서 분산되기 때문에 아이의 시력에 영향을 주지 않습니다.

아이 방에 가장 좋은 빛은 자연광입니다. 아이가 예민하다면 아주 강한 형광등은 피하는 것이 좋습니다. 어두운 빛이 아이에게 더 좋다는 근거는 없지만, 밤낮을 구분해주기 위해서라도 생후 2개월 이후에는 밤엔 어두운 조명만 켜두는 것이 좋습니다.

세운 자세가 허리에 무리되지는 않나요?

일반적으로 생후 3개월이 되어야 아이가 목을 가누고, 생후 7개월이 되어야 앉을 수 있습니다. 따라서 아이를 혼자 앉혀두거나, 아이가 자신의 힘으로 몸(허리)을 지탱하려면 생후 7개월은 되어야 합니다. 그전에는 어른의 팔이나 벽 등에 기대서 체중을 분산시켜야 아이가 편안합니다.

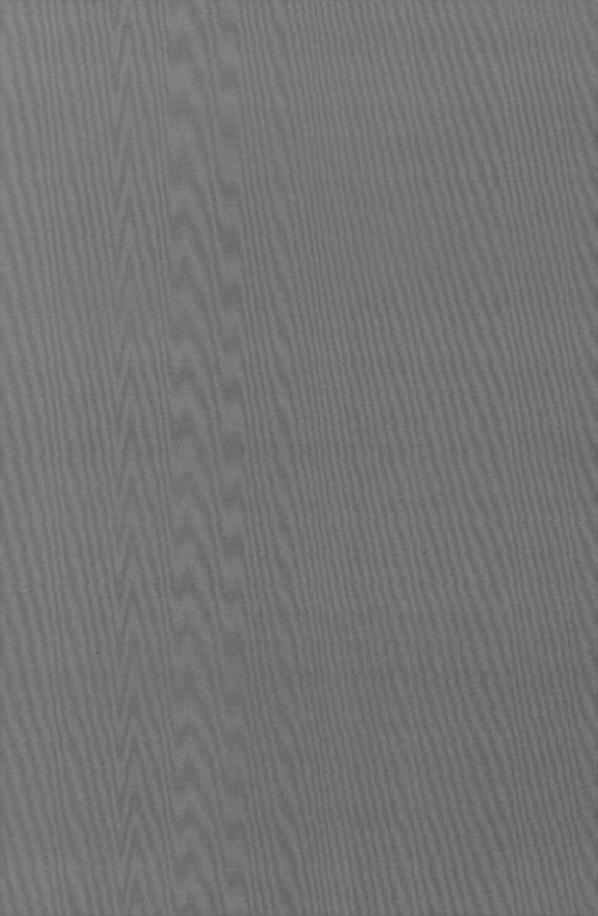

12장

신생아의 피부 질환

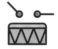

01 아토피 피부염

아토피 피부염의 진단 기준은 5가지입니다

아토피 피부염에는 2가지 큰 특징이 있습니다. 하나는 '건조한 피부'이고, 또 하나는 '반복적인 피부 염증'입니다. 즉 아토피 피부염은 피부장벽의 기능이 손상되면서 피부에 수분을 충분히 보관하지 못해 쉽게 건조해지고, 이로 인해 피부 손상이 증가하면 피부에 지속적이고 반복적인 염증이 생기는 질환입니다. 아토피 피부염은 특별한 검사나 도구가 아닌 다음과 같은 5가지 기준으로 진단하는데, 이 중 최소 4가지 이상을 만족하면 아토피 피부염으로 진단합니다.

소양증(가려움증)이 있는가?

가려움증은 아토피 피부염의 가장 큰 특징이며, 아토피 피부염을 악화시키는 중요한 원인입니다. 만약 아토피 피부염과 유사한 피부 병변이 보이더라도 가려움증이 없거나 긁는 행동을 보이지 않는다면 아토피 피부염이라고 진단하지 않습니다.

생후 6주부터 만 5세 사이에 증상이 시작됐는가?

아토피 피부염 환자의 90% 정도가 생후 6주경부터 만 5세 사이에 증상이
시작됩니다. 생후 6주 이전의 증상으로는 아토피 피부염을 진단하기 어렵
고, 간혹 초등학생 때나 청소년기에 증상이 시작될 수도 있습니다.

피부 증상이 아토피의 특징을 띠는가?

생후 2~6개월에 시작되어 만 2~3세 즈음 상당 부분 사라지는 영아 아토피
피부염은 얼굴(특히 뺨, 이마, 두피)과 관절의 신전 부위(펴지는 부분)에 돌출된
발진과 인설(가루가 떨어져나가는 양상의 병변)이 가려움증과 함께 나타나고,
일부에서는 귀 뒤에 열상(갈라진 상처)이 동반되거나 눈 밑에 주름이 보이기
도 합니다.

　　반면 만 4~10세에 나타나는 아토피 피부염은 주로 관절의 굴곡 부위
인 팔꿈치 안쪽, 무릎 뒤쪽, 손목과 발목의 등 쪽 부위에 발진과 인설이 보이
는데, 영아 아토피 피부염에 비해서 진물은 덜 나는 편입니다. 피부가 잘 벗
겨지고 두꺼워지는 특징이 있으며, 만 12세 이후의 청소년기나 성인기에는
얼굴, 목, 가슴 등 상반신에 더 심하게 나타나는 경향이 있습니다.

만성적으로 반복되는가?

아토피 피부염은 수개월에서 수년간 반복되고 만성적으로 진행되기 때문
에 기존의 병변과 새로 생긴 병변이 같이 보입니다. '만성'이라고 할 수 있

는 기준은 유아의 경우 2개월 이상, 그 이후에서는 6개월 이상을 말하는데, 그전에 사라지는 병변에 대해서는 아토피 피부염으로 진단을 내리기는 조심스럽습니다. 따라서 생후 2개월 이전의 신생아에게 아토피 피부염 진단을 내리는 것은 신중해야 하지만, 같은 병변이 반복된다면 아토피 피부염의 가능성은 높아집니다.

알레르기 질환에 대한 가족력이 있는가?

환자의 가족, 특히 부모나 형제, 자매 중에 천식, 알레르기성 비염, 알레르기성 결막염, 아토피 피부염, 음식 알레르기와 같은 알레르기 질환을 앓고 있는 사람이 있다면 아토피 피부염의 가능성이 높아집니다.

---------------------------- ✦ ----------------------------

✿ 태열과 아토피 피부염 ✿

아토피 피부염이 영유아, 소아에서 비교적 흔하고 오래 지속되기 때문에 많은 사람의 관심의 대상이 되고 있습니다. 한의학에서는 '태열'이라는 용어를 아토피 피부염과 거의 동의어처럼 사용하고, 어떤 경우는 영유아에게 나타나는 피부 이상 증상을 태열, 즉 아토피 피부염으로 여기고 과잉 치료를 합니다. 그러나 영유아에게 보이는 모든 피부 질환을 아토피 피부염으로 볼수는 없습니다. 따라서 아이들의 피부 상태는 소아청소년과 전문의나 피부과 전문의에게 진료를 받은 후에 적절한 처방을 받아야 합니다.

태열은 한의학의 입장에서 아이들의 피부 질환을 진단한 것이고, 아토피 피부염은 서양의학(현대의학)의 입장에서 아이들에게 주로 나타나는 알레르기와 연관된 피부 질환을 진단하는 명칭입니다. 아토피 피부염이나 알레르기는 원래 한의학에서는 다루지 않는 질환으로, 이것을 태열과 직접 연관 지을 만한 근거는 부족합니다.

많은 부모가 태열이 아토피로 이어지는지에 대해 물어보는데, 여기에 대해서는 태열이라고 생각하는 증상이 실제로 어떤 피부 질환을 의미하는지에 따라서 대답이 달라질 수밖에 없습니다. 태열이라고 생각하는 증상이 의사가 진단하기에 영유아에게 나타나는 아토피 피부염이라면 당연히 청소년기로 이어질 수 있지만, 태열이라고 생각하는 증상이 비립종이나 신생아 여드름, 혹은 지루성 피부염의 증상이라면 아토피 피부염으로 이어진다고 판단할 수는 없습니다. 다만 아토피 피부염이 있는 아이들은 기본적으로 피부가 건조하고 피부의 면역 기능과 방어 능력이 떨어지기 때문에 아토피 피부염 이외의 다른 피부 증상이 더 쉽게 동반될 수 있습니다.

---------------------------------- ✦ ----------------------------------

: 아토피 피부염은 이렇게 치료합니다

보습제를 전신에 바르기

아토피 피부염이 있으면 스펀지처럼 수분을 끌어당기는 천연 보습인자와 피부 세포를 보호하는 지질층이 부족하기 때문에 외부에서 인위적으로 장벽을 만들어서 수분이 빠져나가지 못하게 하고 이물질의 침입을 막아주는 '보습제'가 필요합니다. 이때 보습제는 직접 피부에 수분을 공급하는 것은 아니고, 목욕을 하면서 피부에 수분이 공급되면 증발되지 않게 막을 만들어서 피부가 건조하지 않게 해줍니다. 이런 효과를 보려면 목욕 후 3분 이내에 빨리 보습제를 전신에 발라야 합니다.

치료 초반에는 스테로이드 연고와 함께 쓰기

그러나 보습제는 아토피 피부염을 예방하거나 증상이 악화되는 것을 막아줄 뿐 스테로이드 외용제와 같은 치료제를 대신하지는 않습니다. 따라서 아이에게 현재 피부 증상이 있다면 의사가 처방한 치료제와 함께 보습제를 발라줘야 합니다. 일반적으로 스테로이드 연고를 먼저 바른 뒤에 보습제를 이어서 바를 것을 권장합니다.

최근 발표된 보습제에 관한 연구들을 보면, 세라마이드 성분이 포함된 보습제는 하루에 2회씩 꾸준히 바르면 3주째부터 증상이 호전되고, 12주 이후에는 하루 1회만 발라도 효과가 유지됩니다. 또한 보습제를 적절히 사용하면 스테로이드 외용제 사용의 빈도를 줄일 수 있습니다. 따라서 치료 초반에는 스테로이드 연고와 보습제를 함께 써야 하지만, 급성 증상이 가라앉은 뒤에는 보습제만 적절하게 사용해도 증상을 완화시킬 수 있습니다.

아토피 피부염 환자들의 피부는 정상처럼 보이는 부위도 실제로는 이상이 있기 때문에 보습제는 전신에 발라야 합니다. 그리고 목욕 후에만 보습제를 바르는 것으로 생각하지만, 충분한 효과를 보려면 더 자주 발라야 합니다. 최소 하루 2회(일반적으로 하루 4회를 권장)는 발라주어서 평상시에도 항상 피부를 촉촉하게 유지하는 것이 중요합니다. 건조한 겨울철에는 더 자주 발라줍니다.

스테로이드 연고가 가장 효과적인 치료제

아토피 피부염의 증상을 치료하는 관건은 스테로이드 외용제를 얼마나 적절히 사용하느냐에 달려 있습니다. 스테로이드 외용제는 항염증, 항소양증(가려움증), 혈관 수축의 효과가 있어서 아토피 피부염의 증상 완화에 가장 효과가 좋지만 지나치게 강도가 센 것을 사용하거나 장기간 사용할 때는 국소적인 부작용이 나타날 수 있습니다.

부작용으로 피부가 위축되어서 주름이 잡히고, 실핏줄이 생기고, 탈색, 여드름 등의 피부 증상이 생길 수 있습니다. 눈 주위에 발랐을 때는 백내장이 생길 수 있고, 드물기는 하지만 일주일에 100g 이상을 1개월 이상 사용했을 경우 전신으로 흡수되어서 면역 기능 저하와 같은 전신성 부작용이 나타날 수 있습니다. 그러나 스테로이드 외용제의 부작용을 두려워해서 증상에 비해 너무 약한 스테로이드 외용제를 장기간 사용하면 치료 효과가 떨어지고, 오히려 부작용을 유발합니다.

부작용은 줄이고 효과는 높이는 스테로이드 외용제의 사용법은 다음과 같습니다.

스테로이드 연고의 사용 원칙들

- 목욕 후 3분 이내, 보습제를 바르기 전에 사용한다.
- 하루에 1~2회 바른다. 더 바른다고 효과가 더 좋은 것은 아니다.
- 우선 크림으로 사용하고, 연고는 피부가 두껍게 변하거나 갈라진 만성 병변에만 사용한다. 연고는 밀폐 효과로 수분 소실이 적은 장점은 있지만 가려움증이 더 심해질 수 있다.
- 연고는 모낭염이 생길 수 있으니 습기 많은 환경에서는 사용하지 않는다. 털이 난 부위에는 로션이나 스프레이제를 사용하는 것이 좋다.
- 처음에는 저강도의 스테로이드 외용제를 사용한다. 이때 피부 두께를 고려해야 하는데 손바닥, 발바닥처럼 피부가 두꺼운 부위는 약한 고강도 외용제를 처음부터 사용하고 얼굴(특히 눈꺼풀), 목, 겨드랑이, 사타구니와 같이 피부가 얇은 부위는 낮은 강도의 스테로이드 외용제를 사용한다.
- 스테로이드 외용제의 사용 기간은 3~7일 이내가 가장 적당하며, 최대 2주를 넘기지 않는 것이 좋다. 피부 증상이 호전되면 낮은 강도의 스테로이드 외용제로 바꾸거나, 바르는 횟수를 점점 줄인다. 스테로이드 외용제를 3~4주 이상 사용하면 부작용의 가능성이 증가하고, 내성이 생겨서 효과가 떨어진다.

감염이 되면 항생제를 사용

아토피 피부염의 주치료제는 스테로이드 외용제이지만, 피부 감염증이 동반된다면 항생제를 사용할 수 있습니다. 특히 증상이 심할 때는 항생제를 복용합니다. 아토피 피부염 환자들의 피부는 손상되어 있어서 외부에서 세균이 쉽게 침투해서 감염을 일으킬 수 있습니다. 특히 포도상구균에 의한 피부 감염이 가장 자주 생깁니다. 따라서 아토피 피부염이 있는 아이에게 세균성 감염이 있다면 의사의 판단에 따라 경구용 항생제나 항생제 연고를 사용합니다.

가려움증 완화를 위해 항히스타민제를 사용

가려움증을 완화할 목적으로 항히스타민제도 사용됩니다. 가려움증으로 피부를 긁게 되면 피부 상태가 나빠지는데, 항히스타민제는 단기간 긁지 않도록 도와줍니다. 그러나 가려움증을 일으키는 원인은 히스타민 외에도 많기 때문에 이 약만으로는 큰 효과가 없을 수 있습니다. 그럼에도 불구하고 이약이 선호되는 이유는 아이를 밤에 푹 자게 해서 밤중에 무의식적으로 긁는 일을 줄이기 때문입니다. 이 외에도 알레르기 진행을 막아주는 항히스타민제들은 알레르기 염증 반응을 예방하기 때문에 장기적으로 복용하기도 합니다. 이런 예방약으로는 '씨잘', '자디텐'이 있습니다.

스테로이드 외용제 대신 비스테로이드 항염증 외용제를 사용

스테로이드 외용제가 아토피 피부염 치료에 가장 우수한 치료제라는 사실에 이의를 제기하는 전문가는 없습니다. 그러나 스테로이드 외용제의 치료에 잘 반응하지 않거나, 피부 위축 등 부작용의 우려가 있을 때 이를 대신할만한 치료제가 필요해지자 등장한 약이 '엘리델 크림'과 '프로토픽 연고'입니다. 각각 2001년, 2000년에 미국 식품의약국(FDA)의 승인을 받아서 사용되기 시작한 이들은 원래 신장이나 간을 이식한 후에 부작용을 막기 위해 사용되는 면역 억제제를 피부 외용제의 형태로 만든 것입니다.

스테로이드 연고와 비교하자면, 이 약들의 효과는 저강도 스테로이드 외용제 정도이고, 피부에 실핏줄이 생기는 등 스테로이드에 의한 부작용을 줄였거나 없앤 장점이 있습니다. 그래서 최근에는 장기간 스테로이드를 사용해야 하거나 부작용의 우려가 높은 얼굴 부위부터 사용합니다.

다만 2005년 2월 15일 미국 FDA의 보고에 따르면, 이들 약이 동물실험에서 암 발생의 위험을 높이는 사실이 확인되었습니다. 그래서 면역 기능이 미숙한 만 2세 미만에서는 사용하지 않고, 그 이상의 연령에서도 스테로이드에 반응을 보이지 않을 때만 단기간 사용할 것을 권합니다.

: 목욕 요법이 증상 완화에 도움이 됩니다

목욕은 아토피 피부염 환자의 피부에 수분을 가장 잘 공급해줄 수 있는 방법이자 지저분한 피부를 깨끗이 청소해서 합병증인 세균성 피부 감염을 예방할 수 있는 방법입니다. 게다가 스테로이드의 흡수를 촉진시키는 작용도 합니다. 이 외에 만성적인 피부 질환 때문에 예민해져 있는 아이들의 마음을 풀어주고 피곤한 몸을 편안하게 해주는 효과가 있습니다.

샤워보다는 욕조에 몸을 담그기

욕조에 몸을 담그고 수분이 피부에 스며들도록 기다립니다. 만약 목욕을 할때 통증을 느끼거나 밤중에 가려움증이 심하다면 거즈나 부드러운 수건을 물에 적셔서 그 부위를 덮어두는 것도 좋습니다. 만약 아이의 피부 상태가 양호하거나 증상이 경미하다면 샤워를 해도 괜찮습니다.

미지근한 물에서 목욕하기

체온 정도의 미지근하거나 약간 따뜻한 물이 수분의 증발은 최소화하면서 피부에 수분을 최대한 공급합니다.

일반 비누 대신 전용 세정제 사용하기

일반 비누는 피부의 수분을 보유하는 데 도움이 되는 오일층을 같이 씻어내기 때문에 피부를 더 건조하게 만들고, 아토피 피부염에 자극적입니다. 하지만 아이의 피부가 너무 지저분해서 꼭 사용하고 싶다면 '도브', '뉴트로지나', '다이얼'처럼 자극이 적으면서 탈지 효과가 적은 비누를 이용하거나 아토피 전용 세정제를 사용하는 것이 좋습니다.

시간은 10~15분, 하루 1~2회만

손가락 피부가 쭈글쭈글해지는 것은 피부가 위축되는 증거이니 그렇게 되기 전에 욕조에서 나오게 합니다. 목욕 시간은 아이들에 따라서 5분이 적당할 수 있고, 20분이 적당할 수도 있는데 대체로 10분은 넘기되 20분은 넘기지 않는 것이 좋습니다.

목욕 후 흐르는 물기만 살짝 닦아내기

목욕 후에는 수분을 공기 중에 말리거나, 타월이나 티슈로 살짝 찍는 식으로 닦습니다. 수건으로 문지르면서 닦으면 피부에 자극을 줄 수 있고, 애써서 피부에 스민 물기를 걷어낼 수 있기 때문입니다.

보습제는 목욕 후 3분 이내에 바르기

'3분의 법칙'이 목욕 요법의 핵심입니다. 목욕 후 수분이 증발하기 전인 3분 전에 바로 보습제를 발라서 수분을 피부에 남아 있게 하는 것입니다. 이때 사용하는 보습제는 쉽게 증발하는 로션보다는 크림이나 연고가 적당합니다. 수분을 머금은 피부에는 스테로이드 외용제가 더 잘 흡수됩니다. 그래서 피부 병변이 있는 곳에는 우선 스테로이드 외용제를 바른 뒤에 보습제를 바르기를 추천합니다. 하지만 일부에서는 반대로 보습제를 먼저 바르도록 권하는데, 이것은 스테로이드 외용제를 먼저 사용하면 나중에 보습제를 바르는 과정에서 정상 피부에도 불필요하게 스테로이드 외용제를 바르게 될 가능성이 있기 때문입니다.

{ 아토피 피부염 예방하기 }

● **모유 수유하기**

모유가 아토피 피부염이나 알레르기 질환의 발생을 줄일 수 있다는 여러 가지 근거가 있습니다. 우선 모유에는 면역 기능의 발달에 도움을 줄 수 있는 면역글로불린A라는 면역 조절 물질이 포함되어 있고, 알레르기 발생을 자극시킬 수 있는 감염을 예방하는 효과가 있습니다. 게다가 장 점막을 방어하는 유산균이 다수 포함되어 있어서 음식으로 인해 아토피 피부염이 발생하는 것을 줄일 수 있습니다.

● **모유 수유를 하는 엄마는 음식 섭취에 주의하기**

아토피 피부염 환자의 35~40%가 음식과 연관되어 증상이 유발되거나 악화되는데, 아이가 어릴수록 그리고 증상이 심할수록 연관이 많습니다. 따라서 아이가 아토피 피부염 증상이 심하거나 아토피 피부염의 가족력이 있다면 알레르기 유발 음식에 대해서 모유 수유를 하는 엄마도 주의를 기울여야 합니다.

알레르기를 일으킬 가능성이 높은 음식으로는 우유, 달걀, 생선, 견과류, 땅콩 등이 있습니다. 하지만 이들 음식은 고단백이어서 무작정 제한하기도 어렵기 때문에 우유, 달걀, 생선의 경우에는 해당 음식을 먹은 뒤 아이의 피부 증상이 심해지지만 않으면 굳이 제한하지 않습니다. 땅콩, 견과류는 한번 알레르기가 생기면 평생 지속되기 때문에 섭취를 제한하기를 권장합니다.

● **알레르기 가능성이 높은 아이에게는 특수 분유 먹이기**

분유의 단백질은 알레르기 증상을 일으키는 비교적 흔한 원인입니다. 따라서 아토피 피부염의 증상을 예방하려면 어릴 때부터 분유의 단백질을 먹이지 않아야 하는데, 알레르기 특수 분유는 분유의 단백질을 알레르기를 유발하지 못하도록 아주 잘게 분해시켜놓았습니다. 이런 이유로 우유 단백질에 알레르기가 있는 아이들은 알레르기 특수 분유, 즉 '단백가수분해 분유'가 도움이 됩니다.

흔히 알레르기를 예방한다고 광고하는 산양 분유는 일반 분유의 단백질과 80% 이상 동일하기 때문에 알레르기 예방 효과를 크게 기대할 수 없고, 콩 분유의 단백질은 일반 분유의 단백질과는 다르기 때문에 효과를 기대할 수 있습니다. 그러나 분유에 알레르기가 있는 아이의 상당수가 콩에도 알레르기가 있어 콩 분유도 분유 알레르기를 예방할 목적으로 먹이기에는 효과가 떨어집니다.

● 알레르기 유발 음식을 피하기

특정 음식을 먹고 아토피 피부염이 심해졌다면 그 음식을 피해야 합니다. 즉 원인으로 추정되는 음식을 모유 수유하는 엄마가 먹지 않거나, 이유식에서 당분간 제외해야 합니다. 그러나 알레르기 유발 음식도 시간이 지나면 증상을 일으키지 않는 경우가 많습니다. 예를 들어, 알레르기를 잘 일으키는 달걀이나 우유도 대개 만 3세를 지나면서 알레르기를 일으키지 않는 경우가 많아서 나중에 다시 먹여볼 수는 있습니다.

증상 악화를 확인하기도 전에 미리 음식을 피하는 경우는 산모에게 심한 알레르기가 있거나, 태어난 아이의 혈액 검사상 면역글로불린E와 같은 알레르기 항체 수치가 높을 때입니다. 이런 아이들은 알레르기를 일으킬 위험이 높은 우유, 달걀, 땅콩, 생선, 밀가루 등을 최소한 첫돌 이후에 섭취하는 것으로 미룹니다. 이것은 신생아들의 위장관은 미숙해서 알레르기 유발 물질이 침투하기 쉽고, 그 영향으로 알레르기 질환에 걸릴 위험도 높아지기 때문입니다.

그러나 알레르기를 유발하는 많은 식품은 아이들의 성장과 발달에 필수 식품인 경우가 많습니다. 그래서 알레르기 유발 가능성에 대해 확인이 안 된 음식까지 피하거나, 가족력이 없는 아이까지 이들 음식을 먹이지 않는 것은 아이의 건강을 생각했을 때 지나친 대처라고 볼 수 있습니다.

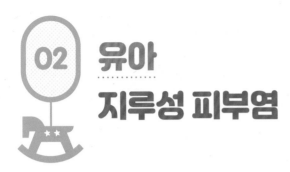

02 유아 지루성 피부염

: 유아 지루성 피부염은 피지선 분비와 관련이 있어요

생후 6개월이 안 된 영유아의 두피에서 각질이 벗겨지고 노란 딱지가 생기는 것이 '유아 지루성 피부염'입니다. 피지선 분비가 많은 신체 부위인 두피, 얼굴(이마, 눈썹, 안검, 귀 주변 등), 신체의 접히는 부위 등에서 잘 생기는데, 여러 가지 원인에 의해서 피지선 분비가 많아지면 피부 세포가 많이 생산되어 각질을 많이 만들고 심해지면 노란 딱지를 형성합니다. 주로 생후 2주에서 6개월 사이(가장 흔하게는 생후 3~8주 사이)에 나타나서 합병증이 생기지 않는다면 3~4주 안에 깨끗해지지만, 드물게는 2개월 이상 지속될 수도 있습니다.

정확한 원인은 알려져 있지 않지만 주변 환경의 위생 상태나 알레르기, 감염과는 무관합니다. 어른에게 나타나는 지루성 피부염은 곰팡이균의 감염과 연관이 있는데, 신생아는 이보다는 태아 적에 엄마로부터 받은 호르몬의 영향으로 피지선 분비가 많아진 것을 주원인으로 추정하고 있습니다. 신생아 여드름이 생기는 것과 원인이 비슷합니다. 그래서 호르몬이 사라지면서 증상이 서서히 좋아지는 것입니다.

각질만 있다면 지켜봐도 좋아요

유아 지루성 피부염의 증상으로 각질만 있다면 특별한 조치 없이 지켜보아도 좋습니다. 아이가 특별한 증상을 느끼지도 않고 대개는 저절로 없어지기 때문입니다. 그러나 두피의 경우 노란 딱지가 생기기도 합니다. 노란 딱지가 생길 정도라면 가려움증도 있고, 2차 감염도 동반될 수 있으니 이때는 노란 딱지를 제거해주는 것이 좋습니다.

베이비오일로 두피의 노란 딱지를 제거해요

두피의 노란 딱지를 제거하려면 베이비오일을 준비해야 합니다. 머리 감기기 30분 전에 베이비오일(식물성 오일)을 노란 딱지가 생긴 부위에 발라 손가락으로 부드럽게 마사지를 해준 뒤에 딱지가 흐물흐물해지면 부드러운 빗으로 머리를 빗겨줍니다. 그러면 딱지의 일부가 제거됩니다. 그런 뒤엔 순한 아기용 샴푸로 오일이 묻어 있는 아이의 머리를 감겨주고 잘 헹궈줍니다. 젖은 머리를 드라이어로 잘 말려주면 예방 효과도 있습니다.

그런데 이 방법을 너무 자주 하면 오히려 두피가 건조해져서 증상이 심해질 수 있습니다. 물론 증상이 심할 때는 매일 해주어야 하지만, 어느 정도 호전되면 1주일에 2회 정도로 줄여서 실행합니다.

: 증상이 심하면 병원에 가요

이러한 조치를 했는데도 노란 딱지가 제거되지 않거나 진물이 나는 등의 2차 감염 증상까지 보인다면 병원에서 진찰을 받아야 합니다. 이때 병원에서는 약용 샴푸를 처방해주거나, 약한 스테로이드 크림을 처방해줍니다. 약용 샴푸는 초기에는 2일에 1회 꼴로 사용하다가, 증상이 호전되면 1주일에 2회로 사용 횟수를 줄입니다.

: 유아 지루성 피부염과 아토피 피부염은 이렇게 달라요

신생아나 영유아의 얼굴이나 머리에 발진과 각질이 생기는 가장 흔한 원인은 '영아 아토피 피부염'과 '유아 지루성 피부염'입니다. 사실 신생아 시기에는 아토피 피부염과 지루성 피부염을 구분하기 어렵지만 증상이 처음 나타난 시기, 증상의 정도, 증상이 나타난 위치 등으로 구별합니다. 둘을 구분하는 것이 중요한 이유는 지루성 피부염이라면 저절로 좋아지지만, 아토피 피부염이라면 앞으로도 지속적으로 관리를 해야 하기 때문입니다.

지루성 피부염은 생후 1~2개월(빠르면 생후 1주)경부터 피지선 분비가 많은 두피나 피부가 겹쳐지는 부위(겨드랑이, 귀 뒤, 사타구니 부위)에 발진이 나타나고, 심한 경우에는 노랗게 딱지가 생깁니다. 하지만 심해 보이는 증상과 달리 가려움증 등의 불편감은 덜하고, 병변이 심하지 않다면 3~4주 이내에 저절로 좋아집니다.

반면, 아토피 피부염은 가족력이 있고, 피부가 상당히 가려우면서 전반적으로 건조합니다. 주로 생후 2~6개월부터 시작되는데 얼굴에서는 뺨 부위에 흔하고, 귀 밑이 잘 갈라지고, 습진이 등이나 가슴으로 번져나갈 수 있습니다.

　아이의 얼굴에 발진과 각질, 습진 등의 피부 증상이 나타나면 우선 의사의 의견을 들은 뒤 적절한 조치를 취해야 합니다. 부모의 판단으로 집에 있는 로션을 바른다든지 스테로이드 연고를 남용한다면 오히려 치료를 방해할 수 있고, 부적절한 치료로 아이를 더 힘들게 할 수 있습니다.

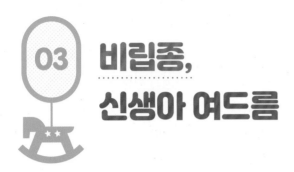

03 비립종, 신생아 여드름

: 짜지 마세요, 저절로 좋아집니다

비립종과 신생아 여드름은 신생아들의 얼굴에서 흔히 발견되는 조그마한 뾰루지로, 대부분 치료 없이 저절로 좋아지는 양성 질환입니다. 이들을 처음 발견하면 집에서 짜주거나 아무 연고나 발라서 빨리 없애주고 싶겠지만 그렇게 하면 오히려 증상을 악화시킬 수 있습니다.

: 비립종과 신생아 여드름은 모양이 달라요

비립종과 신생아 여드름은 생긴 모양으로 구분할 수 있습니다. 뾰루지 주위로 발진 없이 하얀색의 좁쌀 모양이라면 비립종일 가능성이 크고, 뾰루지 주위로 염증성 발진이 있고 노란색의 염증성 농포가 보인다면 신생아 여드름일 가능성이 큽니다.

비립종

비립종은 피부 표면에서 발생하는 1~2mm 크기의 낭종으로 피부에 존재하는 케라틴이라는 물질이 쌓여서 만들어집니다. 전 연령에서 나타날 수 있으며, 특히 신생아의 40~50%에서 발견될 정도로 신생아에게 비교적 흔한 질환입니다. 코 주위, 눈 주위, 뺨, 턱, 이마 등에 잘 생기고, 대부분 수 주 이내에 회복되지만 드물게는 2~3개월간 지속되기도 합니다. 그러나 피부 표면에 있어서 쉽게 제거될 것처럼 보여도 제거하기가 어렵고 잘못 짜면 흉터를 만들 수 있으니 조심해야 합니다. 비립종이 있는 아이의 85%에서는 구강 안에서도 유사한 낭종이 발견되는데, 이것을 '진주종'이라고 합니다.

신생아 여드름

사춘기에 나타나는 여드름의 형태와 유사한 증상이 생후 1개월 무렵의 건강한 신생아에게 나타나는 것이 신생아 여드름입니다. 엄마의 호르몬(안드로젠)의 영향으로 피지선이 과잉 분비되어서 나타나며, 건강한 신생아의 20%에서 발견됩니다. 출생 시부터 나타나는 일은 드물고, 생후 2~4주에 최고조로 나타났다가 수 주에서 수개월 이내에 자연스럽게 호전됩니다.

하얀색의 낭종인 비립종과 달리 빨간색이나 노란색의 낭종이 여러 개 몰려 있고, 주위로는 발진이 있는 양상으로 나타나는 경우가 많습니다. 대개 뺨에서 시작되어 얼굴 다른 부위로 퍼지는데 얼굴 밖으로 번지는 경우는 드뭅니다. 신생아 여드름은 사춘기 여드름과 달리 저절로 호전되기 때문에 부드럽게 세안을 자주 해주어서 2차 감염이 생기지 않도록 해줍니다.

여드름이 생후 3~4개월 이후, 특히 첫돌 이후에 나타나면 '유아 여드름'이라고 하는데, 이때는 좀 더 심한 형태로 진행될 수 있고 10~15%에서는 흉터도 남길 수 있기 때문에 적극적인 치료가 필요합니다.

이런 경우에는 병원에 가세요

비립종이나 신생아 여드름이 얼굴에만 있다면 큰 문제가 아니지만, 같은 병변이 다른 부위나 전신으로 번지거나 수유 곤란, 보채는 행동, 열 등이 같이 나타난다면 바이러스 혹은 세균성 감염의 증상일 수 있으니 빨리 소아과 전문의의 진찰을 받아야 합니다.

- 병변이 신체 다른 부위로 번질 때
- 수유가 곤란할 정도로 증상이 심할 때
- 아이가 심하게 보챌 때
- 열이 날 때

전신에 발진이 생긴다고 다 위험한 증상이라고 할 수는 없습니다. 특히 수유 곤란이나 열과 같은 증상 없이 피부 증상만 있다면 대개는 문제없는 증상일 가능성이 많습니다.

이렇게 신생아에게 전신 발진이 생길 수 있는 대표적인 피부 질환이 '중독성 홍반'입니다. 생후 24~48시간 만에 얼굴에 신생아 여드름과 유사한 병변으로 처음 나타나고 이후 가슴, 등, 사지, 전신으로 번집니다. 이때는 직경 2~3cm의 발진 중앙에 뾰루지나 농포가 보입니다. 이 질환은 무서운 병명과는 달리 생후 2주 이내에 저절로 사라지는 양성 피부 증상입니다. 그러나 홍반이 전신으로 번지거나 아이의 컨디션이 좋지 않아 보이면 신생아일수록 빨리 소아과 전문의의 진찰을 받아야 합니다.

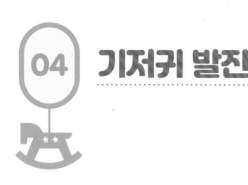
04 기저귀 발진

: 기저귀 발진이 생기면 아이가 힘들어요

기저귀 발진의 형태

기저귀 발진은 아이의 부드러운 피부가 소변이나 대변에 장시간 노출될 때 발생합니다. 소변이나 대변에 있는 암모니아에 의해 피부의 pH와 습도가 올라가고 이로 인해 피부의 가장 바깥층인 각질층이 손상되는데, 손상된 부위로 세균이 침투하면 피부가 부풀어오르고 여드름 모양의 병변도 생기는 것입니다. 여기에 곰팡이균까지 들어온다면 발진 부위가 더 넓어지면서 주변부 피부가 하얗게 벗겨집니다.

기저귀 발진이 심해지는 조건들

기저귀 발진은 8~10개월 사이에 가장 흔하게 생기는데 이유식으로 새로운 음식을 먹기 시작하는 것과 관련이 있습니다. 특히 귤처럼 신맛 나는 과일을 먹을 때 기저귀 발진이 심해집니다. 이 외에도 항생제를 복용할 때, 변이 묽을 때 더 쉽게 나타나고, 기저귀를 자주 갈아주지 않아도 자주 생깁니다.

집에서 기저귀 발진을 가라앉힐 수 있어요

증상이 심하지 않은 기저귀 발진은 집에서 관리를 잘해주면 쉽게 가라 앉힐 수 있습니다. 가장 중요한 원칙은 자극적인 물질과의 접촉을 줄이고, 피부를 잘 말리는 것입니다. 이 원칙을 지키면서 다음의 사항들을 실천하면 발진이 가라앉는 데 도움이 됩니다.

- 매시간 기저귀를 확인하고 자주 갈아준다. 특히 대변은 배변 즉시 갈아 준다.
- 기저귀를 갈 때는 부드러운 비누로 닦고 따뜻한 물로 헹구고 공기에 말 린 뒤 새로운 기저귀를 채운다.
- 피부가 손상됐다면 가능한 오랫동안 공기에 노출시킨다. 낮에는 방 안이 더럽혀지더라도 기저귀를 풀어놓는 것이 좋고, 밤에는 평소보다는 약간 큰 기저귀를 채워 통기성을 높인다.
- 천기저귀를 사용하고 있다면 세탁할 때 끓는 물에 15분 이상 삶는다. 아 이 피부에 자극을 줄 수 있는 섬유유연제는 사용하지 말고, 두 번 이상 헹 군다.

: 이런 약을 사용할 수 있어요

앞의 방법을 실천해도 발진이 빨리 가라앉지 않으면 약의 도움을 받아도 괜찮습니다. 증상에 따라 쓰이는 약을 구분합니다.

발진이 심하지 않을 때: 기저귀 발진 크림

발진이 아주 심하지 않다면 좌욕을 하루에 3회, 15분 동안 따뜻한 물로 해주면서 처방 없이 살 수 있는 기저귀 발진 크림을 자주 발라줍니다. 효과적인 기저귀 발진 크림으로는 산화아연이 포함된 연고나 크림, 바셀린, '비판텐' 연고 등이 있습니다. 이런 발진 크림은 피부의 수분을 유지하고, 소변이나 대변의 유해 성분이 피부에 침투하는 것을 막아줍니다.

발진이 심하다면: 처방 약

발진이 심하다면 병원에서 전문 의약품을 처방받아서 사용합니다. 가장 많이 사용하는 외용제는 스테로이드 성분과 항진균제 성분이 합쳐진 복합제로, 일반 피부 염증의 치료와 함께 곰팡이균 감염을 치료합니다. 간혹 피부가 심하게 손상되어서 2차 감염이 의심된다면 항생제 연고도 사용할 수 있습니다. 이런 연고들은 하루에 2회 정도만 사용하며, 이 외에 기저귀를 갈아줄 때는 앞서 언급한 기저귀 발진 크림을 발라주는 것이 좋습니다.

파우더는 사용하지 않기

기저귀 발진이 있을 때 파우더를 사용하는 경우가 많습니다. 하지만 파우더는 기저귀 피부염이 없을 때 기저귀가 닿는 부위의 습기를 제거하는 목적으로만 사용하는 것이 좋습니다. 피부가 짓물러서 습진이 있는데 파우더를 사용하면 공기가 잘 통하지 않아서 증상이 악화됩니다.

그리고 파우더는 가루가 심하게 날릴 정도로 사용해선 안 됩니다. 파우더에 포함된 타르 성분이 호흡기를 통해 흡입되면 호흡기 질환을 유발할 수 있습니다.

⋮ 이런 경우엔 병원에 가야 해요

심하지 않은 기저귀 발진은 관리만 잘해준다면 2~3일 내에 호전되지만, 그렇지 않은 경우나 다음과 같은 증상이 동반된다면 병원에서 진찰을 받아야 합니다.

- 기저귀 발진이 생후 6주 이내에 발생했을 때
- 여드름 모양의 발진이나 작은 궤양 모양이 나타날 때
- 열이 동반될 때
- 아이의 체중이 줄거나, 먹는 양이 평소보다 줄어들 때
- 발진 부위가 기저귀를 차는 부위를 넘어서서 나타날 때
- 일반적인 관리법으로 3일 내에 증상이 호전되지 않을 때

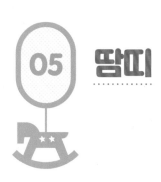

05 땀띠

: 신생아에게 땀띠가 더 쉽게 생깁니다

땀띠는 땀구멍이 막혀서 생기는 증상으로 머리와 가슴, 그리고 목처럼 피부가 접히는 부위에 잘 생깁니다. 약간의 액체를 포함한 수정땀띠와 땀띠 주변으로 반점이 있는 적색땀띠가 가장 일반적인 땀띠이고, 심한 경우에는 고름이 담긴 농포땀띠, 깊은 땀띠의 형태를 보입니다. 이 중 수정땀띠는 치료를 하지 않아도 호전되지만, 그 외의 경우는 제법 가려운 데다 치료나 관리를 해주지 않으면 오래 지속됩니다.

특히 신생아들은 땀샘 주변의 피부 부속기(피부에서 생긴 털, 손톱, 발톱, 땀샘, 젖샘, 기름샘 따위의 기관들)가 불완전하게 분화되어 있고, 어른들에 비해서 땀을 많이 흘려서 땀띠가 좀 더 잘 생기는 편입니다. 특히 덥고 습할수록 땀샘이 일을 많이 하기 때문에 덥고 습한 날씨에 더 잘 나타납니다. 건조한 겨울철에도 열이 있거나 옷을 지나치게 많이 껴입었을 때, 과도한 연고를 사용했을 때 땀띠가 날 수 있습니다.

전신에 땀띠가 있다면 열 탈진 주의하기

땀띠는 치료하지 않아도 합병증이 생기는 경우가 드물지만 전신에 땀띠가 심한 아이가 더운 날씨에 장시간 노출되면 '열 탈진'이 생길 수 있으니 주의해야 합니다. 열 탈진은 땀 분비를 통한 체온의 발산이 원활하지 않아서 열 자체가 두뇌에 영향을 줄 정도로 높이 올라가는 위험한 상황입니다.

✿ 땀샘의 종류 ✿

우리 몸에는 태어나면서부터 200만~300만 개의 땀샘이 피부의 모낭 주위에 있습니다. 땀샘은 크게 에크린선과 아포크린선으로 나뉩니다. 아포크린선은 사춘기 때 발달하는데 겨드랑이, 성기 주위에 주로 분포하며 체온 조절 기능이 없고, 스트레스와 같은 자극에 의해 땀을 분비합니다. 반면 에크린선은 몸 전체에 분포해 있는데 특히 이마, 손바닥, 발바닥에 풍부합니다. 에크린선은 주위의 온도 변화에 대한 반응으로 수분을 피부로 배출함으로써 체온을 조절합니다. 손바닥, 발바닥의 에크린선은 아포크린선처럼 심리적인 요인에 더 많이 영향을 받습니다.

: 신생아가 땀을 많이 흘리면 이렇게 해주세요

사춘기 이전의 아이들은 참 땀을 많이 흘립니다. 그 이유는 주위 온도가 높을 때 에크린선에서 몸속 수분을 배출함으로써 체온을 조절하기 때문입니다.

주변 온도 체크하기

특히 갓 태어난 아이들은 주위의 온도 변화에 더 민감해서 옷을 많이 입거나 이불을 덮으면 체온을 떨어뜨리기 위해서 땀을 발산합니다. 이 경우에는 옷을 입지 않은 머리에서 주로 땀이 발산되기 때문에 베개를 흠뻑 적시는 일이 많습니다.

아이에게서 '다한증'과 같은 질환이 나타나는 것은 아주 드문 일입니다. 그러니 아이가 자면서 땀을 많이 흘리더라도 미리 걱정할 필요는 없습니다. 깨어 있을 때 잘 먹고 잘 논다면 우선은 아이가 옷을 너무 많이 껴입은 것은 아닌지, 이불이 너무 두꺼운 것은 아닌지, 실내가 너무 더운 것은 아닌지 확인하는 것이 적절합니다.

수분 보충해주기

아이가 땀을 많이 흘리면 수분이 부족해질 수 있습니다. 특히 더운 여름날에 너무 많이 땀을 흘리는 것 같다면 충분히 수유를 하거나 추가로 수분을 보충해줍니다.

이런 경우에는 병원에서 진찰 받기

간혹 과도하게 땀을 많이 흘리는 것이 심각한 병의 증상일 수 있습니다. 선천성 심장병, 갑상선 기능 이상, 결핵과 같은 소모성 질환이 대표적입니다. 만약 땀을 많이 흘리는 아이가 잘 먹지 못하거나, 호흡음이 거칠고 빠르거나, 체중 증가가 현저히 떨어져 보인다면 이런 질환들을 의심할 수 있습니다.

이 중 선천성 심장병이 있다면 병원에서 진찰을 받을 때 심장 잡음을 듣는 것으로 발견될 수 있고, 갑상선 기능 이상은 태어나자마자 하는 대사 이상 검사에서 발견될 수 있습니다. 따라서 지나치게 땀을 많이 흘리는 것이 걱정된다면 소아청소년과 전문의의 진찰을 받는 것이 좋습니다.

⠿ 땀띠가 심하면 도와주세요

땀띠는 심해지면 가렵습니다. 아이가 가려움으로 괴로워하기 전에 적절한 방법으로 땀띠를 가라앉혀주는 것이 좋습니다.

시원한 물로 샤워시키기

2~3시간마다 시원한 물로 샤워를 시킵니다. 이때 비누는 아이의 피부를 자극할 수 있으니 사용하지 말고, 땀띠가 신체의 특정 부위에만 있다면 시원한 물에 적신 수건으로 그 부위를 5~10분 정도 두들겨주듯 물기로 적셔줍니다. 이때 땀띠가 있는 부위는 문지르지 않습니다. 또한 샤워 후나 마사지 후에는 드라이어보다는 공기에 자연스럽게 말립니다.

실내 온도와 습도 개선하기

땀띠는 덥고 습한 환경에서 잘 생기니 집 안의 온도를 낮추고, 아이가 잘 때는 팬으로 공기를 순환시켜줍니다. 옷은 땀을 잘 흡수하는 면 소재로 가볍게 입힙니다. 특히 더운 여름철에는 너무 춥지 않을 정도로 에어컨을 작동시키거나 선풍기를 돌리는 것이 도움이 됩니다. 다만 바람이 아이에게 직접 가지 않도록 해야 합니다.

증상이 심하면 피부 외용제 사용하기

땀띠 증상이 심하다면 병원에서 진찰 후에 약을 처방받습니다. 병원에서는 로션이나 크림 제제를 처방하는데, 연고나 오일로 만들어진 것은 땀구멍을 막을 수 있어서 피하는 편입니다. 땀띠 치료에 주로 처방되는 외용제는 '1% 하이드로코티존'과 같은 스테로이드 크림 제제입니다.

처방받은 스테로이드 외용제는 땀띠 부위를 하루 3회 정도 얇게 바르는 것이 효과적입니다. 이 외에도 '칼라민 로션'은 피부를 시원하게 만들어 주는 효과가 있고, '라놀린 크림'은 보습 작용이 뛰어나 땀구멍을 유지시켜 주는 효과가 있어서 운동 전에 바르면 효과가 있습니다. 또한 비타민A나 비타민C를 먹는 것도 땀띠 증상 완화에 도움이 됩니다.

파우더는 치료용이 아닌 예방용

파우더는 과도한 수분을 줄여서 피부가 짓무르는 것을 막아주는 효과가 있습니다. 그래서 피부가 접히는 부위처럼 마찰이 자주 일어나서 땀띠가 생기기 쉬운 부위에 파우더를 사용하면 예방에 도움이 됩니다.

주로 아이를 목욕시킨 후에 발라주는데, 물기를 잘 닦은 후에 바르는 것이 중요합니다. 만약 파우더를 사용할 부위가 땀으로 젖어 있다면 땀을 닦아준 뒤에 사용합니다.

이미 땀띠가 생긴 부위에는 파우더를 사용해선 안 됩니다. 제대로 땀이 마르지 않은 피부에 파우더도 바르고 연고도 같이 발라주면 땀과 연고와 파우더가 한꺼번에 뭉쳐서 땀구멍을 막아 땀띠가 더 심해집니다.

{ 신생아 에어컨, 선풍기 사용법 }

● **에어컨과 선풍기는 더울 때 사용하기**

신생아들도 더운 곳보다는 선선한 곳에서 잘 때 더 편히 잡니다. 아이들이 체온 조절에 민감하다고 해서 에어컨이나 선풍기를 사용하지 않는 것보다는 적절히 사용해 아이를 편하게 해주는 것이 좋습니다. 특히 땀띠가 잘 생기고 아토피 피부염으로 가려움증이 있는 아이라면 실내온도를 너무 덥지 않게 조절해야 합니다.

에어컨보다는 선풍기를 추천하는 경우도 있지만, 바람의 강도보다는 방 전체의 온도를 일정하게 떨어뜨리는 것이 목적이라면 에어컨이 더 효과적입니다. 실내 온도가 32℃ 이상일 때는 선풍기가 방 안의 온도를 떨어뜨리는 데 거의 효과가 없습니다. 따라서 더운 날에는 가능한 에어컨을 사용할 것을 권장합니다.

● **바람이 아이에게 직접 가지 않게 하기**

날씨가 덥고 아이가 땀을 흘린다고 해서 에어컨이나 선풍기 바람이 아이에게 직접 가게 해서는 안 됩니다. 아직은 호흡 조절이 미숙한 신생아들에게 에어컨이나 선풍기 바람은 숨 쉴 공기마저 날려버려서 치명적인 호흡곤란을 일으킬 수 있습니다. 따라서 아이 침대는 방 안에서 에어컨이나 선풍기에서 가장 멀리 떨어뜨려둠으로써 에어컨이나 선풍기 바람이 아이에게 직접 닿지 않도록 해줘야 합니다.

● **추천하는 에어컨의 적정 온도**

에어컨은 방 전체의 온도를 떨어뜨리는 도구입니다. 대부분의 사람들이 편안하게 느끼는 온도를 '적정 온도'라고 하는데 많은 전문가가 추천하는 여름철 실내 적정 온도는 22~25℃입니다. 많은 사람이 20~22℃에서 쾌적함을 느끼지만, 더운 외부 온도를 고려할 때 22~25℃가 적절합니다.

참고로, 에너지 절약 차원에서 여름철 실내 적정 온도는 26~28℃로, 실외와의 온도차가 5℃ 이내를 유지하는 것이 좋다고 합니다. 하지만 아이가 실내에만 있는 경우라면 22~25℃로 에어컨 온도를 맞추기를 추천합니다.

● 더울 때 실내 온도를 조절하는 법

더운 여름날에는 에어컨을 적절하게 사용해서 아이가 쾌적하게 지낼 수 있도록 실내 온도를 조절합니다. 낮에는 햇볕이 들어오는 창문을 커튼으로 최대한 가려서 실내 온도를 떨어뜨리고, 집 안 환기는 낮보다는 서늘한 저녁에 하는 것이 좋습니다. 또한 더운 여름에는 가능한 외출을 피하지만, 부득이하게 외출을 해야 한다면 햇볕이 강한 낮 동안은 피하고 서늘한 저녁 무렵에 외출하는 것이 좋습니다.

● 더울 때 아이 옷 입히는 법

아이가 입는 옷도 중요합니다. 더운 여름이라고 벗겨놓고 재우기보다는 에어컨으로 적정 실내 온도를 맞춘 뒤에 한두 겹 정도 입히는 것이 더 낫습니다. 옷을 입히는 이유는 찬바람이 아이의 피부에 직접 닿는 것을 피하기 위해서이며, 밤낮의 실내 온도 변화에 아이들이 더 민감한 것도 이유입니다. 추운 날씨에 노출되어서 감기에 걸리는 것보다는 약간 더워서 땀띠가 생기는 것이 낫습니다.

{ 신생아의 피부 발진 }

몸에 발진이 생기면 흔히 피부 질환으로 생각하는데, 만약 발진이 전신에 있다면 피부 자체의 문제라기보다는 몸에 침투한 세균이나 바이러스에 의한 증상, 특이한 물질에 의한 알레르기 반응(두드러기)에 의한 것일 수 있습니다. 따라서 피부 증상에 집중하기보다는 다른 동반 증상이 있는지, 발진이 나타나기 전에 원인 물질과 접촉한 적이 있는지를 기억하는 것이 더욱 중요합니다.

전신 발진은 대부분 시간이 지나면 저절로 호전되고 발진 자체가 문제가 되지 않기 때문에 급하게 병원을 찾을 일은 아니지만 다음의 경우에는 반드시 병원에 가야 합니다.

● 반드시 병원에 가야 할 발진

1. 발진의 크기가 크고, 색깔이 푸르스름하거나 붉을 때
2. 발진이 아주 밝은 빛을 띠면서 누르면 통증이 있을 때
3. 고열이 동반될 때
4. 발진이 48시간 이상 전신으로 번지면서 유지될 때
5. 일부 신체 부위에 국한된 발진이 1주일 이상 지속될 때
6. 발진 부위에 수포가 생길 때

● 안심해도 되는 돌발진

2~3일 동안 고열이 있다가 사라지면서 발진이 나타나면 '돌발진'에 의한 발진으로 추정할 수 있습니다. 다른 감염성 발진들은 다른 전신 증상이 있을 때 같이 나타나는 경향이 있는데, 돌발진은 특이하게 증상이 좋아질 때 나타나기 때문에 구분하기 쉽습니다. 발진은 몸에서 시작되어 목, 얼굴, 사지 방향으로 24시간 이내에 번지다가 1~2일 후에 자연스럽게 사라집니다.

흔히 첫돌 무렵의 아이들에게서 나타난다고 해서 돌발진이라고 불리는데, 전혀 위험하지 않고 오히려 회복의 증거로 알려져 있으니 안심해도 됩니다.

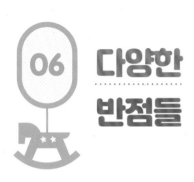

06 다양한 반점들

∶ 위험한 반점도 있어요

출생할 때부터 몸에 있거나 신생아에게 나타나는 점들은 종류에 따라 다양한 결과를 낳습니다. 어떤 점은 저절로 사라지기 때문에 그냥 두어도 좋고, 어떤 점은 커서도 사라지지 않거나 점 자체가 악성 피부암으로 발전할 가능성이 있기 때문에 조기에 치료를 해야 합니다. 또한 점 자체가 문제가 되지는 않지만 정신지체, 간질, 녹내장 등 이상 질환을 동반하는 경우일수 있어서 추가 검사가 필요할 수도 있습니다.

∶ 선천성 반점은 크게 2종류로 구분돼요

아이들이 태어날 때부터 몸에 가지고 있는 점은 크게 색소성 반점과 혈관성 반점으로 구분됩니다.

색소성 반점

··

색소성 반점은 멜라닌 세포(피부의 색을 나타내고, 자외선으로부터 피부를 보호하는 역할을 함)가 비정상적으로 모여 있는 경우에 나타나는데 갈색이나 커피 색깔 혹은 푸른빛 점의 형태가 많습니다. 이런 반점들로는 몽고반점, 색소성 모반, 오타 모반, 밀크커피색 반점(보통 '점'이라고 부르는 형태) 등이 있습니다. 청회색 반점은 간혹 출혈성 반점, 즉 멍든 것과 구분해야 되는데, 손으로 눌러서 통증이 없다면 출혈성 반점으로 보기는 어렵습니다. 흰색 반점으로 표현하는 '백반증'은 피부의 일부 부위의 멜라닌 세포가 파괴되어서 피부색을 나타내지 못하는 것입니다.

혈관성 반점

··

혈관성 반점에는 크게 2가지가 있습니다. 연어반, 포도주색 모반처럼 피부의 모세혈관이 확장되어 나타나는 경우가 있고, 딸기 혈관종과 해면상 혈관종처럼 혈관 내피세포의 증식으로 나타나는 양성 종양인 혈관종의 형태가 있습니다.

　　반점들 중에서 연어반은 정상 체중 출생아의 30~40%에서, 몽고반점은 동양인에서는 70~80%에서 발견된다는 보고가 있을 정도로 흔한 점입니다.

⦂ 색소성 반점에 대해 알아봐요

　　색소성 반점은 정상적으로 표피로 이동해야 될 멜라닌 세포가 표피 아래인 진피에 모이면서 생긴 것입니다. 표피에 있는 점은 갈색을 띠지만, 피부 깊숙이 진피에 모여 있어서 청회색으로 보입니다.

몽고반점: 점차 사라지며, 위험도는 낮음

몽고반점은 전신(특히 엉덩이, 허리 부위, 배, 견갑 부위)에 나타나는데, 위험한 질병의 증거도 아니고 악성화가 되지도 않으며 일반적으로 만 2세 이후부터 사라지기 시작해 95% 이상에서 늦어도 만 10~12세까지는 사라집니다. 따라서 병원에서 몽고반점으로 진단받았다면 그냥 두어도 좋습니다. 드물게 3~4%에서는 어른이 되어서도 남아 있는데, 이런 경우에는 단지 미용 목적으로 레이저 치료를 할 수 있습니다.

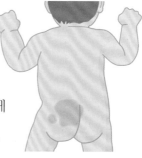

• 아이 엉덩이의 몽고반점 •

이토 모반: 평생 지속되며, 위험도는 낮음

목이나 어깨에 나타나는 청회색 반점인 이토 모반은 평생 지속됩니다. 몽고반점처럼 피부 아래 진피 부위에서 멜라닌 세포들이 과도하게 생성되어 나타나는데, 의학적으로 문제가 없고, 미용적인 문제만 있습니다. 화장품으로 가리거나 레이저로 일부 치료할 수 있습니다.

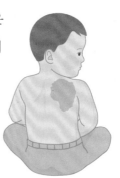

• 어깨의 이토 모반 •

오타 모반: 10~20대 지나면서 커지고, 눈 주위는 안과 검진 필요

눈 주위에 나타나는 청회색 반점인 오타 모반은 9%에서 개방성 녹내장이 동반된다는 보고가 있습니다. 그래서 오타 모반이 있으면 안과 검진을 해야 합니다. 출생 시부터 보일 수 있으나, 대개는 10~20대를 지나면서 뚜렷해지거나 크기가 커집니다. 눈 주변인 결막 외에도 경구

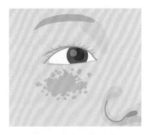

• 눈 주위의 오타 모반 •

개, 연구개, 코 점막, 볼 안쪽까지 나타날 수 있습니다. 레이저 치료로 크기를 줄일 수는 있습니다.

백반증: 10~30대에 생기고, 원인 질환 확인 필요

백반증은 피부 일부에서 멜라닌 세포가 생성되지 않는 질환으로, 태어날 때부터 나타나기보다는 10~30대를 거치면서 생기는 경우가 많습니다.

백반증은 피부 어느 곳에서나 생길 수 있지만, 특히 햇빛에 잘 노출되는 부위(얼굴, 손), 접히는 부위(팔꿈치, 무릎, 사타구니), 구멍이 있는 부위(눈, 코, 배꼽, 성기 등)에 더 잘 나타나는 경향

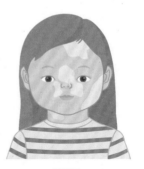

• 백반증 •

이 있습니다. 다행스럽게 백반증 자체가 위험하거나 전염력이 있지는 않지만 처음 진단받은 아이라면 갑상선 질환이나 당뇨병, 혹은 탈모 등의 질환이 동반되었는지 확인할 필요는 있습니다.

백반증을 100% 없애주는 치료는 아직 없습니다. 다만 화장품으로 가리거나, 스테로이드 연고, 광선 치료 등이 도움이 될 수 있고, 해당 부위에는

피부를 보호하는 멜라닌 세포가 없기 때문에 외출 시에는 긴팔 옷을 입거나 선크림을 발라야 합니다.

밀크커피색 반점: 크기가 크다면 신경섬유종증을 의심

태어날 때는 없었지만 자라면서 생기는 1~2mm 정도의 작은 점은 큰 의미 없이 멜라닌 세포가 모여서 만든 것입니다. 그러나 크기가 커진다면 주의 깊게 살펴보아야 합니다.

특히 밀크커피색 반점이 5세 이하에서는 크기 5mm 이상의 반점이 6개 이상, 5세 이상에서는 1.5cm 이상 크기의 반점이 6개 이상 발견된다면 신경계 이상을 동반하는 '신경섬유종증'의 증상일 수 있습니다. 또한 20cm 이상의 큰 반점이면서 털이 점 안에 있고 허리 부위에 있다면 나중에 피부암으로 진행될 가능성이 5% 정도 됩니다. 이 경우에는 수술로 제거할 수 있습니다.

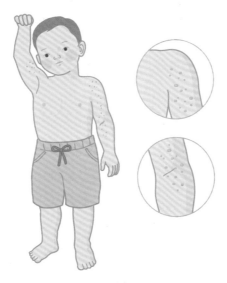

· 신경섬유종증 ·

: 혈관성 반점에 대해 알아봐요

혈관성 반점은 모세혈관이 확장되거나(연어반, 포도주색 모반), 혈관 내 피세포의 증식으로(딸기 혈관종, 해면상 혈관종) 나타납니다. 하나씩 살펴보겠습니다.

연어반: 3세 이전에 소실되는 반점

연어반은 건강한 아이의 30~40% 정도에서 나타날 정도로 흔하며, 병적인 의미가 없는 양성 반점입니다. 주로 미간, 눈꺼풀, 윗입술, 목덜미 부위에 나타납니다. 뒷목 부위의 연어반은 황새가 문 자국이라는 의미로 'stork bite'라고도 불리며, 울거나 온도 변화에 따라 더 뚜렷해질 수 있습니다.

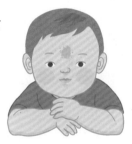

· 연어반 ·

연어반은 대부분 수개월 이내, 늦어도 3세 이전에는 희미해지면서 사라지는데 뒷목 부위는 평생 지속될 수도 있습니다.

포도주색 모반: 첫돌 이전에 관찰과 치료 필요

포도주색 모반은 연어반과 유사해 보이지만 평생 지속될 수 있고 다른 질환과 연관될 수도 있어서 주의 깊은 관찰과 치료가 필요합니다. 포도주색 모반은 연어반보다 색깔도 진하고, 크기도 크며, 얼굴 이외에 목이나 두피, 팔, 다리 등에 나타날 수 있습니다. 아이가 자랄수록 커지고 두꺼워지면

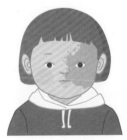

· 포도주색 모반 ·

서 자갈같이 거칠어지는 경우도 있기 때문에 외관상 보기 싫을 수 있습니다. 또한 눈 주위에 있다면 녹내장이 있을 가능성이 있고, 두뇌나 신체 발달상의 문제도 동반될 수 있습니다. 따라서 아이가 포도주색 모반이라는 진단을 받는다면 더 정밀히 진료할 필요가 있습니다. 치료는 모반의 크기가 작은 첫돌 이전에 하는 것이 가장 효과적인데, 피부 손상을 최소화하는 레이저 치료를 하게 됩니다.

딸기 혈관종: 저절로 줄어들기를 기다리기

혈관종은 점이라기보다는 혈관의 양성 종양입니다. 피부에 나타나는 딸기 혈관종은 출생 시에는 잘 안 보이고, 생후 2주경에 점의 형태로 보이기 시작해 생후 6주경부터 피부 위로 튀어나오면서 급속히 커집니다. 특히 생후 6개월에서 첫돌 사

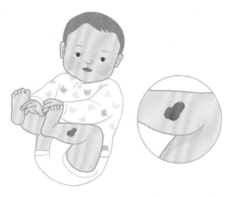

• 딸기 혈관종 •

이에 급격히 자라 첫돌 이후부터는 크기가 줄어들면서 희미해지고, 50%에서 5세경에, 90%에서 9세경에 평평해지면서 희미한 점과 같은 흔적으로 남게 됩니다. 따라서 저절로 줄어들기를 기다리는 것이 가장 좋습니다. 보기 싫다며 섣불리 치료를 하면 오히려 흉터가 심해질 수 있습니다.

그러나 혈관종의 위치가 시력, 청력, 호흡, 음식 섭취에 문제를 일으킬 수 있다고 판단되거나, 항문이나 입술 주위에 있어서 잦은 피부 손상으로 출혈의 위험이 있을 때는 조기 치료를 해야 할 수 있습니다. 그리고 출혈이 시작되거나 감염의 징후가 보일 때도 치료가 필요합니다.

혈관종을 치료하는 방법으로는 레이저, 스테로이드, 인터페론 등이 있습니다.

해면상 혈관종: 시간이 지날수록 위험성 증가

딸기 혈관종이 피부 표면부에 있어서 적색을 띠는 것과 달리, 해면상 혈관종은 진피 또는 지방층에 위치하고 정맥 혈관이 증식한 것이라서 청색을 띱니다. 또한 딸기 혈관종은 시간이 지나면 자연스럽게 크기가 줄어들지만, 해면상 혈관종은 자연스럽게 위축되지도 않고 다른 기관의 기형이 동반되는 경우도 있습니다. 그래서 해면상 혈

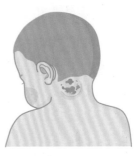

• 해면상 혈관종 •

관종으로 진단받는다면 정확한 진단을 위해서 CT나 MRI와 같은 검사가 필요할 수 있습니다. 치료법으로는 레이저 치료가 도움이 됩니다.

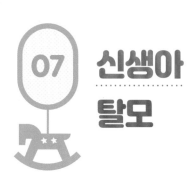

07 신생아 탈모

: 사람의 머리카락은 3단계 변화를 거쳐요

한 사람의 머리카락은 약 10만 개 정도 되는데, 머리를 감거나 빗을 때 혹은 가만히 두어도 매일 50~100개의 머리카락이 빠집니다. 만약 머리카락을 움켜쥐고 잡아당겼을 때 6개 이상 뽑힌다면 머리카락이 좀 더 빠지는 시기로 추정할 수 있습니다.

머리카락은 성장기, 휴지기, 퇴행기라는 3단계의 변화를 거칩니다. 성장기는 매달 2cm의 속도로 모발이 활발하게 성장하는 시기로 2~6년간 지속되고, 퇴행기는 10~14일간 지속됩니다. 휴지기는 머리카락이 본격적으로 빠지는 시기로 3~4개월간 지속됩니다. 보통 건강한 두피에서 89%의 모발이 성장기에 해당되고, 1%는 퇴행기, 10%는 휴지기에 해당되기 때문에 큰 아이나 어른의 경우 전체 머리카락 중 10% 정도의 머리카락만 빠진다고 볼 수 있습니다. 그러나 일부 신생아들은 출생 후 며칠 이내에 성장기 모발들이 일제히 퇴행기, 휴지기로 접어들어서 머리카락이 더 많이 빠집니다.

⠸ 신생아도 탈모가 올 수 있어요

생후 6개월 이전에 머리카락이 일부 혹은 거의 전부 빠지는 것은 특별한 문제가 없어도 나타날 수 있는 증상입니다. 특히 신생아들은 출생 후 호르몬 수치가 급격히 떨어질 수 있는데, 머리카락이 빠지는 것과 관련 있다고 추정됩니다. 간혹 엄마도 출산 후 탈모를 겪는데, 이것도 비슷한 원인으로 보고 있습니다. 만약 머리를 자주 비비거나 머리를 흔드는 버릇이 있다면 더 잘 빠집니다.

생후 6개월 이내에 회복

신생아의 머리카락이 빠지는 것을 '신생아 휴지기 탈모'라고 합니다. 생후 며칠 안에 모든 성장기 모발이 퇴행기, 휴지기로 전환되어서 생후 3~4개월경에 모발이 빠졌다가 점차 새로운 모발이 자라는 것입니다. 머리카락이 빠지기 시작하고부터 6개월 이내에는 정상적으로 회복됩니다.

큰 아이나 어른에게도 이와 유사하게 휴지기 탈모가 있는데 고열, 수술, 전신마취, 심한 감염, 갑상선 질환, 철분 결핍이 원인으로 추정됩니다. 이런 일들을 겪은 이후 6주에서 4개월 후에 성장기 모발들이 일제히 퇴행기, 휴지기로 접어들면서 탈모가 진행되는데 이 경우에도 신생아 휴지기 탈모와 마찬가지로 원인이 지속되는 것이 아니라면 6개월 이내에 회복됩니다. 만약 6개월 이후에도 탈모가 진행된다면 전문의의 진료를 받아야 합니다.

✿ 아이들에게 원형탈모증이 발견되면 ✿

아이들도 원형 혹은 타원형으로 모발이 빠지는 원형탈모증이 있을 수 있습니다. 이것은 자신의 머리카락에 대해서 알레르기 반응을 일으키는 '자가면역질환'으로, 환자의 60%가 20세 이전에 발병하고 소아에서도 드물지 않게 발견됩니다.

원형탈모증은 특별한 치료 없이 1년 안에 머리카락이 다시 자라는데, 환자의 7~10%에서는 만성적으로 탈모가 나타날 수도 있습니다. 소아에서는 두부백선과 같은 곰팡이균 감염이 원인이 되기도 합니다. 아이에게 원형탈모증이 나타나면 다른 질환과 감별하기 위해 피부과나 소아과 전문의의 진료를 받아야 합니다.

{ 신생아와 외출할 때 }

● 언제부터 외출해도 될까?

면역 기능이 미숙하고, 외부 환경의 변화에 대처하는 능력이 부족한 생후 1~2개월 아이들이라면 외출은 삼가는 것이 좋습니다. 그러나 생후 1~2개월 이후의 아이들은 날씨만 허락하고 햇볕에 노출되는 시간을 최소화하는 조건이라면 가끔 신선한 공기를 마시고 환경에 변화를 주는 것은 아이의 정서나 두뇌 발달 측면에서 도움이 됩니다. 아이를 키우느라 스트레스가 많은 부모에게도 신선한 자극이 될 수 있습니다.

아이들이 아직은 체온을 조절하는 능력이 떨어지기 때문에 추운 날씨나 더운 날씨는 피하고, 피부가 햇볕 화상에 민감하니 햇볕 노출은 가급적 적게 해야 합니다.

● 날씨가 추운 날에는 따뜻하게

날씨가 좋지 않을 때는 예방접종하러 가는 것도 미루는 것이 좋습니다. 그러나 불가피하게 춥거나 비가 오는 날에 외출해야 한다면 아이를 담요나 겉옷으로 감싸고, 머리와 귀를 다 가릴 수 있는 모자도 씌워줍니다.

● 햇볕이 강하고 더운 날엔 햇볕 차단

더운 날에 외출을 해야 한다면 햇볕의 흡수를 최소화할 수 있게 밝은 색깔의 옷을 입힙니다. 하지만 덥다고 어른처럼 노출이 많은 옷을 입히면 곤란합니다.

생후 6개월 이전의 아이들은 햇볕 화상에 더욱 민감한데 자외선 차단제도 바를 수 없기 때문에 챙이 있는 모자를 씌우고 양산으로 햇볕을 가려주어서 햇볕을 직접 쐬는 일은 가능한 줄여야 합니다. 또한 햇볕이 물, 모래, 콘크리트, 눈 등에 반사되어 아이의 피부에 닿는 것도 피해야 합니다. 일부 피부과 전문의들은 가려주는 것만으로는 자외선 차단 효과가 불충분하기 때문에 생후 6개월 이전의 아이라도 얼굴이나 손등 정도는 자외선 차단제를 바를 것을 주장합니다. 하지만 아직 이 문제는 명확히 결론이 나지 않았습니다.

생후 6개월 이후의 아이라면 자외선 차단제를 사용할 수 있습니다. SPF 지수가 15 이상이고, UVA와 UVB를 모두 차단하는 제품을 골라서 외출 30분 전에 발라줍니다. 물속에서는 자외선 차단제가 자주 씻기고 자외선이 물에 반사되어 아이의 얼굴에 닿을 수 있다는 것을 고려해 물놀이를 할 때는 더 자주 발라줍니다.

더운 날에는 아이를 오랫동안 유모차나 카시트에 두거나 차 안에 혼자 두면 위험합니다. 그러니 수시로 아이가 타고 있는 유모차나 카시트를 만져보고 뜨겁지는 않은지 확인합니다.

● 장거리 여행을 해도 될까?

낯선 곳으로 여행하는 것은 신생아에게 스트레스가 될 수 있습니다. 즉 부모들이 생각하는 것처럼 다양한 경험으로 인식되기는 어렵습니다. 따라서 최소한 첫돌 이전의 아이라면 '아이를 위해서' 여행한다는 생각은 버려야 합니다.

어린 아이를 데리고 여행을 계획한다면 아이들의 기본적인 욕구를 충족시켜주는 것이 중요합니다. 충분히 먹이고, 기저귀를 잘 갈아주고, 편안하게 누울 수 있는 공간을 마련해주고, 시차가 큰 곳으로 여행을 간다면 아이가 원하는 시간에 수유하는 것이 좋고, 새로운 곳에서 새로운 음식을 접하게 하기보다는 기존에 먹던 음식을 이어서 먹이는 것이 좋습니다. 또한 집에서 아이가 사용하던 물건을 같이 가지고 간다면 아이가 새로운 환경에 더 쉽게 적응할 수 있습니다.

● 차를 타고 이동할 때 주의할 점

차를 타고 장시간 여행을 한다면 반드시 카시트에 앉힌 뒤 안전벨트를 해줍니다. 그리고 1~2시간마다 차 운행을 중지하고 쉬어줍니다. 차 안에서는 볕이 강하게 비치는 곳에는 아이를 앉히지 말고, 실내외 온도차가 심하지 않다면 가끔 창문을 열어서 환기를 시켜주는 것도 중요합니다. 단순히 차를 타고 여행하는 것만으로도 아이에게는 스트레스이기 때문에 더 자주 수유를 하고, 더 자주 기저귀를 확인하며, 덜컹거리는 길보다는 좀 돌아가더라도 평탄한 길로 운행하기를 권장합니다.

● 에어백은 아이들에게 위험 물질

에어백은 안전벨트와 함께 자동차 사고가 났을 때 사람을 안전하게 지켜주는 중요한 장치이지만, 영유아와 작은 아이들에게는 에어백만으로도 머리와 목에 큰 손상을 줄 수 있습니다. 에어백은 평균적으로 82kg 정도의 성인을 기준으로 충돌 시 시속 320km의 속도로 작동되도록 만들어져 있어서 에어백 근처에 카시트를 설치해두면 위험할 수 있습니다. 특히 조수석에 후방을 보도록 카시트를 설치한 경우 가벼운 접촉 사고에도 아이에게 큰 충격을 줄 수 있습니다.

이를 예방하기 위해서 만 12세 이하의 어린이들은 뒷좌석의 가운데에 카시트나 보조의자를 하고 앉히는 것이 좋고, 후방을 바라보도록 설치하는 카시트는 에어백이 장착된 조수석에 설치하지 않아야 합니다. 만약 차의 구조상 어쩔 수 없다면 조수석 의자를 최대한 뒤로 빼고 에어백 작동을 일시 정지시킵니다. 아이들의 안전을 위해서는 전환용 카시트나 보조의자도 가능하면 뒷좌석에 설치하는 것이 좋습니다.

● 비행기로 이동할 때 주의할 점

해외여행처럼 비행기로 이동하는 경우라면 이착륙을 할 때 수유하는 것을 권장합니다. 특히 착륙 시에는 기압이 높은 곳으로 이동하기 때문에 귀가 더 불편해지는데, 이때 수유를 하면 자연스럽게 이관이 열리면서 불편함이 덜 합니다.

또한 비행기 여행을 계획한다면 미리 항공사에 아이 침대를 놓을 수 있는 자리로 좌석 배치를 요구하고, 아이 침대도 신청하는 것이 좋습니다. 여행 중 아이가 쉴 수 있는 공간을 미리 확보하고, 충분한 수유를 위한 조건이 구비되어 있는지도 확인합니다. 비행기 여행 중에는 수분 손실이 많기 때문에 비행 중에 수분 보충을 잘해주는 것도 중요합니다.

기내는 압력 변화에 어느 정도 대처할 수 있게 설계되었기 때문에 특별히 비행기 여행을 제한하는 나이는 없지만 장시간 타는 것은 아이에게 육체적으로나 정신적으로 스트레스를 줍니다. 따라서 장시간 비행기 여행은 가능한 첫돌 이후에나 할 것을 권장합니다.

● 여름철에 아이와 물놀이할 때 주의할 점

여름이 되면 온 가족이 피서를 떠나는데, 첫돌 이전의 아이라면 물놀이가 큰 아이나 어른들만큼 즐겁지는 않고 오히려 스트레스가 될 수 있으니 피할 것을 권장합니다. 꼭 데려가야 한다면 신생아의 특성을 고려하고 최대한 아이를 배려해야 합니다.

어린 아이들이 물놀이를 할 때 가장 고려해야 할 점은 아이가 아직 체온 조절 능력이 미숙하고, 햇볕에 의한 자외선 노출 시 위험할 수 있다는 점입니다. 기본적으로 날씨가 덥기 때문에 아이의 몸이 쉽게 뜨거워지지 않게 가볍게 옷을 입고, 직사광선이 아이의 최대한 몸에 닿지 않게 챙이 있는 모자나 양산 등을 활용하는 것이 좋습니다. 야외에 오랜 시간 머무를 때는 바람이 불고 그늘이 있는 곳을 찾아야 하는데 시간이 지나면서 그늘의 위치가 바뀐다는 사실을 감안해 자리를 잡습니다.

아이가 집에서 목욕할 때 물에서 노는 것을 좋아했다면 짧은 시간 물에 같이 들어가도 좋습니다. 그러나 물은 외부 온도나 아이의 체온보다 차갑기 때문에 장시간 물에 있으면 아이의 몸이 쉽게 차가워질 수 있으니 20~30분 이상 물에 아이를 두어선 안 됩니다. 만약 아이의 입술이 파래지거나 손가락 피부가 쭈글쭈글해진다면 빨리 아이를 물 밖으로 꺼내서 타월로 보온해줍니다. 또한 몸에 묻어 있던 물이 증발하면서 몸이 차가워지니 물 밖으로 나올 때도 항상 타월로 몸을 감싸줍니다. 만약 아이가 집에서 목욕할 때 물을 싫어했다면 억지로 아이를 물에서 놀게 해선 안 됩니다.

아이를 튜브 위에 태워놓고 돌보지 않은 채 잠시라도 내버려두면 위험할 수 있습니다. 튜브는 결코 안전하지 않습니다. 해변에서 더운 날씨에 장시간 있거나 물놀이를 하면 수분이 손실될 수 있으니 더 자주 수유를 하고 수분도 보충해줍니다.

찾아보기

참고문헌
....

PART 1. 우리 아이 먹,놀,잠,성장 공부: 부모의 필수 지식

1장. 아이 잘 키우기: 바른 성장과 발달

• K-DST 한국 영유아 발달선별검사 사용 지침서; 2017 소아청소년 성장도표 해설집, 질병관리본부, 2017.

• 안효섭, 홍창의 소아과학(개정 10판), 미래엔, 2012, p.20-53.

• Carol D. Berkowitz, Berkowitz's Pediatrics a primary care approach(5th Ed.), American Academy of Pediatrics, 2014, p.109-120.

• Childhood development, https://www.cdc.gov/ncbddd/childdevelopment/index.html.

• Developmental milestones record, https://medlineplus.gov/ency/article/002002.htm.

• Growth and Development, https://kidshealth.org/en/parents/growth/

• Language development in children: 0-8years, https://raisingchildren.net.au/babies/development/language-development/language-development-0-8.

• Michael Yogman & Andrew Garner & Jeffrey Hutchinson & Kathy Hirsh-Pasek & Roberta Michnick Golinkoff, The power of Play; A Pediatric role in enhancing development in young children, Pediatrics, 2018, 142:2018-2058.

• Robert Kliegman & Waldo E. Nelson, Nelson textbook of pediatrics(19th Ed.), Elsevier/Saunders, 2011, p.26-44.

• Steven Shelov & Tanya Remer Altmann, Caring for your baby and young child; birth to age 5(4th Ed.), American academy of Pediatrics, p.143-388.

2장. 아이 잘 먹이기: 수유부터 유아식까지

• 대한소아과학회, 영유아 영양, 대한소아과학회, 2000, p.3-127,167-176.

• 대한소아과학회, 진료실에서 궁금한 모유 수유, 대한소아과학회, 2004.

• 보건복지부, 2015 한국인 영양소 섭취 기준.

• 안효섭, 홍창의 소아과학(개정 10판), 미래엔, 2012, p.78-96.

• 10 Things To Know About Dietary Supplements for Children and Teens, https://nccih.nih.gov/health/tips/children.

• Breastfeed your baby, https://healthfinder.gov/HealthTopics/Category/pregnancy/getting-ready-for-your-baby/breastfeed-your-baby.

• Breastfeeding FAQ; How much and how often, https://kidshealth.org/en/parents/breastfeed-often.html.

• Breastfeeding your baby, https://www.acog.org/~/media/For%20Patients/faq029.pdf.

• Carol D. Berkowitz, Berkowitz's Pediatrics a primary care approach(5th Ed.), American Academy of Pediatrics, 2014, p.140-143,147-152.

• Dietary Supplements for Toddlers, https://www.healthychildren.org/English/ages-stages/toddler/nutrition/pages/Dietary-Supplements-for-Toddlers.aspx.

• Facts about vitamin D. University of Florida, http://edis.ifas.ufl.edu/pdffiles/FY/FY20700.pdf.

• Failure to thrive, https://kidshealth.org/en/parents/failure-thrive.html.

- Failure to thrive, https://medlineplus.gov/ency/article/000991.htm.

- Formula feeding FAQ's: Solids and supplementing, https://kidshealth.org/en/parents/breastfeed-solids.html.

- Formula feeding FAQ's: Starting Solids and Milk, https://kidshealth.org/en/parents/formulafeed-solids.html.

- How do I breastfeed?, https://www.nichd.nih.gov/health/topics/breastfeeding/conditioninfo/how-is-it-done.

- How Much and How Often to Breastfeed, https://www.cdc.gov/nutrition/infantandtoddlernutrition/breastfeeding/how-much-and-how-often.html.

- How Your Child Can Benefit From Probiotics, https://health.clevelandclinic.org/child-can-benefit-probiotics/.

- Infant Formula, https://familydoctor.org/infant-formula/?adfree=true.

- Infant formulas–overview, https://medlineplus.gov/ency/article/002447.htm.

- Iva Hojsak, Probiotics in children: What is the evidence?, Pediatr Gastroenterol Hepatol Nutr, 2017 September 20(3):139-146.

- Joy A. Weydert, Vitamin D in Children's health, DOAJ, 2014 Sep1(2):p.208-226.

- Probiotics: In Depth, https://nccih.nih.gov/health/probiotics/introduction.htm.

- Robert Kliegman & Waldo E. Nelson, Nelson textbook of pediatrics(19th Ed.), Elsevier/Saunders, 2011, p.147-149,160-165,160-211.

- Solid foods: How to get your baby started, https://www.mayoclinic.org/healthy-lifestyle/infant-and-toddler-health/in-depth/healthy-baby/art-20046200.

- Steven Shelov & Tanya Remer Altmann, Caring for your baby and young child; birth to age 5(4th Ed.), American academy of Pediatrics, p.79-120,218,251-254.

- Vitamin D and your child, https://kidshealth.org/en/parents/vitamin-d.html.

- Vitamin D Dosage Guide for Children and Young People, https://www.rnoh.nhs.uk/our-services/children-adolescents/vitamin-d-children.

3장. 아이 잘 재우기: 올바른 수면 교육

- 안효섭, 홍창의 소아과학(개정 10판), 미래엔, 2012, p.31-33,593.

- Carol D. Berkowitz, Berkowitz's Pediatrics a primary care approach(5th Ed.), American Academy of Pediatrics, 2014, p.109-120.

- Good, sound sleep for your child, https://www.webmd.com/children/features/good-sound-sleep-for-children#1.

- Ivo Iglowstein & Oskar G. Jenni & Luciano Molinari & Remo H. Largo, Sleep Duration From Infancy to Adolescence: Reference Values and Generational Trends, Pediatrics, 2003:111:302-307.

- Robert Kliegman & Waldo E. Nelson, Nelson textbook of pediatrics(19th Ed.), Elsevier/Saunders, 2011, p.46-55.

- Sleep and Human Growth Hormone, https://www.tuck.com/sleep-hgh/.

- Sleep&sleep cycles: babies, kids, adults, https://raisingchildren.net.au/newborns/sleep/understanding-sleep/about-sleep.

- Steven Shelov & Tanya Remer Altmann, Caring for your baby and young child; birth to age 5(4th Ed.), American academy of Pediatrics, p.189-192,219,258,288,323,374.

- The 7 reasons your kid needs sleep, https://www.parents.com/health/healthy-happy-kids/the-7-reasons-your-kid-needs-sleep/.

4장. 아이 예방접종: 선택이 아니라 필수

- 대한소아과학회, 예방접종 지침서(제9판), 대한소아과학회, 2018.
- 안효섭, 홍창의 소아과학(개정 10판), 미래엔, 2012, p.483-493.
- Carol D. Berkowitz, Berkowitz's Pediatrics a primary care approach(5th Ed.), American Academy of Pediatrics, 2014, p.153-159.
- For Parents: Vaccines for your children, https://www.cdc.gov/vaccines/parents/index.html.
- Frequently asked questions about immunizations, https://kidshealth.org/en/parents/fact-myth-immunizations.html.
- Robert Kliegman & Waldo E. Nelson, Nelson textbook of pediatrics(19th Ed.), Elsevier/Saunders, 2011, p.881-895.
- Steven Shelov & Tanya Remer Altmann, Caring for your baby and young child; birth to age 5(4th Ed.), American academy of Pediatrics, p.673-677.
- What is a Vaccine? National Institute of Allergy and Infectious Disease, https://www.niaid.nih.gov/research/what-vaccine.

5장. 아이 치아 공부: 평생 치아 관리

- 안효섭, 홍창의 소아과학(개정 10판), 미래엔, 2012, p.25.
- 8 Ways to Keep Your Mouth Healthy, https://www.webmd.com/oral-health/features/eight-ways-to-keep-your-mouth-healthy.
- Carol D. Berkowitz, Berkowitz's Pediatrics a primary care approach(5th Ed.), American Academy of Pediatrics, 2014, p.161-167.
- Children's oral health, https://www.cdc.gov/oralhealth/publications/index.htm.
- Dental Health & Hygiene for Young Children, https://www.healthychildren.org/English/healthy-living/oral-health/Pages/Teething-and-Dental-Hygiene.aspx.
- Keeping your child's teeth healthy, https://kidshealth.org/en/parents/healthy.html.
- Robert Kliegman & Waldo E. Nelson, Nelson textbook of pediatrics(19th Ed.), Elsevier/Saunders, 2011, p.1249-1251,1254-1261.
- Steven Shelov & Tanya Remer Altmann, Caring for your baby and young child; birth to age 5(4th Ed.), American academy of Pediatrics, p.221,318-320.
- Take Care of Your Child's Teeth, https://healthfinder.gov/HealthTopics/Category/parenting/doctor-visits/take-care-of-your-childs-teeth.

PART 2. 우리 아이 건강하고 안전하게 키우기: 아이 증상 읽기

6장. 아이가 열이 나요: 열, 열성 경련

- 안효섭, 홍창의 소아과학(개정 10판), 미래엔, 2012, p.350-355,1001-1019.
- Carol D. Berkowitz, Berkowitz's Pediatrics a primary care approach(5th Ed.), American Academy of Pediatrics, 2014, p.333-34,349-352.

- Febrile Seizures Fact Sheet, https://www.ninds.nih.gov/Disorders/Patient-Caregiver-Education/Fact-Sheets/Febrile-Seizures-Fact-Sheet.

- Fever: First Aid, https://www.mayoclinic.org/first-aid/first-aid-fever/basics/art-20056685.

- First Aid: Febrile Seizure, https://kidshealth.org/en/parents/febrile-seizures-sheet.html?WT.ac=p-ra.

- First Aid: Seizure, https://kidshealth.org/en/parents/seizures-sheet.html.

- Frequently Asked Questions (FAQ) About Extreme Heat, https://www.cdc.gov/disasters/extremeheat/faq.html.

- Heat Illness, https://medlineplus.gov/heatillness.html.

- Hypothermia: First Aid, https://www.mayoclinic.org/first-aid/first-aid-hypothermia/basics/ART-20056624?p=1.

- Robert Kliegman & Waldo E. Nelson, Nelson textbook of pediatrics(19th Ed.), Elsevier/Saunders, 2011, p.896-902,2017-2019.

7장. 아이의 복통: 위장 질환

- 안효섭, 홍창의 소아과학(개정 10판), 미래엔, 2012, p.359-362,504-512.

- Abdominal pain, http://www.med.umich.edu/yourchild/topics/abpain.htm.

- Appendicitis, https://medlineplus.gov/appendicitis.html.

- Bland diet, https://medlineplus.gov/ency/patientinstructions/000068.htm.

- Car sickness, https://www.healthychildren.org/English/health-issues/conditions/head-neck-nervous-system/Pages/Car-Sickness.aspx.

- Carol D. Berkowitz, Berkowitz's Pediatrics a primary care approach(5th Ed.), American Academy of Pediatrics, 2014, p.727-732,747-766.

- Constipation and Defecation Problems, http://patients.gi.org/topics/constipation-and-defection-problems/.

- Constipation, https://kidshealth.org/en/kids/constipation.html.

- Diarrhea, https://kidshealth.org/en/parents/diarrhea.html.

- Drinks to Prevent Dehydration in a Vomiting Child, https://www.healthychildren.org/English/health-issues/conditions/abdominal/Pages/Drinks-to-Prevent-Dehydration-in-a-Vomiting-Child.aspx.

- Evaluation and Treatment of constipation in infants and children: Recommendation of the North American Society for Pediatric Gastroenterology, Hepatology and Nutrition, Journal of Pediatric Gastroenterology & Nutrition 43(3):e1-e13, September 2006.

- Infant constipation, https://www.healthychildren.org/English/ages-stages/baby/diapers-clothing/Pages/Infant-Constipation.aspx.

- Intussusception, https://kidshealth.org/en/parents/intussusception.html.

- Motion sickness, https://medlineplus.gov/motionsickness.html.

- Nausea and vomiting, https://www.mayoclinic.org/symptoms/nausea/basics/definition/SYM-20050736?p=1.

- Robert Kliegman & Waldo E. Nelson, Nelson textbook of pediatrics(19th Ed.), Elsevier/Saunders, 2011, p.1242-1248,1287-1289,1323-1339,1349-1355.

- Steven Shelov & Tanya Remer Altmann, Caring for your baby and young child: birth to age 5(4th Ed.), American academy of Pediatrics, p.497-501,505-508,522-524.

- Viral gastroenteritis(Stomach flu), https://www.mayoclinic. org/diseases-conditions/viral-gastroenteritis/symptoms-causes/syc-20378847?p=1.

- Viral gastroenteritis, https://www.niddk.nih.gov/health-information/digestive-diseases/viral-gastroenteritis.

- Vomiting, https://kidshealth.org/en/parents/vomit.html.

8장. 아이의 호흡기: 기침, 호흡기 질환

- 안효섭, 홍창의 소아과학(개정 10판), 미래엔, 2012, p.598-609,630-655.

- Anaphylaxis, https://www.aaaai.org/conditions-and-treatments/allergies/anaphylaxis.

- Bronchilolitis, https://kidshealth.org/en/parents/bronchiolitis.html.

- Carol D. Berkowitz, Berkowitz's Pediatrics a primary care approach(5th Ed.), American Academy of Pediatrics, 2014, p.515-544.

- Childhood asthma, https://www.aaaai.org/conditions-and-treatments/library/asthma-library/childhood-asthma.

- cough in children, https://www.aaaai.org/conditions-and-treatments/library/allergy-library/cough-in-children.

- cough, https://www.mayoclinic.org/symptoms/cough/basics/definition/SYM-20050846?p=1.

- Croup and your young child, https://www.healthychildren. org/English/health-issues/conditions/chest-lungs/Pages/Croup-Treatment.aspx.

- First Aids; coughing, https://kidshealth.org/en/parents/cough-sheet.html.

- Honey: An effective cough remedy?, https://www. mayoclinic.org/diseases-conditions/common-cold/expert-answers/honey/FAQ-20058031?p=1.

- Robert Kliegman & Waldo E. Nelson, Nelson textbook of pediatrics(19th Ed.), Elsevier/Saunders, 2011, p.782,1435,1445-1460.

- Steven Shelov & Tanya Remer Altmann, Caring for your baby and young child; birth to age 5(4th Ed.), American academy of Pediatrics, p.543-558.

9장. 피부 및 전염병: 피부 질환, 감염성 질환

- 안효섭, 홍창의 소아과학(개정 10판), 미래엔, 2012, p.444-448,450-453,456-458,464-465.

- About chickenpox, https://www.cdc.gov/chickenpox/about/index.html.

- Carol D. Berkowitz, Berkowitz's Pediatrics a primary care approach(5th Ed.), American Academy of Pediatrics, 2014, p.821-840.

- Frostbite, https://medlineplus.gov/frostbite.html.

- Hand, Foot, and Mouth Disease, https://www.cdc.gov/features/handfootmouthdisease/index.html.

- Hypothermia(Centers for Disease Control and Prevention), https://www.cdc.gov/disasters/winter/staysafe/hypothermia.html, Accessed April 20, 2018.

- Hypothermia(The Merck Manual Professional Edition), http://www.merckmanuals.com/professional/injuries_poisoning/cold_injury/hypothermia.html, Accessed April 20, 2018.

- Hypothermia: First Aid, https://www.mayoclinic.org/first-aid/first-aid-hypothermia/basics/ART-20056624?p=1.

- Ingrown Toenails in Children, https://www.foothealthfacts. org/article/ingrown-toenails-in-children.

- Key Facts About Influenza (Flu), https://www.cdc.gov/flu/keyfacts.htm.

- Measles, https://medlineplus.gov/measles.html.

- Molluscum contagiosum, https://kidshealth.org/en/parents/molluscum-contagiosum.html.

- Molluscum contagiosum, https://www.aad.org/public/diseases/contagious-skin-diseases/molluscum-contagiosum.

- Molluscum contagiosum, https://www.cdc.gov/poxvirus/molluscum-contagiosum/.

- Mumps, https://medlineplus.gov/mumps.html.

- Nail Hygiene, https://www.cdc.gov/healthywater/hygiene/hand/nail_hygiene.html.

- Nail problem, https://www.apma.org/files/ProductPDFs/Nail_Problems.pdf.

- Robert Kliegman & Waldo E. Nelson, Nelson textbook of pediatrics(19th Ed.), Elsevier/Saunders, 2011, p.357-359,1069-1074,1078-1081,1121-1124.

- Rush J. & Dinulos JG., "Childhood skin and soft tissue infections: new discoveries and guidelines regarding the management of bacterial soft tissue infections, molluscum contagiosum, and warts.", Curr Opin Pediatr, 2016, 28(2):250-7.

- Steven Shelov & Tanya Remer Altmann, Caring for your baby and young child; birth to age 5(4th Ed.), American academy of Pediatrics, p.691,702-703.

- White Toenails, https://www.foothealthfacts.org/conditions/white-toenails.

10장. 아이가 다쳤어요: 안전사고

- 안효섭, 홍창의 소아과학(개정 10판), 미래엔, 2012, p.657-658,1206-1210,1219-1223.

- Bruce DA, Head trauma. In: Fleisher GR, Ludwig S, eds. Textbook of Pediatric Emergency Medicine(5th ed.), Baltimore, MD: Williams & Wilkins; 2005.

- Burn Prevention, https://www.cdc.gov/safechild/Burns/index.html.

- Burn Treatment & Prevention Tips for Families, https://www.healthychildren.org/English/health-issues/injuries-emergencies/Pages/Treating-and-Preventing-Burns.aspx.

- Burns, http://www.emergencycareforyou.org/emergency-101/burns/#sm.00009megxd2z5fovs8f1cyps2bquq.

- Burns, https://kidshealth.org/en/parents/burns.html.

- Burns, https://medlineplus.gov/ency/article/000030.htm.

- Cardiopulmonary resuscitation (CPR): First aid, https://www.mayoclinic.org/first-aid/first-aid-cpr/basics/ART-20056600?p=1.

- Carol D. Berkowitz, Berkowitz's Pediatrics a primary care approach(5th Ed.), American Academy of Pediatrics, 2014, p.399-406.

- Choking (Heimlich Maneuver), http://www.emergencycareforyou.org/emergency-101/choking-heimlich-maneuver/#sm.00009megxd2z5fovs8f1cyps2bquq.

- Choking Prevention and Rescue Tips, https://www.nsc.org/home-safety/safety-topics/choking-suffocation.

- Choking Prevention, https://www.healthychildren.org/English/health-issues/injuries-emergencies/Pages/Choking-Prevention.aspx.

- Choking: First aid, A step-by-step guide explaining what to do in a choking emergency, https://www.mayoclinic.org/first-aid/first-aid-choking/basics/ART-20056637?p=1.

- CPR, https://kidshealth.org/en/parents/cpr.html.

- Head injury, http://www.emergencycareforyou.org/EmergencyManual/WhatToDoInMedicalEmergency/Default.aspx?id=250, Accessed Oct. 8, 2014.

- Head trauma: First aid, https://www.mayoclinic.org/first-aid/first-aid-head-trauma/basics/art-20056626.

- Highlights of the 2015 American Heart Association guidelines update for CPR and ECC, https://eccguidelines.heart.org/index.php/guidelines-highlights/, Accessed Dec. 10, 2017.

- Huh JW & Raghupathi R., New concepts in treatment of pediatric traumatic brain injury, Anesthesiol Clinic, 2009, 27(2):213-240.

- Minor burns. -aftercare, https://medlineplus.gov/ency/patientinstructions/000662.htm.

- Pediatric First Aid/CPR/AED READY REFERENCE, https://www.redcross.org/content/dam/redcross/atg/PDF_s/Health___Safety_Services/Training/Pediatric_ready_reference.pdf.

- Pediatric First Aid/CPR/AED READY REFERENCE, https://www.redcross.org/content/dam/redcross/atg/PDF_s/Health___Safety_Services/Training/Pediatric_ready_reference.pdf.

- Robert Kliegman & Waldo E. Nelson, Nelson textbook of pediatrics(19th Ed.), Elsevier/Saunders, 2011, p.282-283,289-292,297-301,349-357.

- Traumatic brain injury, The Merck Manual Professional Edition, http://www.merckmanuals.com/professional/injuries_poisoning/traumatic_brain_injury_tbi/traumatic_brain_injury.html, Accessed Oct. 8, 2014.

초보 부모를 위한 의사 아빠의
육아 상식사전

Common Sense Dictionary of Parenting

초판 1쇄 발행 | 2020년 1월 2일
개정판 1쇄 발행 | 2023년 5월 22일

지은이 · 서정호
발행인 · 이종원
발행처 · (주)도서출판 길벗
출판사 등록일 · 1990년 12월 24일
주소 · 서울시 마포구 월드컵로 10길 56(서교동)
대표 전화 · 02)332-0931 | 팩스 · 02)323-0586
홈페이지 · www.gilbut.co.kr | 이메일 · gilbut@gilbut.co.kr

기획 및 책임편집 · 황지영(jyhwang@gilbut.co.kr) | 제작 · 이준호, 손일순, 이진혁, 김우식
마케팅 · 이수미, 장봉석, 최소영 | 영업관리 · 김명자, 심선숙, 정경화 | 독자지원 · 윤정아, 최희창

디자인 · 황애라 | 일러스트 · 이서하 | 전산편집 · 예다움 | 편집 진행 및 교정 · 곽도경
CTP 출력 및 인쇄 · 대원문화사 | 제본 · 경문제책

ISBN 979-11-407-0433-0 13510
(길벗 도서번호 050207)

독자의 1초를 아껴주는 정성 길벗출판사

(주)도서출판 길벗 | IT교육서, IT단행본, 경제경영서, 어학&실용서, 인문교양서, 자녀교육서 www.gilbut.co.kr

길벗스쿨 | 국어학습, 수학학습, 어린이교양, 주니어 어학학습, 학습단행본 www.gilbutschool.co.kr

이 도서의 국립중앙도서관 출판예정도서목록(CIP)은 서지정보유
통지원시스템 홈페이지(http://seoji.nl.go.kr)와 국가자료종합목록
구축시스템(http://kolis-net.nl.go.kr)에서 이용하실 수 있습니다.
(CIP제어번호: CIP2019050711)